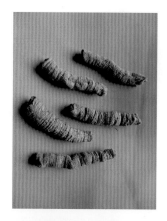

彩图 1　巴戟天

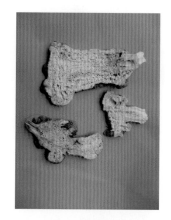

彩图 2　白术

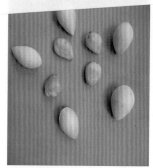

彩图 3　白果

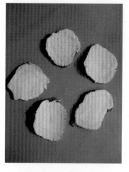

彩图 4　白芷

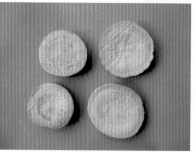

彩图 5　白芍

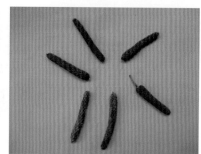

彩图 6　荜茇

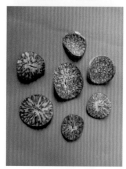

彩图 7　槟榔

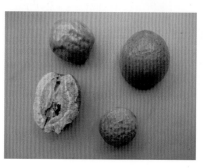

彩图 8　川楝子

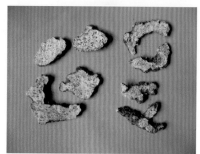

彩图 9　苍术

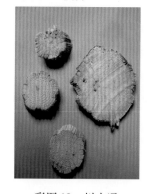

彩图 10　川木通

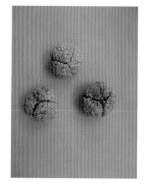

彩图 11　草豆蔻

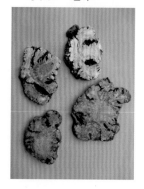

彩图 12　川芎

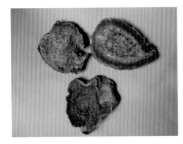
彩图 13 大黄

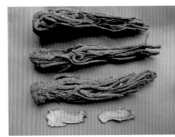
彩图 14 当归

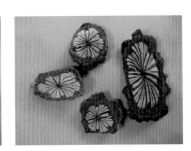
彩图 15 大血藤

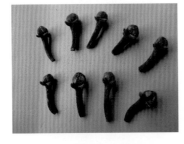
彩图 16 丁香

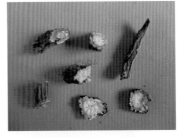
彩图 17 丹参

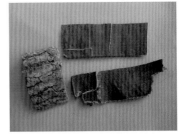
彩图 18 杜仲

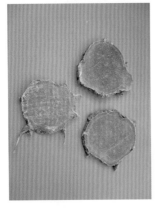
彩图 19 莪术

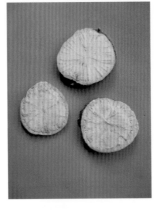
彩图 20 防己

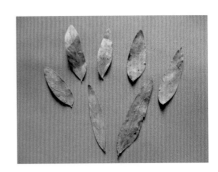
彩图 21 番泻叶

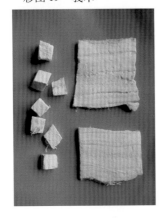
彩图 22 粉葛

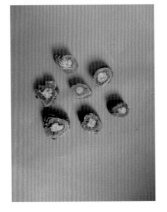
彩图 23 防风

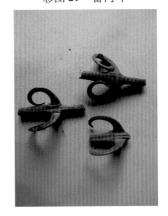
彩图 24 钩藤

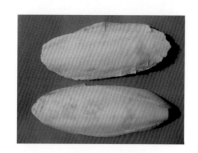
彩图 25　海螵蛸

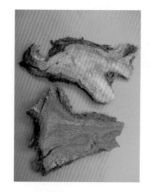
彩图 26　虎杖

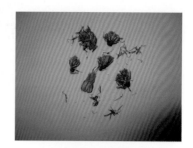
彩图 27　红花

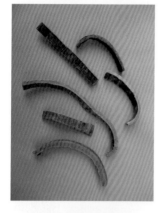
彩图 28　黄柏

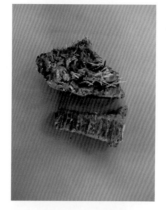
彩图 29　红景天

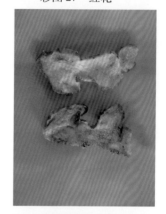
彩图 30　黄精

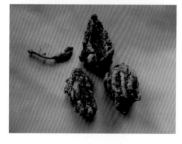
彩图 31　黄连

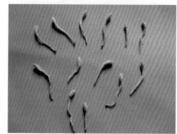
彩图 32　金银花

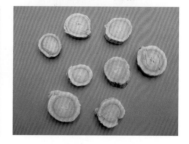
彩图 33　黄芪

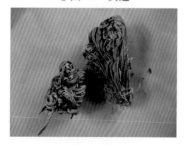
彩图 34　卷柏

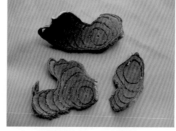
彩图 35　鸡血藤

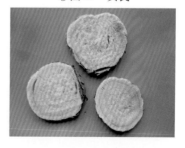
彩图 36　苦参

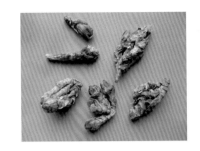
彩图 37　款冬花

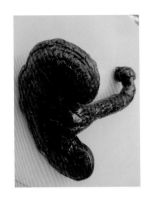
彩图 38　灵芝

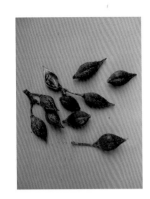
彩图 39　连翘

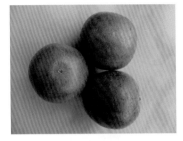
彩图 40　罗汉果

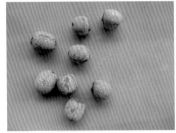
彩图 41　莲子

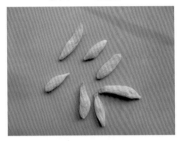
彩图 42　麦冬

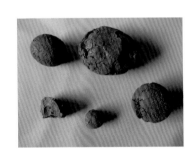
彩图 43　牛黄

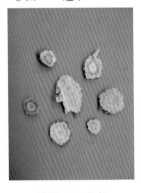
彩图 44　前胡

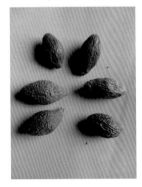
彩图 45　胖大海

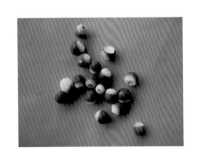
彩图 46　芡实

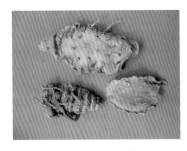
彩图 47　片姜黄

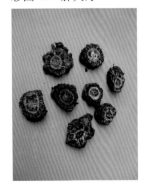
彩图 48　羌活

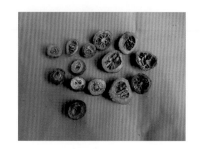

彩图 49　青皮

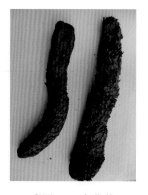

彩图 50　肉苁蓉

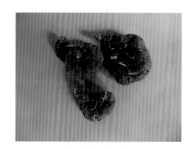

彩图 51　拳参

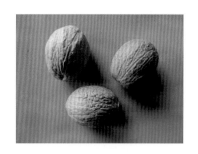

彩图 52　肉豆蔻

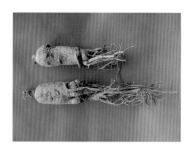

彩图 53　人参

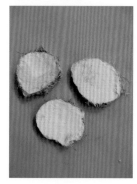

彩图 54　三棱

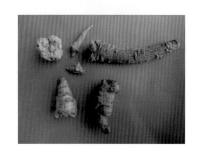

彩图 55　三七

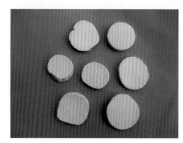

彩图 56　山药

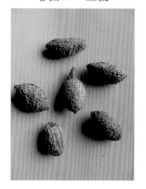

彩图 57　砂仁

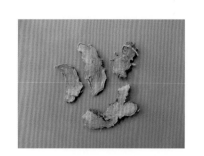

彩图 58　射干

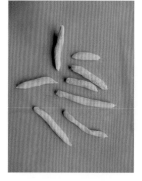

彩图 59　山麦冬

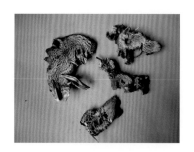

彩图 60　升麻

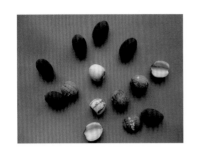

彩图 61　石莲子

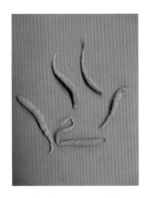

彩图 62　太子参

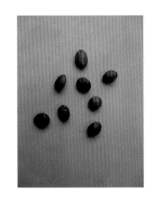

彩图 63　酸枣仁

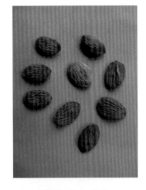

彩图 64　桃仁

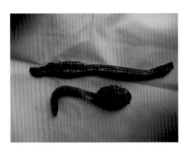

彩图 65　锁阳

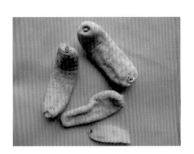

彩图 66　天麻

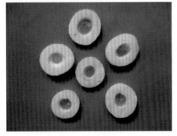

彩图 67　通草

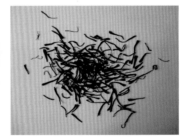

彩图 68　西红花

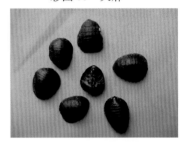

彩图 69　土鳖虫

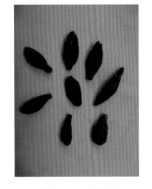

彩图 70　西青果

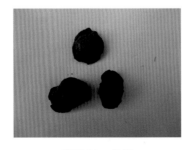

彩图 71　乌梅

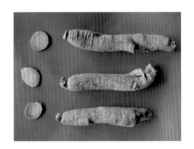

彩图 72　西洋参

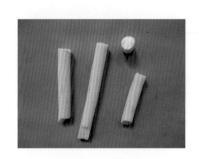

彩图 73　小通草

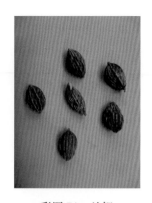

彩图 74　益智

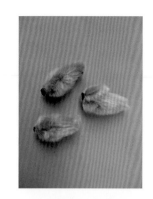

彩图 75　辛夷

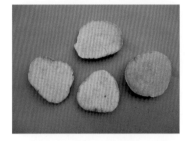

彩图 76　泽泻

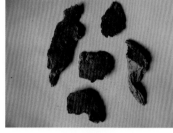

彩图 77　玄参

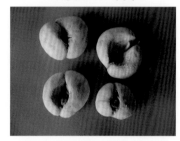

彩图 78　浙贝母

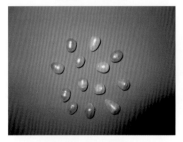

彩图 79　珍珠

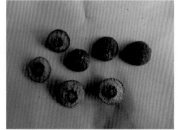

彩图 80　枳实

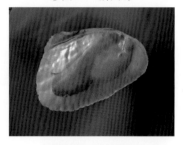

彩图 81　珍珠母

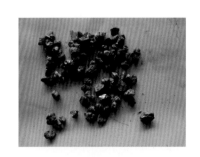

彩图 82　朱砂

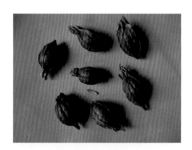

彩图 83　栀子

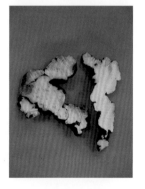

彩图 84　猪苓

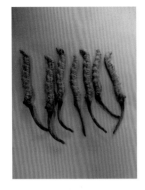
彩图 85　冬虫夏草

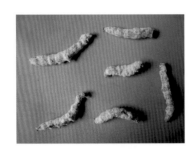
彩图 86　僵蚕

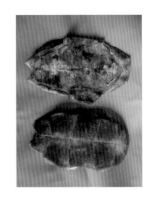
彩图 87　龟甲

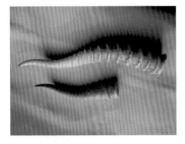
彩图 88　羚羊角

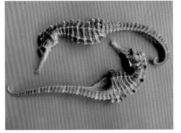
彩图 89　海马

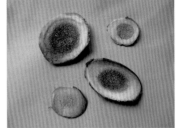
彩图 90　鹿茸

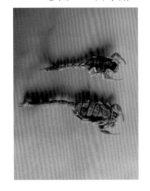
彩图 91　全蝎

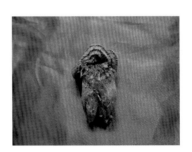
彩图 92　白及

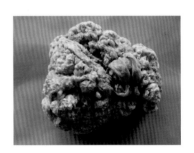
彩图 93　胎盘

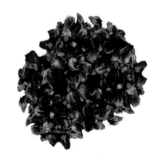
彩图 94　玫瑰花

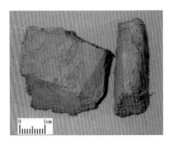
彩图 95　磁石

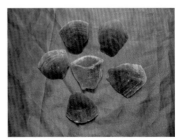
彩图 96　穿山甲

高职高专制药技术类专业系列规划教材

中药鉴定技术

主　编　张　静　王　慰
副主编　高亚玲　高玉梅　靳　淼
主　审　姚东云　黄美荣
编　者　梁利香　陈　巍

重庆大学出版社

内容提要

本书在内容上共分为 16 个项目,具体包括中药鉴定基本技能,中药鉴定专项技能,中药鉴定综合技能(根茎类中药鉴定、茎木类中药鉴定、皮类中药鉴定、叶类中药鉴定、花类中药鉴定、果实类中药鉴定、种子类中药鉴定、全草类中药鉴定、树脂类中药鉴定、动物类中药鉴定、矿物类中药鉴定、藻菌地衣类中药鉴定、其他类中药鉴定、中成药鉴定)。全书共收载中药 253 种。其中,植物药 197 种,动物药 28 种,矿物药 10 种,树脂类 4 种,其他类 9 种,中成药 5 种。很多品种项增加了传说故事、易混淆品和伪品鉴别特征,方便学生对中药鉴别知识和技能的掌握与实践。

本书可供高职高专院校中药、中药制药技术、中药鉴定与质量检测技术和药学等相关专业师生使用,也可供相关从业者参考。

图书在版编目(CIP)数据

中药鉴定技术/张静,王慰主编.—重庆:重庆大学出版社,2016.2(2019.8 重印)
高职高专制药技术类专业系列规划教材
ISBN 978-7-5624-9599-4

Ⅰ.①中… Ⅱ.①张…②王… Ⅲ.①中药鉴定学—高等职业教育—教材 Ⅳ.①R282.5

中国版本图书馆 CIP 数据核字(2015)第 315550 号

高职高专制药技术类专业系列规划教材

中药鉴定技术

主　编　张　静　王　慰
副主编　高亚玲　高玉梅　靳　淼
主　审　姚东云　黄美荣
策划编辑:梁　涛

责任编辑:李定群　　版式设计:梁　涛
责任校对:关德强　　责任印制:赵　晟

*

重庆大学出版社出版发行
出版人:饶帮华
社址:重庆市沙坪坝区大学城西路 21 号
邮编:401331
电话:(023) 88617190　88617185(中小学)
传真:(023) 88617186　88617166
网址:http://www.cqup.com.cn
邮箱:fxk@ cqup.com.cn(营销中心)
全国新华书店经销
重庆共创印务有限公司印刷

*

开本:787mm×1092mm　1/16　印张:22.75　字数:568 千　插页:16 开 4 页
2016 年 2 月第 1 版　　2019 年 8 月第 2 次印刷
印数:2 001—4 000
ISBN 978-7-5624-9599-4　定价:49.80 元

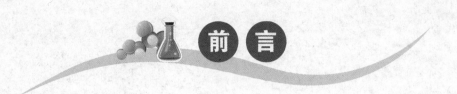

前　言

　　本书以《中国药典》(2015年版)为依据,参照全国中药调剂员国家标准,同时参考了相关同类教材和文献,结合全国高职医药类专业对中药鉴定知识的要求,针对高职学生的特点,为强化技能训练和实现素质教育目标编撰而成。在编写过程中,对教学内容进行优化和整合,以培养学生素质教育为目标,践行"教、学、做"一体化,以任务形式安排教学内容,使学生轻松完成学习。

　　本书的创新之处:首次提出以中药鉴定基本技能、专项技能和综合技能三大模块分配教学项目和任务,给学生普及中药鉴别必备的知识,通过实训锻炼学生中药鉴别基本技能、专项技能及必备技能。前面增加了彩图,通过色彩,吸引学生的学习兴趣;部分章节最后一个任务增加了药食两用中药功效及鉴别要点介绍,使学生学以致用;任务的安排以一组相似中药的比较鉴别为切入点,横向对比。每一个项目第一个任务为通用技能,引入与中药鉴别关系密切的植物学知识点,温故知新,承上启下。

　　本书的编写分工为河北化工医药职业技术学院的张静负责项目1和项目4、项目5、项目8、项目9编写,并负责全书统稿;河北省石家庄市第五医院的王慰负责项目6和96种中药彩图的编写;河北化工医药职业技术学院的高亚玲负责项目11、项目14、项目15、项目16的编写;河北工程大学的高玉梅负责项目2的编写;杨凌职业技术学院药物与化工学院的靳淼负责项目3的编写;河南信阳农林学院的梁利香负责项目10和项目12的编写;江苏农牧科技职业学院的陈巍负责项目7和项目13的编写。

　　本书编写过程中主审姚东云(河北化工医药职业技术学院)和黄美荣(北京康仁堂药业股份有限公司)提出了宝贵的意见和建议,在此表示衷心感谢。

　　由于编写时间仓促,书中难免有不足之处,恳请广大师生批评指正。

编　者

2015年9月

目 录 CONTENTS

项目 1 中药鉴定基本技能

📖【项目描述】

中药鉴定基本技能主要由中药鉴定技术的发展、中药鉴定的任务、中药的质量及影响因素、中药鉴定的依据及程序、光学显微镜的使用、中药粉末制片、中药特征的显微测量、显微绘图 8 个任务组成。

📖【学习目标】

➤ 掌握中药鉴定的含义、任务、显微镜的使用、显微绘图。

➤ 熟悉影响中药质量的因素、粉末制片、显微绘图。

➤ 了解中药鉴定的发展。

📖【能力目标】

➤ 能够运用所学知识熟练进行中药粉末制片、显微绘图和显微测量。

📖【工作任务】

任务 1.1 中药鉴定技术的发展

我国地大物博,气候多样,动植物资源丰富。很多动植物和矿物质后在人类的保健、疾病的治疗和预防过程中发挥了极其重要的作用。中药主要来源于植物药、动物药和矿物药,还有部分人工制品。目前,中药的种类有 12 807 种,其中植物药有 11 146 种,占 87%,动物药 1 546 种,占 12%,矿物药 80 种,占近 1%。

中药是指在中医药理论指导下用于预防、治疗疾病并具有保健作用的药物。它包括中药材、中药饮片和中成药,还有民族药。

中药材是指经过简单产地加工而未经过炮制的生药原药。它是制备中药饮片和中成药的原材料。

中药饮片是指中药材经过炮制后制成的丝、块、片、段、粉末、结晶等用于调剂的药物。

中成药是指以中药材或中成药为原料,在中医药理论指导下,按规定的处方和制备工艺制备而成的具有一定剂型和入药形式的药物,俗话说"药材好,药才好",要想中成药发挥好的效果,制备中成药的原料必须保证质量。

中药质量的真、伪、优、劣关系到临床用药的安全与有效,中药的鉴别显得非常重要。中药鉴定技术是依据国家药品标准鉴别中药质量的真、伪、优、劣的技术。

中药鉴定技术是人类在同自然作斗争过程中慢慢积累起来的,是人类生产和生活实践的结晶。远古时代,古人在寻找食物的同时,发现了具有特殊作用的动、植物或矿物,后来不断验证,渐渐形成了药物的知识,这就是中药鉴定的起源,也有人把它称为"药食同源"。早在公元前就有"神农尝百草,一日而遇七十毒"的说法。中药鉴定技术是随着中药的发现而产生的,在没有文字的古代,中药的作用和鉴别技术靠师父口头传教给徒弟的方式流传。有了文字后,中药鉴定的知识与技能被记录下来,形成了医药专著,我国古代记录中药的著作称为"本草"。在历代文献或专著记录的中药中植物药占绝大多数,有以草为本的意思,故曰"本草"。

《诗经》是中国现存文献中最早记载有药物的书籍,里面记录了芍药、苓、芩、蒿等50余种药用植物,其中记录了植物的采集、性状特征、产地等知识,有了中药鉴定的雏形。《五十二病方》记录了247种药材及饮片。从秦汉时期到清代,本草著作达400多种。

1.1.1　《神农本草经》

成书于东汉时期的《神农本草经》是我国现存最早的药物学专著。作者不详,假托"神农"之名,并非一人所写,是古代劳动人民长期用药经验和集体智慧的结晶。全书分为3卷,记录药物365种,其中植物药252种,动物药67种,矿物药46种。按上、中、下三品分类。当时已经具备了较为完善的中药性状鉴别技术,如人参、苦参、木香等。该书提出了"药有土地所出,真伪新陈"等中药鉴定问题,是汉朝以前我国药物知识的总结,并为后世中药鉴定的发展奠定了基础。

1.1.2　《本草经集注》

《本草经集注》是南北朝时期的梁代,陶弘景编撰而成。该书分7卷,共收载中药730种。将中药分为玉石、草木、虫兽、果、菜、米食及有名未用7类(每类中又依《神农本草经》分为上、中、下三品),为后世依药物性质分类的导源。本书对药物的产地、采收、形态、鉴别等有所论述,有的还记载了火烧试验、对光照视的鉴别方法。该书首创按药物自然属性分类之先例。为我国古代药物学的又一次总结。

1.1.3　《新修本草》

公元659年(唐显庆四年),李勣、苏敬等22人在《本草经集注》的基础上详加修注编撰而成,并由政府颁行,是我国也是世界上最早的一部药典,该书收载中药850种,并附有药图,开创了药学著作图文对照的先例。

1.1.4　《经史证类备急本草》

1108 年,北宋蜀医唐慎微汇集了前代本草关于中药鉴定的内容,编撰而成《经史证类备急本草》,又称《证类本草》,共收载中药 1 746 种。该书是将《嘉祐本草》与《图经本草》校订增补合并而成,堪称集宋以前本草学之大成,为我国现存最早的完整本草,也是研究中药鉴定技术的重要文献。

1.1.5　《本草纲目》

《本草纲目》是明代的医药学家李时珍博览众书,结合自身实践,历经 30 年编撰而成。全书载药 1 892 种,附图 1 109 幅,附方 11 000 余首。该书全面系统地总结了我国 16 世纪以前的药物学成就,彻底打破了自《神农本草经》以来的"上、中、下三品"分类的旧框框,完全按自然属性,分为 16 部,60 类,为自然分类的先驱,被称为"16 世纪的知识百科全书",是明代对药学贡献最大的本草著作。17 世纪初传到国外,成为世界性的重要药学著作之一。

1.1.6　《本草纲目拾遗》

《本草纲目拾遗》由清代赵学敏编撰。此书是为了拾遗补正李时珍的《本草纲目》而作,载药 921 种,其中新增药 716 种。创增加新药数目之首。

1.1.7　20 世纪初《生药学》

国外生药学传入我国。1934 年赵橘黄、徐伯鋆编著了我国第一本《生药学》上编,1937 年叶三多编著《生药学》下编。该书引进了现代鉴定中药的理论和方法,对中药鉴定学科的建立起到了先导作用。

20 世纪 70 年代以前,依靠人的感官对中药品质鉴定的性状鉴别是中药鉴定的基本方法。20 世纪 80 年代,显微鉴别技术和理化鉴别技术得到了广泛的应用。20 世纪 90 年代,随着生物技术的发展和应用,已经能在分子水平上鉴别中药的真伪、优劣。

任务 1.2　中药鉴定的任务

中药鉴定就是依据国家药品标准鉴别中药真、伪、优、劣的技术。下面为中药鉴定的主要任务。

1.2.1 鉴定中药品种的真伪

中药的真伪鉴定是中药鉴定的首要任务。它是指对中药品种的鉴定,也是中药鉴定的主要目的。

《药品管理法》第三十二条规定:"药品必须符合国家药品标准。"凡是符合国家药品标准规定的品种均为真品(正品)。凡是不符合国家药品标准规定的品种以及以非药品冒充药品或以他种药材冒充正品的均为伪品。

我国幅员辽阔,中药种类繁多。由于历代本草记载,地区用药名称和使用习惯不尽相同,类同品、代用品和民间用药的不断出现,中药中同名异物、同物异名,品种混乱现象普遍存在,直接影响到中药制剂生产的正确性以及临床应用的有效性和安全性。例如,商品中药白头翁多达20种以上,分属于毛茛科、蔷薇科、石竹科、菊科、唇形科、玄参科等不同的植物来源,而正品白头翁只有一种,为毛茛科植物白头翁 *Pulsatilla chinensis*(Bge.)Regel 的根。其他如山慈姑、透骨草、王不留行、鸡血藤、金钱草、石斛的同名异物也很多。中药的同物异名现象也有不少,如玄参科植物阴行草 *Siphonostegia chinensis* Benth,在北方主要作刘寄奴使用,而在南方则作土茵陈或铃茵陈使用。中药在商品流通与临床应用中以假充真或掺伪的情况时有发生,特别是贵重药材中发现较多,如牛黄、麝香、羚羊角、血竭、冬虫夏草、西红花等。

1.2.2 判断中药质量的优劣

中药的优劣鉴定是中药鉴定的基本任务。它是指对中药质量的检定,鉴定中药质量的优劣是保证其有效性的关键。中药的品种明确后,必须注意检查其质量,如果中药品种使用正确,但质量不符合标准要求,同样不能入药。

《药品管理法》第四十九条规定:"药品成分的含量不符国家药品标准的,为劣药。"《药品管理法》还规定:"有下列情形之一的药品,按劣药论处:(一)未标明有效期或者更改有效期的;(二)不注明或者更改生产批号的;(三)超过有效期的;(四)直接接触药品的包装材料和容器未经批准的;(五)擅自添加着色剂、防腐剂、香料、矫味剂及辅料的;(六)其他不符合药品标准规定的。"

影响中药质量的因素主要如下:

①中药的规范化栽培与中药质量关系密切,它是中药质量的源头,所以目前国家提出并实施的中药 GAP 发展战略十分必要。如野生牛膝和栽培牛膝,由于生长环境的不同,两个品种性状特征有较大差异,野生或部分地区引种的主根短,细小,支根多,木质化程度高,柔韧性差。另外,中药栽培品农药残留量和重金属含量超标问题十分严重,这个问题不解决,将妨碍中药进入国际市场。

②药材产地不同,其质量也不同。如山东产金银花 *Lonicera japonica* Thunb. 中抗菌消炎有效绿原酸含量高达5.87%,而四川天全县产的仅含0.125%,相差近50倍。

③有的中药采收季节、采收时间(植物的生长年限)不同,其所含的化学成分也有差异,影响其质量。

④中药产地加工与干燥不当,可使中药质量下降。

⑤中药运输、储藏不当,可使中药质量下降。

⑥人为掺入异物或混入非药用部位,如柴胡、龙胆混入大量的地上茎;西红花中掺入花丝、雄蕊、花冠;羚羊角、天麻中夹铁钉、铅粒等,严重地影响了其质量。

⑦有的中药如人参、西洋参、八角茴香、丁香等,经过化学成分提取、干燥后再用,其外观性状与原药材相似,但药材的内在质量却大大降低。

中药鉴定的任务还有继承弘扬我国医药遗产;制订科学规范的质量标准;扩大开发中药资源,等等。

任务 1.3　中药的质量及影响因素

药材质量的优劣除与药材的品种、种质密切相关外,与其产地关系也很密切。许多常用中药材产地广布,其地势、土壤、气候(气温、光照、降雨)、水质、生态环境各异,造成不同产地的同种药材质量上的差异。

1.3.1　道地药材

道地药材或称"地道药材",是指那些历史悠久,品种优良,产量宏丰,疗效显著,具有明显地域特色的中药材。道地药材具有明显的地域性和品种、质量的优良性。我国现在比较公认的道地药材有 200 多种,道地药材区 14 个。

1)川药

川药主要是指产于四川、重庆的道地药材,如黄连、附子、麦冬、丹参、干姜、郁金、姜黄、半夏、天麻、花椒、黄柏、厚朴、金钱草、五倍子、冬虫夏草、银耳、麝香等。

2)广药

广药主要是指产于广东、广西和海南的道地药材,如砂仁、穿心莲、槟榔、益智、肉桂、苏木、巴戟天、高良姜、八角茴香、胡椒、马钱子、罗汉果、陈皮、青蒿、石斛、钩藤、蛤蚧、金钱白花蛇、海龙、海马、珍珠、地龙等。

3)云药

云药主要是指产于云南的道地药材,如三七、木香、重楼、茯苓、萝芙木、诃子、草果、儿茶等。

4)贵药

贵药主要是指产于贵州的道地药材,如天冬、天麻、黄精、杜仲、吴茱萸、五倍子、朱砂等。

5)怀药

怀药主要是指产于河南的道地药材,如地黄、牛膝、山药、菊花、天花粉、瓜蒌、白芷、辛夷、红花、金银花、山茱萸等。四大怀药(河南怀庆)为怀牛膝、怀山药、怀菊花、怀地黄。

6)浙药

浙药主要是指产于浙江的道地药材,如浙贝母、白术、延胡索、山茱萸、玄参、杭白芍、杭菊花、杭麦冬、温郁金、莪术、栀子、乌梅、乌梢蛇等。浙八味:浙贝母、杭菊花、杭麦冬、白芍、白术、玄参、延胡索(玄胡)、温郁金。

7) 关药

关药主要是指产于山海关以北、东北三省及内蒙古东北部地区的道地药材,如人参、细辛、防风、五味子、龙胆、平贝母、升麻、桔梗、鹿茸、鹿角、蛤蟆油等。

8) 秦药

秦药主要是指产于陕西及周围地区的道地药材,如大黄、当归、秦艽、羌活、银柴胡、枸杞子、南五味子、党参、槐米、槐角、茵陈、秦皮、猪苓等。

9) 淮药

淮药主要是指产于淮河流域以及长江中下游地区(鄂、皖、苏)的道地药材,如半夏、葛根、苍术、射干、续断、南沙参、太子参、明党参、天南星、牡丹皮、木瓜、银杏、艾叶、薄荷、龟板、鳖甲、蟾酥、斑蝥、蜈蚣、蕲蛇、珍珠、石膏等。

10) 北药

北药主要是指产于河北、山东、山西以及陕西北部的道地药材,如党参、柴胡、白芷、北沙参、板蓝根、大青叶、青黛、黄芩、香附、知母、山楂、连翘、酸枣仁、桃仁、薏苡仁、小茴香、大枣、香加皮、阿胶、全蝎、土鳖虫、滑石、代赭石等。

11) 南药

南药主要是指产于长江以南、南岭以北地区的道地药材,如威灵仙、泽泻、蛇床子、枳实、枳壳、莲子、紫苏、香薷、僵蚕、雄黄等。

12) 蒙药

蒙药主要是指产于内蒙古的道地药材,也包括蒙医所使用的药物,如锁阳、黄芪、甘草、麻黄、赤芍、肉苁蓉、淫羊藿、郁李仁、苦杏仁、蒺藜、冬葵果等。

13) 藏药

藏药主要是指产于青藏高原的道地药材,也包括藏医所使用的药物,如甘松、胡黄连、雪莲花、余甘子、毛诃子、冬虫夏草、麝香、熊胆、硼砂等。

14) 维药

维药主要是指产于新疆维吾尔地区的道地药材,也包括维医所使用的药物,如雪莲花、伊贝母、阿魏、紫草、甘草、锁阳、肉苁蓉、孜然、罗布麻等。

15) 四大南药

四大南药为砂仁、益智、巴戟天、槟榔。

16) 十大广药

十大广药为巴戟天、广地龙、高良姜、化橘红、金钱白花蛇、春砂仁、广佛手、广陈皮、沉香、广藿香。

17) 关药

主产于东北。东北三宝为人参、鹿茸、五味子。

1.3.2 采收与中药质量、产量的关系

药材质量的好坏与其所含有效成分的多少密切相关,有效物质含量的高低除取决于药用植物种类、药用部位、产地、生产技术外,药材的采收年限、季节、时间、方法等直接影响药材的质量、产量和收获率。

1)适宜采收期

①确定药材适宜的采收期,必须把有效成分的积累动态与药用部位的单位面积产量变化结合起来考虑,以药材质量的最优化和产量的最大化为原则,确定适宜的采收期。

有效成分含量高峰期与产量高峰期基本一致时,共同的高峰期即为适宜采收期。

②有效成分含量有明显高峰期,而药用部分产量变化不显著者,有效成分含量高峰期是其最适宜采收期。

③有效成分含量无显著变化,药材产量的高峰期应是其最适宜采收期。

④有效成分含量高峰期与产量高峰期不一致时,有效成分总含量最高时期即为适宜采收期。

⑤多种因素影响质量的中药材,通过应用计算机技术确定适宜采收期。

2)中药的采收

(1)采收与中药质量的关系

中药质量的好坏取决于有效成分的多少,而有效成分含量的高低与产地、采收的季节、时间、方法等有着密切的关系。这早已被历代医家所重视。陶弘景谓“其根物多以二月八月采者,谓春初津润始萌,未充枝叶,势力淳浓也。至秋枝叶干枯,津润归流于下也。大抵春宁宜早,秋宁宜晚,花、实、茎、叶,各随其成熟尔。”孙思邈在《千金翼方》中指出:“夫药采取,不知时节,不以阴干暴干,虽有药名,终无药实。故不依时采取,与朽木不殊,虚费人工,卒无裨益。”李东垣在《用药法象》中也说:“凡诸草、木、昆虫,产之有地;根、叶、花、实,采之有时。失其地,则性味少异;失其时,则气味不全。”民间也有“九月中旬采菊花,十月上山摘连翘”“当季是药,过季是草”等采药谚语。现代科学实践证明,中药的适时采收与其质量关系很大,如甘草在生长初期甘草酸的含量为6.5%,开花前期为10%,开花盛期为4.5%,生长末期为3.5%,所以甘草在开花前期采收为宜。穿心莲的有效成分穿心莲内酯和新穿心莲内酯的含量在8月(营养期)分别为6.5%和9.0%,在9月(花蕾期)为13.6%和18.5%,在10月(开花结果期)为13.2%和8.5%,显然,穿心莲在9月采收,其质量最佳。内蒙古西部鄂尔多斯市产草麻黄中总生物碱含量在春天很低,到夏季突然增加,7—8月间最高,随后又降低;而内蒙古东部通辽市产草麻黄的总生物碱含量高峰期为9—10月。降雨量和相对湿度对麻黄生物碱含量影响很大,凡遇雨季后,生物碱含量急剧下降。因此,当地的适宜采收期还要根据当年的气候情况以及生物碱含量测定的结果来确定。

(2)一般采收原则

目前,很多中药中的有效成分及其在植物生长发育过程中的变化规律还不明确,因此主要是根据传统的采药经验,结合各种药用部位的生长特点,制订采收的原则。

①根和根茎类 通常在秋后春前,即植物地上部分开始枯萎时及春初发芽前或刚露苗时

采收,此时根或根茎中储藏的营养物质最为丰富,通常有效成分含量也较高,如牛膝、党参、大黄、黄连等。但也有例外,如柴胡、明党参在春天采收较好,平原栽培的川芎在夏季小满至芒种间采收质量较好。有的中药由于植株枯萎较早,则在夏季采收,如太子参、延胡索、浙贝母等。

②茎木类　一般在秋、冬两季采收,如鸡血藤、钩藤等。有些木类药材全年可采,如苏木、降香、沉香等。

③皮类　树皮类多在春夏之交(清明至夏至)采收,此时树皮养分及液汁增多,形成层细胞分裂较快,容易剥离,如黄柏、厚朴、杜仲等。根皮多在秋季采收,通常在挖根后剥取,或趁鲜抽去木心,如牡丹皮、五加皮等。

④叶类　一般在植株生长最旺盛,开花前或花盛开而果实、种子尚未成熟时采收,如大青叶、紫苏叶等。但桑叶需经霜后采收。

⑤花类　一般在花刚开放时采收。有些宜于花蕾期采收,如辛夷、槐米、丁香;红花宜在花冠由黄变红时采收。

⑥果实种子类　果实宜在成熟或近于成熟时采收,如瓜蒌、山楂、枸杞子等;少数需采收未成熟的幼果,如枳实、青皮等。

种子应在完全成熟后采收,如牵牛子、决明子、白芥子等。

⑦全草类　多在植株充分生长,茎叶茂盛时采收,如青蒿、穿心莲等;有的在开花时采收,如益母草、荆芥等;茵陈则有两个采收时间,春季幼苗高6～10 cm时采收(习称"绵茵陈")或秋季花蕾长成时采割(称"茵陈蒿")。

⑧藻、菌、地衣类　采收情况不一,如茯苓在立秋后采收质量好;马勃宜在子实体刚成熟期采收,过迟则孢子飞散;冬虫夏草在夏初子座出土孢子未发散时采挖;海藻在夏、秋两季采捞;松萝全年均可采。

⑨动物类　动物类中药的采收因种类不同而异,一般根据生长和活动季节捕捉。昆虫类生药,必须掌握其孵化发育活动季节,以卵鞘入药的如桑螵蛸,应在3月中旬前采收,过时则孵化成虫;以成虫入药的,均应在活动期捕捉;有翅昆虫在清晨露水未干时便于捕捉。两栖类动物如中国林蛙,则于秋末当其进入"冬眠期"时捕捉;鹿茸须在清明后适时锯取,过时则骨化为角。

在中药采收中要注意保护野生药源,计划采药,合理采挖。凡用地上部分者要留根;凡用地下部分者要采大留小,采密留稀,合理轮采;轮采要分区封山育药。野生药用动物严禁滥捕。

1.3.3　中药的加工

1) 产地加工

中药采收后,除少数如鲜石斛、鲜生地、鲜芦根等鲜用外,大多数需进行产地加工,以促使干燥,符合商品规格,保证质量,便于包装、运输与储藏。常用的加工方法如下:

(1)挑选、洗刷

将采的药材除去杂质或非药用部分,如牛膝去芦头、须根;牡丹皮去木心;白芍、桔梗、山药刮去外皮;花类药材去枝梗等。同时,还需洗刷除去泥沙,具有芳香气味的药材一般不用水淘洗,如薄荷、细辛、木香等,生地、紫草等洗则变质,也不可水洗。

（2）切

较大的根及根茎类、坚硬的藤木类和肉质的果实类药材大多趁鲜切成块、片，以利干燥，如大黄、土茯苓、乌药、鸡血藤、木瓜等。近年来，产地趁鲜切片干燥的药材日益增多，使药材体积缩小，便于运输和炮制。但是，对于某些具挥发性成分或有效成分容易氧化的药材，则不宜切成薄片干燥，否则会降低药材质量，如当归、川芎、常山等。

（3）蒸、煮、烫

有些富含浆汁、淀粉或糖分的药材，如百部、白及、北沙参、天门冬、黄精、玉竹等，用一般方法不易干燥，经蒸、煮或烫的处理则易干燥。某些花类药材如杭菊花，经蒸后可不散瓣；桑螵蛸、五倍子经蒸煮后能杀死虫卵。

（4）发汗

有些药材如厚朴、杜仲等，常需用微火烘至半干或微蒸、煮后，堆置起来发热，使其内部水分往外溢、改变颜色、变软、增加香气、减少刺激性、利于干燥。这种方法习称"发汗"。

2）干燥

干燥的目的是为了及时除去新鲜药材中的大量水分，避免发霉、虫蛀及有效成分的分解，保证药材质量，利于储藏。常用的干燥方法如下：

（1）晒干

利用阳光直接晒干，是一种最经济、简便的方法，多数药材均可用本法干燥。但需注意，含挥发油的药材如薄荷、当归等；外表色泽或所含有效成分受日晒易变色、变质的药材如黄连、红花、金银花等；在烈日下晒后易开裂的药材如郁金、厚朴等均不宜用本法干燥。

（2）烘干

利用人工加温的方法使药材干燥。一般以温度 50～60 ℃为宜，此温度对一般药材的成分没多大的破坏作用，同时抑制了酶的活性。对含维生素 C 的多汁果实类药材可用 70～90 ℃的温度以利快速干燥。对含挥发油或须保留酶的活性的药材，如薄荷、芥子等，不宜用烘干法。

（3）阴干

将药材放置或悬挂在通风干燥的地方，避免阳光直射，使水分在空气中自然蒸发而干燥。该法主要适用于含挥发性成分的花类、叶类及全草类药材，如薄荷、荆芥、紫苏叶、玫瑰花等。

某些中药不适用上述方法干燥，可在装有石灰的干燥容器中进行干燥，如麝香等。

①低温冷冻干燥　利用低温冷冻干燥设备，在低温下使药材内部水分冻结，而后在低温减压条件下除去其中的水分，达到干燥目的。此法可保持药材新鲜时的固有颜色和形状，有效成分基本无损失，如冻干人参。

②远红外干燥和微波干燥　红外线是波长为 0.76～1 000 μm 范围的电磁波，一般将 25～500（或 1 000）μm 区域的红外线称为远红外线。远红外干燥的原理是电能转变为远红外线辐射出去，被干燥物体的分子吸收后，产生共振，导致物体发热，经过热扩散、蒸发现象或化学变化，最终达到干燥目的。

微波是指频率为 300 MHz～300 GHz、波长 1 mm～1 m 的高频电磁波。微波干燥实际上是一种感应加热和介质加热，药材中的水和脂肪等能不同程度地吸收微波能量，并把它转变成热能。

远红外和微波干燥技术的优点是干燥速度快，加热均匀，且能杀灭微生物和虫卵。

1.3.4　中药的储藏

中药品质的好坏除与采收加工得当与否有密切关系外,储藏保管对其品质也有直接影响。如果储藏保管不当,就会产生不同的变质现象,降低或失去疗效。

1)储藏中常见的变质现象

(1)虫蛀

虫蛀是指害虫侵入药材内部所引起的破坏作用。虫蛀使药材出现空洞、破碎、被害虫的排泄物污染,甚至完全蛀成粉状,严重影响药材疗效,以致不能药用。害虫的来源,主要是药材在采收时受到污染,加工干燥时未能将害虫或虫卵杀灭,或在储藏过程中害虫由外界侵入等。一般害虫生长繁殖条件为温度在 16 ~ 35 ℃,相对湿度在 70% 以上,药材中含水量在 13% 以上。一般含淀粉、脂肪油、糖类、蛋白质等成分多的药材较易虫蛀,如山药、白芷、薏苡仁、苦杏仁、桃仁、柏子仁、党参、当归、瓜蒌及蛇类等,含辛辣成分的药材,一般不易虫蛀,如丁香、吴茱萸、花椒等。

(2)发霉

发霉又称霉变,即霉菌在药材表面或内部的滋生现象。霉变的起因是大气中存在着许多霉菌孢子,当散落于药材表面,在适当的温度(20 ~ 35 ℃)、湿度(相对湿度在 75% 以上,或药材含水量超过 15%)和足够的营养条件下,即萌发成菌丝,分泌酵素,溶蚀药材组织,以致有效成分发生分解变化而失效。

(3)变色

变色是指药材的颜色发生变异的现象。每种药材都有相对固定的色泽,是药材品质的重要标志之一。如果储藏不当,则会引起药材色泽变异,以致变质。引起药材变色的原因如下:有些药材所含成分的结构中具有酚羟基,在酶的作用下,经过氧化、聚合作用,形成大分子的有色化合物,如含黄酮类、羟基蒽醌类、鞣质类的药材;有些药材含有糖及糖酸类分解产生糠醛或其他类似物,这些化合物有活泼的羟基能与一些含氮化合物缩合成棕色色素;有些药材所含蛋白质中的氨基酸可能与还原糖作用而生成大分子棕色物质。此外,生虫发霉、温度、湿度、日光、氧气和杀虫剂等也与变色有关。因此,防止药材变色,常须干燥、避光、冷藏。

(4)泛油

泛油又称"走油",是指某些含油药材的油质泛于药材表面,也指药材变质后表面泛出油样物质。前者如柏子仁、桃仁、苦杏仁、郁李仁(含脂肪油多);后者如牛膝、党参、天冬、麦冬、枸杞子(含糖质、黏液质多)。药材的泛油,除表明油质成分的损失外,也常与药材的变质相联系,防止泛油的方法是干燥、密封、冷藏和避光保存。

此外,有的药材在储藏过程中,还可发生气味散失、融化黏结、潮解与风化等品质变异现象,也应加以防护。

2)中药的储藏方法

(1)仓库的管理

应按 GAP、GMP 和 GSP 的要求,制订严格的日常管理制度,保持经常性的检查,保证库房干燥、清洁、通风。注意外界温度、湿度的变化,及时采取有效措施调节库内温度和湿度。药材入库前要认真检查药材含水量及有无变质情况。凡有问题的都应进行适当的处理,符合要求后才能入库储藏。入库后,要定期检查,并根据气候情况和特殊品种,进行不定期检查,发现问题及时处理,以减少损失和防止蔓延。储存方法可根据药材的特性分类保管。如毒性药材、贵重药材等要单独存放,专人管理;容易吸湿霉变的药材应特别注意通风干燥,必要时可翻晒或烘烤;含淀粉、脂肪、蛋白质、糖类等营养成分容易虫蛀的药材,应放置干燥通风处,并经常检查,必要时进行灭虫处理。

（2）常用储藏方法

①干燥法　干燥可以除去药材中多余的水分,同时可杀死害虫和虫卵,起到防治虫、霉,久储不变质的效果。常用的干燥方法有暴晒法、摊晾法、烘烤法、干燥剂(石灰、木炭等)干燥法、通风去湿干燥法等。对于颗粒较小的药材或粉末状药材,还可用微波干燥法或远红外干燥法。

②密封法　利用严密的库房或包装,将药材密封,使药材与外界空气隔离,从而减少了湿气、害虫、霉菌等侵入的机会,能较好地保持药材的品质。但密封前,应将药材充分干燥,使其含水量不超过安全水分。若有霉变、虫蛀等,应处理好再封存。依密封的设备可分为容器密封、罩帐密封和库房密封。

③对抗同储法　对抗同储法是利用不同品种的药材所散发的特殊气味、吸潮性能或特有驱虫去霉化学成分来防止另一种药材生虫、发霉、变色、泛油等现象的储藏方法。例如,牡丹皮与泽泻同储,则泽泻不易生虫,牡丹皮不易变色;西红花与冬虫夏草同储于低温干燥的地方,则冬虫夏草可久储不坏;柏子仁与滑石块或明矾存放在一起,可防止柏子仁泛油和发霉;花椒、细辛等可防止动物类药材的虫蛀等。

④冷藏法　采用低温(0 ~ 10 ℃)储存药材,可有效地防止药材的生虫、发霉、变色、泛油等变质现象的发生。由于此法需要一定的设备,成本较高,故主要用于贵重药材、特别容易霉蛀、变色又不宜烘、晒的药材,如人参、哈士蟆油、菊花等。

⑤气调养护法　气调养护法是在密闭条件下,人为调整空气的组成,造成一个低氧的环境,抑制害虫和微生物的生长繁殖及药材自身的氧化反应,以保持药材品质的一种方法。该方法可杀虫、防虫、防霉、防变色、防泛油、防气味散失,无残毒,无公害,是一项比较先进的药材养护技术。常用气调养护方法主要有自然降氧、充氮降氧和充二氧化碳等。气调养护的技术指标是:氧含量在8%以下或二氧化碳含量在20%以上能有效防虫;含氧量在2%以下或二氧化碳含量在35%以上(温度25 ~ 28 ℃,时间15 天以上)能有效杀虫。

⑥化学药剂熏蒸杀虫法　目前,常用的熏蒸杀虫剂是磷化铝。一般应用其片剂,由磷化铝、氨基甲酸铵及赋形剂制成。磷化铝片露置空气中会慢慢吸收空气中的水分而潮解,产生磷化氢,而氨基甲酸铵则分解产生氨和二氧化碳,以对抗磷化氢的易燃性。磷化氢气体有较强的扩散性和渗透性,杀虫效力极高,能杀死仓库害虫的卵、蛹、幼虫及微生物,一般不影响药材的颜色、气味,不影响种子类药材的发芽。为减少残毒和污染,可在密封降氧的条件下,用低剂量的磷化铝熏蒸,即"低氧低药量法"。

此外,有应用除氧剂养护药材,辐射灭菌等用于储藏药材。

任务 1.4 中药鉴定的依据及程序

1.4.1 中药鉴定的依据

中药鉴定的依据是《中华人民共和国药典》(2015 年版)(简称《中国药典》)和《国家食品药品监督管理局药品标准》(简称局颁药品标准)。它们都是国家药品标准,药品必须符合国家药品标准。国家药品标准对药品的质量规格和检验方法所作的技术规定,具有法律的约束力,是药品生产、供应、使用、检验部门必须遵循的法定依据。

中华人民共和国成立以来,《中国药典》先后颁布了 10 版,即 1953 年版、1963 年版、1977年版、1985 年版、1990 年版、1995 年版、2000 年版、2005 年版、2010 年版以及现行的 2015 年版,2015 年版于 2015 年 11 月初实施。《中国药典》自 1963 年版开始,分一、二部:一部收载药材和成方制剂;二部收载化学药品、生化药品、抗生素、生物制品和各类制剂。2005 年版药典开始分为三部:一部收载药材和成方制剂、提取物等;二部收载化学药品、生化药品、抗生素、放射性药品等;三部收载生物制品,首次将《中国生物制品规程》并入药典。2015 年版药典开始分为四部:一部收载药材和成方制剂、提取物等;二部收载化学药品、生化药品、抗生素、放射性药品等;三部收载生物制品;四部收载通则和药用辅料。

局颁药品标准也是国家标准,是现行药典内容的补充,同样具有法律约束力,各有关单位也必须遵照执行。

1.4.2 中药鉴定的一般程序

中药鉴定的一般程序如图 1.1 所示。

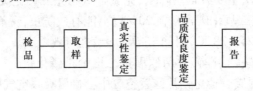

图 1.1 中药鉴定的一般程序

1) 检品登记

首先应认真做好检品登记工作,登记送检单位、日期、送检目的、样品数量、状态与包装等,以备查对。

2) 取样

取样前,应注意品名、产地、规格等级及包件式样是否一致,检查包装的完整性、清洁程度以及有无水迹、霉变或其他物质污染等情况,并详细记录。凡有异常情况的包件,应单独检验。取样原则是:要有足够的代表性和数量。

（1）从同批药材包件中抽取检品

应随机选择几个包件，并在包件的不同部位分别取样。不足5件，逐件取样；5～99件，抽5件取样；100～1 000件，按5%取样；超过1 000件，超过部分按1%取样。贵重药材，不论包件多少均逐件取样。

（2）破碎的、粉末状的或大小在1 cm以下的药材

可用采样器（探子）抽取样品，每一包件至少在不同部位抽取2～3份样品。

（3）液体药

应混匀后取样，不易混匀的应在顶部、中部、底部分别取样。

每一包件的取样量，一般药材抽取100～500 g；粉末状药材抽取25～50 g；贵重药材抽取5～10 g。

（4）混合拌匀

将所取样品混合拌匀，即为总样品。若抽取样品数量超过检验用量数倍时，可摊成正方形，依对角线画"×"字，使分为四等份，取用对角两份；再如上操作，反复数次至最后剩余的量足够完成必要的试验以及留样为止，此为平均样品。对包件较大或个体较大的药材，可根据实际情况抽取有代表性的样品。

所取样品的量一般不得少于检验所需用的3倍量，即1/3供实验室分析用，另1/3供复核用，其余1/3则为留样保存，保存期至少1年。

3）真实性鉴定

真实性鉴定包括性状、显微、理化鉴定等项目。对供鉴定的样品药材，一般先进行性状鉴定，然后做显微鉴定及理化鉴定。如遇到不能确定样品的原植（动）物来源时，还必须从中药的商品流通渠道深入产地作进一步调查研究。最后通过核对文献、与标准品对照等方法得到鉴定结果。

4）品质优良度鉴定

品质优良度鉴定包括检查、浸出物测定、含量测定。

（1）检查

检查是指对药材的纯净程度、有害或有毒物质进行的限量检查。

①纯净程度检查（纯度检定）　主要是检查药材中有无杂质及其数量是否超过规定的限度。检查药材中水分是否超过规定的限度。杂质包括有机杂质（非药用部分、来源与规定不同的其他物质等）和无机杂质（砂石、泥块、尘土等）。检查方法一般采用拣出、过筛将杂质分出，再将各类杂质分别称重，计算其在检品中的含量（%），总灰分、酸不溶性灰分定量等方法来测定。

②有害或有毒物质检查　主要是检查样品中毒性成分、重金属及有害元素、农药残留量、黄曲霉毒素等。

（2）浸出物测定

浸出物测定是指用水或其他适宜的溶剂对药材中可溶性物质进行的测定。对化学成分，特别是有效成分，目前还不十分清楚的中药，一般多采用浸出物测定的方法确定其品质。

（3）含量测定

含量测定是指用化学、物理或生物的方法，对药材的有效成分、指标成分或类别成分含量进行的测定。

5) 报告

报告即对检品作出结论。检品报告书须经部门主管审核后签发。为此,各项检定项目必须有完整、真实和原始的检验记录,以备审核。同时,要做好样品留样工作。药品检验部门签发的报告书具有法律责任。如果送检(或被检)单位对该检验结果有疑问,可将留样观察的样品送上一级药品检验机构作仲裁检验。

1.4.3 药材取样法

药材取样法是指选取供检定用药材样品的方法。取样的代表性直接影响到检定结果的正确性,因此,必须重视取样的各个环节。

①检查包件。

②从同批药材包件中抽取鉴定用样品的原则:

a. 药材总包件数不足 5 件的,逐件取样。

b. 5～99 件,随机抽 5 件取样。

c. 100～1 000 件,按 5% 比例取样。

d. 超过 1 000 件的,超过部分按 1% 比例取样。

e. 贵重药材,不论包件多少均逐件取样。

③每一包件的取样量:

a. 一般药材 100～500 g。

b. 粉末状药材 25～50 g。

c. 贵重药材 5～10 g。

d. 包件较大或个体较大的药材,根据实际情况抽取有代表性的样品。

④抽取样品总量超过检验用量数倍时,按四分法再取样。

⑤最终取样量一般不得少于检验所需用量的 3 倍,即 1/3 供实验室分析用,1/3 供复核用,其余 1/3 留样保存。

⑥杂质检查法:

a. 来源与规定相同,但其性状或部位与规定不符。

b. 来源于规定不同的物质。

c. 无机杂质,如泥沙、泥块、尘土等。

⑦水分测定法:

a. 供试品一般先经破碎成直径不超过 3 mm 的颗粒或碎片,减压干燥法需先过 2 号筛。

b. 测定中药中水分的方法有 4 种:烘干法:适用于不含或少含挥发性成分的药品;甲苯法:适用于含挥发性成分的药品,用化学纯甲苯直接测定;减压干燥法:适用于含有挥发性成分的贵重药品,干燥剂为五氧化二磷和无水氯化钙;气相测定法。

⑧灰分测定法。《中国药典》(2015 年版)一部灰分测定法包括总灰分和酸不溶性灰分测定法。

a. 总灰分测定法:样品应能通过 2 号筛,炽灼坩埚应至恒重,炽灼样品温度应缓缓升至 500～600 ℃,使之完全灰化至恒重计算。

b. 酸不溶性灰分测定法:酸不溶性灰分指总灰分中不能溶于稀盐酸的灰分。测定时,用无灰滤纸滤过。

⑨浸出物测定法：

a.水溶性浸出物测定法：测定用的供试品需粉碎，使能过 2 号筛。它分为冷浸法和热浸法两种。

b.醇溶性浸出物测定法：同上法，以各品种项下规定浓度的乙醇代替水为溶剂。

c.挥发性醚浸出物测定法：供试品过 4 号筛，索氏提取器，乙醚提取 8 h，五氧化二磷干燥，恒重。

⑩《中国药典》(2015 年版)药材质量标准的基本内容和要求：

a.名称。包括中文名、汉语拼音、药材拉丁名。

b.来源。包括科名、植(动)物名、拉丁学名、药用部位(矿物药包括矿物的类、族、矿石名、主要成分)、采收季节和产地加工等。

c.性状。包括形状、大小、色泽、表面、质地、断面、气、味等特征。

d.鉴别。包括经验鉴别、显微鉴别、理化鉴别。

e.检查。包括安全性、有效性、均一性与纯度 4 个方面，基本内容包括杂质、水分、总灰分、酸不溶性灰分、重金属及有害元素、农药残留量、有关的毒性成分、伪品、主要药用部位的比例等。

f.浸出物测定。包括水溶性、醇溶性及醚溶性浸出物。

g.含量测定。凡已知有效成分、毒性成分及指标性成分均应建立含量测定。含量限度的规定，应结合药材的商品规格、等级及多来源的实际情况。含挥发油的药材，可规定挥发油的含量。

h.炮制。包括净制、切制、炮炙。

i.性味与归经。

j.功能与主治。

k.用法与用量。

l.注意。

m.储藏。

任务 1.5　光学显微镜的使用

1.5.1　光学显微镜的构造

光学显微镜主要由底座、镜壁、目镜、物镜、载物台、转换器、粗调旋钮、微调旋钮、光源、光学系统等构成(图 1.2)。

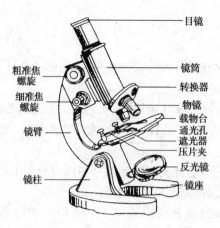

图 1.2　光学显微镜的构造

1.5.2　光学显微镜的使用方法

1)低倍镜的使用方法

(1)取镜和放置

显微镜平时存放在柜或箱中,用时从柜中取出,右手紧握镜臂,左手托住镜座,将显微镜放在自己左肩前方的实验台上,镜座后端距桌边 5~10 cm 为宜,便于坐着操作。

(2)对光

用拇指和中指移动旋转器(切忌手持物镜移动),使低倍镜对准镜台的通光孔(当转动听到碰叩声时,说明物镜光轴已对准镜筒中心)。打开光圈,上升集光器,并将反光镜转向光源,以左眼在目镜上观察(右眼睁开),同时调节反光镜方向,直到视野内的光线均匀明亮为止。

(3)放置玻片标本

取一玻片标本放在镜台上,一定使有盖玻片的一面朝上,切不可放反,用推片器弹簧夹夹住,然后旋转推片器螺旋,将所要观察的部位调到通光孔的正中。

(4)调节焦距

以左手按逆时针方向转动粗调节器,使镜台缓慢地上升至物镜距标本片约 5 mm 处,应注意在上升镜台时,切勿在目镜上观察。一定要从右侧看着镜台上升,以免上升过多,造成镜头或标本片的损坏。然后,两眼同时睁开,用左眼在目镜上观察,左手顺时针方向缓慢转动粗调节器,使镜台缓慢下降,直到视野中出现清晰的物像为止。

如果物像不在视野中心,可调节推片器将其调到中心(注意移动玻片的方向与视野物像移动的方向是相反的)。如果视野内的亮度不合适,可通过升降集光器的位置或开闭光圈的大小来调节,如果在调节焦距时,镜台下降已超过工作距离(>5.40 mm)而未见到物像,说明此次操作失败,则应重新操作,切不可心急而盲目地上升镜台。

2)高倍镜的使用方法

(1)选好目标

一定要先在低倍镜下把需进一步观察的部位调到中心,同时把物像调节到最清晰的程度,才能进行高倍镜的观察。

（2）转动转换器

调换上高倍镜头,转换高倍镜时转动速度要慢,并从侧面进行观察(防止高倍镜头碰撞玻片),如高倍镜头碰到玻片,说明低倍镜的焦距没有调好,应重新操作。

（3）调节焦距

转换好高倍镜后,用左眼在目镜上观察,此时一般能见到一个不太清楚的物像,可将细调节器的螺旋逆时针移动0.5～1圈,即可获得清晰的物像(切勿用粗调节器!)

如果视野的亮度不合适,可用集光器和光圈加以调节;如果需要更换玻片标本时,必须顺时针(切勿转错方向)转动粗调节器使镜台下降,方可取下玻片标本。

3）油镜的使用方法

①在使用油镜之前,必须先经低、高倍镜观察,然后将需进一步放大的部分移到视野的中心。

②将集光器上升到最高位置,光圈开到最大。

③转动转换器,使高倍镜头离开通光孔,在需观察部位的玻片上滴加一滴香柏油,然后慢慢转动油镜。在转换油镜时,从侧面水平注视镜头与玻片的距离,使镜头浸入油中而又不以压破载玻片为宜。

④用左眼观察目镜,并慢慢转动细调节器至物像清晰为止。

如果不出现物像或者目标不理想需要重找。在加油区之外重找时,应按"低倍→高倍→油镜"的程序;在加油区内重找时,应按"低倍→油镜"的程序,不得经高倍镜,以免油沾污镜头。

⑤油镜使用完毕,先用擦镜纸蘸少许二甲苯将镜头上和标本上的香柏油擦去,然后再用干擦镜纸擦干净。

4）显微镜使用的注意事项

①持镜时必须是右手握臂、左手托座的姿势,不可单手提取,以免零件脱落或碰撞到其他地方。

②轻拿轻放,不可把显微镜放置在实验台的边缘,以免碰翻落地。

③保持显微镜的清洁,光学和照明部分只能用擦镜纸擦拭,切忌口吹手抹或用布擦,机械部分用布擦拭。

④水滴、酒精或其他药品切勿接触镜头和镜台,如果沾污应立即擦净。

⑤放置玻片标本时,要对准通光孔中央,且不能反放玻片,防止压坏玻片或碰坏物镜。

⑥要养成两眼同时睁开的习惯,以左眼观察视野,右眼用以绘图。

⑦不要随意取下目镜,以防止尘土落入物镜,也不要任意拆卸各种零件,以防损坏。

⑧使用完毕后,必须复原才能放回镜箱内。其步骤是:取下标本片,转动旋转器使镜头离开通光孔,下降镜台,平放反光镜,下降集光器(但不要接触反光镜),关闭光圈,推片器回位,盖上绸布和外罩,放回实验台柜内。最后填写实验室使用登记表。

任务 1.6 中药粉末制片

中药的组织构造,常因细胞内含有多量的内含物,色素或因细胞皱缩而看不清楚,须用适当的试剂处理。以溶解,除去或使细胞内含物变为透明,或使色素氧化褪色,以及使细胞膨胀而透明以利观察。这种试剂称组织透化剂。常用透化剂主要有以下两类:

1.6.1 稀甘油

能浸润渗入细胞壁或其内含物中,由于它们的折射率比水高,因而起到使组织透化的作用。

1.6.2 水合氯醛溶液

为最常用的透化剂,能迅速渗入组织,使干燥而收缩的细胞重新膨胀,并能溶解多数细胞内含物,如淀粉、蛋白质、叶绿素、挥发油、树脂等,而使细胞组织变得通明、清晰。

水合氯醛溶液制透化标本片操作方法如下:将需透化观察的材料放在载玻片上,加水合氯醛溶液 1～2 滴,加盖玻片,在小火焰上缓缓加热,火焰高度以 1 cm 为宜,不超过 2 cm。加热时,用手拿住载玻片一端的两侧,保持载玻片的水平状态,在火焰上缓缓地左右移动,保持透化液微沸腾状态,并随着透化液蒸发随时由盖玻片一侧补充液体(此时,应注意勿使火力过猛,以免液体突然汽化而使盖玻片崩落,破碎)。加热约 1 min 可放置待凉后在显微镜下检查。若透化不完全,可再反复加热,直至材料透明。

若材料较大,且厚,如叶片、萼片、花瓣等用上法不能使材料完全透明时,可剪取所需材料 8 mm 见方小块放在试管中,加透化液 2～3 mL,在沸腾的水浴中加热 15～20 min,至材料呈现透明时,将材料小心取出放载玻片上,切成小块,加透化液盖上盖玻片即可观察。

任务 1.7 中药特征的显微测量

鉴定药材时,经常要测量某些物体的大小,如细胞、毛茸、淀粉粒、结晶等的长度和宽度。这就需要采用显微长度测量的方法。显微长度测量需要用两种标尺,镜台测微尺和目镜测微尺。

1.7.1 载物台测微尺

它的中央有一条微细的标尺,标尺全长 1 mm 分 10 大格,每一大格又分成 10 小格。因此,每小格的长度是 0.01 mm,即 10 μm。标尺的外围有一黑色的小圆环,以便在显微镜下寻找标尺的位置(图 1.3)。

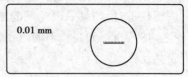

载物台测微尺是显微长度测量的标准,它并不直接用来测量物体的长度,而是用来校正目镜测微尺和其他有关测量工具的。它的质量好坏对各种显微测量以及显微绘画放大倍率的计算等都有很大的关系。因此,应选择刻度线条纤细、均匀而清晰、长度准确可靠的进行核对。

图 1.3 载物台测微尺

1.7.2 目镜测微尺

目镜测微尺简称目微尺,它是放在目镜内的标尺,是一个圆形的小玻片,形状和圆形的盖玻片相似而较厚,一面印有标尺,标尺的长度通常是 1 cm,分为 100 小格;也有全长 5 mm 分为 50 小格的。使用时,拧开目镜的上透镜,把目微尺轻轻地放在目镜中部的环形光圈上,须注意使用时刻度的一面朝下,这样在观察时标尺的数字才不会是反的(图 1.4)。

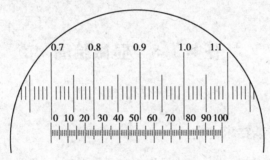

图 1.4 目镜测微尺

1.7.3 校正

目镜测微尺是用来直接测量物体的长度的,但是它的刻度所代表的长度,是依显微镜的放大倍数而改变的。因此,在使用前必须用台微尺来校正,以确定在使用此显微镜及特定的止镜物镜和镜筒长度时,目微尺上每一小格所代表的实际长度。校正的方法是:先将目微尺放入目镜内,插入镜筒,必要时转动目镜上透镜,至能清楚地看到标尺为止;再将台微尺放在镜台上,用低倍镜找到台微尺的刻度,并适当调焦到能同时看清目微尺和台微尺的刻度。转动目镜使两种标尺相互平行,再移动台微尺,使位于目微尺的稍下方,并使两种标尺的一端刻线互相对齐并重叠,然后观察并记录台微尺的另一端与目微尺另一端那一根刻度对齐并重叠,数一数两者对齐后各自的个数并计算。

在用 10×目镜和 10×物镜,镜筒不伸长时,目镜测微尺和台微尺对齐后,看到载物台测微尺 100 小格=目镜测微尺 60 小格,载物台测微尺 100 小格=1 000 μm,测目镜测微尺 1 小格所代表的长度(校正值)= 1 000 μm÷60=16.7 μm。

如使用 40×物镜,其余不变,此时由于放大倍数的增加,视野缩小,只能看到载物台测微尺的一部分。对齐后看到目镜测微尺 100 小格 = 载物台测微尺 38 小格,即 380 μm。此种情况下,目微尺 1 小格所代表的长度(校正值)= 380 μm÷100 = 3.8 μm。

进行校正时,如果一根标尺的末端刻线与另一根标尺的刻线不对齐重叠,可改变镜筒长度,使之对齐重叠、如筒长不能改变,则可在标尺末端刻线附近寻找另一对互相重叠的刻线,如前记录并计算。

1.7.4　实物长度的测量

将准备测量的标本放在镜台上,用校正时所用的目镜和物镜来观察,然后转动目镜使其中测微尺的刻度叠在目的物上,观察该物共长若干格乘校正值即得目的物的实际长度。例如,采用前述的 10×目镜,40×物镜,镜筒不伸长时,目微尺每一小格的校正值是 3.8 μm。测量目的物长 26 小格,测目的物长度 = 3.8 μm×26 = 98.8 μm,小数点后四舍五入得整数即可。

测定实物时,应尽量使用高倍目镜及物镜,此时目微尺每一小格所代表的长度值较小,测量误差也较小。只有在测量高倍物镜视野中容纳不下的物体时,才使用低倍镜。

任务 1.8　显微绘图

1.8.1　绘图的基本要求

绘图是中药鉴别的基本功,也是实验报告的中药组成部分,是学习中药鉴别的基本技能。在显微鉴定和研究工作中,对于观察到的物像除了应作文字记录外,也应描绘其图形,以供日后查询和核对之用。因为图形能更好地表示实物的形态特征,有助于文字叙述的不足。

显微绘图的方法主要有徒手绘图法、网格绘图法、利用显微描绘器的绘图法及投映绘图法4 种。现在常用的徒手绘图法,简介如下:欲将所观察的物像记录下来,可采用最简单的按比例绘制的绘图法。将图纸放在显微镜的右侧,用左眼观察内物像,右眼注视图纸,用绘图铅笔(2H 或 3H)轻轻描绘物像的轮廓和内部结构,注意按比例绘图,以免失真。审查图稿,详加修改,最后用削尖的绘图铅笔(2H 或 3H)描绘,要求线条均匀,清晰,切勿涂抹。

图在绘图纸上的布局也应适当安排,如图的内容复杂,图形要求画得大一些。一张绘图纸上就只画一幅图,可将图安排在绘图纸的中央,略偏左侧,右侧以便注字;如图的内容较为简单,一张绘图纸上可安排两个画,图形可略画小些。

注字要求平行画横线向右侧引出,所注名称应上下列齐,不要斜线交叉,要求画图均匀、整齐。每个图的下面应注明图的名称和放大倍数。

1.8.2　生物绘图的原则

①具有高度的科学性,不得有科学性错误。形态结构要准确,比例要正确,要求真实感、立

体感,精美而美观。

②图面要力求整洁,铅笔要保持尖锐,尽量少用橡皮。

③绘图大小要适宜,位置略偏左,右边留着注图。

④绘图的线条要光滑、匀称,点点要大小一致。

⑤绘图要完善,字体用正楷,大小要均匀,不能潦草。注图线用直尺画出,间隔要均匀,且一般多向右边引出,图注部分接近时可用折线,但注图线之间不能交叉,图注要尽量排列整齐。

⑥绘图完成后在绘图纸上方要写明实验名称、班级、姓名、时间,在图的下方注明图名及放大倍数。

1.8.3　绘图常用方法

生物绘图方法主要有详图法和简图法两种。

1)详图法

详图法是利用规定的表达手段逼真的描绘实验对象特征的方法。绘图应准确,布局应合理。准确地目测出待绘制目标的垂直长度与水平长度的比例关系,在符合合理布局前提下,绘制出上下限和左右限,形成一个矩形框。考虑好布局,在矩形框内分不同部位绘制出待绘制目标的轮廓和详细特征。

2)简图法

简图法是将植物体的一些结构用人为规定的符号来代表,通过扩大或缩小符号的面积,合理地安排符号的位置,模拟地表示植物对象中某些基本结构的相对面积和结合情况。

实训1　中药大黄的粉末制片

一、实验目的

①会用水合氯醛试液对粉末进行透化,再用稀甘油封片。

②能够在显微镜下分辨出大黄的草酸钙簇晶。

③会对大黄、黄连进行显微描述、显微绘图。

二、实验仪器、试剂及材料

①载玻片、盖玻片、普通光学显微镜、火柴、酒精灯、吸水纸、光学显微镜。

②大黄、黄连、天麻粉末。

③水合氯醛试液、稀甘油、蒸馏水。

三、显微鉴别

①大黄粉末的鉴别。

②大黄粉末制片。

③显微镜的使用。

④大黄粉末特征的查找。

大黄:粉末黄棕色,显微特征如下:

草酸钙簇晶(cluster crystal):极多,一般极大,直径20~160 μm,有的至190 μm,棱角大多短钝。

导管(vessel):网纹导管直径粗至140 μm,非木化,多破碎。

淀粉粒(starch):甚多,单粒类球形或多角形,脐点星状;复粒由2~8分粒组成。透化后可见糊化圆点状痕迹。

四、作业

绘制大黄粉末图。

实训2　金银花特征的显微测量

一、实验目的

①会用水合氯醛试液对粉末进行透化,再用稀甘油封片。

②能够在显微镜下区别出金银花的花粉粒、两种腺毛、两种非腺毛、簇晶。

③会进行显微测量。

二、实验仪器、试剂及材料

①载玻片、盖玻片、大针火柴、酒精灯、吸水纸、光学显微镜。

②金银花粉末。

③水合氯醛试液、稀甘油、蒸馏水。

三、显微鉴别及特征的测量

①大黄粉末的鉴别。

②大黄粉末制片。

③显微镜的使用。

④大黄粉末特征的查找。

金银花:粉末浅黄色,显微特征如下:

腺毛(glandular hair)　有两种:头部呈橄榄球状,顶部略平坦,由10~30个细胞组成,柄2~6个细胞;头部倒三角形,较小,由6~10个细胞组成,腺柄2~4个细胞。腺头细胞含黄棕色分泌物。

非腺毛(non-glandular hair)　为单细胞,有两种:长而弯曲,壁薄;较短,壁较厚。

花粉粒:众多,黄色,球形,外壁具细刺状突起,萌发孔3个。

柱头顶端表皮细胞　呈绒毛状。

草酸钙簇晶(cluster crystal)　薄壁细胞中含细小草酸钙簇晶。

⑤金银花粉末特征的测量。

四、作业

①绘金银花粉末特征图。

②测量金银花粉末特征的直径。

实训3　黄连横切面简图与详图的制备

一、实验目的

①掌握黄连简图制备的方法。

②熟悉黄连横切面详图的制备方法。

二、仪器用品及实验材料

①载玻片、盖玻片、大针火柴、酒精灯、吸水纸、光学显微镜。

②黄连根茎横切面永久制片。

③水合氯醛试液、稀甘油、蒸馏水。

三、实验内容

①取毛茛根的初生构造横切片,置显微镜下由外到内观察,可见表皮、皮层和微管柱3部分。

②根的异型构造:

a.同心圆型:取川牛膝根药材,观察川牛膝根构造。取鲜材制徒手切片,间苯三酚试液、盐酸染色,镜下观察。从外到内可分为周皮、皮层、异型维管束、中央正常维管束。

b.非同心圆型:取何首乌根药材,观察何首乌块根构造。从外到内可分为周皮、皮层、异型维管束、中央正常维管束。

四、作业

①根的初生构造和次生构造有何区别?

②绘出毛茛根初生的构造图。

项目2　中药鉴定专项技能

【项目描述】

【项目描述】

　　中药鉴定专项技能主要由来源鉴定技术、性状鉴定技术、显微鉴定技术、理化鉴定技术及中药鉴定新技术5个任务组成。

【学习目标】

　　➤ 掌握中药来源鉴定技术、性状鉴定技术、显微鉴定技术和理化鉴定技术。

【能力目标】

　　➤ 运用所学知识和技能能对中药进行性状描述和显微鉴别。

【工作任务】

　　常用的中药鉴定技术有来源鉴定技术、性状鉴定技术、显微鉴定技术及理化鉴定技术,还有生物技术等新技术的引入。

任务2.1　来源鉴定技术

　　来源鉴定技术包括原植物、原动物、原矿物的鉴定,由于中药大多来源于植物药,以植物药为例讲解。有关动物、矿物药的鉴定,可参阅动物类、矿物类中药鉴定部分。

　　原植物鉴定是应用植物分类学的方法,弄清各种植物药的来源,确定其学名。它是中药鉴定工作的基础,也是中药生产、资源开发及新药研究工作的基础。原植物鉴定一般按观察植物形态、核对文献、核对标本的步骤进行。

1) 观察植物形态

　　对比较完整的检品,应注意根、茎、叶、花、果实、种子等器官的观察,尤其要注意对繁殖器官(花、果实或孢子囊、子实体等)的仔细观察,同时注意对药用部位的观察。观察微小特征时,可借助放大镜或立体显微镜。在实际工作中常遇到不完整的检品,除少数鉴定特征十分突出的品种外,一般都要追究其原植物,包括深入产区调查,采集实物,以便进一步鉴定。

2) 核对文献

根据已观察到的形态特征核对文献。首先应查植物分类学方面的专著,如《中国高等植物科属检索表》《被子植物分科检索表》《中国植物志》《中国高等植物图鉴》及有关的地区性植物志等;然后再查阅中药鉴定方面的著作,如《全国中草药汇编》《中药大辞典》《中药志》《中华本草》等。必要时,还需进一步查对原始文献,即第一次发现该植物的工作者首次公布新种的文献。

3) 核对标本

当初步鉴定出检品所属的科、属后,再将检品与该属、种已定学名的标本进行核对。必要时,应核对该植物的模式标本(发表新种时所描述的植物标本),或将检品送有关分类学专家请求协助鉴定。

任务 2.2   性状鉴定技术

性状鉴定技术就是用眼看、手摸、鼻闻、口尝、水试、火试等简便方法来鉴别中药真、伪、优、劣的鉴定技术。它具有简单、易行、便捷的特点。性状鉴定主要鉴定完整的药材及饮片。

性状鉴定常从以下8个方面进行观察:

1) 形状

中药的形状一般是比较固定的,如圆柱形、纺锤形、条形、板片状、拳形团块、扁心形、毛笔头形等。有些品种经验鉴别术语更加形象、生动地描述了药材的外形特征,如"鸡爪形"(味连)、"怀中抱月"(松贝)、"蚯蚓头"(防风)、"狮子盘头"(党参)、"马头蛇尾瓦楞身"(海马)。在观察外形时,有些皱缩的叶、花、全草类药材可用热水浸泡展开后观察。

2) 大小

中药大小是指其长短、粗细、厚薄等,一般有一定的幅度,允许有少量高于或低于规定的数值。但如果差异太大,应考虑其品种问题。

3) 色泽

每种中药都有其固有的色泽,与其所含化学成分有关,因此是药物品质优劣的重要标志之一。药物颜色改变,均应考虑其质量及品种问题。观察中药颜色时,最好在白天的自然光下或日光灯下进行。在描述药物颜色时,如果用两种色调复合描述的,应以后一种色调为主。例如,棕红色即以红色为主。

4) 表面

不同的中药往往具有不同的表面特征,如光滑、粗糙、皮孔、纹理、毛茸、斑点等。

5) 断面

断面包括折断面和切断面。

（1）折断面

折断药材时断面的观察,如折断的难易,有无粉末飞扬、响声、是否平坦,或呈颗粒性、纤维性、胶丝,以及层层剥离等。

（2）切断面

横切断药材时断面的观察,如皮与木两部的比例,色泽,射线与维管束的排列形式,以及有无分泌组织等。形容中药断面的术语较多,如"菊花纹"（较窄射线与维管束相间排列形成的细密放射状纹理,如甘草等）、"车轮纹"（较宽射线与维管束相间排列形成的稀疏放射状纹理,如粉防己）、"云锦纹"（何首乌皮部异型维管束）、"星点"（大黄髓部异型维管束）、"罗盘纹"（商陆同心性多环异型维管束）、"筋脉点"（散在有限外韧型或周木型维管束及纤维,如天麻、石菖蒲）、"朱砂点"（棕红色油室,如茅苍术）等。常可通过这些典型的特征区分不同的植物来源,来鉴别中药的真伪。

6）质地

质地是指中药的软硬、坚韧、疏松、黏性、粉性、油润、角质等特征。常用术语较多,如松泡:表示质轻而松,如南沙参;黏性:表示具黏液质,如鲜石斛;粉性:表示含有一定量的淀粉;油润:表示柔软而润泽,如当归;角质:表示含多量淀粉的根、根茎类药材因加工时蒸、煮而糊化,呈坚硬、光滑的半透明状,如白附片。

7）气、味

有的药材具有特殊的香气,如薄荷、香加皮、丁香、沉香等。有的药材具有特异臭气,如阿魏有大蒜样臭气、白鲜皮有羊膻气等。这些特异的气与中药中所含的挥发性成分有关,因此,通过嗅气不但能鉴别中药的真伪,还能衡量其质量。味不仅能辨别中药,还是衡量品质的标准之一。味与中药所含化学成分有关,有苦、酸、甜、辛辣、涩、咸、淡等味。药物变味,就要考虑其品种和质量问题。尝味时,应使舌头的各部分充分接触药液,这样才能准确尝味。有毒中药尝味时,请务必小心,取样要少,尝后一定要吐出并用水漱口,以免中毒。

8）水试、火试

某些中药在水中能发生一些特殊变化,把这些特殊变化作为鉴别药材的依据之一,称为水试。例如,苏木投入热水中,透明溶液呈鲜艳的桃红色;玄参以水浸泡,水即成黑色;番红花入水,水液呈黄色,水面无油状物漂浮,水底无沉淀;丁香入水萼管垂直下沉;熊胆粉末投入清水杯中,可逐渐溶解而盘旋,有黄线下垂杯底不扩散。上述特征也与药物所含的某些化学成分有关,故可作为鉴别方法使用。

有些中药用火烧之,可产生特殊的气味、颜色、烟雾、响声等,把这些因火烧发生的特殊现象作为鉴别药材的依据之一,称为火试。例如,麝香仁用火烧时有轻微爆鸣声,油点似珠,香气浓烈四溢,灰烬白色,无毛、肉焦臭,无火星火焰出现;血竭置纸上,下面用火烤,熔化后色鲜红如血而透明,无残渣;海金沙易点燃,发出爆鸣声及闪光。

任务 2.3　显微鉴定技术

显微鉴定技术是指用显微镜观察中药的组织、细胞以及内含物等特征,主要用以鉴定中药真伪的一种方法。通常适用于单凭性状不易鉴别的药材,性状相似不易区分的药材,破碎、粉末状的药材,以及粉末药材制成的中成药等。

1)药材显微制片

(1)横切片或纵切片

取药材欲观察部位经软化处理后,用徒手或滑走切片法制作切片。选取平整的薄片置载玻片上,根据观察对象不同,滴加甘油醋酸试液、水合氯醛试液或其他试液1~2滴,盖上盖玻片。必要时,在滴加水合氯醛试液后,应用酒精灯加热透化,并滴加稀甘油,盖上盖玻片。观察药材的组织构造需作横切片。通常植物的根、根茎、茎、皮、叶等适宜作横切片;果实、种子也可作横切片。观察射线的高度、宽度以及油管、乳管等特征时可作纵切片,如茎木类、果实和种子类药材的鉴定可根据需要制成纵切片。

(2)粉末制片

粉末药材一般需过4号筛。挑取粉末少许置于载玻片上,滴加甘油醋酸试液、水合氯醛试液或其他适宜的试液,盖上盖玻片。必要时,滴加水合氯醛试液后加热透化。粉末片可观察具有鉴别意义的组织、细胞及细胞内含物等特征。一般坚硬、细小、破碎难以切片,或呈粉末状的药材以及中成药等,适于制作粉末片进行显微鉴定。

(3)表面制片

将供试品湿润软化后,剪取欲观察部位约4 mm² 大小的材料,一正一反置载玻片上;或撕取表皮,加适宜的试液或水合氯醛试液透化后,盖上盖玻片。表面制片可观察表皮细胞、气孔、毛茸等表面特征,对叶类、花类药材进行显微鉴定时常用此制片方法。另外,幼茎、果皮、种皮等也可制成表面片观察。

(4)解离组织制片

将供试品切成直径约2 mm、长约5 mm的段,或厚约1 mm大小的片,如供试品中薄壁组织占大部分,木化组织少或分散存在,采用氢氧化钾法,若供试品质地坚硬,木化组织较多或集成较大群束,采用硝铬酸法或氯酸钾法。

①氢氧化钾法:将供试品置试管中,加5%氢氧化钾溶液适量,加热至用玻璃棒挤压能离散为止,倾去碱液,加水洗涤后,取少量置载玻片上,用解剖针撕开,滴加稀甘油,盖上盖玻片。

②硝铬酸法:将供试品置试管中,加硝铬酸试液适量,放置至用玻璃棒挤压能离散为止,倾去酸液,加水洗涤后,照上法装片。

③氯酸钾法:将供试品置试管中,加硝酸溶液(50%)及氯酸钾少量,缓缓加热,待产生的气泡渐少时,再及时加入氯酸钾少量,以维持气泡稳定地发生,至用玻璃棒挤压能离散为止,倾去酸液,加水洗涤后,照上法装片。

解离组织片用于观察植物细胞的完整形态及立体结构,适用于纤维、导管、管胞等在粉末中易被打碎的长形细胞,也适于木质化、木栓化、角质化等彼此不易分离的细胞。

(5)花粉粒与孢子制片

取花粉、花药、孢子或孢子囊群(干燥的供试品浸于冰醋酸中软化),用玻璃棒研碎,经纱布过滤至离心管中,离心,取沉淀加新配制的醋酐与硫酸(9:1)的混合液1~3 mL,置水浴上加热2~3 min,离心,取沉淀用水洗涤2次,取沉淀少量置载玻片上,滴加水合氯醛试液,盖上盖玻片。

（6）磨片制片

坚硬的动物、矿物类药材可采用磨片法制片。选取厚度 1～2 mm 的药材，置粗磨石（或磨砂玻璃板）上，加适量水用食指中指夹住或压住材料，在磨石上往返磨砺，待两面磨平，且厚度约为数百微米时，将材料移置细磨石上，加水用软木塞压在材料上，往返磨砺至透明，用水冲洗，再用乙醇处理和甘油乙醇试液装片。

2）含粉末药材制剂的显微制片

取样方法根据剂型的不同而不同。散剂、胶囊剂（内容物为颗粒状，应研细）可直接取适量粉末；片剂取 2～3 片，水丸、糊丸、水蜜丸等取数丸，分别置乳钵中研成粉末，取适量粉末；蜜丸应将药丸切开，从切面由外至中央挑取适量样品或用水脱蜜后，吸取沉淀物少量。根据观察对象不同，分别按粉末制片法制 1～5 片。

制片时所用的封藏剂，可根据欲观察特征的性质以及封藏剂本身的性质来确定。如观察菊糖，可用乙醇装片也可用水合氯醛试液装片不加热立即观察。观察淀粉粒，可用蒸馏水或甘油醋酸试液装片。观察植物的细胞、组织，可用水合氯醛试液加热透化，为防止析出水合氯醛结晶，最后加稀甘油盖片。

任务 2.4 理化鉴定

理化鉴定是利用物理的或化学的方法，对中药所含的主要化学成分或有效成分进行定性和定量分析，用以鉴定中药真伪和优劣的一种方法。理化鉴定是中药鉴定中发展最为迅速的方法，适用于含不同化学成分药材、同名异物药材或性状相似而又无明显相区别显微特征的药材。同时，理化鉴定还可鉴定药材品质的优良度。常用的方法如下：

1）化学定性反应

利用中药的化学成分能与某些化学试剂产生颜色、沉淀、结晶等反应，来鉴别其真伪。可在药材的表面、断面、粉末、提取液中进行。例如，山豆根表面滴加 10% 氢氧化钠试液显橙红色，渐变为血红色，久置不褪；马钱子胚乳部分切片，加 1% 钒酸铵的硫酸溶液 1 滴，胚乳即显紫色（番木鳖碱反应），另取胚乳切片，加发烟硝酸 1 滴，即显橙红色（马钱子碱反应）。

2）显微化学反应

显微化学反应即在显微镜下进行观察的化学定性反应。其方法是将中药的粉末、徒手切片或浸出液，取少量置于载玻片上，滴加某种化学试剂，盖上盖玻片，在显微镜下观察反应结果。例如，黄连粉末滴加稀盐酸，可见针状、针簇状盐酸小檗碱结晶析出；丁香切片滴加碱液，油室内有针状丁香酚钠结晶析出。

3）微量升华

利用中药中所含的某些化学成分，在一定温度下能升华的性质获得升华物，在显微镜下观察其形状、颜色以及化学反应。例如，大黄的升华物为黄色梭针状或羽毛状蒽醌化合物结晶，加碱液溶解并显红色。薄荷的升华物为无色针簇状薄荷脑结晶，加浓硫酸 2 滴及香荚兰醛结晶少许,显橙黄色,再加蒸馏水1滴即变成红色。

微量升华的方法是:取金属片放置在有圆孔(直径约2 cm)的石棉板上,金属片上放一小金属圈(高度约0.8 cm),对准石棉板上的圆孔,圈内加入中药粉末一薄层,圈上放一载玻片,在石棉板下圆孔处用酒精灯徐徐加热数分钟,至粉末开始变焦,去火待冷后可见有升华物凝聚在载玻片上。将载玻片取下反转,在显微镜下观察结晶形状,并可加化学试剂观察其反应。

4)荧光分析

利用中药所含有的某些化学成分,在紫外光或自然光下能产生一定颜色荧光的性质,作为中药真伪鉴定的一种简易方法。通常可直接取中药饮片、粉末或用其浸出液,置紫外光(荧光分析仪)下观察。例如,黄连饮片木部显金黄色荧光;大黄粉末显深棕色荧光;秦皮水浸液呈天蓝色荧光(日光下也有荧光),等等。

某些中药本身不产生荧光,但以酸或碱处理或经其他化学方法处理后,可使某些成分在紫外光下变为可见色彩。例如,芦荟水溶液本无荧光,但与硼砂共热,所含芦荟素马上反应显黄绿色荧光。

5)色谱法

色谱法又称层析法,是将中药进行化学成分分离和鉴别的重要方法。色谱法有纸色谱法、薄层色谱法、柱色谱法、气相色谱法、高效液相色谱法等。在中药鉴定方面,薄层色谱法和高效液相色谱法应用最多,前者主要用于定性鉴别,后者主要用于定量测定。具体内容在中药化学中学习。

6)水分测定

中药中水分含量的多少是储藏过程中保证质量的一项重要标志。如水分含量超过一定限度,中药易虫蛀霉变,并使有效成分分解,且相对地减少了实际用量。因此,控制中药中水分的含量,对于保证中药的质量有重要意义。《中国药典》规定药材的水分含量限度,如甘草不得超过12.0%,马钱子不得超过13.0%等。水分测定的方法《中国药典》(2015年版)规定有以下4种:

①烘干法:适用于不含或少含挥发性成分的药材。
②甲苯法:适用于含挥发性成分的药材。
③减压干燥法:适用于含有挥发性成分的贵重药材。
④气相色谱法:适用范围较广。
上述具体方法详见《中国药典》(2015年版)通则部分。

7)灰分测定

中药的灰分来源包括中药本身经过灰化后遗留的不挥发性无机盐,以及中药表面附着的不挥发性无机盐类,两者统称为总灰分。同一种中药在无外来掺杂物时,总灰分含量应在一定范围以内。如果总灰分超过一定限度,表明掺有泥土、砂石等无机物质。《中国药典》(2015年版)规定了中药总灰分的最高限量,如大黄总灰分不得超过10.0%,白术不得超过5.0%,这对于保证中药的纯度具有重要意义。有些中药本身总灰分有较大差异,尤其是组织中含较多草酸钙结晶的中药,有时测定总灰分不足以说明外来无机盐的存在,还需要测定酸不溶性灰分,即不溶于10%盐酸中的灰分。因中药所含的无机盐类(包括钙盐)大多可溶于稀盐酸中而除去,而来自泥沙的硅酸盐类则不溶解而残留下来,故测定酸不溶性灰分能较准确地表明中药中是否有泥沙等掺杂物以及其含量。

8)浸出物测定

中药的有效成分尚不清楚或尚不能进行精确的定量测定时,可根据已知成分的溶解性质进行浸出物测定来确定其品质。在水或其他适当溶剂中,在一定条件下,药材中的浸出物的含量有一定范围。因此,以浸出物的含量确定中药的质量是有实际意义的。浸出物测定通常包括水溶性浸出物测定法、醇溶性浸出物测定法、挥发性醚浸出物测定法等。

9)含量测定

含量测定是用化学、物理或生物的方法,对药材含有的有效成分、指标成分或类别成分进行测定,包括挥发油及主成分的含量、生物效价的测定等。测定方法常用光谱法和色谱法。这是鉴别中药质量最准确的方法。

此外,测定相对密度、旋光度、折光率、沸点、熔点、凝点等物理常数,对鉴定油脂类、挥发油类以及树脂类中药的真伪优劣有重要的参考价值。

任务 2.5　中药鉴定新技术

1)中药的指纹图谱测定

中药的指纹图谱测定是指中药经过适当处理后,采用一定的分析方法和手段,得到的能够标示其成分特征的共有峰图谱。中药的指纹图谱用以控制中药质量和品种鉴定。目前,我国进行研究和采用的指纹图谱主要有色谱图谱、光谱图谱和 DNA 图谱等。

2)生物鉴定法

生物鉴定法是利用中药或其所含的化合物对生物体的作用强度,以及用 DNA 特异性遗传标记特征和基因表达差异等来鉴别中药的品种和质量的一种方法。通常分为生物效应鉴定法和基因鉴定法两大类。生物效应鉴定法是利用药物对于生物(整体或离体组织)所起的作用,测定药物生物活性强度或药理作用,以鉴别中药真伪优劣的方法。该法通过被测物与相应的对照品在一定条件下比较其产生特定生物反应的剂量比例,测出药物的活性作用。常用的方法有免疫鉴定法、细胞生物学鉴定法、药物效价测定法及单纯指标测定法等。基因鉴定法包括 DNA 遗传标记鉴定法和 mRNA 差异显示鉴定法等。

3)扫描电镜技术

扫描电镜技术是一种超微鉴定方法,扫描电子显微镜的分辨率较光学显微镜高数万倍,能够观察药材表面的细微特征,而且立体感强,样品制作简单。目前,它主要应用于药材花粉粒、叶表面、种皮表面的鉴定研究。

4)计算机图像分析技术

计算机图像分析技术可将不同层次二维图像用计算机进行处理,获取此图像的三维定量数据。在中药鉴定方面,它可将果实、种子、花粉或组织切片中的某一特征的形态用计算机进行处理,比较其形态差异,从而达到鉴别的目的。

此外,还有电泳技术、X射线衍射法、热分析法等。

5)光谱法

光谱法是选择某一波段波长,以此通过中药的粉末或提取液,测定中药对这一波段波长的吸收并记录其吸收光谱。光谱法包括紫外光谱法(UV)、导数光谱法(DS)、红外光谱法(IR)、荧光光谱法(FP)、核磁共振波谱法(NMR)、质谱法(MS)等。

实训 荧光鉴别、水试、火试实验

一、实验目的

①掌握常见中药材理化鉴定特征。

②掌握荧光、皂苷反应、水试、火试的基本操作方法。

③学会理化鉴定的基本原理。

二、实验内容

①内容:荧光鉴定,皂苷反应鉴定,水试鉴定,火试鉴定。

②仪器:紫外分析仪、酒精灯、烧杯、试管、乳钵、常用学习用具(钢笔、铅笔、橡皮、尺子)等。

③试剂:蒸馏水、生理盐水。

④材料:怀牛膝、川牛膝、黄连、延胡索、麦冬、板蓝根、秦皮、红花、苏木、番红花、姜黄、栀子、青黛、血竭、乳香、没药、苦杏仁、黄芥子、胖大海、葶苈子、车前子、海金沙、党参、甘草、柴胡、王不留行、远志、桔梗、酸枣仁、柏子仁、人参、三七、合欢皮、牛蒡子、麻黄、珍珠、熊胆、浙贝母、狗脊、常山、秦艽、藜芦、郁金、黄柏、地骨皮、丹参、续断、重楼、玄参、牛黄、沉香、丁香、菟丝子、蒲黄、牵牛子、墨旱莲、降香、紫草、芒硝、胆矾、自然铜、信石、硫黄等药材。

三、实验提示

①泡沫反应时,加水量一般为试管的1/5,不宜超过1/3,振摇不宜过猛。

②水试鉴别中药并需加酸碱显色时,必须用清洗干净的试管,以防止试管中残存的酸碱干扰实验结果。

③火试鉴别时,注意控制火候。对矿物类和有毒中药必须在通风的环境中进行。

四、实验步骤

1)荧光鉴定

荧光鉴定是利用中药中含有的一些化学成分,在紫外光下能产生一定颜色的荧光而进行中药真伪鉴别。

(1)中药材断面或表面显荧光

取以下药材饮片或药材断面,置紫外灯下观察,珍珠有浅蓝紫色(天然珍珠)或亮黄绿色(养殖珍珠)荧光,通常环周部分较明亮;牛蒡子显绿色荧光;牛膝显黄白色荧光;川牛膝显淡蓝色荧光;黄连显金黄色荧光、木质部尤为显著;黄连以入水后先下沉后上浮者为佳;延胡索显亮黄色荧光;麦冬显浅蓝色荧光;麻黄药材纵剖面置紫外灯下观察,边缘显亮白色荧光,中心显亮棕色荧光;熊胆其细粉在紫外灯下观察,显黄白色荧光,不应显棕黄色荧光;浙贝母粉末少许,置紫外灯(365 nm)下观察,显亮淡绿色荧光;续断显亮微蓝色荧光,用氨水熏 20 min 后,不变色;丹参品切面置紫外灯下观察,显亮蓝色荧光,用氨水熏 20 min,显淡亮蓝绿色;秦艽横切面置紫外灯下观察,显黄色或金黄色荧光;黄柏置紫外灯下观察,显亮黄色荧光;地骨皮外面木栓层呈棕色,韧皮部呈淡蓝色荧光;郁金断面有亮黄色荧光,内皮层呈明显蓝色环。

（2）材水浸液显荧光

①板蓝根:取本品药材水浸液,在紫外光灯下观察,显蓝色荧光。

②秦皮:取本品药材水浸液,在自然光下观察,显碧蓝色荧光。

2）皂苷反应（泡沫反应）

（1）泡沫反应

取怀牛膝、党参、甘草、柴胡、王不留行、远志、桔梗、酸枣仁、柏子仁、人参、三七、续断、重楼等药材粉末各少量,加入试管中(一般使用 2 cm×10 cm 试管),加 10 倍量水(加水量一般为试管的 1/5,不宜超过 1/3),充分振摇(振摇不宜过猛),应产生大量泡沫,经久不褪。

（2）溶血试验

①牛膝:取一干净试管,加入牛膝的生理盐水浸液(1:10)适量,加入用生理盐水稀释的 1% 新鲜兔血 1 mL,可见迅速发生溶血现象。

②合欢皮:取一干净试管,加入合欢皮的生理盐水浸液(1:10)适量,加入用生理盐水稀释的 1% 新鲜兔血 1 mL,可见迅速发生溶血现象。

3）水试鉴别

（1）中药材的水浸液显色

①红花:取红花少许入水,花色不褪,柱头膨胀,呈长喇叭状,散出橙黄色色素,水染成黄色,而非红色。

②番红花:取番红花药材适量,加入盛水的烧杯中,溶液显黄色,不应显红色。

③栀子:取栀子药材(或粉末)适量,加入盛水的烧杯中,溶液应显亮黄色或鲜黄色。

④姜黄:取姜黄细粉末少许于滤纸上,滴加乙醇、乙醚各一滴,待干,除去粉末,滤纸染成黄色。

⑤苏木:取苏木碎片投入盛热水的试管中,水染成红色,并逐渐转变为深红色,加酸变成黄色,再加碱液仍变成红色。

⑥玄参:表面灰黄色或棕褐色,水浸液为墨黑色。

⑦麝香:取本品少许投入水中,大多数在水面者为真品,投入温水中迅速溶化,溶液呈微黄色,并有浓厚香气。

⑧牛黄:取本品少许用清水调和涂于指甲上,可使指甲染成黄色,并久不褪色,习称"挂甲"。

（2）中药材水浸液不显色

①青黛:取青黛约 1 g,加水 10 mL,振摇后放置片刻,水层不得显深蓝色(检查是否含有水溶性色素)。

②血竭:取血竭颗粒少量,放入盛水的烧杯(或试管)中,加热,则血竭软化,但水液不得显

红色。

（3）与水共研产生变化

①乳香：本品加水研磨后成白色乳状液。

②没药：本品与水研磨形成黄棕色乳状液。

③苦杏仁：取苦杏仁数粒加水共研，会产生苯甲醛的特殊香气。

④黄芥子：研碎加水湿润，会产生强烈异臭。

（4）在水中形态发生变化

①胖大海：热水浸泡后，体积膨大至原来的数倍且呈絮状团。

②葶苈子：加水浸泡后，用放大镜观察，表面有透明状的黏液层，种子黏滑。

③车前子：加水浸泡后，有黏液渗出，种子黏滑。

④沉香：沉香以入水下沉者为佳，半沉半浮者次之，完全上浮者更次。

⑤熊胆：投一小粒本品于清水中，能迅速作盘旋状转动，并在转动中逐渐溶解，形成一条如金丝样的黄色细线下垂至杯底而不扩散者为真品。

⑥牵牛子：本品水浸后种皮呈龟裂状，有明显黏性。

⑦蒲黄：本品放水中则漂浮于水面，如沉下水者为伪品。

⑧丁香：本品入水，萼管垂直下沉者为佳，半沉者次之。

⑨菟丝子：用开水浸泡本品，表面有黏性，加热煮至种皮破裂时露出白色卷旋状的胚，形如吐丝。

4）火试鉴别

①海金沙：将海金沙置火中，易燃烧，发生爆鸣声且有闪光，无灰渣残存。掺伪品以黄土和海金沙混合而成，烧之有较黑色灰渣残留。

②降香：火烧之有黑烟及油冒出，残留白色灰烬。

③紫草：将紫草粉末0.2 g置试管中，加热试管底部，即产生红色气体，并于管壁凝结成红褐色细滴（羟基萘醌色素类）。

④硫黄：本品燃烧易熔融，发出蓝色火焰并产生刺激性的二氧化硫臭气。

⑤芒硝：取本品少许，在无色火焰中燃烧，火焰即显黄色。

⑥自然铜：取本品灼烧产生蓝色火焰，并产生刺激性的二氧化硫气体。

⑦胆矾：取本品加热灼烧，即失去结晶水变成白色，遇水又变成蓝色。

项目 3　中药鉴定综合技能之根及根茎类中药鉴定

【项目描述】

根和根茎虽是植物的两种不同器官,但由于许多中药材同时具有根和根茎两部分,如人参、大黄、羌活、细辛、山豆根等药材为了便于比较,列为同一项目叙述。

【学习目标】

➢ 掌握根和根茎类中药性状鉴别要点。
➢ 掌握常用根和根茎类中药显微特征。
➢ 熟悉根和根茎类中药来源、产地、采收加工。
➢ 熟悉根和根茎类中药理化鉴别。

【能力目标】

➢ 运用所学知识能够熟练鉴别根和根茎类中药,区分易混淆中药,进行简单的真伪鉴定。

【工作任务】

任务 3.1　根及根茎中药鉴定通用技能

3.1.1　入药部位简介

①植物干燥的根。如板蓝根、当归、柴胡等。

②植物干燥的根茎。如黄连、姜黄等。

③植物干燥的根及根茎。如人参、大黄、甘草等。

④植物干燥鳞茎。如川贝母、浙贝母等。

⑤植物干燥块茎。如天麻、半夏等。

⑥植物干燥块根。如郁金、太子参、麦冬等。

3.1.2　性状鉴别

1) 根类中药

（1）形状

一般为圆柱形、长圆锥形或纺锤形。双子叶植物根一般主根明显，侧根较细，主根常为圆柱形，圆锥形或纺锤形。如牛膝呈圆柱形，白芷呈圆锥形，地黄呈纺锤形；少数呈须根状，如龙胆、威灵仙、细辛等。单子叶植物一般主根不明显，为须根系，有的须根前部或中部常膨大成纺锤形块根，如麦冬、郁金等。

（2）表面

常有纹理，横纹或纵纹，有的可见皮孔。有些顶端带有根茎或茎基，根茎俗称"芦头"，上有茎痕，如人参等。

（3）断面、质地

不同药材性质不同。有的质重坚实，有的体轻松泡；折断面粉性、纤维性或角质样等。一般来说，双子叶植物根的断面有一圈形成层环纹，环内的木质部范围较环外的皮部大，中央无髓部，自中心向外有放射状的纹理，木质部尤为明显。单子叶植物根的断面有一圈内皮层环纹，中柱一般较皮部小，中央有髓部，自中心向外无放射状纹理。应注意有无分泌物分布，如白芷断面可见棕色油点。同时，应注意少数双子叶植物根断面的异形构造，如商陆的罗盘纹等。

2) 根茎类中药

（1）外观

根茎的形状与其种类有关，常呈圆柱形、长圆形或不规则团块状、扁球形、圆锥形等。表面有节和节间，单子叶植物根茎类药材尤为明显，如黄精。节上常有退化的鳞片状或膜质状小叶、叶柄基部残余物或叶痕，有时可见幼芽或芽痕；顶端常残存茎基或茎痕，侧面和下面有细长的不定根或根痕。

蕨类植物的根茎类药材表面常有鳞片或密生棕黄色鳞毛，如狗脊。

（2）断面

注意区分单子叶和双子叶植物根茎。一般来说，双子叶植物根茎断面可见形成层环，木部有明显的放射状纹理，中央有明显的髓部。单子叶植物根茎通常无形成层环，可见内皮层环纹，皮层及中柱均有维管束小点散布，髓部不明显。

3.1.3　显微鉴别

1) 根类中药

先在显微镜下观察根横切面的特征，根据其维管束的类型、形成层有无、排列方式区别双子叶植物和单子叶植物的根。

（1）双子叶植物的根

①次生构造

a.周皮　由木栓层、木栓形成层和栓内层组成。木栓形成层通常发生于中柱外侧的部位，形成周皮后原有的表皮及皮层细胞均已死亡脱落；栓内层通常为数列细胞，有的比较发达，又称次生皮层。少数根类中药的次生构造不发达，无周皮而有表皮，如龙胆；或表皮死亡脱落由微木栓化的外皮层细胞行使保护作用，称为后生表皮，如细辛；或由皮层的外部细胞木栓化起保护作用，称后生皮层，如川乌。

b.维管束　由初生韧皮部、次生韧皮部、形成层、次生木质部和初生木质部组成。一般为无限外韧型。初生韧皮部细胞大多颓废；形成层连续成环，或束间形成层不明显；次生木质部占根的大部分，有导管、管胞、木薄壁细胞或木纤维组成，射线较明显；初生木质部位于中央，原生木质部束有的呈星角状，星角的数目随科属种类而不同。双子叶植物根一般无髓；少数次生构造不发达的根初生木质部未分化到中心，中央为薄壁组织区域，形成明显的髓部，如龙胆等。

②异常构造

a.同心环状排列的异常维管组织　在根的正常维管束形成不久，形成层失去分生能力，而相当于中柱鞘部位的薄壁组织转化为新的形成层，并形成一圈小型的异形维管束。在它的外方，还可以继续产生新的形成层环，再分化出新的异形维管束，如此多次反复，形成同心的多环维管束。如商陆、牛膝的根。

b.附加维管束　在正常维管束的薄壁组织中产生新的附加维管束，形成异形构造。如何首乌的"云锦花纹"。

c.木间木栓　在次生韧皮部内部形成木栓带，称为木间木栓。如新疆紫草的根中央可见木栓环带。

（2）单子叶植物根

一般均具初生构造。

①表皮　最外层通常为一列表皮细胞，无木栓层，有的细胞分化为根毛，细胞外壁一般无角质层。少数根的表皮细胞分裂为多次细胞，细胞壁木栓化，形成根被，如百部、麦冬等。

②皮层　占根的大部分，由薄壁细胞组成，排列疏松，内皮层及其凯氏带（点）通常明显。

③中柱　中柱与皮层的界限分明，直径较小，包括中柱鞘、初生木质部、初生韧皮部和髓部。维管束为辐射型，韧皮部与木质部相间排列，呈辐射状，无形成层。由于髓部占的比例较大，在根的横断面无放射状纹理。

（3）根类中药显微鉴别要点

①横切面鉴别　首先应根据维管束类型、形成层有无等，区分双子叶、单子叶植物。其次应注意分泌组织、厚壁组织以及细胞内含物的类型、分布。

②粉末鉴别　主要注意木栓细胞或根被细胞、石细胞、纤维（韧皮纤维、晶纤维和木纤维）、分泌组织、导管、结晶、淀粉粒或菊糖等特征。

2）根茎类中药

（1）双子叶植物根茎

①一般均具次生构造　外表常有木栓层，少数有表皮。木栓形成层若发生在皮层外方，则初生皮层仍然存在，如黄连等；有些根茎仅由栓内层细胞构成次生皮层。皮层中有根迹维管束

或叶迹维管束斜向通过,内皮层多不明显。中柱鞘部位常有厚壁组织,如纤维和石细胞群,有的排成不连续的环。维管束大多为无限外韧型,呈环状排列,束间被髓射线分隔。中心有明显的髓。

②异常构造

a. 在髓部形成多数呈点状的异形维管束,为特殊的周木式维管束。内方为韧皮部,外方为木质部,形成层环状,射线呈星芒状射出,习称"星点",如大黄的根状茎。

b. 根茎的薄壁组织中的细胞恢复分生能力形成新的木栓形成层,并呈一个个环包围一部分韧皮部和木质部,将维管束分隔成数束。如甘松的根茎。

（2）单子叶植物根茎

一般均具初生构造。外表通常为一列表皮细胞,少数根茎皮层外部细胞木栓化,形成后生皮层,代替表皮起保护作用;有的皮层外侧细胞形成木栓组织。皮层宽广,占大部分,常有叶迹维管束散在。内皮层大多明显,具凯氏带。中柱的维管束数目较多,常分散存在,大多为有限外韧型或周木型。无明显髓部。

（3）蕨类植物根茎

均为初生构造。外表通常为一列表皮,表皮下面为数列厚壁细胞组成的下皮层,其内为基本薄壁组织。一般具网状中柱,因根茎叶隙的纵向延伸和互相重叠,将维管系统分割成束,横切面观可见断续环状排列的维管束,每一维管束外围有内皮层,网状中柱的一个维管束又称分体中柱。分体中柱的形状、数目和排列方式是鉴别品种的重要依据。

（4）根茎类中药显微鉴别要点

①横切面鉴别 首先观察横切面的特征,根据其维管束类型和排列形式,区别双子叶植物、单子叶植物和蕨类植物的根茎。然后由外向内依次观察和描述各部分组织的特征。

②粉末特征 根茎类中药的粉末鉴定,主要注意石细胞、纤维、分泌组织、导管、结晶、木栓细胞或表皮细胞、淀粉粒或菊糖等特征。一般鳞茎、块茎常含较大的淀粉粒,且淀粉粒众多。单子叶植物根茎较易观察环纹导管和草酸钙针晶。蕨类植物根茎常可见梯纹管胞。

任务 3.2 川贝母、浙贝母、天麻、半夏、泽泻的鉴别

3.2.1 川贝母 Chuanbeimu Fritillariae Cirrhosae Bulbus

【来源】 为百合科植物川贝母 *Fritillaria cirrhosa* D. Don、暗紫贝母 *Fritillaria unibracteata* Hsiao et K. C. Hsia、甘肃贝母 *Fritillaria przewalskii* Maxim. 、梭砂贝母 *Fritillaria delavayi* Franch. 、太白贝母 *Fritillaria taipaiensis* P. Y. Li 或瓦布贝母 *Fritillaria unibracteata* Hsiao et K. C. Hsiao var. *wabuensis*（S. Y. Tang et S. C. Yue）Z. D. Liu, S. Wang et S. C. Chen 的干燥鳞茎。按性状不同分别习称"松贝""青贝""炉贝"和"栽培品"（图3.1 和图3.2）。

【产地】 主产于四川、青海、西藏、云南等地。川贝母产于甘肃、青海、四川、西藏、云南,主产四川。暗紫贝母产于四川、青海、甘肃,主产于四川、青海。甘肃贝母主产于甘肃、青海、四

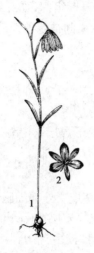

图 3.1　暗紫贝母植物图
1—植株；2—花

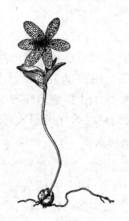

图 3.2　梭砂贝母植物图

川。梭砂贝母主产于青海、四川、西藏、云南。太白贝母产于山西、陕西南部，甘肃南部，四川、湖北西部，河南西部。瓦布贝母产于四川。

【采收加工】　夏、秋二季或积雪融化后采挖，除去须根、粗皮及泥沙，晒干或低温干燥。

【性状鉴别】　松贝　呈类圆锥形或近球形，高 0.3~0.8 cm，直径 0.3~0.9 cm。表面类白色。外层鳞叶 2 瓣，大小悬殊，大瓣紧抱小瓣，未抱部分呈新月形，习称"怀中抱月"；顶部闭合，内有类圆柱形、顶端稍尖的心芽和小鳞叶 1~2 枚；先端钝圆或稍尖，底部平，微凹入，中心有 1 灰褐色的鳞茎盘，偶有残存须根。质硬而脆，断面白色，富粉性。气微，味微苦。

青贝　呈类扁球形，高 0.4~1.4 cm，直径 0.4~1.6 cm。外层鳞叶 2 瓣，大小相近，相对抱合，顶部开裂，内有心芽和小鳞叶 2~3 枚及细圆柱形的残茎。

炉贝　呈长圆锥形，高 0.7~2.5 cm，直径 0.5~2.5 cm。表面类白色或浅棕黄色，有的具棕色斑点。外层鳞叶 2 瓣，大小相近，顶部开裂而略尖，基部稍尖或较钝（图 3.3）。

栽培品　呈类扁球形或短圆柱形，高 0.5~2 cm，直径 1~2.5 cm。表面类白色或浅棕黄色，稍粗糙，有的具浅黄色斑点。外层鳞叶 2 瓣，大小相近，顶部多开裂而较平。

【显微鉴别】　松贝、青贝及栽培品淀粉粒甚多，广卵形、长圆形或不规则圆形，有的边缘不平整或略作分枝状，直径 5~64 μm，脐点短缝状、点状、人字状或马蹄状，层纹隐约可见。表皮细胞类长方形，垂周壁微波状弯曲，偶见不定式气孔，圆形或扁圆形。螺纹导管直径 5~26 μm。炉贝淀粉粒广卵形、贝壳形、肾形或椭圆形，直径约至 60 μm，脐点人字状、星状或点状，层纹明显。螺纹导管和网纹导管直径可达 64 μm（图 3.4）。

【理化鉴别】　供试品按照《中国药典》（2015 年版）川贝母的薄层色谱操作法试验，以贝母辛、贝母素乙对照品作为对照品。供试品色谱中，在与对照药材和对照品色谱相应的位置上，显相同颜色斑点。

【检查】　水分不得过 15.0%；总灰分不得过 5.0%。

【浸出物】　以稀乙醇作溶剂，醇溶性浸出物不得少于 9.0%。

【含量测定】　按干燥品计算，含西贝母碱（$C_{27}H_{43}NO_3$），不得少于 0.050%。

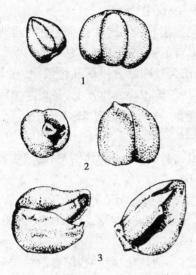

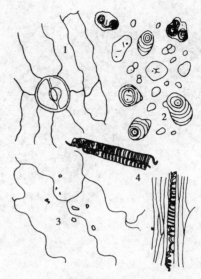

图 3.3　川贝母药材图
1—松贝；2—青贝；3—炉贝

图 3.4　松贝粉末图
1—表皮细胞及皮孔；2—淀粉粒；
3—草酸钙结晶；4—导管

【功效】清热润肺，化痰止咳，散结消痈。用于肺热燥咳，干咳少痰，阴虚劳嗽，痰中带血，瘰疬，乳痈，肺痈。

3.2.2　**浙贝母** Zhebeimu　Fritillariae Thunbergii Bulbus

【来源】　为百合科植物浙贝母 *Fritillara thunbergii* Miq. 的干燥鳞茎。

【产地】　主产于浙江鄞州、东阳、磐安、于潜，湖北板桥，安徽，江苏等地。

【采收加工】　初夏植株枯萎时采挖，洗净。大小分开，大者除去芯芽，习称"大贝"；小者不去芯芽，习称"珠贝"。分别撞擦，除去外皮，拌以煅过的贝壳粉，吸去擦出的浆汁，干燥；或取鳞茎，大小分开，洗净，除去芯芽，趁鲜切成厚片，洗净，干燥，习称"浙贝片"。

【性状鉴别】　大贝　为鳞茎外层的单瓣鳞叶，略呈新月形，高 1～2 cm，直径 2～3.5 cm。外表面类白色至淡黄色，内表面白色或淡棕色，被有白色粉末。质硬而脆，易折断，断面白色至黄白色，富粉性。气微，味微苦(图 3.5)。

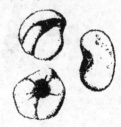

珠贝　为完整的鳞茎，呈扁圆形，高 1～1.5 cm，直径 1～2.5 cm。表面类白色，外层鳞叶 2 瓣，肥厚，略似肾形，互相抱合，内有小鳞叶 2～3 枚和干缩的残茎。

图 3.5　浙贝母药材图

浙贝片　为鳞茎外层的单瓣鳞叶切成的片。椭圆形或类圆形，直径 1～2 cm，边缘表面淡黄色，切面平坦，粉白色。质脆，易折断，断面粉白色，富粉性。

以鳞叶肥厚、质坚实、粉性断面色白者为佳。

【显微鉴别】　粉末　淡黄白色。淀粉粒甚多，单粒卵形、广卵形或椭圆形，直径 6～56 μm，层纹不明显。表皮细胞类多角形或长方形，垂周壁连珠状增厚；气孔少见，副卫细胞 4～5 个。草酸钙结晶少见，细小，多呈颗粒状，有的呈梭形、方形或细杆状。导管多为螺纹，

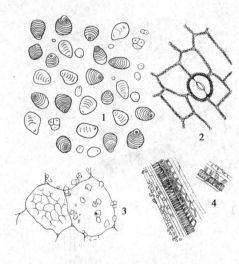

图 3.6 浙贝母粉末图
1—淀粉粒;2—表皮细胞;
3—草酸钙方晶;4—导管

直径至 18 μm(图 3.6)。

【理化鉴别】 供试品按照《中国药典》(2015年版)浙贝母的薄层色谱操作法试验,以贝母素甲、贝母素乙作为对照品。供试品色谱中,在与对照药材和对照品色谱相应的位置上,显相同颜色斑点。

【检查】 水分不得过 18.0%;总灰分不得过6.0%。

【浸出物】 以稀乙醇作溶剂,醇溶性浸出物不得少于8.0%。

【含量测定】 按干燥品计算,含贝母素甲($C_{27}H_{45}NO_3$)和贝母素乙($C_{27}H_{43}NO_3$)的总量,不得少于0.080%。

【功效】 清热化痰止咳,解毒散结消痈。用于风热咳嗽,痰火咳嗽,肺痈,乳痈,瘰疬,疮毒。

3.2.3 天麻 Tianma Gastrodiae Rhizoma

【来源】 为兰科植物天麻 *Gastrodia elata* Bl. 的干燥块茎。

【产地】 主产于四川、云南、贵州、陕西、湖北等地。

【采收加工】 立冬后至次年清明前采挖,立即洗净,蒸透,敞开低温干燥(图3.7)。冬季至翌年发芽前采收者,习称"冬麻";春季出芽后采收者,习称"春麻"。

【性状鉴别】 呈椭圆形或长条形,略扁,皱缩而稍弯曲,长 3~15 cm,宽 1.5~6 cm,厚0.5~2 cm。表面黄白色至淡黄棕色,有纵皱纹及由潜伏芽排列而成的横环纹多轮,有时可见棕褐色菌索。顶端有红棕色至深棕色鹦嘴状的芽或残留茎基;另端有圆脐形疤痕。质坚硬,不易折断,断面较平坦,黄白色至淡棕色,角质样。气微,味甘(图3.8)。

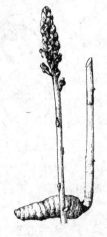

图 3.7 天麻植株图

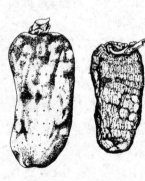

图 3.8 天麻药材图

以质地坚实沉重、有鹦哥嘴、断面明亮、无空心者为佳。

【显微鉴别】　横切面　表皮有残留,下皮由2～3列切向延长的栓化细胞组成。皮层为10数列多角形细胞,有的含草酸钙针晶束。较老块茎皮层与下皮相接处有2～3列椭圆形厚壁细胞,木化,纹孔明显。中柱占绝大部分,有小型周韧维管束散在;薄壁细胞也含草酸钙针晶束。

粉末　黄白色至黄棕色。厚壁细胞椭圆形或类多角形,直径70～180 μm,壁厚3～8 μm,木化,纹孔明显。草酸钙针晶成束或散在,长25～75(93) μm。用醋酸甘油水装片观察含糊化多糖类物的薄壁细胞无色,有的细胞可见长卵形、长椭圆形或类圆形颗粒,遇碘液显棕色或淡棕紫色。螺纹导管、网纹导管及环纹导管直径8～30 μm(图3.9)。

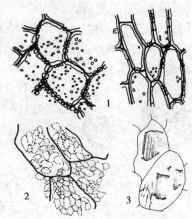

图3.9　天麻块茎粉末图
1—厚壁细胞;2—多糖颗粒;3—草酸钙针晶

【理化鉴别】　供试品按照《中国药典》(2015年版)天麻的薄层色谱操作法试验,以天麻药材作为对照药材,以天麻素作为对照品。供试品色谱中,在与对照药材和对照品色谱相应的位置上,显相同颜色斑点。

【检查】　水分不得过15.0%;总灰分不得过4.5%。

【浸出物】　以乙醇作溶剂,醇溶性浸出物不得少于10.0%。

【含量测定】　按干燥品计算,含天麻素($C_{13}H_{18}O_7$)不得少于0.20%。

【功效】　息风止痉,平抑肝阳,祛风通络。用于小儿惊风,癫痫抽搐,破伤风,头痛眩晕,手足不遂,肢体麻木,风湿痹痛。

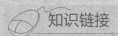　知识链接

大丽菊根

菊科植物大丽菊 *Dahlia pinnata* Cav. 的块根。根呈纺锤形或类椭圆形,因加工过程中除去外表皮,可见明显的纤维断头,质地硬脆,体轻,中有木心或中空,无点状环纹。质坚硬,断面略呈角质状,无臭,味淡。

芭蕉芋

美人蕉科植物芭蕉芋 *Canna edulis* kerGawl. 的地下块茎。卵圆形或长椭圆形,黄色除去表皮者露出纤维洋纹,纵向散乱排列;未除去表皮,表面有横向环带5～8环。可见须根痕,顶端留有嫩芽,呈灰黑色或灰褐色,可见片状叶痕者为伪仿制的鹦哥嘴,基部有疤痕,色常较中部为深,质坚,断面角质样,褐棕色。气微、味甜,嚼之有黏性。

3.2.4 半夏 Banxia Pinelliae Rhizoma

【来源】 为天南星科植物半夏 *Pinellia ternata*（Thunb.）Breit. 的干燥块茎。

【产地】 主产于四川、湖北、河南、安徽、山东等地。

【采收加工】 夏、秋二季采挖，洗净，除去外皮和须根，晒干。

【性状鉴别】 呈类球形，有的稍偏斜，直径 1～1.5 cm。表面白色或浅黄色，顶端有凹陷的茎痕，周围密布麻点状根痕；下面钝圆，较光滑。质坚实，断面洁白，富粉性。气微，味辛辣、麻舌而刺喉（图 3.10）。

图 3.10 半夏药材图

【理化鉴别】 供试品按照《中国药典》（2015 年版）半夏的薄层色谱操作法试验，分别以半夏药材作为对照药材，以精氨酸、丙氨酸、缬氨酸、亮氨酸作为对照品。供试品色谱中，在与对照药材和对照品色谱相应的位置上，显相同颜色斑点。

【检查】 水分不得过 14.0%；总灰分不得过 4.0%。

【浸出物】 水溶性浸出物不得少于 9.0%。

【含量测定】 按干燥品计算，琥珀酸（$C_4H_6O_4$）不得少于 0.25%。

【功效】 燥湿化痰，降逆止呕，消痞散结。用于湿痰寒痰，咳喘痰多，痰饮眩悸，风痰眩晕，痰厥头痛，呕吐反胃，胸脘痞闷，梅核气；外治痈肿痰核。

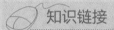 知识链接

水半夏

天南星科植物水半夏（鞭檐犁头尖）*Typhonium flagelliforme*（Lodd.）Blume 的块茎。在广西、广东、福建等地使用。块茎呈椭圆形、圆锥形或半圆形，高 0.8～3 cm，直径 0.5～1.5 cm。表面类白色或淡黄色，不平滑，有多数隐约可见的点状根痕，上端类圆形，有凸起的芽痕，下端略尖。质坚实，断面白色，粉性，气微，味辛辣，麻舌而刺喉。

3.2.5 泽泻 Zexie Alismatis Rhizoma

【来源】 为泽泻科植物泽泻 *Alisma orientalis*（Sam.）Juzep. 的干燥块茎。

【产地】 主产于福建浦城、建阳，四川都江堰、崇州，江西广昌等地。

【采收加工】 冬季茎叶开始枯萎时采挖，洗净，干燥，除去须根和粗皮。

【性状鉴别】 呈类球形、椭圆形或卵圆形，长 2～7 cm，直径 2～6 cm。表面黄白色或淡黄棕色，有不规则的横向环状浅沟纹和多数细小突起的须根痕，底部有的有瘤状芽痕。质坚实，断面黄白色，粉性，有多数细孔。气微，味微苦（图 3.11）。

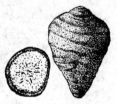

图 3.11 泽泻药材图

【理化鉴别】 供试品按照《中国药典》（2015 年版）泽泻的薄层色谱操作法试验，以 23-乙酰泽泻醇 B 作为对照品。供试品色谱中，在与对照药材和对照品色谱相应的位置上，显相同颜色斑点。

【检查】　水分不得过 14.0% ;总灰分不得过 5.0%。

【浸出物】　用乙醇作溶剂,醇溶性浸出物不得少于 10.0%。

【含量测定】　按干燥品计算,含 23-乙酰泽泻醇 B($C_{32}H_{50}O_5$)不得少于 0.050%。

【功效】　利水渗湿,泄热,化浊降脂。用于小便不利,水肿胀满,泄泻尿少,痰饮眩晕,热淋涩痛,高脂血症。

任务 3.3　人参、西洋参、大黄、柴胡、地黄的鉴别

3.3.1　人参 Renshen　Ginseng Radix et Rhizoma

【来源】　为五加科植物人参 *Panax ginseng* C. A. Mey. 的干燥根和根茎。

【产地】　产于黑龙江、吉林、辽宁及朝鲜半岛等地,主要为栽培品。

【采收加工】　多于秋季采挖,洗净经晒干或烘干(图 3.12)。

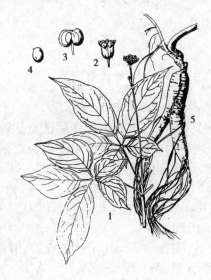

图 3.12　人参植物图　　　　　　　　　图 3.13　人参药材图

1—植株;2—花;3—果实;4—种子;5—根及根茎

【性状鉴别】　生晒参　主根呈纺锤形或圆柱形,长 3 ~ 15 cm,直径 1 ~ 2 cm。表面灰黄色,上部或全体有疏浅断续的粗横纹及明显的纵皱,下部有支根 2 ~ 3 条,并着生多数细长的须根,须根上常有不明显的细小疣状突出。根茎(芦头)长 1 ~ 4 cm,直径 0.3 ~ 1.5 cm,多拘挛而弯曲,具不定根(芋)和稀疏的凹窝状茎痕(芦碗)。质较硬,断面淡黄白色,显粉性,形成层环纹棕黄色,皮部有黄棕色的点状树脂道及放射状裂隙。香气特异,味微苦、甘(图 3.13)。

林下山参　主根多与根茎近等长或较短,呈圆柱形、菱角形或人字形,长 1 ~ 6 cm。表面灰黄色,具纵皱纹,上部或中下部有环纹。支根多为 2 ~ 3 条,须根少而细长,清晰不乱,有较明显的疣状突起。根茎细长,少数粗短,中上部具稀疏或密集而深陷的茎痕。不定根较细,多下垂。

【显微鉴别】　横切面　木栓层为数列细胞。栓内层窄。韧皮部外侧有裂隙,内侧薄壁细

胞排列较紧密,有树脂道散在,内含黄色分泌物。形成层成环。木质部射线宽广,导管单个散在或数个相聚,断续排列成放射状,导管旁偶有非木化的纤维。薄壁细胞含草酸钙簇晶(图3.14)。

粉末　淡黄白色,树脂道碎片易见,含黄色块状分泌物。草酸钙簇晶直径20~68 μm,棱角锐尖。木栓细胞表面观类方形或多角形,壁细波状弯曲。网纹导管及梯纹导管直径10~56 μm。淀粉粒甚多,单粒类球形、半圆形或不规则多角形,直径4~20 μm,脐点点状或裂缝状;复粒由2~6分粒组成(图3.15)。

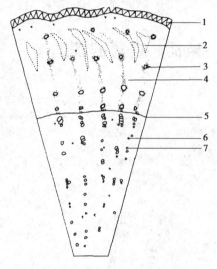

图3.14　人参横切图
1—木栓层;2—裂隙;3—树脂道;4—韧皮部;
5—形成层;6—草酸钙簇晶;7—导管

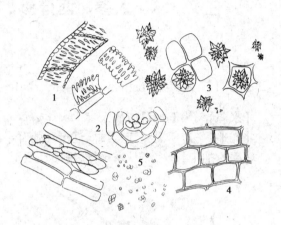

图3.15　人参粉末图
1—导管;2—树脂道;3—草酸钙簇晶;
4—木栓细胞;5—淀粉粒

【理化鉴别】　供试品按照《中国药典》(2015年版)人参的薄层色谱操作法试验,以人参药材作为对照药材,以人参皂苷 Rb_1、人参皂苷 Re、人参皂苷 Rf 及人参皂苷 Rg_1 作为对照品。供试品色谱中,在与对照药材和对照品色谱相应的位置上,显相同颜色斑点。

【检查】　水分不得过12.0%;总灰分不得过5.0%。

【含量测定】　按干燥品计算,含人参皂苷 Rg_1($C_{42}H_{72}O_{14}$)和人参皂苷 Re($C_{48}H_{82}O_{18}$)的总量不得少于0.30%,人参皂苷 Rb_1($C_{54}H_{92}O_{23}$)不得少于0.20%。

【功效】　大补元气,复脉固脱,补脾益肺,生津养血,安神益智。用于体虚欲脱,肢冷脉微,脾虚食少,肺虚喘咳,津伤口渴,内热消渴,气血亏虚,久病虚弱,惊悸失眠,阳痿宫冷。

知识链接

土人参

马齿苋科植物土人参 *Talinum paniculatum*(Jacq.)Gaertn. 的干燥根。根圆锥形或长纺锤形,顶端具木质茎残基。表面灰黑色,有纵皱纹及点状突起的须根痕。除去栓皮并经蒸煮后表面为灰黄色半透明状,有点状须根痕及纵皱纹,隐约可见内部纵走的维管束。质坚硬,难折断,折断面未加工的平坦,已加工的呈角质状,中央常有大空腔,气微,味淡,微有黏滑感。

华山参

茄科植物华山参 *Physochlaina infundibularis* Kuang 的根。产陕西华山等地。根呈圆锥形或圆柱形。主根明显,分枝少。表面棕褐色,有横向色浅的皮孔疤痕。栓皮易剥落,脱落处呈黄白色。断面平坦,类白色,可见细密的放射状纹理。臭特殊,味甘苦,稍麻舌。

商陆

商陆科植物商陆 *Phytolacca acinosa* Roxb. 的干燥根。呈圆柱形,少分枝,断面浅黄棕色或黄白色,木部隆起,形成数个突起的同心性环轮。气微,味稍甜,久嚼麻舌。

知识链接

商品规格

人参为名贵天然补益中药,我国是发现和利用人参最早的国家,药用历史悠久。人参的野生资源早已枯竭,目前商品全部来源于栽培,我国人参栽培历史悠久,始于西晋末期,但东北人参则始于清朝。人参目前广泛用于临床、保健品、化妆品的开发及中成药原料,除此之外人参叶、花、茎、果实等也是重要的开发资源。

人参野生品称为"山参",栽培品称为"园参"。将较小的园参移至山林中任其自然生长,待接近成熟时采挖,称为"移山参";山参在生长过程中,主根因某种原因遭到破坏或烂掉,其不定根继续生长,成为无主根者,称为"艼变山参";人为地把园参的种子撒播到自然的林下环境里,任其自然生长,大约10年后才上山收取的半野生人参,称为"籽海";在种植园参的参园,撂荒之后,遗留下来的人参种子或人参小苗,在原参畦中、在自然条件下生长多年,称"池底参";人工将人参种子播到池畦中,在人工管理时只做除草、施肥,不做倒茬,任其自然生长,在20年左右挖出加工,称为"趴货参"。

3.3.2 西洋参 Xiyangshen　Panacis Quinquefolii Radix

【来源】　为五加科植物西洋参 *Panax quinquefolium* L. 的干燥根。

【产地】　原产于美国、加拿大,我国吉林、山东、北京等地也有栽培。

【采收加工】　秋季采挖,洗净,晒干或低温干燥。

【性状鉴别】　呈纺锤形、圆柱形或圆锥形,长 3~12 cm,直径 0.8~2 cm。表面浅黄褐色或黄白色,可见横向环纹和线形皮孔状突起,并有细密浅纵皱纹和须根痕。主根中下部有一至数条侧根,多已折断。有的上端有根茎(芦头),环节明显,茎痕(芦碗)圆形或半圆形,具不定根(艼)或已折断。体重,质坚实,不易折断,断面平坦,浅黄白色,略显粉性,皮部可见黄棕色点状树脂道,形成层环纹棕黄色,木部略呈放射状纹理。气微而特异,味微苦、甘(图 3.16 和图 3.17)。

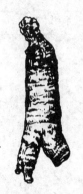

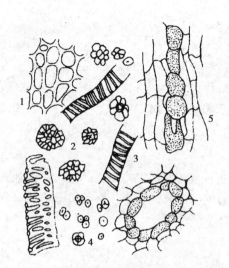

图 3.16　西洋参药材图　　　　　图 3.17　西洋参粉末图

1—木栓细胞;2—草酸钙簇晶;3—导管;4—淀粉粒;5—树脂道

【理化鉴别】　供试品按照《中国药典》(2015 年版)西洋参的薄层色谱操作法试验,以西洋参药材作为对照药材,以拟人参皂苷 F_{11} 对照品、人参皂苷 Rb_1 对照品、人参皂苷 Re 对照品、人参皂苷 Rg_1 作为对照品。供试品色谱中,在与对照药材和对照品色谱相应的位置上,显相同颜色斑点。

【检查】　水分不得过 13.0%;总灰分不得过 5.0%。

重金属及有害元素　铅不得过百万分之五;镉不得过千万分之三;砷不得过百万分之二;汞不得过千万分之二;铜不得过百万分之二十。

【浸出物】　用 70% 乙醇作溶剂,醇溶性浸出物不得少于 30.0%。

【含量测定】　含人参皂苷 Rg_1($C_{42}H_{72}O_{14}$)、人参皂苷 Re($C_{48}H_{82}O_{18}$)和人参皂苷 Rb_1($C_{54}H_{92}O_{23}$)的总量不得少于 2.0%。

【功效】　补气养阴,清热生津。用于气虚阴亏,虚热烦倦,咳喘痰血,内热消渴,口燥咽干。

3.3.3　大黄 Dahuang　Rhei Radix et Rhizoma

【来源】　为蓼科植物掌叶大黄 *Rheum palmatum* L.、唐古特大黄 *Rheum tanguticum* Maxim. ex Balf. 或药用大黄 *Rheum officinale* Baill. 的干燥根和根茎。

【产地】　掌叶大黄产于陕西、甘肃、青海、云南、四川、西藏等地。唐古特大黄产于甘肃、青海、西藏等地。药用大黄产于陕西、湖北、四川、贵州、云南等地。

【采收加工】　秋末茎叶枯萎或次春发芽前采挖,除去细根,刮去外皮,切瓣或段,绳穿成串干燥或直接干燥。

【形态特征】　3 种大黄在植物形态上主要是叶片的性状和花的颜色。掌叶大黄,叶片掌状半裂,每裂片具粗锯齿。圆锥花序顶生,分枝贴于茎,花小,紫红色或带紫红色。果枝聚拢,瘦果具三棱。唐古特大黄叶片掌状深裂,裂片再分裂,裂片通常窄长,呈三角状披针形或窄线型,也称"鸡爪大黄"。药用大黄叶片浅列,一般仅达 1/4,浅裂片大齿形或宽三角形,花较大,黄白色。

【性状鉴别】 呈类圆柱形、圆锥形、卵圆形或不规则块状，长3～17 cm，直径3～10 cm。除尽外皮者表面黄棕色至红棕色，有的可见类白色网状纹理及星点（异型维管束）散在，残留的外皮棕褐色，多具绳孔及粗皱纹。质坚实，有的中心稍松软，断面淡红棕色或黄棕色，显颗粒性；根茎髓部宽广，有星点环列或散在；根木部发达，具放射状纹理，形成层环明显，无星点。气清香，味苦而微涩，嚼之黏牙，有沙粒感（图3.18）。

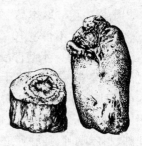

图3.18 大黄药材图

【显微鉴别】 横切面 根木栓层和栓内层大多已除去。韧皮部筛管群明显；薄壁组织发达。形成层成环。木质部射线较密，宽2～4列细胞，内含棕色物；导管非木化，常1至数个相聚，稀疏排列。薄壁细胞含草酸钙簇晶，并含多数淀粉粒（图3.19）。

根茎髓部宽广，其中常见黏液腔，内有红棕色物；异型维管束散在，形成层成环，木质部位于形成层外方，韧皮部位于形成层内方，射线呈星状射出。

粉末 黄棕色。草酸钙簇晶直径20～160 μm，有的至190 μm。具缘纹孔导管、网纹导管、螺纹导管及环纹导管非木化。淀粉粒甚多，单粒类球形或多角形，直径3～45 μm，脐点星状；复粒由2～8分粒组成（图3.20）。

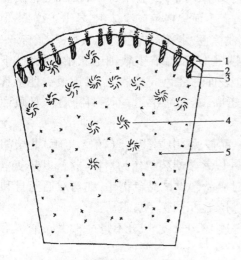

图3.19 大黄横切图
1—韧皮部；2—形成层；3—木质部；
4—星点；5—草酸钙簇晶

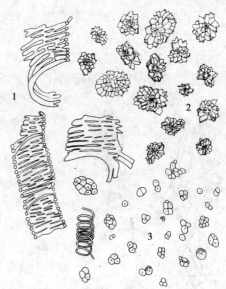

图3.20 大黄粉末图
1—导管；2—草酸钙簇晶；3—淀粉粒

【理化鉴别】 取本品粉末少量，进行微量升华，可见菱状针晶或羽状结晶。

供试品按照《中国药典》（2015年版）大黄的薄层色谱操作法试验，以大黄药材作为对照药材，以大黄酸作为对照品。供试品色谱中，在与对照药材和对照品色谱相应的位置上，显相同颜色斑点。

【检查】 土大黄苷 取本品粉末0.2 g，加甲醇2 mL，温浸10 min，放冷，取上清液10 μL，点于滤纸上，以45%乙醇展开，取出，晾干，放置10 min，置紫外光灯（365 nm）下检视,不得显持久的亮紫色荧光。

干燥失重　取本品,在 105 ℃干燥 6 h,减失质量不得过 15.0%。

总灰分　不得过 10.0%。

【浸出物】　水溶性浸出物不得少于 25.0%。

【含量测定】　按干燥品计算,含芦荟大黄素($C_{15}H_{10}O_5$)、大黄酸($C_{15}H_8O_6$)、大黄素($C_{15}H_{10}O_5$)、大黄酚($C_{15}H_{10}O_4$)和大黄素甲醚($C_{16}H_{12}O_5$)的总量不得少于 1.5%。

【功效】　泻下攻积,清热泻火,凉血解毒,逐瘀通经,利湿退黄。用于实热积滞便秘,血热吐衄,目赤咽肿,痈肿疔疮,肠痈腹痛,瘀血经闭,产后瘀阻,跌打损伤,湿热痢疾,黄疸尿赤,淋证,水肿;外治烧烫伤。

3.3.4　柴胡 Chaihu　Bupleuri Radix

【来源】　为伞形科植物柴胡 *Bupleurum chinense* DC. 或狭叶柴胡 *Bupleurum scorzonerifolium* Willd. 的干燥根。按性状不同,分别习称"北柴胡"和"南柴胡"。

【产地】　北柴胡主产于河北、河南、陕西等地。南柴胡主产于吉林、黑龙江、湖北、四川等地。

【采收加工】　春、秋二季采挖,除去茎叶和泥沙,干燥。

【性状鉴别】　北柴胡　呈圆柱形或长圆锥形,长 6～15 cm,直径 0.3～0.8 cm。根头膨大,顶端残留 3～15 个茎基或短纤维状叶基,下部分枝。表面黑褐色或浅棕色,具纵皱纹、支根痕及皮孔。质硬而韧,不易折断,断面显纤维性,皮部浅棕色,木部黄白色。气微香,味微苦。

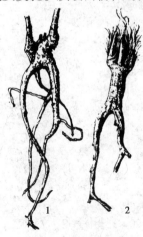

图 3.21　柴胡药材图
1—北柴胡;2—南柴胡

南柴胡　根较细,圆锥形,顶端有多数细毛状枯叶纤维,下部多不分枝或稍分枝。表面红棕色或黑棕色,靠近根头处多具细密环纹。质稍软,易折断,断面略平坦,不显纤维性。具败油气(图 3.21)。

【理化鉴别】　供试品按照《中国药典》(2015 年版)北柴胡的薄层色谱操作法试验,以北柴胡药材作为对照药材,以柴胡皂苷 a、柴胡皂苷 d 作为对照品。供试品色谱中,在与对照药材和对照品色谱相应的位置上,显相同颜色斑点。

【检查】　水分不得过 10.0%;总灰分不得过 8.0%;酸不溶性灰分不得过 3.0%。

【浸出物】　用乙醇作溶剂,醇溶性浸出物不得少于 11.0%。

【含量测定】　按干燥品计算,含柴胡皂苷 a($C_{42}H_{68}O_{13}$)和柴胡皂苷 d($C_{42}H_{68}O_{13}$)的总量不得少于 0.30%。

【功效】　疏散退热,疏肝解郁,升举阳气。用于感冒发热,寒热往来,胸胁胀痛,月经不调,子宫脱垂,脱肛。

知识链接

大叶柴胡

　　柴胡品种较多,曾有用大叶柴胡代替柴胡入药发生中毒死亡事故。在使用过程中要尤为注意。大叶柴胡为伞形科植物大叶柴胡 *Bupleurum longiradiatum* Turcz. 的根及根茎。主要分布于东北地区、河南、陕西、甘肃、安徽、江西、湖南等地。大叶柴胡根茎呈圆柱形,表面棕黄色,具密集的节和节间,顶端残留茎基,下部多支根,主根不明显,表面棕褐色,具纵细纹,断面中孔,有特异香气。

3.3.5　地黄 Dihuang　Rehmanniae Radix

【来源】　为玄参科植物地黄 *Rehmannia glutinosa* Libosch. 的新鲜或干燥块根。

【产地】　主产于河南、山西、河北、山东等地。

【采收加工】　秋季采挖,除去芦头、须根及泥沙,鲜用;或将地黄缓缓烘焙至约八成干。前者习称"鲜地黄",后者习称"生地黄"。

【性状鉴别】　鲜地黄　呈纺锤形或条状,长8~24 cm,直径2~9 cm。外皮薄,表面浅红黄色,具弯曲的纵皱纹、芽痕、横长皮孔样突起及不规则疤痕。肉质,易断,断面皮部淡黄白色,可见橘红色油点,木部黄白色,导管呈放射状排列。气微,味微甜、微苦。

　　生地黄　多呈不规则的团块状或长圆形,中间膨大,两端稍细,有的细小,长条状,稍扁而扭曲,长6~12 cm,直径2~6 cm。表面棕黑色或棕灰色,极皱缩,具不规则的横曲纹。体重,质较软而韧,不易折断,断面棕黑色或乌黑色,有光泽,具黏性。气微,味微甜(图3.22)。

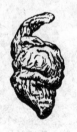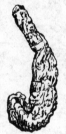

图3.22　地黄药材图

【显微鉴别】　横切面　木栓细胞数列。栓内层薄壁细胞排列疏松;散有较多分泌细胞,含橙黄色油滴;偶有石细胞。韧皮部较宽;分泌细胞较少。形成层成环。木质部射线宽广;导管稀疏,排列成放射状。

　　粉末　深棕色。木栓细胞淡棕色。薄壁细胞类圆形,内含类圆形核状物。分泌细胞形状与一般薄壁细胞相似,内含橙黄色或橙红色油滴状物。具缘纹孔导管和网纹导管直径约至92 μm。

【理化鉴别】　供试品按照《中国药典》(2015年版)地黄的薄层色谱操作法试验,分别以梓醇、毛蕊花糖苷作为对照。供试品色谱中,在与对照品和对照药材色谱相应的位置上,显相同颜色斑点。

【检查】　水分不得过15.0%;总灰分不得过8.0%;酸不溶性灰分不得过3.0%。

【浸出物】　水溶性浸出物不得少于65.0%。

【含量测定】　生地黄按干燥品计算,含梓醇($C_{15}H_{22}O_{10}$)不得少于0.20%;含毛蕊花糖苷($C_{29}H_{36}O_{15}$)不得少于0.020%。

【功效】 鲜地黄 清热生津,凉血,止血。用于热病伤阴,舌绛烦渴,温毒发斑,吐血,衄血,咽喉肿痛。

生地黄 清热凉血,养阴生津。用于热入营血,温毒发斑,吐血衄血,热病伤阴,舌绛烦渴,津伤便秘,阴虚发热,骨蒸劳热,内热消渴。

任务 3.4 甘草、黄芪、丹参、黄芩的鉴别

3.4.1 甘草 Gancao Glycyrrhizae Radix et Rhizoma

【来源】 为豆科植物甘草 *Glycyrrhiza uralensis* Fisch.、胀果甘草 *Glycyrrhiza inflata* Bat. 或光果甘草 *Glycyrrhiza glabra* L. 的干燥根和根茎。

【产地】 甘草主产于内蒙古、新疆、甘肃等地,以内蒙古所产品质最优。胀果甘草主产于新疆南部和甘肃南部。光果甘草主产于新疆北部。

【采收加工】 春、秋二季采挖,除去须根,晒干(图 3.23)。

【性状鉴别】 甘草 根呈圆柱形,长 25~100 cm,直径 0.6~3.5 cm。外皮松紧不一。表面红棕色或灰棕色,具显著的纵皱纹、沟纹、皮孔及稀疏的细根痕。质坚实,断面略显纤维性,黄白色,粉性,形成层环明显,射线放射状,有的有裂隙。根茎呈圆柱形,表面有芽痕,断面中部有髓。气微,味甜而特殊(图 3.24)。

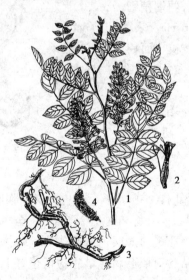

图 3.23 甘草植物图

1—植株上部;2—雄蕊及雌蕊;3—根;4—荚果

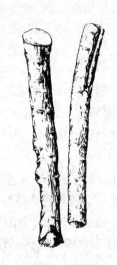

图 3.24 甘草药材图

胀果甘草 根和根茎木质粗壮,有的分枝,外皮粗糙,多灰棕色或灰褐色。质坚硬,木质纤维多,粉性小。根茎不定芽多而粗大。

光果甘草 根和根茎质地较坚实,有的分枝,外皮不粗糙,多灰棕色,皮孔细而不明显。

【显微鉴别】 横切面 木栓层为数列棕色细胞。栓内层较窄。韧皮部射线宽广,多弯曲,常现裂隙;纤维多成束,非木化或微木化,周围薄壁细胞常含草酸钙方晶;筛管群常因压缩而变形。束内形成层明显。木质部射线宽 3~5 列细胞;导管较多,直径约 160 μm;木纤维成束,周围薄壁细胞也含草酸钙方晶。根中心无髓;根茎中心有髓(图 3.25)。

粉末 淡棕黄色。纤维成束,直径 8~14 μm,壁厚,微木化,周围薄壁细胞含草酸钙方晶,形成晶纤维。草酸钙方晶多见。具缘纹孔导管较大,稀有网纹导管。木栓细胞红棕色,多角形,微木化(图 3.26)。

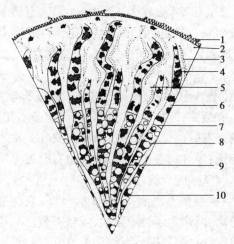

图 3.25 甘草根横切图
1—木栓层;2—草酸钙方晶;3—裂隙;
4—韧皮纤维束;5—韧皮射线;6—韧皮部;
7—形成层;8—导管;9—木射线;10—木纤维束

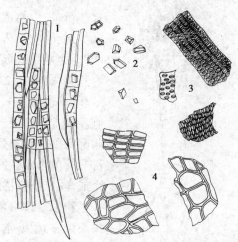

图 3.26 甘草粉末图
1—纤维;2—草酸钙方晶;3—导管;4—木栓细胞

【理化鉴别】 供试品按照《中国药典》(2015 年版)甘草的薄层色谱操作法试验,以甘草药材作为对照药材,以甘草酸单铵盐作为对照品。供试品色谱中,在与对照药材和对照品色谱相应的位置上,显相同颜色荧光斑点。

【检查】 水分不得过 12.0%;总灰分不得过 7.0%;酸不溶性灰分不得过 2.0%。

重金属及有害元素 按照《中国药典》(2015 年版)铅、镉、砷、汞、铜测定,铅不得过百万分之五;镉不得过千万分之三;砷不得过百万分之二;汞不得过千万分之二;铜不得过百万分之二十。

有机氯农药残留量 按照《中国药典》(2015 年版)农药残留量测定,六六六(总 BHC)不得过千万分之二;滴滴涕(总 DDT)不得过千万分之二;五氯硝基苯(PCNB)不得过千万分之一。

【含量测定】 按干燥品计算,含甘草苷($C_{21}H_{22}O_9$)不得少于 0.50%,甘草酸($C_{42}H_{62}O_{16}$)不得少于 2.0%。

【功效】 补脾益气,清热解毒,祛痰止咳,缓急止痛,调和诸药。用于脾胃虚弱,倦怠乏力,心悸气短,咳嗽痰多,脘腹、四肢挛急疼痛,痈肿疮毒,缓解药物毒性、烈性。

3.4.2 黄芪 Huangqi Astragali Radix

【来源】 为豆科植物蒙古黄芪 *Astragalus membranaceus*(Fisch)Bge. var. *mongholicus*

（Bge）Hsiao 或膜荚黄芪 *Astragalus membranaceus*（Fisch）Bge. 的干燥根。

【产地】 蒙古黄芪主产于山西、内蒙古、河北等地。膜荚黄芪主产于黑龙江、吉林、河北等地。

【采收加工】 春、秋二季采挖，除去须根和根头，晒干。

【性状鉴别】 呈圆柱形，有的有分枝，上端较粗，长30~90 cm，直径1~3.5 cm。表面淡棕黄色或淡棕褐色，有不整齐的纵皱纹或纵沟。质硬而韧，不易折断，断面纤维性强，并显粉性，皮部黄白色，木部淡黄色，黄芪断面中心木部淡黄色，皮部黄白色，恰似金玉相映，故称为"金井玉栏"。有放射状纹理和裂隙，药材横断面放射状纹理，形如开放的菊花，习称"菊花心"。老根中心偶呈枯朽状，黑褐色或呈空洞。气微，味微甜，嚼之微有豆腥味（图3.27）。

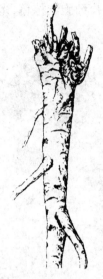

图3.27 黄芪药材图

【显微鉴别】 横切面 木栓细胞多列；栓内层为3~5列厚角细胞。韧皮部射线外侧常弯曲，有裂隙；纤维成束，壁厚，木化或微木化，与筛管群交互排列；近栓内层处有时可见石细胞。形成层成环。木质部导管单个散在或2~3个相聚；导管间有木纤维；射线中有时可见单个或2~4个成群的石细胞。薄壁细胞含淀粉粒。

粉末 黄白色。纤维成束或散离，直径8~30 μm，壁厚，表面有纵裂纹，初生壁常与次生壁分离，两端常断裂成须状，或较平截。具缘纹孔导管无色或橙黄色，具缘纹孔排列紧密。石细胞少见，圆形、长圆形或形状不规则，壁较厚。

【理化鉴别】 供试品按照《中国药典》（2015年版）黄芪的薄层色谱操作法试验，分别以黄芪甲苷、黄芪药材作为对照。供试品色谱中，在与对照品和对照药材色谱相应的位置上，显相同颜色斑点。

【检查】 水分不得过10.0%；总灰分不得过5.0%。

重金属及有害元素 按照《中国药典》（2015年版）铅、镉、砷、汞、铜测定，铅不得过百万分之五；镉不得过千万分之三；砷不得过百万分之二；汞不得过千万分之二；铜不得过百万分之二十。

有机氯农药残留量 按照《中国药典》（2015年版）农药残留量测定，六六六（总BHC）不得过千万分之二；滴滴涕（总DDT）不得过千万分之二；五氯硝基苯（PCNB）不得过千万分之一。

【浸出物】 水溶性浸出物不得少于17.0%。

【含量测定】 按干燥品计算，含黄芪甲苷（$C_{41}H_{68}O_{14}$）不得少于0.040%，毛蕊异黄酮葡萄糖苷（$C_{22}H_{22}O_{10}$）不得少于0.020%。

【功效】 补气升阳，固表止汗，利水消肿，生津养血，行滞通痹，托毒排脓，敛疮生肌。用于气虚乏力，食少便溏，中气下陷，久泻脱肛，便血崩漏，表虚自汗，气虚水肿，内热消渴，血虚萎黄，半身不遂，痹痛麻木，痈疽难溃，久溃不敛。

3.4.3 丹参 Danshen Salviae Miltiorrhizae Radix et Rhizoma

【来源】 为唇形科植物丹参 *Salvia miltiorrhiza* Bge. 的干燥根和根茎。

【产地】　主产于河南、山东、安徽、陕西、四川、河北等地。

【采收加工】　春、秋二季采挖,除去泥沙,干燥。

【性状鉴别】　根茎短粗,顶端有时残留茎基。根数条,长圆柱形,略弯曲,有的分枝并具须状细根,长 10 ~ 20 cm,直径 0.3 ~ 1 cm。表面棕红色或暗棕红色,粗糙,具纵皱纹。老根外皮疏松,多显紫棕色,常呈鳞片状剥落。质硬而脆,断面疏松,有裂隙或略平整而致密,皮部棕红色,木部灰黄色或紫褐色,导管束黄白色,呈放射状排列。气微,味微苦涩。

栽培品　较粗壮,直径 0.5 ~ 1.5 cm。表面红棕色,具纵皱纹,外皮紧贴不易剥落。质坚实,断面较平整,略呈角质样。

【理化鉴别】　供试品按照《中国药典》(2015 年版)丹参的薄层色谱操作法试验,分别以丹参药材、丹酚酸 B 作为对照。供试品色谱中,在与对照药材和对照品色谱相应的位置上,显相同颜色斑点。

【检查】　水分不得过 13.0%;总灰分不得过 10.0%;酸不溶性灰分不得过 3.0%。

重金属及有害元素　按照《中国药典》(2015 年版)铅、镉、砷、汞、铜测定,铅不得过百万分之五;镉不得过千万分之三;砷不得过百万分之二;汞不得过千万分之二;铜不得过百万分之二十。

【浸出物】　水溶性浸出物不得少于 35.0%;醇溶性浸出物不得少于 15.0%。

【含量测定】　含丹参酮 II_A($C_{19}H_{18}O_3$)不得少于 0.20%;含丹酚酸 B($C_{36}H_{30}O_{16}$)不得少于 3.0%。

【功效】　活血祛瘀,通经止痛,清心除烦,凉血消痈。用于胸痹心痛,脘腹胁痛,癥瘕积聚,热痹疼痛,心烦不眠,月经不调,痛经经闭,疮疡肿痛。

3.4.4　黄芩 Huangqin　Scutellariae Radix

【来源】　为唇形科植物黄芩 *Scutellaria baicalensis* Georgi 的干燥根。

【产地】　主产于山西、河北、内蒙古、辽宁等地。

【采收加工】　春、秋二季采挖,除去须根和泥沙,晒后撞去粗皮,晒干。

【性状鉴别】　①呈圆锥形,扭曲,长 8 ~ 25 cm,直径 1 ~ 3 cm。表面棕黄色或深黄色,有稀疏的疣状细根痕,上部较粗糙,有扭曲的纵皱纹或不规则的网纹,下部有顺纹和细皱纹。质硬而脆,易折断,断面黄色,中心红棕色;老根中心呈枯朽状或中空,暗棕色或棕黑色。气微,味苦(图3.28)。

②栽培品较细长,多有分枝。表面浅黄棕色,外皮紧贴,纵皱纹较细腻。断面黄色或浅黄色,略呈角质样。味微苦。

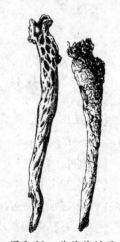

图 3.28　黄芩药材图

【显微鉴别】　粉末　黄色。韧皮纤维单个散在或数个成束,梭形,长 60 ~ 250 μm,直径 9 ~ 33 μm,壁厚,孔沟细。石细胞类圆形、类方形或长方形,壁较厚或甚厚。木栓细胞棕黄色,多角形。网纹导管多见,直径 24 ~ 72 μm。木纤维多碎断,直径约 12 μm,有稀疏斜纹孔。淀粉粒甚多,单粒类球形,直径 2 ~ 10 μm,脐点明显,复粒由 2 ~ 3 分粒组成。

【理化鉴别】　供试品按照《中国药典》(2015 年版)黄芩的薄层色谱操作法试验,以黄芩药材、黄芩苷、黄芩素、汉黄芩素作为对照。供试品色谱中,在与对照药材和对照品色谱相应的位置上,显相同颜色斑点。

【检查】　水分不得过 12.0% ;总灰分不得过 6.0%。

【浸出物】　以稀乙醇作溶剂,醇溶性浸出物不得少于 40.0%。

【含量测定】　按干燥品计算,含黄芩苷($C_{21}H_{18}O_{11}$)不得少于 9.0%。

【功效】　清热燥湿,泻火解毒,止血,安胎。用于湿温、暑湿,胸闷呕恶,湿热痞满,泻痢,黄疸,肺热咳嗽,高热烦渴.血热吐衄,痈肿疮毒,胎动不安。

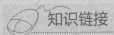
知识链接

变绿的黄芩能否药用?

黄芩在储存过程中,颜色容易变绿,这是什么原因呢?

黄芩主要成分为黄芩苷,在酶的作用下易水解生成黄芩素,黄芩素分子中具有邻三酚羟基,性质不稳定,易被氧化成醌类化合物而显绿色。变绿的黄芩已变质,不能应用到制药生产和临床中。因此,在生产、贮藏和加工、炮制等过程中,要注意杀酶保苷以保证药材品质。

任务 3.5　党参、银柴胡、防风、牛膝、川牛膝的鉴别

3.5.1　党参 Dangshen　Codonopsis Radix

【来源】　为桔梗科植物党参 *Codonopsis pilosula*(Franch.) Nannf.、素花党参 *Codonopsis pilosula* Nannf. var. *modesta*(Nannf.) L. T. Shen 或川党参 *Codonopsis tangshen* O1iv. 的干燥根。

【产地】　党参主产于山西、陕西、甘肃、四川等地。

【采收加工】　秋季采挖,洗净,晒干(图 3.29)。

【性状鉴别】　党参　呈长圆柱形,稍弯曲,长 10~35 cm,直径 0.4~2 cm。表面黄棕色至灰棕色,根头部有多数疣状突起的茎痕及芽,每个茎痕的顶端呈凹下的圆点状;根头下有致密的环状横纹,向下渐稀疏,有的达全长的一半,栽培品环状横纹少或无;全体有纵皱纹和散在的横长皮孔样突起,支根断落处常有黑褐色胶状物。质稍硬或略带韧性,断面稍平坦,有裂隙或放射状纹理,皮部淡黄白色至淡棕色,木部淡黄色。有特殊香气,味微甜(图 3.30)。

素花党参(西党参)　长 10~35 cm,直径 0.5~2.5 cm。表面黄白色至灰黄色,根头下致密的环状横纹常达全长的一半以上。断面裂隙较多,皮部灰白色至淡棕色。

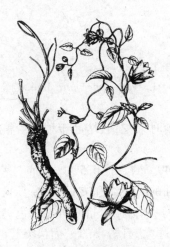

图3.29 党参植物图

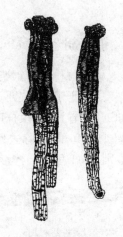

图3.30 党参药材图

川党参 长10~45 cm,直径0.5~2 cm。表面灰黄色至黄棕色,有明显不规则的纵沟。质较软而结实,断面裂隙较少,皮部黄白色。

【显微鉴别】 横切面 木栓细胞数列至10数列,外侧有石细胞,单个或成群。栓内层窄。韧皮部宽广,外侧常现裂隙,散有淡黄色乳管群,并常与筛管群交互排列。形成层成环。木质部导管单个散在或数个相聚,呈放射状排列。薄壁细胞含菊糖(图3.31)。

【理化鉴别】 供试品按照《中国药典》(2015年版)党参的薄层色谱操作法试验,以党参炔苷作为对照品。供试品色谱中,在与对照品色谱相应的位置上,显相同颜色斑点。

【检查】 水分不得过16.0%;总灰分不得过5.0%。

【浸出物】 用45%乙醇作溶剂,醇溶性浸出物不得少于55.0%。

【功效】 健脾益肺,养血生津。用于脾肺气虚,食少倦怠,咳嗽虚喘,气血不足,面色萎黄,心悸气短,津伤口渴,内热消渴。

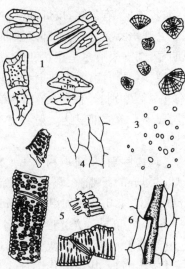

图3.31 党参根粉末图
1—石细胞;2—菊糖;3—淀粉粒;
4—木栓细胞;5—导管;6—乳汁管

知识链接

如何识别党参原植物?

一看 自然界中植物常常有着五颜六色的花朵,然而,党参的花朵一点也不起眼,为黄绿色的钟状花。它和绿色的叶子混在一起,如果不仔细观察,常常很难发现。绿色的花朵在自然界中很少见,因此成为党参的一个识别点。

二掐 党参的茎、叶、根掐断时有白色的乳汁流出。

三闻 党参在生长时,会散发出强烈而特异的臭气。

3.5.2 银柴胡 Yinchaihu   Stellariae Radix

【来源】 为石竹科植物银柴胡 *Stellaria dichotoma* L. var. *lanceolata* Bge. 的干燥根。

【产地】 主产于宁夏、陕西、甘肃、内蒙古等地。

【采收加工】 春、夏间植株萌发或秋后茎叶枯萎时采挖;栽培品于种植后第三年 9 月中旬或第四年 4 月中旬采挖,除去残茎、须根及泥沙,晒干。

【性状鉴别】 ①呈类圆柱形,偶有分枝,长 15 ~ 40 cm,直径 0.5 ~ 2.5 cm。表面浅棕黄色至浅棕色,有扭曲的纵皱纹和支根痕,多具孔穴状或盘状凹陷,习称"砂眼",从砂眼处折断可见棕色裂隙中有细砂散出。根头部略膨大,有密集的呈疣状突起的芽苞、茎或

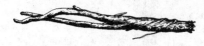

图 3.32   银柴胡药材图

根茎的残基,习称"珍珠盘"。质硬而脆,易折断,断面不平坦,较疏松,有裂隙,皮部甚薄,木部有黄、白色相间的放射状纹理。气微,味甘(图 3.32)。

②栽培品有分枝,下部多扭曲,直径 0.6 ~ 1.2 cm。表面浅棕黄色或浅黄棕色,纵皱纹细腻明显,细支根痕多呈点状凹陷。几无砂眼。根头部有多数疣状突起。折断面质地较紧密,几无裂隙,略显粉性,木部放射状纹理不甚明显。味微甜。

【显微鉴别】 横切面 木栓细胞数列至 10 余列。栓内层较窄。韧皮部筛管群明显。形成层成环。木质部发达。射线宽至 10 余列细胞。薄壁细胞含草酸钙砂晶,以射线细胞中为多见。

【理化鉴别】 ①取粉末 1 g,加无水乙醇 10 mL,浸渍 15 min,滤过。取滤液 2 mL,置紫外光灯(365 nm)下观察,显亮蓝微紫色的荧光。

②取粉末 0.1 g,加甲醇 25 mL,超声处理 10 min,滤过,滤液置 50 mL 量瓶中,加甲醇至刻度。照紫外-可见分光光度法测定,在 270 nm 波长处有最大吸收。

【检查】 酸不溶性灰分不得过 5.0%。

【浸出物】 用甲醇作溶剂,醇溶性浸出物不得少于 20.0%。

【功效】 清虚热,除疳热。用于阴虚发热,骨蒸劳热,小儿疳热。

3.5.3 防风 Fangfeng   Saposhnikoviae Radix

【来源】 为伞形科植物防风 *Saposhnikovia divaricata*(Turcz.) Schischk. 的干燥根。

【产地】 主产于东北及内蒙古东部等地。

【采收加工】 春、秋二季采挖未抽花茎植株的根,除去须根和泥沙,晒干。

【性状鉴别】 呈长圆锥形或长圆柱形,下部渐细,有的略弯曲,长 15 ~ 30 cm,直径 0.5 ~ 2 cm。表面灰棕色,粗糙,有纵皱纹、多数横长皮孔样突起及点状的细根痕。根头部有明显密集的环纹,有的环纹上残存棕褐色毛状叶基。体轻,质松,易折断,

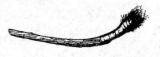

图 3.33   防风药材图

断面不平坦,皮部浅棕色,有裂隙,木部浅黄色。气特异,味微甘(图 3.33)。

【显微鉴别】 横切面 木栓层为 5 ~ 30 列细胞。栓内层窄,有较大的椭圆形油管。韧皮部较宽,有多数类圆形油管,周围分泌细胞 4 ~ 8 个,管内可见金黄色分泌物;射线多弯曲,外侧

常成裂隙。形成层明显。木质部导管甚多,呈放射状排列。根头处有髓,薄壁组织中偶见石细胞。

粉末　淡棕色。油管直径 17~60 μm,充满金黄色分泌物。叶基维管束常伴有纤维束。网纹导管直径 14~85 μm。石细胞少见,黄绿色,长圆形或类长方形,壁较厚。

【理化鉴别】　供试品按照《中国药典》(2015 年版)防风的薄层色谱操作法试验,以防风药材作为对照药材,以升麻素苷、5-O-甲基维斯阿米醇苷为对照品。供试品色谱中,在与对照药材和对照品色谱相应的位置上,显相同颜色斑点。

【检查】　水分不得过 10.0%;总灰分不得过 6.5%;酸不溶性灰分不得过 1.5%。

【浸出物】　用乙醇作溶剂,醇溶性浸出物不得少于 13.0%。

【含量测定】　按干燥品计算,含升麻素苷($C_{22}H_{28}O_{11}$)和 5-O-甲基维斯阿米醇苷($C_{22}H_{28}O_{10}$)的总量不得少于 0.24%。

【功效】　祛风解表,胜湿止痛,止痉。用于感冒头痛,风湿痹痛,风疹瘙痒,破伤风。

3.5.4　牛膝 Niuxi　Achyranthis Bidentatae Radix

【来源】　为苋科植物牛膝 *Achyranthes bidentata* Bl. 的干燥根。

【产地】　主产于河南、河北、山西、山东等地。

【采收加工】　冬季茎叶枯萎时采挖,除去须根和泥沙,捆成小把,晒至于皱后,将顶端切齐,晒干。

【性状鉴别】　呈细长圆柱形,挺直或稍弯曲,长 15~70 cm,直径 0.4~1 cm。表面灰黄色或淡棕色,有微扭曲的细纵皱纹、排列稀疏的侧根痕和横长皮孔样的突起。质硬脆,易折断,受潮后变软,断面平坦,淡棕色,略呈角质样而油润,中心维管束木质部较大,黄白色,其外周散有多数黄白色点状维管束,断续排列成 2~4 轮。气微,味微甜而稍苦涩(图3.34)。

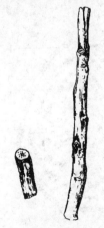

图 3.34　牛膝药材图

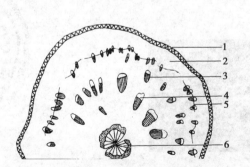

图 3.35　牛膝横切面简图
1—木栓层;2—皮层;3—异常维管束;
4—韧皮部;5—形成层;6—中心木质部

【显微鉴别】　横切面　木栓层为数列扁平细胞,切向延伸。栓内层较窄。外韧型维管束断续排列成 2~4 轮,最外轮的维管束较小,有的仅 1 至数个导管,束间形成层几乎连接成环,向内维管束较大;木质部主要由导管及小的木纤维组成,根中心木质部集成 2～3 群。薄壁细胞含有草酸钙砂晶(图 3.35)。

【理化鉴别】 供试品按照《中国药典》(2015 年版)牛膝的薄层色谱操作法试验,以牛膝药材作为对照药材,以 β-蜕皮甾酮、人参皂苷 Ro 作为对照品。供试品色谱中,在与对照药材和对照品色谱相应的位置上,显相同颜色斑点。

【检查】 水分不得过 15.0%;总灰分不得过 9.0%。

【浸出物】 用水饱和正丁醇作溶剂作溶剂,醇溶性浸出物不得少于 6.5%。

【含量测定】 按干燥品计算,含 β-蜕皮甾酮($C_{27}H_{44}O_7$)不得少于 0.030%。

【功效】 逐瘀通经,补肝肾,强筋骨,利尿通淋,引血下行。用于经闭,痛经,腰膝酸痛,筋骨无力,淋证,水肿,头痛,眩晕,牙痛,口疮,吐血,衄血。

3.5.5 川牛膝 Chuanniuxi Cyathulae Radix

【来源】 为苋科植物川牛膝 *Cyathula officinalis* Kuan 的干燥根。

【产地】 主产于四川、云南、贵州等地。

【采收加工】 秋、冬二季采挖,除去芦头、须根及泥沙,烘或晒至半干,堆放回润,再烘干或晒干。

【性状鉴别】 呈近圆柱形,微扭曲,向下略细或有少数分枝,长 30～60 cm,直径 0.5～3 cm。表面黄棕色或灰褐色,具纵皱纹、支根痕和多数横长的皮孔样突起。质韧,不易折断,断面浅黄色或棕黄色,维管束点状,排列成数轮同心环。气微,味甜(图 3.36)。

【显微鉴别】 横切面 木栓细胞数列。栓内层窄。中柱大,三生维管束外韧型,断续排列成 4～11 轮,内侧维管束的束内形成层可见;木质部导管多单个,常径向排列,木化;木纤维较发达,有的切向延伸或断续连接成环。中央次生构造维管系统常分成 2～9 股,有的根中心可见导管稀疏分布。薄壁细胞含草酸钙砂晶、方晶(图 3.37)。

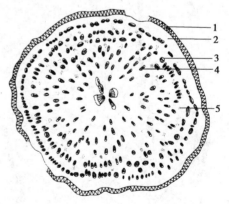

图 3.37 川牛膝根横切简图
1—木栓层;2—皮层;3—韧皮部;4—木质部;5—草酸钙砂晶

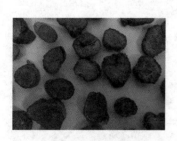

图 3.36 川牛膝药材图

粉末 棕色。草酸钙砂晶、方晶散在,或充塞于薄壁细胞中。具缘纹孔导管直径 10～80 μm,纹孔圆形或横向延长呈长圆形,互列,排列紧密,有的导管分子末端呈梭形。纤维长条形,弯曲,末端渐尖,直径 8～25 μm,壁厚 3～5 μm,纹孔呈单斜纹孔或人字形,也可见具缘纹孔,纹孔口交叉成十字形,孔沟明显,疏密不一。

【理化鉴别】　供试品按照《中国药典》(2015 年版)川牛膝的薄层色谱操作法试验,以川牛膝药材作为对照药材,以杯苋甾酮作为对照品。供试品色谱中,在与对照药材和对照品色谱相应的位置上,显相同颜色斑点。

【检查】　水分不得过 16.0% ;总灰分不得过 8.0% 。

【浸出物】　水溶性浸出物不得少于 65.0% 。

【含量测定】　按干燥品计算,含杯苋甾酮($C_{29}H_{44}O_8$)不得少于 0.030% 。

【功效】　逐瘀通经,通利关节,利尿通淋。用于经闭癥瘕,胞衣不下,跌打损伤,风湿痹痛,足痿筋挛,尿血血淋。

任务 3.6　细辛、徐长卿、川乌、三七、麦冬、商陆的鉴别

3.6.1　细辛 Xixin　Asari Radix et Rhizoma

【来源】　为马兜铃科植物北细辛 *Asarum heterotropoides* Fr. Schmidt var. *mandshuricum* (Maxim.) Kitag.、汉城细辛 *Asarum sieboldii* Miq. var. *seoulense* Nakai 或华细辛 *Asarum sieboldii* Miq. 的干燥根和根茎。前两种习称“辽细辛”。

【产地】　北细辛主产于东北地区。汉城细辛主产于辽宁、吉林。华细辛主产于陕西、四川、湖南、湖北等地。

【采收加工】　夏季果熟期或初秋采挖,除净地上部分和泥沙,阴干(图 3.38)。

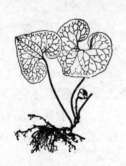

图 3.38　北细辛植物图

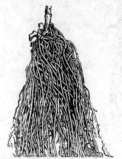

图 3.39　细辛药材图

【性状鉴别】　北细辛　常卷曲成团。根茎横生呈不规则圆柱状,具短分枝,长 1 ~ 10 cm,直径 0.2 ~ 0.4 cm;表面灰棕色,粗糙,有环形的节,节间长 0.2 ~ 0.3 cm,分枝顶端有碗状的茎痕。根细长,密生节上,长 10 ~ 20 cm,直径 0.1 cm;表面灰黄色,平滑或具纵皱纹;有须根和须根痕;质脆,易折断,断面平坦,黄白色或白色。气辛香,味辛辣、麻舌(图 3.39)。

汉城细辛　根茎直径 0.1 ~ 0.5 cm,节间长 0.1 ~ 1 cm。

华细辛　根茎长 5 ~ 20 cm,直径 0.1 ~ 0.2 cm,节间长 0.2 ~ 1 cm。气味较弱。

【显微鉴别】　根横切面　表皮细胞 1 列,部分残存。皮层宽,有众多油细胞散在;外皮层

细胞1列,类长方形,木栓化并微木化;内皮层明显,可见凯氏点。中柱鞘细胞1~2层,初生木质部2~4原型。韧皮部束中央可见1~3个明显较其周围韧皮部细胞大的薄壁细胞,但其长径显著小于最大导管直径,或者韧皮部中无明显的大型薄壁细胞。薄壁细胞含淀粉粒。

【理化鉴别】 供试品按照《中国药典》(2015年版)细辛的薄层色谱操作法试验,以细辛药材作为对照药材,以细辛脂素作为对照品。供试品色谱中,在与对照药材和对照品色谱相应的位置上,显相同颜色斑点。

【检查】 水分不得过10.0%;总灰分不得过12.0%;酸不溶性灰分不得过5.0%。
马兜铃酸I限量按干燥品计算,含马兜铃酸I($C_{17}H_{11}O_7N$)不得过0.001%。

【浸出物】 用乙醇作溶剂,醇溶性浸出物不得少于9.0%。

【含量测定】 含挥发油不得少于2.0%(mL/g);含细辛脂素($C_{20}H_{18}O_6$)不得少于0.050%。

【功效】 祛风散寒,祛风止痛,通窍,温肺化饮。用于风寒感冒,头痛,牙痛,鼻塞流涕,鼻衄,鼻渊,风湿痹痛,痰饮喘咳。

3.6.2 徐长卿 Xuchangqing　Cynanchi Paniculati Radix et Rhizoma

【来源】 为萝藦科植物徐长卿 *Cynanchum paniculatum*(Bge.)Kitag. 的干燥根和根茎。

【产地】 主产于江苏、浙江、安徽、山东、湖北等地。

【采收加工】 秋季采挖,除去杂质,阴干。

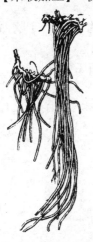

【性状鉴别】 根茎呈不规则柱状,有盘节,长0.5~3.5 cm,直径2~4 mm。有的顶端带有残茎,细圆柱形,长约2 cm,直径1~2 mm,断面中空;根茎节处周围着生多数根。根呈细长圆柱形,弯曲,长10~16 cm,直径1~1.5 mm。表面淡黄白色至淡棕黄色或棕色,具微细的纵皱纹,并有纤细的须根。质脆,易折断,断面粉性,皮部类白色或黄白色,形成层环淡棕色,木部细小。气香,味微辛凉(图3.40)。

【显微鉴别】 粉末 浅灰棕色。外皮层细胞表面观类多角形,垂周壁细波状弯曲,细胞间有一类方形小细胞,木化;侧面观呈类长方形,有的细胞径向壁有增厚的细条纹。草酸钙簇晶直径7~45 μm。分泌细胞类圆形或长椭圆形,内含淡黄棕色分泌物。内皮层细胞类长方形,垂周壁细波状弯曲。

图3.40　徐长卿药材图

【理化鉴别】 供试品按照《中国药典》(2015年版)徐长卿的薄层色谱操作法试验,分别以丹皮酚、徐长卿药材作为对照。供试品色谱中,在与对照品和对照药材色谱相应的位置上,显相同颜色斑点。

【检查】 水分不得过15.0%;总灰分不得过10.0%;酸不溶性灰分不得过5.0%。

【浸出物】 用乙醇作溶剂,醇溶性浸出物不得少于10.0%。

【含量测定】 按干燥品计算,含丹皮酚($C_9H_{10}O_3$)不得少于1.3%。

【功效】 祛风,化湿,止痛,止痒。用于风湿痹痛,胃痛胀满,牙痛,腰痛,跌打伤痛,风疹、湿疹。

知识链接

传说故事

相传在唐代贞观年间,太宗李世民外出打猎,不慎被毒蛇咬伤,病情十分严重。御医们用了许多贵重药材,均不见效,急得团团转,只得张榜招贤"谁能治好皇上的病,重重有赏"。民间医生徐长卿看见榜文,便揭榜进宫为皇帝治病。

徐长卿把自己采来的"蛇痫草"取三两煎好,一日两次让李世民服下,余下的药液用作外洗。第2天病情就有了好转。再连服3天,症状就完全消失了。李世民高兴地说:"先生名不虚传,果然药到病除,但不知所用何药?"徐听了急忙跪下,吞吞吐吐地答不上话。原来李世民被蛇咬伤后,下了一道圣旨,凡是带"蛇"字的都要忌讳,谁说了带"蛇"字的话都要治罪。情急之下,一旁的丞相魏征灵机一动,连忙为他解围说:"徐先生,这草药是不是还没有名字?"徐会意忙说:"禀万岁,这草药尚无名字,请皇上赐名。"皇上不假思索地说:"是徐先生用这草药治好了朕的病,既不知名,那就叫'徐长卿'吧,以免后人忘记。"皇帝金口玉言,说一不二,这样一传十,十传百,中草药"徐长卿"的名字也就传开了,并一直沿用至今。

3.6.3 川乌 Chuanwu Aconiti Radix

【来源】 为毛茛科植物乌头 *Aconitum carmichaelii* Debx. 的干燥母根。

【产地】 主产于四川、陕西等地。

【采收加工】 6月下旬至8月上旬采挖,除去子根、须根及泥沙,晒干(图3.41)。

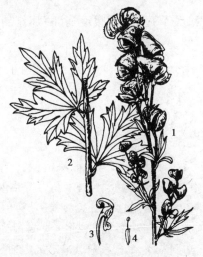

图 3.41 乌头药材图

1—花枝;2—茎叶;3—花瓣;4—雄蕊

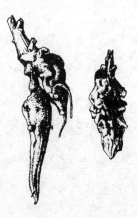

图 3.42 川乌药材图

【性状鉴别】　呈不规则的圆锥形,稍弯曲,顶端常有残茎,中部多向一侧膨大,长 2 ~7.5 cm,直径 1.2 ~2.5 cm。表面棕褐色或灰棕色,皱缩,有小瘤状侧根及子根脱离后的痕迹。质坚实,断面类白色或浅灰黄色,形成层环纹呈多角形。气微,味辛辣、麻舌(图 3.42)。

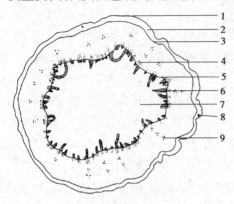

图 3.43　乌头根横切简图

1—后生皮层;2—皮层;3—内皮层;4—韧皮部;
5—形成层;6—木质部;7—髓;8—石细胞;9—筛管群

【显微鉴别】　横切面　后生皮层为棕色木栓化细胞;皮层薄壁组织偶见石细胞,单个散在或数个成群,类长方形、方形或长椭圆形,胞腔较大;内皮层不甚明显。韧皮部散有筛管群;内侧偶见纤维束。形成层类多角形。其内外侧偶有 1 至数个异型维管束。木质部导管多列,呈径向或略呈“V”形排列。髓部明显。薄壁细胞充满淀粉粒(图 3.43)。

粉末　灰黄色。淀粉粒单粒球形、长圆形或肾形,直径 3 ~22 μm;复粒由 2 ~15 分粒组成。石细胞近无色或淡黄绿色,呈类长方形、类方形、多角形或一边斜尖,直径 49 ~117 μm,长 113 ~280 μm,壁厚 4 ~13 μm,壁厚者层纹明显,纹孔较稀疏。后生皮层细胞棕色,有的壁呈瘤状增厚突入细胞腔。导管淡黄色,主为具缘纹孔,直径 29 ~70 μm,末端平截或短尖,穿孔位于端壁或侧壁,有的导管分子粗短拐曲或纵横连接。

【理化鉴别】　供试品按照《中国药典》(2015 年版)川乌的薄层色谱操作法试验,以乌头碱、次乌头碱、新乌头碱作为对照品。供试品色谱中,在与对照品色谱相应的位置上,显相同颜色斑点。

【检查】　水分不得过 12.0%;总灰分不得过 9.0%;酸不溶性灰分不得过 2.0%。

【含量测定】　按干燥品计算,含乌头碱($C_{32}H_{47}NO_{11}$)、次乌头碱($C_{33}H_{45}NO_{10}$)和新乌头碱($C_{33}H_{45}NO_{11}$)的总量应为 0.050% ~0.17%。

【功效】　祛风除湿,温经止痛。用于风寒湿痹,关节疼痛,心腹冷痛,寒疝作痛及麻醉止痛。

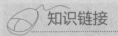知识链接

川乌与草乌的鉴别

来源　川乌为毛茛科植物乌头的母根;草乌为毛茛科植物北乌头的块根。

性状　川乌为栽培品,生长比较饱满,一侧外突而膨大,似乌之头;草乌为野生品,比较枯瘦,具深纵沟,形似乌之喙。川乌生长时间较短,表面颜色较浅,呈灰褐色;草乌生长年限较长,表面颜色较深,呈深褐色或黑棕褐色。川乌表面“钉角”(瘤状突起的支根)少,草乌“钉角”多。川乌断面类白色或浅黄色;草乌断面灰白色或暗灰色,有裂隙,髓部较大或中空。

3.6.4　三七 Sanqi　Notoginseng Radix et Rhizome

【来源】　为五加科植物三七 *Panax notoginseng*（Burk.）F. H. Chen 的干燥根和根茎。

【产地】　主产于云南、广西。

【采收加工】　秋季花开前采挖,洗净,分开主根、支根及根茎,干燥。主根习称"头子",支根习称"筋条",根茎习称"剪口",细根习称"绒根"（图3.44）。

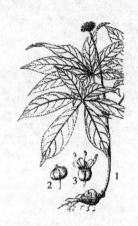

图3.44　三七植物图
1—植株;2—果实;3—花

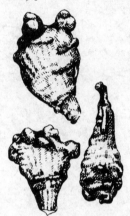

图3.45　三七药材图

【性状鉴别】　主根　呈类圆锥形或圆柱形,长 1～6 cm,直径 1～4 cm。表面灰褐色或灰黄色,有断续的纵皱纹和支根痕。顶端有茎痕,周围有瘤状突起。体重,质坚实,断面灰绿色、黄绿色或灰白色,木部微呈放射状排列。气微,味苦回甜（图3.45）。

筋条　呈圆柱形或圆锥形,长 2～6 cm,上端直径约 0.8 cm,下端直径约 0.3 cm。

剪口　呈不规则的皱缩块状或条状,表面有数个明显的茎痕及环纹,断面中心灰绿色或白色,边缘深绿色或灰色（图3.46）。

【显微鉴别】　粉末　灰黄色。淀粉粒甚多,单粒圆形、半圆形或圆多角形,直径 4～30 μm;复粒由 2～10 余分粒组成。树脂道碎片含黄色分泌物。梯纹导管、网纹导管及螺纹导管直径 15～55 μm。草酸钙簇晶少见,直径 50～80 μm。

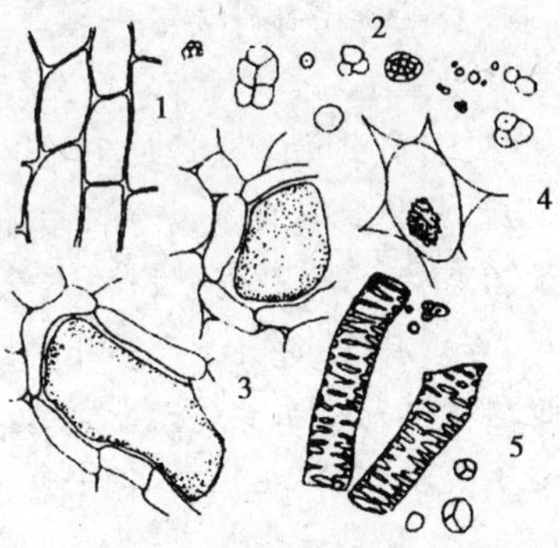

图3.46　三七根粉末简图
1—木栓细胞;2—淀粉粒;3—树脂道;
4—草酸钙簇晶;5—导管

【理化鉴别】　供试品按照《中国药典》（2015 年版）三七的薄层色谱操作法试验,以人参皂苷 Rb_1、人参皂苷 Re、人参皂苷 Rg_1 及三七皂苷 R_1 作为对照品。供试品色谱中,在与对照品色谱相应的位置上,显相同颜色斑点。

【检查】　水分不得过 14.0%;总灰分不得过 6.0%。酸不溶性灰分不得过 3.0%。

【浸出物】　用甲醇作溶剂,醇溶性浸出物不得少于 16.0%。

【含量测定】 按干燥品计算,含人参皂苷 $Rg_1(C_{42}H_{72}O_{14})$、人参皂苷 $Rb_1(C_{54}H_{92}O_{23})$ 及三七皂苷 $R_1(C_{47}H_{80}O_{18})$ 的总量不得少于 5.0%。

【功效】 散瘀止血,消肿定痛。用于咯血,吐血,衄血,便血,崩漏,外伤出血,胸腹刺痛,跌打肿痛。

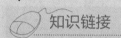

三七的经验鉴别和商品规格

1. 三七经验鉴别:猴头三七 表面有多数瘤状突起,形似猴头。

铜皮铁骨三七 药材外皮呈灰黄色,药材内部似铁色,质坚硬如骨,体重而坚实不易折断。

2. 三七的商品规格按个头大小分等,常以"头"计,即每500g三七的个数,如20头、30头、200头。

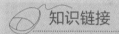

传说故事

相传很久以前,有兄弟俩,哥哥继承父业,行医看病且种植药材,弟弟则游手好闲不务正业。有一天,弟弟突然得了鼻衄不止。哥哥得知后,急忙刨了一棵草药煎汤给弟弟服下。弟弟连服几剂后,霍然痊愈。他问哥哥用的什么药,哥哥告诉它是祖传的止血草药。后来他向哥哥要了一些草药小苗栽在自家园子里。第二年,这棵草药长得枝繁叶茂。说来也巧,邻村有家财主,财主的儿子也得了出血病,吃什么药也不管用,眼看就快死了,打听到弟弟患过类似的病,是吃了一种草药治好的,便到弟弟家寻医问药。弟弟听说后,就把种在自家园子里的那棵草药挖出来,给财主的儿子煎汤喝了。几剂之后,不但没治好病,人还死了。财主告到县官那里,弟弟被抓了起来。哥哥得知后,急忙前去申诉,告诉县官,这并不是弟弟的过错,弟弟给财主儿子用的确实是止血草药熬的汤,只不过这种草药才生长了一年,还没有药性,要长到3~7年时药力才最强。这件事在当地引起了轰动,越传越广,人们也知道了这种草药的采挖时间。后来,人们就给这种草药起名叫三七,意思是生长3~7年的药效最佳。

3.6.5 麦冬 Maidong Ophiopogonis Radix

【来源】 为百合科植物麦冬 *Ophiopogon japonicus*(L. f)Ker-Gawl. 的干燥块根。

【产地】 主产于浙江及四川等地。浙江产者称"浙麦冬(杭麦冬)",四川产者称"川麦冬"。

【采收加工】　夏季采挖,洗净,反复暴晒、堆置,至七八成干,除去须根,干燥(图3.47)。

【性状鉴别】　呈纺锤形,两端略尖,长1.5~3 cm,直径0.3~0.6 cm。表面黄白色或淡黄色,有细纵纹。质柔韧,断面黄白色,半透明,中柱细小。气微香,味甘、微苦(图3.48)。

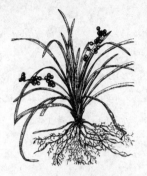

图3.47　麦冬植物图

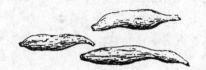

图3.48　麦冬药材图

【显微鉴别】　横切面　表皮细胞1列或脱落,根被为3~5列木化细胞。皮层宽广,散有含草酸钙针晶束的黏液细胞,有的针晶直径至10 μm;内皮层细胞壁均匀增厚,木化,有通道细胞,外侧为1列石细胞,其内壁及侧壁增厚,纹孔细密。中柱较小,韧皮部束16~22个,木质部由导管、管胞、木纤维以及内侧的木化细胞连结成环层。髓小,薄壁细胞类圆形(图3.49和图3.50)。

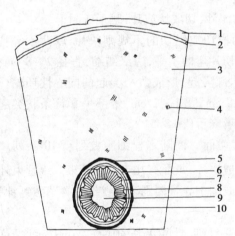

图3.49　麦冬根横切简图

1—根被;2—外皮层;3—皮层;4—草酸钙针晶;5—石细胞层;
6—内皮层;7—中柱鞘;8—韧皮部束;9—髓;10—木质部束

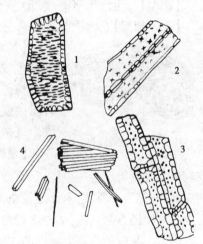

图3.50　麦冬根粉末图

1—石细胞;2—木纤维;
3—内皮层细胞;4—草酸钙针晶

【理化鉴别】　供试品按照《中国药典》(2015年版)麦冬的薄层色谱操作法试验,以麦冬药材作为对照药材。供试品色谱中,在与对照药材色谱相应的位置上,显相同颜色斑点。

【检查】　水分不得过18.0%;总灰分不得过5.0%。

【浸出物】　水溶性浸出物不得少于60.0%。

【含量测定】　按干燥品计算,含麦冬总皂苷以鲁斯可皂苷元($C_{27}H_{42}O_4$)计,不得少于0.12%。

【功效】　养阴生津,润肺清心。用于肺燥干咳,阴虚痨嗽,喉痹咽痛,津伤口渴,内热消渴,心烦失眠,肠燥便秘。

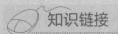

知识链接

山麦冬

山麦冬为百合科植物湖北麦冬 *Liriopespicata*（*Thanh.*）Lour. var. *prolifera* Y．T．Ma 或短葶山麦冬 *Liriope muscari*（Decne.）Baily 的干燥块根。

湖北麦冬　呈纺锤形，两端略尖，长 1.2 ～ 3 cm，直径 0.4 ～ 0.7 cm。表面淡黄色至棕黄色，具不规则纵皱纹。质柔韧，干后质硬脆，易折断，断面淡黄色至棕黄色，角质样，中柱细小。气微，味甜，嚼之发黏。

短葶山麦冬　稍扁，长 2 ～ 5 cm，直径 0.3 ～ 0.8 cm，具粗纵纹。味甘、微苦。

3.6.6　**商陆** Shanglu　Phytolaccae Radix

【来源】　为商陆科植物商陆 *Phytolacca acinosa* Roxb. 或垂序商陆 *Phytolacca americana* L. 的干燥根。

【产地】　主产于河南、湖北、安徽、陕西等地。

【采收加工】　秋季至次春采挖，除去须根和泥沙，切成块或片，晒干或阴干。

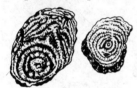

图 3.51　商陆药材图

【性状鉴别】　为横切或纵切的不规则块片，厚薄不等。外皮灰黄色或灰棕色。横切片弯曲不平，边缘皱缩，直径 2 ～ 8 cm；切面浅黄棕色或黄白色，木部隆起，形成数个突起的同心性环轮。纵切片弯曲或卷曲，长 5 ～ 8 cm，宽 1 ～ 2 cm，木部呈平行条状突起。质硬。气微，味稍甜，久嚼麻舌（图 3.51）。

【显微鉴别】　横切面　商陆木栓细胞数列至 10 余列。栓内层较窄。维管组织为三生构造，有数层同心性形成层环，每环有几十个维管束。维管束外侧为韧皮部，内侧为木质部；木纤维较多，常数个相连或围于导管周围。薄壁细胞含草酸钙针晶束，有少数草酸钙方晶或簇晶，并含淀粉粒。

粉末　灰白色。草酸钙针晶成束或散在，针晶纤细，针晶束长 40 ～ 72 μm，尚可见草酸钙方晶或簇晶。木纤维多成束，直径 10 ～ 20 μm，壁厚或稍厚，有多数十字形纹孔。木栓细胞棕黄色，长方形或多角形，有的含颗粒状物。淀粉粒单粒类圆形或长圆形，直径 3 ～ 28 μm，脐点短缝状、点状、星状和人字形，层纹不明显；复粒少数，由 2 ～ 3 分粒组成。

垂序商陆草酸钙针晶束稍长，约至 96 μm；无方晶和簇晶。

【理化鉴别】　供试品按照《中国药典》（2015 年版）商陆的薄层色谱操作法试验，以商陆皂苷甲作为对照品。供试品色谱中，在与对照品色谱相应的位置上，显相同颜色斑点。

【检查】　杂质不得过 2%；水分不得过 13.0%；酸不溶性灰分不得过 2.5%。

【浸出物】　水溶性浸出物不得少于 10.0%。

【含量测定】　按干燥品计算，含商陆皂苷甲（$C_{42}H_{66}O_{16}$）不得少于 0.15%。

【功效】　逐水消肿，通利二便；外用解毒散结。用于水肿胀满，两便不通；外治痈肿疮毒。

任务 3.7 山药、天花粉、防己的鉴别

3.7.1 山药 Shanyao Dioscoreae Rhizoma

【来源】 为薯蓣科植物薯蓣 *Dioscorea opposita* Thunb. 的干燥根茎。

【产地】 主产于河南、山西、河北等地。以河南的温县、武涉、博爱、沁阳(古怀庆府)等地最为有名,为著名"四大怀药"之一。

【采收加工】 冬季茎叶枯萎后采挖,切去根头,洗净,除去外皮和须根,干燥,或趁鲜切厚片,干燥;也有选择肥大顺直的干燥山药,置清水中,浸至无干心,闷透,切齐两端,用木板搓成圆柱状,晒干,打光,习称"光山药"。

【性状鉴别】 略呈圆柱形,弯曲而稍扁,长 15 ~ 30 cm,直径 1.5 ~ 6 cm。表面黄白色或淡黄色,有纵沟、纵皱纹及须根痕,偶有浅棕色外皮残留。体重,质坚实,不易折断,断面白色,粉性。气微,味淡、微酸,嚼之发黏。光山药呈圆柱形,两端平齐,长 9 ~ 18 cm,直径 1.5 ~ 3 cm。表面光滑,白色或黄白色(图 3.52)。

【显微鉴别】 粉末 类白色。淀粉粒单粒扁卵形、三角状卵形、类圆形或矩圆形,直径 8 ~ 35 μm,脐点点状、人字状、十字状或短缝状,可见层纹;复粒稀少,由 2 ~ 3 分粒组成。草酸钙针晶束存在于黏液细胞中,长约至 240 μm,针晶粗 2 ~ 5 μm。具缘纹孔导管、网纹导管、螺纹导管及环纹导管直径 12 ~ 48 μm。

【理化鉴别】 供试品按照《中国药典》(2015 年版)山药的薄层色谱操作法试验,以山药药材作为对照药材。供试品色谱中,在与对照药材相应的位置上,显相同颜色斑点。

【检查】 水分不得过 16.0%;总灰分不得过 4.0%。

【浸出物】 水溶性浸出物不得少于 7.0%。

【功效】 补脾养胃,生津益肺,补肾涩精。用于脾虚食少,久泻不止,肺虚喘咳,肾虚遗精,带下,尿频,虚热消渴。

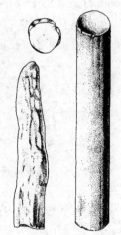

图 3.52 山药药材图

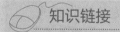知识链接

参薯

薯蓣科植物参薯 *Dioscorea alata* L. 的干燥根茎。在广东、广西、云南、湖南等地作山药用。药材呈不规则圆柱形、扁圆柱形、纺锤形或扁块状,长 8 ~ 15 cm,直径 2 ~ 4 cm。表面黄白色或淡棕黄色,断面黄白色或白色,富粉性。气微味淡,嚼之发黏。本品横切面中柱鞘部位有石细胞组成的环带。

木薯

　　大戟科植物木薯 *Manihot esulenta* Crantz. 块根。以块根的斜切片充当山药片。外皮多已除去,有的残留黑褐色及棕褐色的外皮,断面乳白色,显粉性,中央部位有黄色或淡黄色的小木心或小空洞,周围有放射状筋脉点。味淡,嚼之有纤维感。

山薯

　　薯蓣科植物山薯 *Dioscorea fordii* Prain et Burk. 的干燥根茎。分布于广东、广西、福建等地,广东一些地方以其根茎作“淮山”或“土淮山”入药。根茎略呈圆柱形或呈不规则圆柱形,稍弯曲,有的较扁。长 15 ~ 30 cm,直径 1.5 ~ 6 cm。栓皮多刮去,表面黄白色或淡黄色。有纵沟及须根痕,常有未除尽的栓皮痕。体重,质坚实,不易折断,断面淡黄色,粉性,散有少量浅棕色点状物。无臭,味微甘、微酸。

3.7.2　天花粉 Tianhuafen　Trichosanthis Radix

　　【来源】　为葫芦科植物栝楼 *Trichosanthes kirilowii* Maxim. 或双边栝楼 *Trichosanthes rosthornii* Harms 的干燥根。

　　【产地】　栝楼主产河南、山东、江苏、安徽等地;双边栝楼主产四川。

　　【采收加工】　秋、冬二季采挖,洗净,除去外皮,切段或纵剖成瓣,干燥。

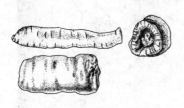

图 3.53　天花粉药材图

　　【性状鉴别】　呈不规则圆柱形、纺锤形或瓣块状,长 8 ~ 16 cm,直径 1.5 ~ 5.5 cm。表面黄白色或淡棕黄色,有纵皱纹、细根痕及略凹陷的横长皮孔,有的有黄棕色外皮残留。质坚实,断面白色或淡黄色,富粉性,横切面可见黄色木质部,略呈放射状排列,纵切面可见黄色条纹状本质部。气微,味微苦(图 3.53)。

　　【显微鉴别】　粉末　类白色。淀粉粒甚多,单粒类球形、半圆形或盔帽形,直径 6 ~ 48 μm,脐点点状、短缝状或人字状,层纹隐约可见;复粒由 2 ~ 14 分粒组成,常由一个大的分粒与几个小分粒复合。具缘纹孔导管大,多破碎,有的具绿纹孔呈六角形或方形,排列紧密。石细胞黄绿色,长方形、椭圆形、类方形、多角形或纺锤形,直径 27 ~ 72 μm,壁较厚,纹孔细密。

　　【理化鉴别】　供试品按照《中国药典》(2015 年版)天花粉的薄层色谱操作法试验,以天花粉药材作为对照药材。供试品色谱中,在与对照药材相应的位置上,显相同颜色斑点。

　　【检查】　水分不得过 15.0%;总灰分不得过 5.0%。

　　【浸出物】　水溶性浸出物不得少于 15.0%。

　　【功效】　清热泻火,生津止渴,消肿排脓。用于热病烦渴,肺热燥咳,内热消渴,疮疡肿毒。

3.7.3 防己 Fangji Stephaniae Tetrandrae Radix

【来源】 为防己科植物粉防己 *Stephania tetrandra* S. Moore 的干燥根。

【产地】 主产于浙江、安徽、江西、福建、湖北、湖南等地。

【采收加工】 秋季采挖,洗净,除去粗皮,晒至半干,切段,个大者再纵切,干燥。

【性状鉴别】 呈不规则圆柱形、半圆柱形或块状,多弯曲,长 5～10 cm,直径 1～5 cm。表面淡灰黄色,在弯曲处常有深陷横沟而成结节状的瘤块样。体重,质坚实,断面平坦,灰白色,富粉性,有排列较稀疏的放射状纹理。气微,味苦(图 3.54)。

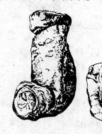

图 3.54 防己药材图

【显微鉴别】 横切面 木栓层有时残存。栓内层散有石细胞群,常切向排列。韧皮部较宽。形成层成环。木质部占大部分,射线较宽;导管稀少,呈放射状排列;导管旁有木纤维。薄壁细胞充满淀粉粒,并可见细小杆状草酸钙结晶。

【理化鉴别】 供试品按照《中国药典》(2015 年版)防己的薄层色谱操作法试验,以粉防己碱、防己诺林碱作为对照品。供试品色谱中,在与对照品色谱相应的位置上,显相同颜色斑点。

【检查】 水分不得过 12.0%;总灰分不得过 4.0%。

【浸出物】 用甲醇作溶剂,醇溶性浸出物不得少于 5.0%。

【含量测定】 按干燥品计算,含粉防己碱($C_{38}H_{42}N_2O_6$)和防己诺林碱($C_{37}H_{40}N_2O_6$)的总量不得少于 1.6%。

【功效】 祛风止痛,利水消肿。用于风湿痹痛,水肿脚气,小便不利,湿疹疮毒。

任务 3.8 莪术、郁金、姜黄、片姜黄的鉴别

3.8.1 莪术 Ezhu Curcumae Rhizoma

【来源】 为姜科植物蓬莪术 *Curcuma phaeocaulis* Val.、广西莪术 *Curcuma kwangsiensis* S. G. Lee et C. F. Liang 或温郁金 *Curcuma wenyujin* Y. H. Chen et C. Ling 的干燥根茎。后者习称"温莪术"。

【产地】 蓬莪术主产于四川。广西莪术主产于广西。温郁金主产于浙江。

【采收加工】 冬季茎叶枯萎后采挖,洗净,蒸或煮至透心,晒干或低温干燥后除去须根和杂质。

【性状鉴别】 蓬莪术 呈卵圆形、长卵形、圆锥形或长纺锤形,顶端多钝尖,基部钝圆,长 2～8 cm,直径 1.5～4 cm。表面灰黄色至灰棕色,上部环节突起,有圆形微凹的须根痕或残留的须根,有的两侧各有 1 列下陷的芽痕和类圆形的侧生根茎痕,有的可见刀削痕。体重,质坚

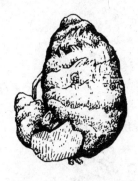

图 3.55　莪术药材图

实,断面灰褐色至蓝褐色,蜡样,常附有灰棕色粉末,皮层与中柱易分离,内皮层环纹棕褐色。气微香,味微苦而辛(图 3.55)。

广西莪术　环节稍突起,断面黄棕色至棕色,常附有淡黄色粉末,内皮层环纹黄白色。

温莪术　断面黄棕色至棕褐色,常附有淡黄色至黄棕色粉末。气香或微香。

【显微鉴别】　横切面　木栓细胞数列,有时已除去。皮层散有叶迹维管束;内皮层明显。中柱较宽,维管束外韧型,散在,沿中柱鞘部位的维管束较小,排列较密。薄壁细胞充满糊化的淀粉粒团块,薄壁组织中有含金黄色油状物的细胞散在。

粉末　黄色或棕黄色。油细胞多破碎,完整者直径 62 ~ 110 μm,内含黄色油状分泌物。导管多为螺纹导管、梯纹导管,直径 20 ~ 65 μm。纤维孔沟明显,直径 15 ~ 35 μm。淀粉粒大多糊化。

【理化鉴别】　供试品按照《中国药典》(2015 年版)莪术的薄层色谱操作法试验,以吉马酮作为对照品。供试品色谱中,在与对照品色谱相应的位置上,显相同颜色斑点。

【检查】　吸光度　照《中国药典》(2015 年版)规定的分光光度法测定,在 242 nm 波长处有最大吸收,吸光度不得低于 0.45。

水分不得过 14.0%;总灰分不得过 7.0%;酸不溶性灰分不得过 2.0%。

【浸出物】　用稀乙醇作溶剂,醇溶性浸出物不得少于 7.0%。

【含量测定】　含挥发油不得少于 1.5%(mL/g)。

【功效】　行气破血,消积止痛。用于癥瘕痞块,瘀血经闭,胸痹心痛,食积胀痛。

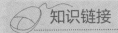

知识链接

莪术的成分及作用

　　莪术油为莪术中提取的挥发油,莪术油中的成分为多种倍半萜类,如莪术酮、莪术醇、榄香烯等。对莪术醇、榄香烯的研究多,其抗肿瘤、抗病毒的疗效肯定。临床使用的莪术油剂型一般包括注射液、乳剂、霜剂、栓剂等,在宫颈癌、肝癌及心血管疾病治疗方面均取得了令人满意的疗效。

3.8.2　郁金 Yujin　Curcumae Radix

【来源】　为姜科植物温郁金 *Curcuma wenyujin* Y. H. Chen et C. Ling、姜黄 *Curcuma longa* L.、广西莪术 *Curcuma kwangsiensis* S. G. Lee et C. F. Liang 或蓬莪术 *Curcuma phaeocaulis* Val. 的干燥块根。前两者分别习称"温郁金"和"黄丝郁金",其余按性状不同习称"桂郁金"或"绿丝郁金"。

【产地】　温郁金主产于浙江;姜黄主产于四川;广西莪术主产于广西;蓬莪术主产于四川。

【采收加工】　冬季茎叶枯萎后采挖,除去泥沙和细根,蒸或煮至透心,干燥。

【性状鉴别】　温郁金　呈长圆形或卵圆形,稍扁,有的微弯曲,两端渐尖,长 3.5 ~7 cm,直径 1.2 ~2.5 cm。表面灰褐色或灰棕色,具不规则的纵皱纹,纵纹隆起处色较浅。质坚实,断面灰棕色,角质样;内皮层环明显。气微香,味微苦(图 3.56)。

黄丝郁金　呈纺锤形,有的一端细长,长 2.5 ~4.5 cm,直径 1 ~1.5 cm。表面棕灰色或灰黄色,具细皱纹。断面橙黄色,外周棕黄色至棕红色。气芳香,味辛辣。

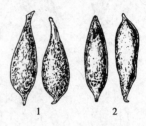

图 3.56　郁金药材图
1—温郁金;2—绿丝郁金

桂郁金　呈长圆锥形或长圆形,长 2 ~6.5 cm,直径 1 ~1.8 cm。表面具疏浅纵纹或较粗糙网状皱纹。气微,味微辛苦。

绿丝郁金　呈长椭圆形,较粗壮,长 1.5 ~3.5 cm,直径 1 ~1.2 cm。气微,味淡。

【显微鉴别】　横切面

温郁金　表皮细胞有时残存,外壁稍厚。根被狭窄,为 4 ~8 列细胞,壁薄,略呈波状,排列整齐。皮层宽约为根直径的 1/2,油细胞难察见,内皮层明显。中柱韧皮部束与木质部束各 40 ~55 个,间隔排列;木质部束导管 2 ~4 个,并有微木化的纤维,导管多角形,壁薄,直径 20 ~90 μm。薄壁细胞中可见糊化淀粉粒。

黄丝郁金　根被最内层细胞壁增厚。中柱韧皮部束与木质部束各 22 ~29 个,间隔排列;有的木质部导管与纤维连接成环。油细胞众多。薄壁组织中随处散有色素细胞。

桂郁金　根被细胞偶有增厚,根被内方有 1 ~2 列厚壁细胞,成环,层纹明显。中柱韧皮部束与木质部束各 42 ~48 个,间隔排列;导管类圆形,直径可达 160 μm。

绿丝郁金　根被细胞无增厚。中柱外侧的皮层处常有色素细胞。韧皮部皱缩,木质部束 64 ~72 个,导管扁圆形。

【理化鉴别】　供试品按照《中国药典》(2015 年版)郁金的薄层色谱操作法试验,以郁金药材作为对照药材。供试品色谱中,在与对照药材谱相应的位置上,显相同颜色斑点。

【检查】　水分不得过 15.0%;总灰分不得过 9.0%。

【功效】　活血止痛,行气解郁,清心凉血,利胆退黄。用于胸胁刺痛,胸痹心痛,经闭痛经,乳房胀痛,热病神昏,癫痫发狂,血热吐衄,黄疸尿赤。

3.8.3　姜黄 Jianghuang　Curcumae Longae Rhizoma

【来源】　为姜科植物姜黄 Curcuma longa L. 的干燥根茎。

【产地】　产于四川、福建、广西等地。

【采收加工】　冬季茎叶枯萎时采挖,洗净,煮或蒸至透心,晒干,除去须根。

【性状鉴别】　呈不规则卵圆形、圆柱形或纺锤形,常弯曲,有的具短叉状分枝,长 2

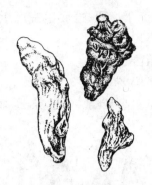

图 3.57　姜黄药材图

~5 cm,直径 1～3 cm。表面深黄色,粗糙,有皱缩纹理和明显环节,并有圆形分枝痕及须根痕。质坚实,不易折断,断面棕黄色至金黄色,角质样,有蜡样光泽,内皮层环纹明显,维管束呈点状散在。气香特异,味苦、辛(图 3.57)。

【显微鉴别】　横切面　表皮细胞扁平,壁薄。皮层宽广,有叶迹维管束;外侧近表皮处有 6～8 列木栓细胞,扁平;内皮层细胞凯氏点明显。中柱鞘为 1～2 列薄壁细胞;维管束外韧型,散列,近中柱鞘处较多,向内渐减少。薄壁细胞含油滴、淀粉粒及红棕色色素。

【理化鉴别】　供试品按照《中国药典》(2015 年版)姜黄的薄层色谱操作法试验,以姜黄药材作为对照药材,以姜黄素作为对照品。供试品色谱中,在与对照药材色谱及对照品色谱相应的位置上,显相同颜色斑点。

【检查】　水分不得过 16.0%;总灰分不得过 7.0%。

【浸出物】　用稀乙醇作溶剂,醇溶性浸出物不得少于 12.0%。

【含量测定】　含挥发油不得少于 7.0%(mL/g);含姜黄素($C_{21}H_{20}O_6$)不得少于 1.0%。

【功效】　破血行气,痛经止痛。用于胸胁刺痛,胸痹心痛,痛经经闭,癥瘕,风湿肩臂疼痛,跌打肿痛。

3.8.4　片姜黄 Pianjianghuang　Wenyujin Rhizoma Concisum

【来源】　为姜科植物温郁金 *Curcuma wenyujin* Y. H. Chen et C. Ling 的干燥根茎。

【产地】　主产浙江。

【采收加工】　冬季茎叶枯萎后采挖,洗净,除去须根,趁鲜纵切厚片,晒干。

【性状鉴别】　呈长圆形或不规则的片状,大小不一,长 3～6 cm,宽 1～3 cm,厚 0.1～0.4 cm。外皮灰黄色,粗糙皱缩,有时可见环节及须根痕。切面黄白色至棕黄色,有一圈环纹及多数筋脉小点。质脆而坚实。断面灰白色至棕黄色,略粉质。气香特异,味微苦而辛凉(图 3.58)。

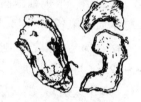

图 3.58　片姜黄药材图

【显微鉴别】　横切面　表皮有残留,外壁稍厚。木栓细胞多列。皮层散有叶迹维管束;内皮层明显。中柱大,维管束外韧型,靠外侧的较小,排列紧密,有的木质部仅 1～2 个导管。皮层及中柱薄壁组织中散有油细胞;薄壁细胞含淀粉粒。

【理化鉴别】　供试品按照《中国药典》(2015 年版)片姜黄的薄层色谱操作法试验,以片姜黄药材作为对照药材。供试品色谱中,在与对照药材色谱相应的位置上,显相同颜色斑点。

【含量测定】　含挥发油不得少于 1.0%(mL/g)。

【功效】　破血行气,通经止痛。用于胸胁刺痛,胸痹心痛,痛经经闭,癥瘕,风湿肩臂疼痛,跌打肿痛。

任务 3.9　黄连、绵马贯众、石菖蒲、狗脊的鉴别

3.9.1　黄连 Huanglian　Coptidis Rhizoma

【来源】　为毛茛科植物黄连 *Coptis chinensis* Franch.、三角叶黄连 *Coptis deltoidea* C. Y. Cheng et Hsiao 或云连 *Coptis teeta* Wall. 的干燥根茎。以上 3 种分别习称"味连""雅连""云连"。

【产地】　黄连主产于四川、湖北、陕西等地;三角叶黄连主产于四川;云连主产于云南。

【采收】　秋季采挖,除去须根和泥沙,干燥,撞去残留须根(图 3.59)。

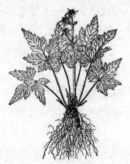

图 3.59　黄连植物图

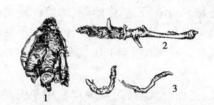

图 3.60　黄连药材图
1—味连;2—雅连;3—云连

【性状鉴别】　味连　多集聚成簇,常弯曲,形如鸡爪,单枝根茎长 3～6 cm,直径 0.3 ～0.8 cm。表面灰黄色或黄褐色,粗糙,有不规则结节状隆起、须根及须根残基,有的节间表面平滑如茎秆,习称"过桥"。上部多残留褐色鳞叶,顶端常留有残余的茎或叶柄。质硬,断面不整齐,皮部橙红色或暗棕色,木部鲜黄色或橙黄色,呈放射状排列,髓部有的中空。气微,味极苦(图 3.60)。

雅连　多为单枝,略呈圆柱形,微弯曲,长 4～8 cm,直径 0.5～1 cm。"过桥"较长。顶端有少许残茎(图 3.60)。

云连　弯曲呈钩状,多为单枝,较细小(图 3.60)。

【显微鉴别】　横切面

味连　木栓层为数列细胞,其外有表皮,常脱落。皮层较宽,石细胞单个或成群散在。中柱鞘纤维成束或伴有少数石细胞,均显黄色。维管束外韧型,环列。木质部黄色,均木化,木纤维较发达。髓部均为薄壁细胞,无石细胞(图 3.61 和图 3.62)。

雅连　髓部有石细胞。

云连　皮层、中柱鞘及髓部均无石细胞。

【理化鉴别】　供试品按照《中国药典》(2015 年版)黄连的薄层色谱操作法试验,以黄连药材作为对照药材,以盐酸小檗碱作为对照品。供试品色谱中,在与对照药材色谱和对照品色谱相应的位置上,显相同颜色斑点。

【检查】　水分不得过 14.0%;总灰分不得过 5.0%。

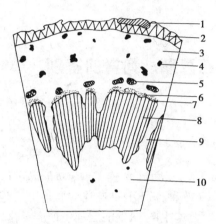

图 3.61 味连根茎横切面简图
1—鳞叶组织;2—木栓层;3—皮层;4—石细胞;
5—中柱鞘纤维;6—韧皮部;7—形成层;
8—木质部;9—髓射线;10—髓部

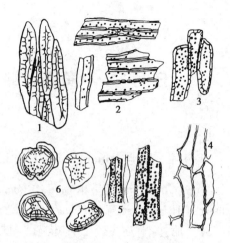

图 3.62 味连粉末图
1—韧皮纤维;2—木纤维;3—木薄壁细胞;
4—鳞叶表皮细胞;5—导管;6—石细胞

【浸出物】 用稀乙醇作溶剂,醇溶性浸出物不得少于15.0%。

【含量测定】 按干燥品计算,以盐酸小檗碱计,含小檗碱($C_{20}H_{17}NO_4$)不得少于5.5%,表小檗碱($C_{20}H_{17}NO_4$)不得少于0.80%,黄连碱($C_{19}H_{13}NO_4$)不得少于1.6%,巴马汀($C_{21}H_{21}NO_4$)不得少于1.5%。

【功效】 清热燥湿,泻火解毒。用于湿热痞满,呕吐吞酸,泻痢,黄疸,高热神昏,心火亢盛,心烦不寐,心悸不宁,血热吐衄,目赤,牙痛,消渴,痈肿疔疮;外治湿疹,湿疮,耳道流脓。

3.9.2 绵马贯众 Mianmaguanzhong Dryopteridis Crassirhizomatis Rhizoma

【来源】 为鳞毛蕨科植物粗茎鳞毛蕨 *Dryopteris crassirhizoma* Nakai 的干燥根茎和叶柄残基。

【产地】 主产于黑龙江、辽宁、吉林。

【采收加工】 秋季采挖,削去叶柄,须根,除去泥沙,晒干(图3.63)。

【性状鉴别】 呈长倒卵形,略弯曲,上端钝圆或截形,下端较尖,有的纵剖为两半,长7~20 cm,直径4~8 cm。表面黄棕色至黑褐色,密被排列整齐的叶柄残基及鳞片,并有弯曲的须根。叶柄残基呈扁圆形,长3~5 cm,直径0.5~1.0 cm;表面有纵棱线,质硬而脆,断面略平坦,棕色,有黄白色维管束5~13个,环列;每个叶柄残基的外侧常有3条须根,鳞片条状披针形,全缘,常脱落。质坚硬,断面略平坦,深绿色至棕色,有黄白色维管束5~13个,环列,其外散有较多的叶迹维管束。气特异,味初淡而微涩,后渐苦、辛(图3.64)。

【显微鉴别】 叶柄基部横切面 表皮为1列外壁增厚的小细胞,常脱落。下皮为10余列多角形厚壁细胞,棕色至褐色,基本组织细胞排列疏松,细胞间隙中有单细胞的间隙腺毛,头部呈球形或梨形,内含棕色分泌物;周韧维管束5~13个,环列,每个维管束周围有1列扁小的内皮层细胞,凯氏点明显,有油滴散在,其外有1~2列中柱鞘薄壁细胞,薄壁细胞中含棕色物和淀粉粒。

【理化鉴别】 供试品按照《中国药典》(2015年版)绵马贯众的薄层色谱操作法试验,以

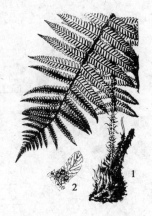 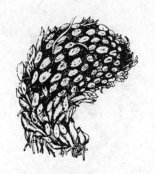

图3.63 绵马贯众植物图　　　　　图3.64 绵马贯众药材图
1—植株;2—叶裂片放大

绵马贯众药材作为对照药材。供试品色谱中,在与对照药材色谱相应的位置上,显相同颜色斑点。

【检查】 水分不得过12.0%;总灰分不得过7.0%;酸不溶性灰分不得过3.0%。

【浸出物】 用稀乙醇作溶剂,醇溶性浸出物不得少于25.0%。

【功效】 清热解毒,止血,杀虫。用于时疫感冒,风热头痛,温毒发斑,疮疡肿毒,崩漏下血,虫积腹痛。

知识链接

紫萁贯众

紫萁科植物紫萁 Osmunda japonica Thunb. 带叶柄残基的根茎。根茎无鳞片、叶柄基呈扁圆柱形、两边具耳状翅、翅易脱落,折断面呈新月形、多中空,可见U字形中柱。

狗脊贯众

乌毛蕨科植物狗脊蕨 Woodwardia japonica (L. f.) Sm. 及单芽狗脊蕨 Woodwardia unigemmata Nakai 带叶柄残基的根茎。呈长圆柱形,表面红棕色至黑褐色,叶柄基部断面半圆形,单芽狗脊蕨有分体中柱5~8个,狗脊蕨有分体中柱2~4个,无细胞间隙腺毛。

3.9.3 石菖蒲 Shichangpu Acori Tatarinowii Rhizoma

【来源】 为天南星科植物石菖蒲 Acorus tatarinowii Schott 的干燥根茎。

【产地】 主产于四川、浙江、江苏等地。

【采收加工】 秋、冬二季采挖,除去须根和泥沙,晒干。

【性状鉴别】 呈扁圆柱形,多弯曲,常有分枝,长3~20 μm,直径0.3~1 cm。表面棕褐色或灰棕色,粗糙,有疏密不匀的环节,节间长0.2~0.8 cm,具细纵纹,一面残留须根或圆点状根痕;叶痕呈三角形,左右交互排列,有的其上有毛鳞状的叶基残余。质硬,断面纤维性,类白色或微红色,内皮层环明显,可见多数维管束小点及棕色油细胞。气芳香,味苦、微辛(图3.65)。

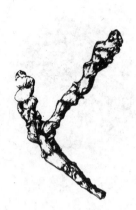

图3.65　石菖蒲药材图

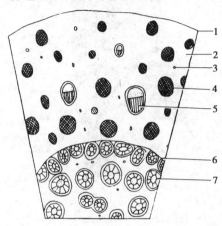

图3.66　石菖蒲根茎横切简图

1—表皮细胞;2—皮层;3—油细胞;4—纤维束;

5—叶迹维管束;6—内皮层;7—中柱维管束

【显微鉴别】　横切面　表皮细胞外壁增厚,棕色,有的含红棕色物。皮层宽广,散有纤维束和叶迹维管束;叶迹维管束外韧型,维管束鞘纤维成环,木化;内皮层明显。中柱维管束周木型及外韧型,维管束鞘纤维较少。纤维束和维管束鞘纤维周围细胞中含草酸钙方晶,形成晶纤维。薄壁组织中散有类圆形油细胞;并含淀粉粒(图3.66)。

　　粉末　灰棕色。淀粉粒单粒球形、椭圆形或长卵形,直径2～9 μm;复粒由2～20(或更多)分粒组成。纤维束周围细胞中含草酸钙方晶,形成晶纤维。草酸钙方晶呈多面形、类多角形、双锥形,直径4～16 μm。分泌细胞呈类圆形或长圆形,胞腔内充满黄绿色、橙红色或红色分泌物。

　　【理化鉴别】　供试品按照《中国药典》(2015年版)石菖蒲的薄层色谱操作法试验,以石菖蒲药材作为对照药材。供试品色谱中,在与对照药材色谱相应的位置上,显相同颜色斑点。

　　【检查】　水分不得过13.0%;总灰分不得过10.0%。

　　【浸出物】　用稀乙醇作溶剂,醇溶性浸出物不得少于12.0%。

　　【含量测定】　含挥发油不得少于1.0%(mL/g)。

　　【功效】　开窍豁痰,醒神益智,化湿开胃。用于神昏癫痫,健忘失眠,耳鸣耳聋,脘痞不饥,噤口下痢。

3.9.4　狗脊　Gouji　Cibotii Rhizoma

　　【来源】　为蚌壳蕨科植物金毛狗脊 *Cibotium barometz*(L.) J. Sm. 的干燥根茎。

　　【产地】　主产于福建、四川等地。

　　【采收加工】　秋、冬二季采挖,除去泥沙,干燥;或去硬根、叶柄及金黄色绒毛,切厚片,干燥,为"生狗脊片";蒸后晒至六七成干,切厚片,干燥,为"熟狗脊片"。

　　【性状鉴别】　呈不规则的长块状,长10～30 cm,直径2～10 cm。表面深棕色,残留金色绒毛;上面有数个红棕色的木质叶柄,下面残存黑色细根。质坚硬,不易折断。无臭,味淡、微涩。生狗脊片呈不规则长条形或圆形,长5～20 cm,直径2～10 cm,厚1.5～5 mm;切面浅棕色,较平滑,近边缘1～4 mm处有1条棕黄色隆起的木质部环纹或条纹,边缘不整齐,偶有金黄色绒毛残留;质脆,易折断,有粉性。熟狗脊片呈黑棕色,质坚硬(图3.67)。

【显微鉴别】 横切面 表皮细胞1列,残存金黄色的非腺毛。其内有10余列棕黄色厚壁细胞,壁孔明显。木质部排列成环,由管胞组成,其内外均有韧皮部和内皮层。皮层和髓均由薄壁细胞组成,细胞充满淀粉粒,有的含黄棕色物。

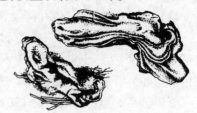

【理化鉴别】 供试品按照《中国药典》(2015年版)狗脊的薄层色谱操作法试验,以狗脊药材作为对照药材。供试品色谱中,在与对照药材色谱相应的位置上,显相同颜色斑点。

图3.67 狗脊药材图

【检查】 水分不得过13.0%;总灰分不得过3.0%。

【浸出物】 用稀乙醇作溶剂,醇溶性浸出物不得少于20.0%。

【功效】 祛风湿,补肝肾,强腰膝。用于风湿痹痛,腰膝酸软,下肢无力。

任务3.10 川芎、白芍、赤芍、当归的鉴别

3.10.1 川芎 Chuanxiong Chuanxiong Rhizoma

【来源】 为伞形科植物川芎 *Ligusticum chuanxiong* Hort. 的干燥根茎。

【产地】 主产四川。

【采收加工】 夏季当茎上的节盘显著突出,并略带紫色时采挖。除去泥沙,晒后烘干,再去须根。

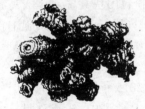

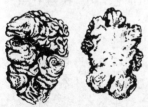

图3.68 川芎药材图

【性状鉴别】 为不规则结节状拳形团块,直径2~7 cm。表面黄褐色,粗糙皱缩,有多数平行隆起的轮节,顶端有凹陷的类圆形茎痕,下侧及轮节上有多数小瘤状根痕。质坚实,不易折断,断面黄白色或灰黄色,散有黄棕色的油室,形成层环呈波状。气浓香,味苦、辛,稍有麻舌感,微回甜(图3.68)。

【显微鉴别】 横切面 木栓层为10余列细胞。皮层狭窄,散有根迹维管束,其形成层明显。韧皮部宽广,形成层环波状或不规则多角形。木质部导管多角形或类圆形,大多单列或排成"V"形,偶有木纤维束。髓部较大。薄壁组织中散有多数油室,类圆形、椭圆形或形状不规则,淡黄棕色,靠近形成层的油室小,向外渐大;薄壁细胞中富含淀粉粒,有的薄壁细胞中含草酸钙晶体,呈类圆形团块或类簇晶状。

粉末 淡黄棕色或灰棕色。淀粉粒较多,单粒椭圆形、长圆形、类圆形、卵圆形或肾形,直径5~16 μm,长约21 μm,脐点点状、长缝状或人字状;偶见复粒,由2~4分粒组成。草酸钙晶体存在于薄壁细胞中,呈类圆形团块或类簇晶状,直径10~25 μm。木栓细胞深黄棕色,表

面观呈多角形,微波状弯曲。油室多已破碎,偶可见油室碎片,分泌细胞壁薄,含有较多的油滴。导管主为螺纹导管,也有网纹导管及梯纹导管,直径 14 ~ 50 μm。

【理化鉴别】　①取粉末 1 g,加石油醚(30 ~ 60 ℃)5 mL,放置 10 h,时时振摇,静置,取上清液 1 mL,挥干后,残渣加甲醇 1 mL 使溶解,再加 2% 3,5-二硝基苯甲酸的甲醇溶液 2 ~ 3 滴与甲醇饱和的氢氧化钾溶液 2 滴,显红紫色。

②供试品按照《中国药典》(2015 年版)川芎的薄层色谱操作法试验,以川芎药材作为对照药材,以欧当归内酯 A 作为对照品。供试品色谱中,在与对照药材色谱和对照品色谱相应的位置上,显相同颜色斑点。

【检查】　水分不得过 12.0% ;总灰分不得过 6.0% ;酸不溶性灰分不得过 2.0% 。

【浸出物】　用乙醇作溶剂,醇溶性浸出物不得少于 12.0% 。

【含量测定】　按干燥品计算,含阿魏酸($C_{10}H_{10}O_4$)不得少于 0.10% 。

【功效】　活血行气,祛风止痛。用于胸痹心痛,胸胁刺痛,跌打肿痛,月经不调,经闭痛经,癥瘕腹痛,头痛,风湿痹痛。

3.10.2　白芍 Baishao　Paeoniae Radix Alba

【来源】　为毛茛科植物芍药 *Paeonia lactiflora* Pall. 的干燥根。

【产地】　主产于浙江、安徽、四川等地。

【采收加工】　夏、秋二季采挖,洗净,除去头尾和细根,置沸水中煮后除去外皮或去皮后再煮,晒干。

【性状鉴别】　呈圆柱形,平直或稍弯曲,两端平截,长 5 ~ 18 cm,直径 1 ~ 2.5 cm。表面类白色或淡棕红色,光洁或有纵皱纹及细根痕,偶有残存的棕褐色外皮。质坚实,不易折断,断面较平坦,类白色或微带棕红色,形成层环明显,射线放射状。气微,味微苦、酸(图 3.69)。

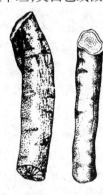

图 3.69　白芍药材图

【显微鉴别】　粉末　黄白色。糊化淀粉粒团块甚多。草酸钙簇晶直径 11 ~ 35 μm,存在于薄壁细胞中,常排列成行,或一个细胞中含数个簇晶。具缘纹孔导管和网纹导管直径 20 ~ 65 μm。纤维长梭形,直径 15 ~ 40 μm,壁厚,微木化,具大的圆形纹孔。

【理化鉴别】　供试品按照《中国药典》(2015 年版)白芍的薄层色谱操作法试验,以芍药苷作为对照品。供试品色谱中,在与对照品色谱相应的位置上,显相同颜色斑点。

【检查】　水分不得过 14.0% ;总灰分不得过 4.0% 。

重金属及有害元素　按照《中国药典》(2015 年版)铅、镉、砷、汞、铜测定,铅不得过百万分之五;镉不得过千万分之三;砷不得过百万分之二;汞不得过万分之二;铜不得过百万分之二十。

【浸出物】　水溶性浸出物不得少于 22.0% 。

【含量测定】　按干燥品计算,含芍药苷($C_{23}H_{28}O_{11}$)不得少于 1.6% 。

【功效】　养血调经,敛阴止汗,柔肝止痛,平抑肝阳。用于血虚萎黄,月经不调,自汗,盗汗,胁痛,腹痛,四肢挛痛,头痛眩晕。

3.10.3　赤芍 Chishao　Paeoniae Radix Rubra

【来源】　为毛茛科植物芍药 *Paeonia lactiflora* Pall. 或川赤芍 *Paeonia veitchii* Lynch 的干燥根。

【产地】　主产于内蒙古、四川等地。

【采收加工】　春、秋二季采挖，除去根茎、须根及泥沙，晒干。

【性状鉴别】　呈圆柱形，稍弯曲，长5～40 cm，直径0.5～3 cm。表面棕褐色，粗糙，有纵沟和皱纹，并有须根痕和横长的皮孔样突起，有的外皮易脱落。质硬而脆，易折断，断面粉白色或粉红色，皮部窄，木部放射状纹理明显，有的有裂隙。气微香，味微苦、酸涩(图3.70)。

【显微鉴别】　横切面　木栓层为数列棕色细胞。栓内层薄壁细胞切向延长。韧皮部较窄。形成层成环。木质部射线较宽，导管群作放射状排列，导管旁有木纤维。薄壁细胞含草酸钙簇晶，并含淀粉粒。

【理化鉴别】　供试品按照《中国药典》(2015年版)赤芍的薄层色谱操作法试验，以芍药苷作为对照品。供试品色谱中，在与对照品色谱相应的位置上，显相同颜色斑点。

【含量测定】　含芍药苷($C_{23}H_{28}O_{11}$)不得少于1.8%。

【功效】　清热凉血，散瘀止痛。用于热入营血，温毒发斑，吐血衄血，目赤肿痛，肝郁胁痛，经闭痛经，癥瘕腹痛，跌打损伤，痈肿疮疡。

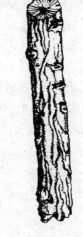

图3.70　赤芍药材图

3.10.4　当归 Danggui　Angelicae Sinensis Radix

【来源】　为伞形科植物当归 *Angelica sinensis* (Oliv.) Diels 的干燥根。

【产地】　主产于甘肃、云南、四川等地。

【采收加工】　秋末采挖，除去须根和泥沙，待水分稍蒸发后，捆成小把，上棚，用烟火慢慢熏干。

【性状鉴别】　略呈圆柱形，下部有支根3～5条或更多，长15～25 cm。表面黄棕色至棕褐色，具纵皱纹和横长皮孔样突起。根头(归头)直径1.5～4 cm，具环纹，上端圆钝，或具数个明显突出的根茎痕，有紫色或黄绿色的茎和叶鞘的残基；主根(归身)表面凹凸不平；支根(归尾)直径0.3～1 cm，上粗下细，多扭曲，有少数须根痕。质柔韧，断面黄白色或淡黄棕色，皮部厚，有裂隙和多数棕色点状分泌腔，木部色较淡，形成层环黄棕色。有浓郁的香气，味甘、辛、微苦(图3.71)。柴性大、干枯无油或断面呈绿褐色者不可供药用。

【显微鉴别】　横切面　木栓层为数列细胞。栓内层窄，有少数油室。韧皮部宽广，多裂隙，油室和油管类圆形，直径25～160 μm，外侧较大，向内渐小，周围分泌细胞6～9个。形成层成环。木质部射线宽3～5列细胞；导管单个散在或2～3个相聚，呈放射状排列；薄壁细

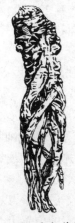

图3.71　当归药材图

胞含淀粉粒（图1.106）。

　　粉末　淡黄棕色。韧皮薄壁细胞纺锤形，壁略厚，表面有极微细的斜向交错纹理，有时可见菲薄的横隔。梯纹导管和网纹导管多见，直径约至80 μm。有时可见油室碎片。

　　【理化鉴别】　供试品按照《中国药典》（2015年版）当归的薄层色谱操作法试验，分别以当归药材作为对照药材，以阿魏酸、藁本内酯作为对照品。供试品色谱中，在与对照药材色谱和对照品色谱相应的位置上，显相同颜色斑点。

　　【检查】　水分不得过15.0%；总灰分不得过7.0%；酸不溶性灰分不得过2.0%。

　　【浸出物】　用70%乙醇作溶剂，醇溶性浸出物不得少于45.0%。

　　【含量测定】　含挥发油不得少于0.4%（mL/g）；含阿魏酸（$C_{10}H_{10}O_4$）不得少于0.050%。

　　【功效】　补血活血，调经止痛，润肠通便。用于血虚萎黄，眩晕心悸，月经不调，经闭痛经，虚寒腹痛，风湿痹痛，跌打损伤，痈疽疮疡，肠燥便秘。酒当归活血通经。用于经闭痛经，风湿痹痛，跌打损伤。

任务 3.11　苍术、白术、黄精、粉萆薢、绵萆薢的鉴别

3.11.1　苍术 Cangzhu　Atractylodis Rhizoma

　　【来源】　为菊科植物茅苍术 *Atractylodes lancea*（Thunb.）DC. 或北苍术 *Atractylodes chinensis*（DC.）Koidz. 的干燥根茎。

　　【产地】　主产于江苏、湖北、河南、浙江等地。

　　【采收加工】　春、秋二季采挖，除去泥沙，晒干，撞去须根。

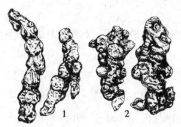

图3.72　茅苍术药材图
1—茅苍术；2—北苍术

　　【性状鉴别】　茅苍术　呈不规则连珠状或结节状圆柱形，略弯曲，偶有分枝，长3～10 cm，直径1～2 cm。表面灰棕色，有皱纹、横曲纹及残留须根，顶端具茎痕或残留茎基。质坚实，断面黄白色或灰白色，散有多数橙黄色或棕红色油室，暴露稍久，可析出白色细针状结晶。气香特异，味微甘、辛、苦（图3.72）。

　　北苍术　呈疙瘩块状或结节状圆柱形，长4～9 cm，直径1～4 cm。表面黑棕色，除去外皮者黄棕色。质较疏松，断面散有黄棕色油室。香气较淡，味辛、苦。

　　【显微鉴别】　粉末　棕色。草酸钙针晶细小，长5～30 μm，不规则地充塞于薄壁细胞中。纤维大多成束，长梭形，直径约至40 μm，壁甚厚，木化。石细胞甚多，有时与木栓细胞连结，多角形、类圆形或类方形，直径20～80 μm，壁极厚。菊糖多见，表面呈放射状纹理。

　　【理化鉴别】　供试品按照《中国药典》（2015年版）苍术的薄层色谱操作法试验，以苍术药材、苍术素作为对照。供试品色谱中，在与对照药材色谱和对照品色谱相应的位置上，显相同颜色斑点。

【检查】 水分不得过 13.0% ;总灰分不得过 7.0% 。

【含量测定】 按干燥品计算,含苍术素($C_{13}H_{10}O$)不得少于 0.30% 。

【功效】 燥湿健脾,祛风散寒,明目。用于湿阻中焦,脘腹胀满,泄泻,水肿,脚气痿蹙,风湿痹痛,风寒感冒,夜盲,眼目昏涩。

3.11.2 白术 Baizhu Atractylodis Macrocephalae Rhizoma

【来源】 为菊科植物白术 *Atractylodes macrocephala* Koidz. 的干燥根茎。

【产地】 主产于浙江、安徽、湖南、湖北等地。

【采收加工】 冬季下部叶枯黄、上部叶变脆时采挖,除去泥沙,烘干或晒干,再除去须根。

【性状鉴别】 为不规则的肥厚团块,长 3 ~ 13 cm,直径 1.5 ~7 cm。表面灰黄色或灰棕色,有瘤状突起及断续的纵皱和沟纹,并有须根痕,顶端有残留茎基和芽痕。质坚硬不易折断,断面不平坦,黄白色至淡棕色,有棕黄色的点状油室散在;烘干者断面角质样,色较深或有裂隙。气清香,味甘、微辛,嚼之略带黏性(图 3.73)。

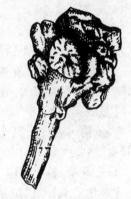

图 3.73 白术药材图

【显微鉴别】 粉末 淡黄棕色。草酸钙针晶细小,长 10 ~ 32 μm,存在于薄壁细胞中,少数针晶直径至 4 μm。纤维黄色,大多成束,长梭形,直径约至 40 μm,壁甚厚,木化,孔沟明显。石细胞淡黄色,类圆形、多角形、长方形或少数纺锤形,直径 37 ~ 64 μm。薄壁细胞含菊糖,表面显放射状纹理。导管分子短小,为网纹导管及具缘纹孔导管,直径至 48 μm。

【理化鉴别】 供试品按照《中国药典》(2015 年版)白术的薄层色谱操作法试验,以白术药材作为对照。供试品色谱中,在与对照药材色谱相应的位置上,显相同颜色斑点。

【检查】 水分不得过 15.0% ;总灰分不得过 5.0% 。

【浸出物】 用 60% 乙醇作溶剂,醇溶性浸出物不得少于 35.0% 。

【功效】 健脾益气,燥湿利水,止汗,安胎。用于脾虚食少,腹胀泄泻,痰饮眩悸,水肿,自汗,胎动不安。

3.11.3 黄精 Huangjing Polygonati Rhizoma

【来源】 为百合科植物滇黄精 *Polygonatum kingianum* Coll. et Hemsl. 、黄精 *Polygonatum sibiricum* Red. 或多花黄精 *Polygonatum cyrtonema* Hua 的干燥根茎。按形状不同,习称"大黄精""鸡头黄精""姜形黄精"。

【产地】 滇黄精主产于贵州、云南、广西等地;黄精主产于河北、内蒙古、陕西等地;多花黄精主产于贵州、湖南、云南、浙江、安徽等地(图 3.74)。

【采收加工】 春、秋二季采挖,除去须根,洗净,置沸水中略烫或蒸至透心,干燥。

【性状鉴别】 大黄精 呈肥厚肉质的结节块状,结节长可达 10 cm 以上,宽 3 ~6 cm,厚 2 ~ 3 cm。表面淡黄色至黄棕色,具环节,有皱纹及须根痕,结节上侧茎痕呈圆盘状,圆周凹入,中部突出。质硬而韧,不易折断,断面角质,淡黄色至黄棕色。气微,味甜,嚼之有黏性(图 3.75)。

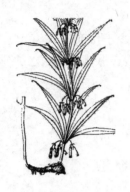

图 3.74 黄精植物图

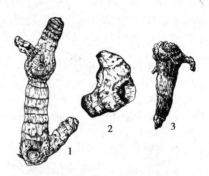

图 3.75 黄精药材图
1—姜形黄精;2—鸡头黄精;3—大黄精

鸡头黄精 呈结节状弯柱形,长 3～10 cm,直径 0.5～1.5 cm。结节长 2～4 cm,略呈圆锥形,常有分枝。表面黄白色或灰黄色,半透明,有纵皱纹,茎痕圆形,直径 5～8 mm。

姜形黄精 呈长条结节块状,长短不等,常数个块状结节相连。表面灰黄色或黄褐色,粗糙,结节上侧有突出的圆盘状茎痕,直径 0.8～1.5 cm。

【显微鉴别】 横切面

大黄精 表皮细胞外壁较厚。薄壁组织间散有多数大的黏液细胞,内含草酸钙针晶束。维管束散列,大多为周木型。

鸡头黄精、姜形黄精 维管束多为外韧型。

【理化鉴别】 供试品按照《中国药典》(2015 年版)黄精的薄层色谱操作法试验,以黄精药材作为对照。供试品色谱中,在与对照药材色谱相应的位置上,显相同颜色斑点。

【检查】 水分不得过 18.0%;总灰分不得过 4.0%。

【浸出物】 用稀乙醇作溶剂,醇溶性浸出物不得少于 45.0%。

【含量测定】 按干燥品计算,含黄精多糖以无水葡萄糖($C_6H_{12}O_6$)计,不得少于 7.0%。

【功效】 补气养阴,健脾,润肺,益肾。用于脾胃气虚,体倦乏力,胃阴不足,口干食少,肺虚燥咳,劳嗽咳血,精血不足,腰膝酸软,须发早白,内热消渴。

3.11.4 **粉萆薢** Fenbixie Dioscoreae Hypoglaucae Rhizoma

【来源】 为薯蓣科植物粉背薯蓣 *Dioscorea hypoglauca* Palibin 的干燥根茎。

【产地】 主产于浙江、安徽、湖南、江西等地。

【采收加工】 秋、冬二季采挖,除去须根,洗净,切片,晒干。

【性状鉴别】 为不规则的薄片,边缘不整齐,大小不一,厚约 0.5 mm。有的有棕黑色或灰棕色的外皮。切面黄白色或淡灰棕色,维管束呈小点状散在。质松,略有弹性,易折断,新断面近外皮处显淡黄色。气微,味辛、微苦(图 3.76)。

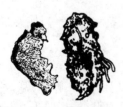

图 3.76 粉萆薢药材图

【显微鉴别】 横切面 外层为多列木栓化细胞。皮层较窄,细胞多切向延长,壁略增厚,木化壁纹孔明显;黏液细胞散在,内含草酸钙针晶束。中柱散生外韧型维管束和周木型维管束。薄壁细胞壁略增厚,具纹孔,细胞中含淀粉粒。

粉末 黄白色。淀粉粒单粒圆形、卵圆形或长椭圆形，直径 5~32 μm，长至 40 μm，脐点点状或裂缝状；复粒少数，多由 2 分粒组成。厚壁细胞众多，壁木化，孔沟明显，有的类似石细胞，多角形、梭形或类长方形，直径 40~80 μm，长至 224 μm。草酸钙针晶束长 64~84 μm。

【理化鉴别】 供试品按照《中国药典》(2015 年版)粉萆薢的薄层色谱操作法试验，以粉萆薢药材作为对照。供试品色谱中，在与对照药材色谱相应的位置上，显相同颜色斑点。

【检查】 水分不得过 11.0%；总灰分不得过 3.0%。

【浸出物】 用稀乙醇作溶剂，醇溶性浸出物不得少于 20.0%。

【功效】 利湿去浊，祛风除痹。用于膏淋，白浊，白带过多，风湿痹痛，关节不利，腰膝疼痛。

3.11.5 绵萆薢 Mianbixie Dioscoreae Spongiosae Rhizoma

【来源】 为薯蓣科植物绵萆薢 *Dioscorea spongiosa* J. Q. Xi，M. Mizuno et W. L. Zhao 或福州薯蓣 *Dioscorea futschauensis* Uline ex R. Kunth 的干燥根茎。

【产地】 主产于浙江、江西、福建等地。

【采收加工】 秋、冬二季采挖，除去须根，洗净，切片，晒干。

【性状鉴别】 为不规则的斜切片，边缘不整齐，大小不一，厚 2~5 mm。外皮黄棕色至黄褐色，有稀疏的须根残基，呈圆锥状突起。质疏松，略呈海绵状，切面灰白色至浅灰棕色，黄棕色点状维管束散在。气微，味微苦(图 3.77)。

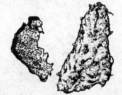

图 3.77 绵萆薢药材图

【显微鉴别】 粉末 淡黄棕色。淀粉粒众多，单粒卵圆形、椭圆形、类圆形、类三角形或不规则形，有的一端尖突，有的呈瘤状，直径 10~70 μm，脐点裂缝状、人字状、点状，层纹大多不明显。草酸钙针晶多成束，长 90~210 μm。薄壁细胞壁略增厚，纹孔明显。具缘纹孔导管直径 17~84 μm，纹孔明显。木栓细胞棕黄色，多角形。

【理化鉴别】 供试品按照《中国药典》(2015 年版)绵萆薢的薄层色谱操作法试验，以绵萆薢药材作为对照。供试品色谱中，在与对照药材色谱相应的位置上，显相同颜色斑点。

【检查】 水分不得过 11.0%；总灰分不得过 6.0%。

【浸出物】 用稀乙醇作溶剂，醇溶性浸出物不得少于 15.0%。

【功效】 利湿去浊，祛风除痹。用于膏淋，白浊，白带过多，风湿痹痛，关节不利，腰膝疼痛。

任务 3.12 白及、升麻、藁本、延胡索、胡黄连的鉴别

3.12.1 白及 Baiji Bletillae Rhizoma

【来源】 为兰科植物白及 *Bletilla striata*(Thunb.) Reichb. f. 的干燥块茎。

【产地】 主产于贵州、四川、湖南、湖北、云南等地。

【采收加工】 夏、秋二季采挖,除去须根,洗净,置沸水中煮或蒸至无白心,晒至半干,除去外皮,晒干。

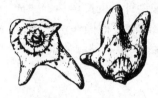

图 3.78 白及药材图

【性状鉴别】 呈不规则扁圆形,多有 2~3 个爪状分枝,长 1.5~5 cm,厚 0.5~1.5 cm。表面灰白色或黄白色,有数圈同心环节和棕色点状须根痕,上面有突起的茎痕,下面有连接另一块茎的痕迹。质坚硬,不易折断,断面类白色,角质样。气微,味苦,嚼之有黏性(图 3.78)。

【显微鉴别】 粉末 淡黄白色。表皮细胞表面观垂周壁波状弯曲,略增厚,木化,孔沟明显。草酸钙针晶束存在于大的类圆形黏液细胞中,或随处散在,针晶长 18~88 μm。纤维成束,直径 11~30 μm,壁木化,具人字形或椭圆形纹孔;含硅质块细胞小,位于纤维周围,排列纵行。梯纹导管、具缘纹孔导管及螺纹导管,直径 10~32 μm。糊化淀粉粒团块无色。

【理化鉴别】 供试品按照《中国药典》(2015 年版)白及的薄层色谱操作法试验,以白及药材作为对照。供试品色谱中,在与对照药材色谱相应的位置上,显相同颜色斑点。

【检查】 水分不得过 15.0%;总灰分不得过 5.0%。

【功效】 收敛止血,消肿生肌。用于咯血,吐血,外伤出血,疮疡肿毒,皮肤皲裂。

知识链接

白及的应用及习用品黄花白及

白及药材中含胶质(白及葡萄糖甘露聚糖)约 60%,目前应用广泛。如开发人工代血浆,安全无毒,无热源反应;白及胶还有黏合作用,能机械阻断血流,缩短凝血时间,广泛用于栓塞治疗;除此之外,白及胶还用于影像学中的造影剂、医用超声耦合剂等。

黄花白及 兰科黄花白及 Bletilla ochracra Schltr. 的块茎。在四川西部和北部产量较大,习惯作白及使用。药材和正品白及相似,干燥后块茎较小,外皮呈明显的纵纹,黄色或棕黄色。

3.12.2 升麻 Shengma Cimicifugae Rhizoma

【来源】 为毛茛科植物大三叶升麻 Cimicifuga heracleifolia Kom.、兴安升麻 Cimicifuga dahurica(Turcz.)Maxim. 或升麻 Cimicifuga foetida L. 的干燥根茎。

【产地】 主产于黑龙江、辽宁、吉林、四川、山西、湖北等地。

【采收加工】 秋季采挖,除去泥沙,晒至须根干时,燎去或除去须根,晒干。

【性状鉴别】 为不规则的长形块状,多分枝,呈结节状,长 10~20 cm,直径 2~4 cm。表面黑褐色或棕褐色,粗糙不平,有坚硬的细须根残留,上面有数个圆形空洞的茎基痕,洞内壁显网状沟纹;下面凹凸不平,具须根痕。体轻,质坚硬,不易折断,断面不平坦,有裂隙,纤维性,黄绿色或淡黄白色。气微,味微苦而涩(图3.79)。

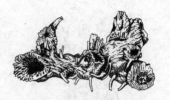

图3.79　升麻药材图

【理化鉴别】　供试品按照《中国药典》(2015年版)升麻的薄层色谱操作法试验,以阿魏酸、异阿魏酸对照品作为对照。供试品色谱中,在与对照品色谱相应的位置上,显相同颜色斑点。

【检查】　杂质不得过5%;水分不得过13.0%;总灰分不得过8.0%;酸不溶性灰分不得过4.0%。

【浸出物】　用稀乙醇作溶剂,醇溶性浸出物不得少于17.0%。

【含量测定】　按干燥品计算,含异阿魏酸($C_{10}H_{10}O_4$)不得少于0.10%。

【功效】　发表透疹,清热解毒,升举阳气。用于风热头痛,齿痛,口疮,咽喉肿痛,麻疹不透,阳毒发斑,脱肛,子宫脱垂。

3.12.3　藁本 Gaoben　Ligustici Rhizoma et Radix

【来源】　为伞形科植物藁本 *Ligusticum sinense* Oliv. 或辽藁本 *Ligusticum jeholense* Nakai et Kitag. 的干燥根茎和根。

【产地】　主产于四川、湖北、湖南、陕西等地;辽藁本主产于河北、辽宁等地。

【采收加工】　秋季茎叶枯萎或次春出苗时采挖,除去泥沙,晒干或烘干。

【性状鉴别】　藁本　根茎呈不规则结节状圆柱形,稍扭曲,有分枝,长3~10cm,直径1~2cm。表面棕褐色或暗棕色,粗糙,有纵皱纹,上侧残留数个凹陷的圆形茎基,下侧有多数点状突起的根痕及残根。体轻,质较硬,易折断,断面黄色或黄白色,纤维状。气浓香,味辛、苦、微麻。

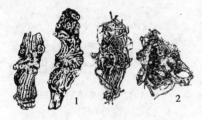

图3.80　藁本药材图
1—藁本;2—辽藁本

辽藁本　较小,根茎呈不规则的团块状或柱状,长1~3cm,直径0.6~2cm。有多数细长弯曲的根(图3.80)。

【理化鉴别】　供试品按照《中国药典》(2015年版)藁本的薄层色谱操作法试验,以藁本药材、作为对照。供试品色谱中,在与对照药材色谱相应的位置上,显相同颜色斑点。

【检查】　水分不得过10.0%;总灰分不得过15.0%;酸不溶性灰分不得过10.0%。

【浸出物】　用乙醇作溶剂,醇溶性浸出物不得少于13.0%。

【含量测定】　按干燥品计算,含阿魏酸($C_{10}H_{10}O_4$)不得少于0.050%。

【功效】　祛风,散寒,除湿,止痛。用于风寒感冒,巅顶疼痛,风湿痹痛。

3.12.4　延胡索 Yanhusuo　Corydalis Rhizoma

【来源】　为罂粟科植物延胡索 *Corydalis yanhusuo* W. T. Wang 的干燥块茎。

【产地】　主产于浙江,江苏、湖北、湖南等地也产。

【采收加工】　夏初茎叶枯萎时采挖,除去须根,洗净,置沸水中煮至恰无白心时,取出,晒干。

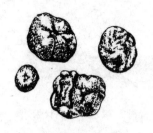

图 3.81　延胡索药材图

【性状鉴别】　呈不规则的扁球形,直径 0.5 ~ 1.5 cm。表面黄色或黄褐色,有不规则网状皱纹。顶端有略凹陷的茎痕,底部常有疙瘩状突起。质硬而脆,断面黄色,角质样,有蜡样光泽。气微,味苦(图 3.81)。

【显微鉴别】　粉末　绿黄色。糊化淀粉粒团块淡黄色或近无色。下皮厚壁细胞绿黄色,细胞多角形、类方形或长条形,壁稍弯曲,木化,有的呈连珠状增厚,纹孔细密。螺纹导管直径 16 ~ 32 μm。

【理化鉴别】　供试品按照《中国药典》(2015 年版)延胡索的薄层色谱操作法试验,以延胡索药材、延胡索乙素作为对照。供试品色谱中,在与对照药材色谱和对照品色谱相应的位置上,显相同颜色斑点。

【检查】　水分不得过 15.0% ;总灰分不得过 4.0% 。

【浸出物】　用稀乙醇作溶剂,醇溶性浸出物不得少于 13.0% 。

【含量测定】　按干燥品计算,含延胡索乙素($C_{21}H_{25}NO_4$)不得少于 0.050% 。

【功效】　活血,行气,止痛。用于胸胁、脘腹疼痛,胸痹心痛,经闭痛经,产后瘀阻,跌打肿痛。

3.12.5　**胡黄连** Huhuanglian　Picrorhizae Rhizoma

【来源】　为玄参科植物胡黄连 *Picrorhiza scrophulariiflora* Pennell 的干燥根茎。

【产地】　主产于西藏、云南、四川等地。

【采收加工】　秋季采挖,除去须根和泥沙,晒干。

【性状鉴别】　呈圆柱形,略弯曲,偶有分枝,长 3 ~ 12 cm,直径 0.3 ~ 1 cm。表面灰棕色至暗棕色,粗糙;有较密的环状节,具稍隆起的芽痕或根痕,上端密被暗棕色鳞片状的叶柄残基。体轻,质硬而脆,易折断,断面略平坦,淡棕色至暗棕色,木部有 4 ~ 10 个类白色点状维管束排列成环。气微,味极苦(图 3.82)。

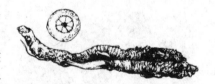

图 3.82　胡黄连药材图

【显微鉴别】　取本品粉末 0.5 g,置适宜器皿中,60 ~ 80 ℃升华 4 h,置显微镜下观察,可见针状、针簇状、棒状、板状结晶及黄色球状物。

【理化鉴别】　供试品按照《中国药典》(2015 年版)胡黄连的薄层色谱操作法试验,以香草酸、肉桂酸作为对照品。供试品色谱中,在与对照品色谱相应的位置上,显相同颜色斑点。

【检查】　水分不得过 13.0% ;总灰分不得过 7.0% ;酸不溶性灰分不得过 3.0% 。

【浸出物】　用乙醇作溶剂,醇溶性浸出物不得少于 30.0% 。

【含量测定】　按干燥品计算,含胡黄连苷 I ($C_{24}H_{28}O_{11}$)与胡黄连苷 II ($C_{23}H_{28}O_{13}$)的总量不得少于 9.0% 。

【功效】　退虚热,除疳热,清湿热。用于骨蒸潮热,小儿疳热,湿热泻痢,黄疸尿赤,痔疮肿痛。

任务 3.13 药食两用之桔梗、百合、薤白鉴别

3.13.1 桔梗 Jiegeng Platycodonis Radix

【来源】 为桔梗科植物桔梗 *Platycodon grandiflorum* (Jacq.) A. Dc. 的干燥根。

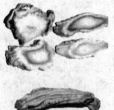

【产地】 主产于全国大部分地区,其中东北、华北产量最大。

【采收加工】 秋季人们采挖桔梗根,除去外皮,在淡盐水中浸泡1天,去掉苦味,撕成丝状长条,再根据个人喜好加芝麻、辣椒等佐料腌渍,即成为香辣味美、风格独特的佐餐菜。

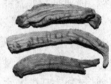

【性状鉴别】 呈圆柱形或略呈纺锤形,下部渐细,有的有分枝,略扭曲,长7~20 cm,直径0.7~2 cm。表面白色或淡黄白色,不去外皮者表面黄棕色至灰棕色,具纵扭皱沟,并有横长的皮孔样斑痕及支根痕,上部有横纹。有的顶端有较短的根茎或不明显,其上有数个半月形茎痕。质脆,断面不平坦,形成层环棕色,皮部类白色,有裂隙,木部淡黄白色。气微,味微甜后苦(图3.83)。

图 3.83 桔梗药材图

【功效】 桔梗味苦、性平、归肺经,有宣肺、利咽、祛痰、排脓的功能。用于咳嗽痰多,胸闷不畅,咽痛音哑,肺痈吐脓。桔梗中的主要化学成分桔梗皂苷,能刺激胃黏膜,有较强的祛痰作用;能抑制胃液分泌和抗溃疡;还有解痉、镇痛、镇静、镇咳、降血糖、降血脂、松弛肠平滑肌、抗过敏、抗胆碱、抗肿瘤、抗炎、增强免疫等作用。临床上不仅大量使用桔梗饮片,而且在中成药中以桔梗为主药的品种也很多,如银翘解毒片、桑菊感冒片、复方川贝精片、祛痰灵、痰咳净、健民咽喉片、小儿化痰止咳颗粒、复方桔梗片等。

桔梗根富含氨基酸、蛋白质、植物纤维、维生素C、维生素B及钙、锌、钾、铁等元素。朝鲜、韩国、日本及我国东北地区喜欢吃桔梗咸菜。新鲜桔梗制作的桔梗菜色白质嫩,口感好,为此,韩国有专门的鲜桔梗加工厂。韩国的超市及农贸市场随处可见小包装的新鲜或腌制的桔梗菜。桔梗根也可趁鲜去皮晒成桔梗干,做成罐头、果脯、什锦袋菜等。此外,桔梗还供酿酒用,也可用来制粉,种子可榨油食用。春季桔梗嫩茎叶可炒食,也可做汤饮用。

桔梗的食疗作用也得到了普遍的应用,如干桔梗或鲜桔梗去皮后水煎汤,有去疲劳与镇痛之功效。桔梗作为滋补的佐料,平时煎熬食物中也可加入一些桔梗,可起到祛火凉补的功效。乙肝和肝炎患者平时用桔梗煎汤饮用,可作为日常保健之最佳饮品。多年生野生桔梗用于浸泡白酒,使酒的口味更好,也可疏筋通血,强身健体。

3.13.2 百合 Baihe Lilii Bulbus

【来源】 为百合科植物卷丹 *Lilium lancifolium* Thunb. 、百合 *Lilium brownii* F. E. Brown var. *viridulum* Baker 或细叶百合 *Lilium pumilum* DC. 的干燥肉质鳞叶。

【产地】 主产于湖南、湖北、江苏等地。

【采收加工】 秋季采挖,洗净,剥取鳞叶,放入开水中稍烫,取出,干燥。

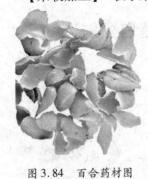

图 3.84　百合药材图

【性状鉴别】 呈长椭圆形,长 2 ~ 5 cm,宽 1 ~ 2 cm,中部厚 1.3 ~ 4 mm。表面类白色、淡棕黄色或微带紫色,有数条纵直平行的白色维管束。顶端稍尖,基部较宽,边缘薄,微波状,略向内弯曲。质硬而脆,断面较平坦,角质样。气微,味微苦(图 3.84)。

【功效】 百合甘,寒。归心、肺经。有养阴润肺,清心安神的作用。用于阴虚燥咳,劳嗽咳血,虚烦惊悸,失眠多梦,精神恍惚。

百合不但含有丰富的糖类、蛋白质和脂肪,而且含有秋水仙碱、百合甙等多种药用成分以及维生素、矿质元素、氨基酸等,具有良好的营养滋补之功,特别是对病后体弱、神经衰弱等症大有裨益。除此之外在临床上,可以用百合中的有效成分如秋水仙碱治疗癌症等疾病,如治疗乳腺癌,皮肤癌、白血病、何杰金氏病、地中海家族热等。秋水仙碱对原发性痛风也有疗效。

百合的食用方法很多,用百合煮粥,是民间最常见的食用方法。尤以秋后新鲜百合上市时,食用百合粥的人更多。《本草纲目》认为“百合粥润肺调中”。其功用为润肺止咳,养心安神,适应证为老年慢性气管炎,肺热或肺燥干咳,涕泪过多,精神恍惚,坐卧不安,以及神经衰弱、肺结核、妇女更年期综合征等。鲜百合鳞片剥下,开水烫漂后晾晒或直接用火炕烤干,即可制成百合干,可以长久保存,随时取用。百合干也可磨制成百合粉,做成糕饼、月饼馅料等。

将鲜百合 100 g 洗净,放入锅内,加水 500 g,文火煮沸,烂熟后加入适量白糖做成百合饮,用于病后余热未清,心阴不足所致之虚烦不眠。对肺燥干咳,痰中带血患者也很适宜。百合莲子汤可治因虚火上升、心烦多梦所致失眠。将鲜百合鳞片榨取原汁,装瓶直接饮用,香醇可口。除此之外百合是许多菜品中不可或缺的食材,如西芹百合、百合鸡丝、百合鱼片、百合鸡蛋等。

3.13.3　薤白 Xiebai　Allii Macrostemonis Bulbus

【来源】 为百合科植物小根蒜 *Allium macrostemon* Bge. 或薤 *Allium chinense* G. Don 的干燥鳞茎。

【产地】 全国大部分地区均产。

【采收加工】 夏、秋二季采挖,洗净,除去须根,剥取鳞叶,蒸透或放开水中烫透,取出晒干。

【性状鉴别】 小根蒜　呈不规则卵圆形,高 0.5 ~ 1.5 cm,直径 0.5 ~ 1.8 cm。表面黄白色或淡黄棕色,皱缩,半透明,有类白色膜质鳞片包被,底部有突起的鳞茎盘。质硬,角质样。有蒜臭,味微辣(图 3.85)。

薤　呈略扁的长卵形,高 1 ~ 3 cm,直径 0.3 ~ 1.2 cm。表面淡黄棕色或棕褐色,具浅纵皱纹。质较软,断面可见鳞叶 2 ~ 3 层,嚼之黏牙。

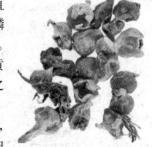

图 3.85　薤白药材图

【功效】 薤白味辛,苦,性温,归心、肺、胃、大肠经。通阳散结,行气导滞。用于胸痹心痛,脘腹痞满胀痛,泻痢后重。与现代医学中的心绞痛、心肌梗死、动脉粥样硬化等心血管疾病有一定的关系。

薤白具有独特的葱蒜味,其作为野生蔬菜,具有白净透明、皮软肉糯、脆嫩无渣、香气浓郁的特点,自古被视为席上佐餐佳品。将薤白粉碎成粉后添加到速冻饺子、包子、馒头、面条及饼干等食品中,既增加其营养保健功能,又可改善产品风味。还可利用其含有的甾体皂苷、含氮化合物等具有较好的抗凝、降血脂、清除自由基作用,添加到火腿肠等肉制品中,从而使其具有防止心血管疾病、抗肿瘤、防衰老等保健功能;此外,用薤白汁液与红枣、山楂混合制作保健饮料,有降血脂、防止动脉粥状硬化、抗癌、防衰等功效。

实训 1　根及根茎类中药鉴别

一、实训目的

①掌握常见根及根茎类中药性状特征;人参、西洋参、三七、川贝母、天麻、山药饮片的真伪鉴别特征。

②熟悉易混品药材区别点。

③了解常见根类药材鉴别要点。

二、仪器、材料

1)仪器

放大镜、直尺、单面刀片。

2)材料

人参及伪品、西洋参及伪品、三七及伪品、北沙参与南沙参、牛膝与川牛膝、白芍与赤芍、川乌与草乌、葛根与粉葛、防风与板蓝根、当归、黄芩、黄芪、党参、地榆、远志、苦参、商陆、防己、白芷、漏芦、白头翁、独活、续断。

川贝母及其伪品、天麻及其伪品、山药及其伪品、白术与苍术、粉萆薢与绵萆薢、延胡索与半夏、绵马贯众与狗脊、浙贝母、川芎、莪术、姜黄、白及、升麻、藁本、胡黄连、土茯苓、石菖蒲、芦根、白茅根。

三、实训任务

①真伪品鉴定。

②易混淆品鉴定。

③常见中药鉴定。

四、实训过程

1)学生

(1)真伪品鉴定

人参及其伪品鉴定　人参伪品较多,并与其外形相似。但要注意正品人参同时具备的3个鉴别要点,即芦头和芦碗、上半部分横向环纹、断面棕色形成层环纹。

西洋参及其伪品鉴定　西洋参饮片中常有人参冒充。西洋参饮片皮层树脂道明显,木质部致密,呈放射状,苦味明显。

三七及其伪品鉴定　三七常见的伪品为莪术,其体重,质坚实,皮部与木质部分离,形似"铜皮铁骨"。但莪术属于根茎,表面具有环节,可以此鉴别。

川贝母及其伪品 川贝母常见伪品为山慈姑和光慈姑,伪品外形虽与正品相似,但外面鳞叶只有一枚,不分瓣,顶端较尖,不开口。

天麻及其伪品 天麻常见伪品为芭蕉芋,伪品除去表皮者露出纤维洋纹,纵向散乱排列,顶端嫩芽呈灰黑色或灰褐色。

山药及其伪品 山药伪品木薯,虽极为相似,但伪品中央部位有黄色或淡黄色的小木心或小空洞。

（2）易混淆品鉴定

北沙参与南沙参 注意观察药材表面、断面有无裂隙、质地、气味等特征。

牛膝与川牛膝 注意观察药材形状、大小、断面点状维管束等特征。

白芍与赤芍 注意观察药材表面颜色、断面是否角质、有无粉性等特征。

川乌与草乌 注意观察药材形状、表面颜色、皱缩纹理的程度等特征。

葛根与粉葛 注意观察药材有无纤维性、有无粉性、断面有无环纹等特征。

防风与板蓝根 注意观察根头有无纤维及横向环纹、质地、断面有无裂隙、木质部及皮部颜色等特征。

白术与苍术 注意观察表面瘤状突起、断面"朱砂点"有无及气味浓淡等特征。

粉草薢与绵草薢 注意观察表面颜色、断面维管束、质地等特征。

延胡索与半夏 注意观察表面颜色、有无疙瘩状突起、茎痕特征、味道等特征。

绵马贯众与狗脊 注意观察表面有无金黄色绒毛、叶柄残基、断面木质部等特征。

（3）常见中药鉴定

观察当归、黄芩、黄芪、党参、地榆、远志、苦参、商陆、防己、白芷漏芦、白头翁、独活、续断。浙贝母、川芎、莪术、姜黄、白及、升麻、藁本、胡黄连、土茯苓、石菖蒲、芦根、白茅根。

2）教师

辅助学生进行根及根茎类药材的真伪鉴别、易混淆品鉴别及常见中药鉴别,并给予一定的指导;对学生的实训结果进行评价。

五、实训考核与评价

①能够鉴别人参、西洋参、三七、川贝母、天麻、山药真伪。

②可以分辨易混淆药材,并说出主要区别点。

③对常见药材做到见药知名,并说出主要特征。

六、实训报告

①记述人参、西洋参、三七、川贝母、天麻、山药的性状鉴定特征。

②简述北沙参与南沙参、牛膝与川牛膝、白芍与赤芍、川乌与草乌、葛根与粉葛、防风与板蓝根、白术与苍术、粉草薢与绵草薢、延胡索与半夏、绵马贯众与狗脊的区别点。

实训 2　甘草的鉴别

一、实训目的

①掌握甘草的性状特征及粉末显微特征。

②熟悉甘草的理化鉴定方法。

二、仪器、材料

1）仪器

显微镜、临时制片工具（载玻片、盖玻片、解剖针、镊子、吸水纸、擦镜纸等）。

2）材料

蒸馏水、乙醇、80%硫酸、甘草药材、甘草粉末。

三、实训任务

1）性状特征

观察甘草药材的性状特征。

2）粉末特征

取甘草粉末少许，制作水装片，置于显微镜下观察。

3）理化特征

取甘草粉末进行泡沫反应和甘草酸反应。

四、实训过程

1）学生

（1）观察甘草药材的性状特征

注意其形状、表面木栓层颜色，栓皮脱落处皮层的颜色，形成层的位置，断面木质部放射性纹理，口尝感受甘草特殊味道。

（2）显微鉴别

取甘草粉末少许，制作水装片，置于显微镜下观察。

草酸钙方晶多见纤维成束，壁厚，周围薄壁细胞含草酸钙方晶，形成晶纤维；具缘纹孔导管较大，稀有网纹导管；木栓细胞红棕色，多角形；淀粉粒多为单粒，卵圆形或椭圆形；棕色块状物易见，性状不一。

（3）理化鉴定

①泡沫反应　取甘草粉末少许，置于试管中，加蒸馏水 3～5 mL，用力振摇（缓缓摇摆振摇，不得上下振摇），可产生持久的泡沫。注意，加入蒸馏水量不宜超过1/3，一般为试管的1/5左右。

②甘草酸反应　取甘草粉末少许，置于白瓷板上，加80%硫酸溶液数滴，均显黄色，渐变为橙黄色。

2）教师

辅助学生进行甘草的性状鉴别、显微鉴别和理化鉴别，并给予一定的指导；对学生的实训结果进行评价。

五、实训考核与评价

①能够说出甘草的性状鉴别要点。

②能够在显微镜下鉴别出甘草粉末。

六、实训报告

①记述甘草的性状鉴定特征及理化鉴定结果。

②甘草粉末显微特征图。

实训 3　黄连的鉴别

一、实训目的

①掌握黄连的性状特征及粉末显微特征。

②熟悉黄连的理化鉴别法。

二、仪器、材料

1）仪器

显微镜、紫外分光仪、临时制片工具（载玻片、盖玻片、解剖针、镊子、吸水纸、擦镜纸等）。

2）材料

蒸馏水、95％乙醇、30％硝酸溶液、黄连药材、黄连粉末、黄连根茎横切片。

三、实训任务

1）性状特征

观察黄连药材的性状特征。

2）粉末特征

取黄连粉末少许，制作水装片，置于显微镜下观察。

3）理化特征

取黄连粉末进行荧光反应和小檗碱反应。

四、实训过程

1）学生

（1）性状鉴定

观察黄连药材性状特征，特别注意3种商品黄连的外形、过桥、断面、气味等。

（2）显微鉴定

横切片观察　由外向内观察各部分，注意石细胞分布。

粉末观察　取黄连（味连）粉末少许，制作其水装片，置于显微镜下观察。

①石细胞鲜黄色，类方形、类圆形、类长方形或类多角形，层纹和纹孔明显。

②鳞叶表皮细胞绿黄色或黄棕色，细胞窄长，垂周壁多微波状弯曲。

③韧皮纤维鲜黄色，长梭形或纺锤形，壁厚。

④木纤维多成束，较细长，壁较薄，有稀疏点状纹孔。

⑤导管为网纹或孔纹导管，短节状。

⑥淀粉粒多单粒，类圆形。

（3）理化鉴定

荧光反应　黄连根茎折断面在紫外灯（365 nm）下，显金黄色荧光，木质部尤为明显。

小檗碱反应　取黄连粉末或切片置于载玻片上，加95%乙醇1~2滴及30%硝酸1滴，加盖玻片，放置片刻，置于显微镜下观察，可见黄色针状或针簇状结晶析出（硝酸小檗碱），加热结晶溶解并显红色。

2）教师

辅助学生进行黄连的性状鉴别、显微鉴别和理化鉴别，并给予一定的指导；对学生的实训结果进行评价。

五、实训考核与评价

①能够说出3种商品黄连的性状鉴别要点。

②能够在显微镜下鉴别出黄连粉末。

六、实训报告

①记述黄连的性状鉴定特征及理化鉴定结果。

②黄连粉末显微特征图。

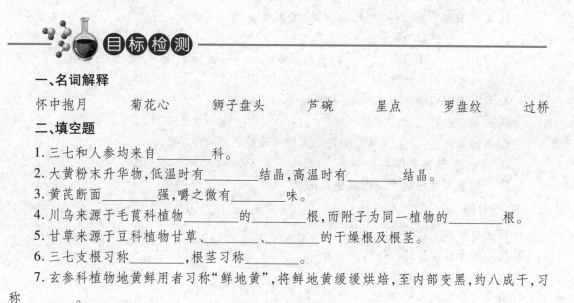

目标检测

一、名词解释

怀中抱月　　　菊花心　　　狮子盘头　　　芦碗　　　星点　　　罗盘纹　　　过桥

二、填空题

1. 三七和人参均来自_____科。

2. 大黄粉末升华物，低温时有_____结晶，高温时有_____结晶。

3. 黄芪断面_____强，嚼之微有_____味。

4. 川乌来源于毛茛科植物_____的_____根，而附子为同一植物的_____根。

5. 甘草来源于豆科植物甘草、_____、_____的干燥根及根茎。

6. 三七支根习称_____，根茎习称_____。

7. 玄参科植物地黄鲜用者习称"鲜地黄"，将鲜地黄缓缓烘焙，至内部变黑，约八成干，习称_____。

三、单项选择题

1. 双子叶植物根及根茎断面有一圈环纹，它是（　　　）。

　　A. 外皮层　　　B. 内皮层　　　C. 形成层　　　D. 木质部　　　E. 石细胞环带

2. 以下哪种药材药用部分不是根？（　　　）

　　A. 怀牛膝　　　B. 北豆根　　　C. 川牛膝　　　D. 山豆根　　　E. 赤芍

3. 党参根头部有多数疣状突起的茎痕及芽，习称（　　　）。

　　A. 蚯蚓头　　　D. 芦头　　　C. 狮子盘头　　　D. 珍珠盘　　　E. 云头

4. 川芎主产于（　　　）。

　　A. 四川　　　B. 贵州　　　C. 云南　　　D. 陕西　　　E. 湖北

5. 来源于非伞形科的药材是(　　)。

　　A. 当归　　　B. 防己　　　C. 柴胡　　　D. 北沙参　　　E. 防风

6. 下列除哪项外均为茅苍术的性状特征?(　　)

　　A. 呈疙瘩块状　　　　　B. 表面灰棕色　　　　　C. 质坚实

　　D. 断面黄白或灰白色,散有"朱砂点",久置可析出白毛状结晶

　　E. 香气特异,味微甘,辛苦

7. 断面角质样,中央木心明显,其外围散有多数"筋脉点",排列成2～4轮,该药材是(　　)。

　　A. 牛膝　　　B. 川牛膝　　　C. 大黄　　　D. 白芍　　　E. 赤芍

8. "铜皮铁骨"是以下哪种药材的性状特征?(　　)

　　A. 当归　　　B. 三七　　　C. 黄芪　　　D. 大黄

　　E. 丹参　　　　　　　　E. 原植物为三角叶黄连

四、多项选择题

1. 麦冬的性状特征(　　)。

　　A. 呈纺锤形,两端渐细　　　B. 断面粉性　　　C. 表面黄白色

　　D. 中央有细小木心(中柱)　　　E. 质柔韧

2. 以下哪些为黄连的原植物?(　　)

　　A. 黄连　　　B. 味连　　　C. 三角叶黄连　　　D. 云南黄连　　　E. 太白黄连

3. 天麻的性状鉴别特征是(　　)。

　　A. 呈长条形或椭圆形,扁缩而稍弯曲

　　B. 一端有红棕色干枯芽苞

　　C. 表面黄白色,有点状突起排列而成的多轮横环纹

　　D. 质坚实,断面具棕黑色光泽

　　E. 一端有自母麻脱落后的圆脐形疤痕

五、简答题

1. 简述根和根茎的区别。

2. 简述天麻性状鉴别特征。

3. 白芍与赤芍有哪些区别?

4. 简述人参性状鉴别特征。

5. 大黄伪品较多,常采用哪种理化方法进行真伪鉴定?

6. 简述川贝母3种商品松贝、青贝、炉贝的区别。

六、综合题

1. 比较3种黄连的商品来源及性状鉴别的区别点。

2. 某药店新进了一批山药,但发现这批山药饮片中央有类似木头类的东西,那么新进的这批山药是否为正品? 如何鉴定?

项目 4 中药鉴定综合技能之茎木类中药鉴定

📖【项目描述】

　　该项目包含 5 个任务,主要介绍了 22 味常见茎木类中药的鉴别,建议教学用时 9 学时,其中 5 学时理论教学,4 学时实践教学。在观察茎木类中药的性状特征时,要注意其药用部位及其形状、大小、表面和质地等特征;显微鉴别时要注意纤维等特征。有些茎木类药材可以利用水试的方法鉴别,如苏木,正品药材呈现黄棕色,水溶液呈现玫红色;有些茎木类药材的鉴别用到火试,如沉香火试有黑烟,有香味。另外,本类药材涉及的种类较多,有心材、藤茎、髓部、茎枝等。

📖【学习目标】

➤ 熟悉茎木类药材的一般鉴别方法。

➤ 掌握川木通、沉香的性状和显微的鉴别。

➤ 熟悉木通、苏木、降香、檀香、鸡血藤、大血藤、桑寄生、槲寄生、桑枝、桂枝、通草、小通草、灯心草、竹茹、钩藤、忍冬藤、首乌藤、青风藤、海风藤、络石藤等的性状及鉴别要点。

➤ 了解药食两用茎木类中药的品种和鉴别要点。

📖【能力目标】

➤ 能准确识别川木通、木通、苏木、沉香、降香、檀香、鸡血藤、大血藤、桑寄生、槲寄生、桑枝、桂枝、通草、小通草、灯心草、竹茹、钩藤、忍冬藤、首乌藤、青风藤、海风藤、络石藤 22 味中药原药材及饮片。

➤ 能熟练制作川木通、沉香临时粉末制片,并能熟练绘制粉末特征图。

📖【工作任务】

任务 4.1　茎木类中药鉴定通用技能

4.1.1　植物学相关知识

茎木类中药是茎类(包含藤茎)和木类中药的总称。主要是药用植物地上茎或茎的一部分,多数为木本植物的茎或仅用其木材部分,少数是草本植物的茎藤。双子叶植物的木类是指形成层以内的木类的心材部分。木材又分边材和心材。边材形成较晚,含水分较多,颜色较浅;心材形成较早,位于木质部内方,蓄积了较多的物质,如树脂、树胶、丹宁、油类等,颜色较深,质地较致密。木类中药多采用心材部分,如沉香、降香、苏木等。

4.1.2　入药部位

茎木类中药包括茎类中药和木类中药。

1)茎(caulis)类中药

药用木本植物的茎,以及少数草本植物的茎藤,包括茎藤、茎枝、茎刺、茎髓等。

①茎藤　如关木通、大血藤、鸡血藤、海风藤、青风藤等。

②茎枝　如桂枝、桑枝、桑寄生、槲寄生、钩藤等。

③茎刺　如皂角刺,或其翅状附属物,如鬼箭羽。

④茎髓　如灯心草、通草等。

药用草本植物的茎,则列入全草类中药,如麻黄、石斛等。

茎的翅状附属物,如鬼箭羽。

草本植物的茎,如苏梗。

2)木(lignum)类中药

药用部位为木本植物茎的形成层以内的部分,通称为木材。

一般木材可分为边材和心材两部分。边材(sapwood)含水分较多,颜色较浅,心材(heartwood)由于蓄积了较多的挥发油和树脂类物质,颜色较深,质地也较致密而重。木类中药大多采用心材部分。

4.1.3　性状鉴别

一般应注意其形状、大小、粗细、表面、颜色、质地、折断面及气味。如带叶的茎枝,其叶则按叶类中药的要求进行观察。木质藤茎和茎枝多呈圆体形或扁圆柱形,有的扭曲不直,粗细大小不一。表面大多为棕黄色,少数具特殊颜色。外表粗糙,可见深浅不一的裂纹及气孔,节膨大,具叶痕及枝痕。质地坚实。断面纤维性或裂片状,木部占大部分,呈放射状排列;有的小孔明显可见,如关木通、青风藤;有的有特殊的环纹,如鸡血藤。气味有时是中药鉴别的中药依据,如海风藤味苦,有辛辣感,青风藤味苦而无辛辣感。

草质藤茎较细长,多呈圆柱形,有的可见数条纵向的隆起棱线,也有呈类方柱形者。表面多呈浅黄绿色,节和节间、叶痕均较明显。质脆,易折断。断面可见明显的髓部,类白色,疏松,有的呈空洞状。木类小药多呈不规则的块状、厚片状或长条状。表面颜色不一,有的具有棕褐色树脂状条纹或斑块;有的因形成的季节不同而出现年轮。质地和气味常可以帮助鉴别,如沉香质重,具香气;白木香质轻,香气较淡。

4.1.4　显微鉴别

1) 茎类中药的组织构造

一般制成横切片、纵切片、解离组织片、粉末制片等,观察其组织特征时应注意以下特征:

（1）周皮或表皮

木栓细胞的形状、层数、增厚情况,落皮层有无等;幼嫩茎的周皮尚不发达,常可见到表皮组织。

（2）皮层

注意其存在与否及在横切面所占比例,木栓形成层如发生在皮层以内,则初生皮层就不存在,而由栓内层(次生皮层)所代替:木栓形成层如发生在皮层,则初生皮部分存在,其外方常分化为厚角组织或厚壁组织。注意观察细胞的形态及内含物等。

（3）韧皮部

韧皮薄壁组织和韧皮射线细胞的形态及排列情况,以及有无厚壁组织等。

（4）形成层

是否明显,一般都呈环状。

（5）木质部

导管、管胞、木纤维、木薄壁细胞、木射线细胞的形态和排列情况。

（6）髓部

大多由薄壁细胞构成,多具明显的细胞间隙,有的细胞可见圆形单纹孔;有的髓周围具厚壁细胞,散在或形成环髓纤维或环髓石细胞。草质茎髓部较发达,木质茎髓部较小。

除注意以上各类组织的排列,各种细胞的分布,细胞内含物如各类结晶体、淀粉粒等特征的有无及形状外,有的还需通过解离组织制片法,仔细观察各类厚壁组织的细胞形态、细胞壁的厚度和木化程度,有无壁孔、层纹和分隔。

双子叶植物木质茎藤,有的为异常构造,其韧皮部和木质部层状排列成数轮,如鸡血藤;有的髓部具有数个维管束,如海风藤;有的具内生韧皮部,如络石藤。

2) 木类中药的组织构造

一般分别制作3个方向的切片,即横切片、径向纵切片和切向纵切片。另外,还可配合制作解离组织片和粉末片。观察时,应注意下列组织的特征:

（1）导管

导管分子的形状、宽度及长度,导管壁上纹孔的类型。通常木类中药的导管大多为具缘纹孔及网纹导管;导管分子的末梢壁上纹孔的类型呈大的圆形或斜梯形,在解离组织及纵切面上易察见。此外,还应注意导管中有无侵填体及侵填体的形状和颜色。

　　松柏科植物的木材没有导管,而为管胞。管胞不像导管由许多细胞形成长管状,而是两端较狭窄,无明显末梢壁(纤维状管胞脑),即使有斜形末梢壁,但无穿孔而只有纹孔(导管状管胞),且纹孔的膜是完整的。管脑侧壁上的纹孔通常是具缘纹孔。

　　(2)木纤维

　　木纤维占木材的大部分,纵切面观为狭长的厚壁细胞,长度为宽度的 30~50 倍,细胞腔狭小,壁厚,有斜裂隙状的单纹孔(大多向左倾斜);少数细胞腔较宽,有些纤维胞腔中具有中隔,称为分隔纤维。横切面观多呈类三角形,具胞腔。

　　(3)木薄壁细胞

　　木薄壁细胞是储藏养料的生活细胞,有时内含淀粉粒或草酸钙结晶。细胞壁有时增厚或有单纹孔,大多木质化。

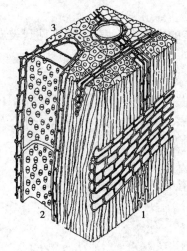

图 4.1　木材三切面图
1—径向切面;2—切向切面;3—横切面

　　(4)木射线

　　细胞形状与木薄壁细胞相似,但切面上的位置和排列形式则不同,射线细胞的长轴通常是半径向的,与导管及纤维的长轴相垂直。不同的切面,其射线表现形式不一,横切面所见射线是从令心向四周发射的辐射状线条,显示射线的宽度和长度。切向切面所见射线的轮廓略呈纺锤形,显示射线的宽度和高度,是射线的横切(其他组成细胞均系纵切)。

　　径向切面所见各组成细胞均是纵切,所见射线是多列长形细胞,从中部向外周横蚕着,显示射线的高度和长度。射线细胞由薄壁细胞组成,细胞壁木化,有的可见壁孔,胞腔内常见淀粉粒或草酸钙结晶(图 4.1)。

　　此外,注意木类中药有时可见到内涵韧皮部,如沉香。

任务 4.2　川木通、木通、苏木、沉香、降香、檀香的鉴别

4.2.1　川木通 Chuanmutong　Clematidis Armandii CauLis

　　【来源】　为毛莨科植物小木通 *Clematis armandii* Franch. 或绣球藤 *Clematis montana* Buch.-Ham. 的干燥藤茎。

　　【产地】　小木通主产于四川、湖南,陕西、贵州、湖北、云南、广东、广西及江西也产。绣球藤主产于四川、陕西、湖北、甘肃、安徽、广西、云南、贵州等地也产。

　　【采收加工】　春、秋二季采收,除去粗皮,晒干,或趁鲜切薄片,晒干。

　　【性状鉴别】　呈长圆柱形,略扭曲,长 50~100 cm,直径 2~3.5 cm。表面黄棕色或黄褐

色,有纵向凹沟及棱线;节处多膨大,有叶痕及侧枝痕。残存皮部易撕裂。质坚硬,不易折断。切片厚2~4 mm,边缘不整齐,残存皮部黄棕色,木部浅黄棕色或浅黄色,有黄白色放射状纹理及裂隙,其间布满导管孔,髓部较小,类白色或黄棕色,偶有空腔。气微,味淡[图4.2(a)]。

绣球藤与小木通相似,木质部束大小相同呈放射状排列。但大的木质部束外端又被淡黄色的次生放射状纹理分为两束,与小木通不同。

以粗细均匀,断面黄白色、无黑心者为佳。

【显微鉴别】 小木通横切面 木栓层及皮层多已除去。周围纤维束呈波状环。韧皮部纤维束1~2层,外层多连成波环状,均木化,筛管群部分颓废压扁。木质部束大小相间排列,细胞均木化。髓射线较宽。髓部薄壁细胞类圆形,排列疏松[图4.2(b)]。

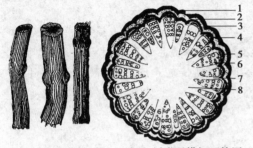

（a）川木通药材图　　（b）川木通横切面简图

图4.2　川木通药材图

1—木栓层;2—皮层;3—周围纤维束;4—韧皮部;

5—形成层;6—木质部;7—射线;8—髓部

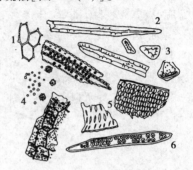

图4.3　川木通粉末特征图

1—木栓细胞;2—韧皮纤维;3—石细胞;

4—簇晶;5—导管;6—木纤维

绣球藤横切面 髓射线将木质部分成20多束,大小相见排列,大的一束又被次生射线分割成两束,韧皮部波状纤维束有2层。

粉末 黄白色至黄褐色。纤维甚多,木纤维长梭形,末端尖狭,直径17~43 μm,壁厚,木化,壁孔明显;韧皮纤维长梭形,直径18~60 μm,壁厚,木化、胞腔常狭小。导管为具缘纹孔导管和网纹导管,直径39~190 μm。石细胞类长方形、梭形或类三角形,壁厚而木化,孔沟及纹孔明显(图4.3)。

【理化鉴别】 取本品粉末0.5 g,加乙醇25 mL,加热回流1 h,滤过,滤液蒸干,残渣加甲醇5 mL使溶解,作为供试品溶液。另取川木通对照药材0.5 g,同法制成对照药材溶液。照薄层色谱法试验,吸取上述两种溶液各15 μL,分别点于同一硅胶G薄层板上,使其呈条状,以石油醚（60~90 ℃）-甲酸乙酯-甲酸(6:2:0.1)为展开剂,展开,取出,晾干,喷以10%硫酸乙醇溶液,在105 ℃加热至斑点显色清晰,分别置日光和紫外光灯(365 nm)下检视。供试品色谱中,在与对照药材色谱相应的位置上,显相同颜色的斑点或荧光斑点。

【化学成分】 小木通与绣球藤均含皂苷、植物甾醇、内酯香豆素类及糖类。

【检查】 水分不得过12.0%。

【浸出物】 照醇溶性浸出物测定法项下的热浸法测定,用75%乙醇作溶剂,不得少于4.0%。

【功能与主治】 苦,寒,归心、小肠、膀胱经。利尿,通淋,清心除烦,通经下乳。

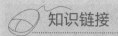

知识链接

关木通的鉴别及禁忌

1. 关木通为马兜铃科植物东北马兜铃 Aristolochia manshuriensis Kom. 干燥藤茎。秋、冬二季采制。除去粗皮,晒干。主产于黑龙江、吉林、辽宁。另外,山西、陕西、甘肃也产。呈长圆柱形,稍扭曲,长 1~2 cm,直径 1~6 cm。表面灰黄色或棕黄色,有浅纵沟及棕褐色残余粗皮的斑点。节部稍膨大,有 1 节枝痕。体轻,质硬,不易折断,断面黄色或淡黄色,皮部薄,木部宽广,有多层整齐环状排列的导管,放射状排列,髓部不明显。摩擦残余粗皮,有樟脑样臭味。气微,味苦。

2. 据报道,关木通中的马兜铃酸等成分能对人的肾脏造成一定的损害。国药监注〔2003〕121 号文指出:为保证人民用药安全,解决历史上木通品种的混用问题,国家市场部监督管理总局根据对关木通及其制剂毒副作用的研究情况和结果分析以及相关本草学考证,决定取消关木通(马兜铃科)的药用标准。

4.2.2　木通 Mutong　Akebiae CauLis

【来源】　为木通科植物木通 Akebia quinata (Thunb.) Decne.、三叶木通 Akebia trifoliata (Thunb.) Koidz. 或白木通 Akebia tritoliata (Thunb.) Koidz. var. australis (Diels) Rehd. 的干燥藤茎。

【产地】　主产于江苏、浙江等南方地区。

【采收加工】　秋季采收,截取茎部,除去细枝,阴干。

【性状鉴别】　本品呈圆柱形,常稍扭曲,长 30~70 cm,直径 0.5~2 cm。表面灰棕色至灰褐色,外皮粗糙而有许多不规则的裂纹或纵沟纹,具突起的皮孔。节部膨大或不明显,具侧枝断痕。体轻,质坚实,不易折断,断面不整齐,皮部较厚,黄棕色,可见淡黄色颗粒状小点,木部黄白色,射线呈放射状排列,髓小或有时中空,黄白色或黄棕色。气微,味微苦而涩。

【化学成分】　主要成分为木通苯乙醇苷 B。

【功效】　苦,寒。归心、小肠、膀胱经。利尿通淋,清心除烦,通经下乳。用于淋证,水肿,心烦尿赤,口舌生疮,经闭乳少,湿热痹痛。

4.2.3　苏木 Sumu　Sappan Lignum

【来源】　为豆科植物苏木 Caesalpinia sappan L. 的干燥心材。

【产地】　主产于台湾、广东、广西、贵州、云南等地。

【采收加工】　多于秋季采伐,除去白色边材,干燥。

【性状鉴别】　本品呈长圆柱形或对剖半圆柱形,长 10~100 cm,直径 3~12 cm。表面黄红色至棕红色,具刀削痕,常见纵向裂缝。质坚硬。断面略具光泽,年轮明显,有的可见暗棕色、质松、带亮星的髓部。气微，味微涩(图4.4)。

【显微鉴别】　横切面　射线宽 1 ~ 2 列细胞。导管直径约至 160 μm，常含黄棕色或红棕色物。木纤维多角形，壁极厚。木薄壁细胞壁厚，木化，有的含草酸钙方晶。髓部薄壁细胞不规则多角形，大小不一，壁微木化，具纹孔。

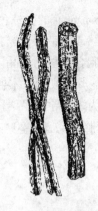

粉末　黄红色。纤维及晶纤维极多，成束，橙黄色或无色，细长，具有稀疏的单斜纹孔，晶纤维的含晶细胞细胞壁不均匀增厚，木化。射线细胞呈长方形，细胞壁连珠状增厚，木化，具有单纹孔，纹孔较密，孔沟明显；切向纵断面射线宽 1 ~ 2 列细胞，细胞类圆形。具缘纹孔导管大小不一，纹孔排列紧密，导管中常含棕色块状物。薄壁细胞长方形或狭长形，壁稍厚，木化，纹孔明显。草酸钙结晶类方形、长方形、双锥形。

图 4.4　苏木药材图

【理化鉴别】　①取本品粉末 1 g，加甲醇 10 mL，超声处理 30 min，滤过，取滤液作为供试品溶液。另取苏木对照药材 1 g，同法制成对照药材溶液。再取巴西苏木素对照品，加甲醇制成每 1 mL 含 1 mg 的溶液，作为对照品溶液。照薄层色谱法试验，吸取上述 3 种溶液各 2 μL，分别点于同一硅胶 GF_{254} 薄层板上，以三氯甲烷-丙酮-甲酸(8∶4∶1)为展开剂，展开，取出，晾干，立即置干燥器内放置 12 h 后置紫外光灯(254 nm)下检视，在与对照药材色谱和对照品色谱相应的位置上，显相同颜色的斑点。

②取苏木碎片投于热水，水被染成红色；加酸变成黄色，再加碱液，仍变成红色。

【检查】　水分不得过 12.0%。

【浸出物】　照醇溶性浸出物测定法项下的热浸法测定，用乙醇作溶剂，不得少于 7.0%。

【含量测定】　照高效液相色谱法测定。以乙腈为流动相 A，以水为流动相 B，按规定进行梯度洗脱；检测波长为 285 nm。理论板数按(±)原苏木素 B 峰计算应不低于 3 000。对照品为巴西苏木素对照品和土原苏木素 B，分别精密吸取对照品溶液与供试品溶液各 5 μL，注入液相色谱仪，测定，即得。

本品按干燥品计算，含巴西苏木素($C_{16}H_{14}O_5$)不得少于 0.50%，土原苏木素 B($C_{16}H_{16}O_5$)不得少于 0.50%。

【功效】　甘、咸、平。归心、肝、脾经。活血祛瘀，消肿止痛。用于跌打损伤，骨折筋伤，瘀滞肿痛，经闭痛经，产后瘀阻，胸腹刺痛，痈疽肿痛。

4.2.4　**沉香** Chenxiang　AquLlariae Lignum Resinatum

【来源】　为瑞香科植物白木香 *Aquilaria sinensis*(Lour.)Gilg 含有树脂的木材。

【产地】　主要产于海南、广东，广西、福建等地也产。

【采收加工】　全年均可采收，割取含树脂的木材，除去不含树脂的部分，阴干。

【性状鉴别】　呈不规则块、片状或盔帽状，有的为小碎块。表面凹凸不平，有刀痕，偶有孔洞，可见黑褐色树脂与黄白色木部相间的斑纹，孔洞及凹窝表面多呈朽木状。质较坚实，断面刺状。气芳香，味苦。

【显微鉴别】　横切面　木射线宽 1 ~ 2 列细胞，充满棕色树脂。导管圆多角形，直径 42 ~

128 μm，有的含棕色树脂。木纤维多角形，直径20～45 μm，壁稍厚，木化。木间韧皮部扁长椭圆状或条带状，常与射线相交，细胞壁薄，非木化，内含棕色树脂；其间散有少数纤维，有的薄壁细胞含草酸钙柱晶[图4.5(a)]。

切向切面　木射线细胞同型性，宽1～2列细胞，高4～20个细胞。具缘纹孔导管长短不一，多为短节导管，两端平截，具缘纹孔排列紧密，互列，导管直径42～129 μm，内含黄棕色树脂团块。纤维细长，直径20～45 μm，壁较薄，有单纹孔。木间韧皮部细胞长方形[图4.5(b)]。

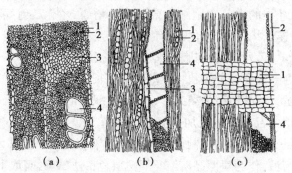

图4.5　沉香横切面详图

1—射线；2—木纤维；3—木间韧皮薄壁细胞；4—导管

径向切面　木射线排列成横向带状，高4～20层细胞，细胞为方形或略长方形。纤维径向壁上有单纹孔[图4.5(c)]。

粉末　黑棕色。纤维状管胞极多，长梭形，多成束，直径20～30 μm，壁较薄，具缘纹孔导管。韧型纤维较少见，多散离，直径25～45 μm，径向壁有单斜纹孔。具缘纹孔导管多见，直径约至129 μm，具缘纹孔排列紧密，导管有黄棕色树脂块，常破碎脱出。木射线细胞单纹孔较密，细胞壁连珠状增厚。木间韧皮部薄壁细胞含黄棕色物质，细胞壁非木化，有时可见纵斜交错纹理。草酸钙柱晶少见，长68 μm，直径9～15 μm（图4.6）。

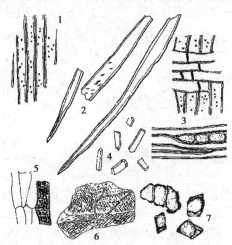

图4.6　沉香粉末特征图

1—纤维管胞；2—韧型纤维；3—木射线；4—草酸钙柱晶；

5—导管；6—木间韧皮薄壁细胞；7—树脂团块

【理化鉴别】　①取醇溶性浸出物,进行微量升华,得黄褐色油状物,香气浓郁;于油状物上加盐酸1滴与香草醛少量,再滴加乙醇1~2滴,渐显樱红色,放置后颜色加深。

②取本品粉末0.5 g,加乙醚30 mL,超声处理60 min,滤过,滤液蒸干,残渣加三氯甲烷2 mL使溶解,作为供试品溶液。另取沉香对照药材0.5 g,同法制成对照药材溶液。照薄层色谱法试验,吸取上述两种溶液各10 μL,分别点于同一硅胶G薄层板上,以三氯甲烷-乙醚(10:1)为展开剂,展开,取出,晾干,置紫外光灯(365 nm)下检视。供试品色谱中,在与对照药材色谱相应的位置上,显相同颜色的荧光斑点。

【浸出物】　照醇溶性浸出物测定法项下的热浸法测定,用乙醇作溶剂,不得少于10.0%。

【功效】　辛、苦,微温。归脾、胃、肾经。行气止痛,温中止呕,纳气平喘。用于胸腹胀闷疼痛,胃寒呕吐呃逆,肾虚气逆喘急。

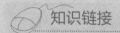
知识链接

沉香化学成分及进口沉香鉴别

化学成分　白木香中含有挥发油及树脂。挥发油中含有沉香螺旋醇、白木香酸及白木香醛等。沉香挥发油分离出沉香螺旋醇等。

进口沉香　主产于印度尼西亚、马来西亚、柬埔寨及越南等国,为瑞香科植物沉香 *Aquilaria agallocha* Roxb 含有树脂的心材。药材呈不规则块状、片状。表面黄棕色或灰黑色,密布断续棕黑色的细纵纹(系含树脂的部分);有时可见黑棕色树脂斑痕。质坚硬而重,能沉水或半沉水。气较浓,味苦。燃之发浓烟,香气强烈。醇浸出物不少于35%。

4.2.5　**降香** Jiangxiang　Dalbergiae Odoriferae Lignum

【来源】　为豆科植物降香檀 *Dalbergia odorifera* T. Chen 树干和根的干燥心材。

【产地】　主要产于海南省。

【采收加工】　全年均可采收,除去边材,阴干。

【性状鉴别】　呈类圆柱形或不规则块状。表面紫红色或红褐色,切面有致密的纹理。质硬,有油性。气微香,味微苦。以色紫红,质地坚实,富油性,香气浓郁者为佳。

【显微鉴别】　粉末棕紫色或黄棕色。具缘纹孔导管巨大,完整者直径约至300 μm,多破碎,具缘纹孔大而清晰,管腔内含红棕色或黄棕色物。纤维成束,棕红色,直径8~26 μm,壁甚厚,有的纤维束周围细胞含草酸钙方晶,形成晶纤维,含晶细胞的壁不均匀木化增厚。草酸钙方晶直径6~22 μm。木射线宽1~2列细胞,高至15细胞,壁稍厚,纹孔较密。色素块红棕色、黄棕色或淡黄色。主要成分为挥发油。

【功效】　辛,温。归肝、脾经。化瘀止血,理气止痛。用于吐血,衄血,外伤出血,肝郁胁痛,胸痹刺痛,跌打伤痛,呕吐腹痛。

4.2.6　檀香 Tanxiang　Santali Albi lignum

【来源】　为檀香科植物檀香 *Santalum album* L. 树干的干燥心材。

【产地】　主要产于印度、印度尼西亚、马来西亚等地，我国南方省区也有引种栽培。

【采收加工】　全年可采，采得后切成小段，除去边材。

【性状鉴别】　为长短不一的圆柱形木段，有的略弯曲，一般长约 1 m，直径 10～30 cm。外表面灰黄色或黄褐色，光滑细腻，有的具疤节或纵裂，横截面呈棕黄色，显油迹；棕色年轮明显或不明显，纵向劈开纹理顺直。质坚实，不易折断。气清香，燃烧时香气更浓；味淡，嚼之微有辛辣感。以色黄、质坚而细密、油性大、香气浓郁者为佳。

【功效】　辛，温。归脾、胃、心、肺经。行气温中，开胃止痛。用于寒凝气滞，胸膈不舒，胸痹心痛，脘腹疼痛，呕吐食少。

任务 4.3　鸡血藤、大血藤、桑寄生、槲寄生、桑枝、桂枝的鉴别

4.3.1　鸡血藤 Jixueteng　Spatholobi CauLis

【来源】　为豆科植物密花豆 *Spatholobus suberectus* Dunn 的干燥藤茎。

【产地】　主要产于广东、广西、云南等地。

【采收加工】　秋、冬二季采收，除去枝叶，切片，晒干。

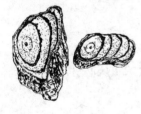

【性状鉴别】　为椭圆形、长矩圆形或不规则的斜切片，厚 0.3～1 cm。栓皮灰棕色，有的可见灰白色斑，栓皮脱落处显红棕色。质坚硬。切面木部红棕色或棕色，导管孔多数；韧皮部有树脂状分泌物呈红棕色至黑棕色，与木部相间排列呈数个同心性椭圆形环或偏心性半圆形环；髓部偏向一侧。气微，味涩（图 4.7）。

图 4.7　鸡血藤药材图

【显微鉴别】　横切面　木栓细胞数列，含棕红色物。皮层较窄，散有石细胞群，胞腔内充满棕红色物；薄壁细胞含草酸钙方晶。维管束异型，由韧皮部与木质部相间排列成数轮。韧皮部最外侧为石细胞群与纤维束组成的厚壁细胞层；射线多被挤压；分泌细胞甚多，充满棕红色物，常数个至 10 多个切向排列成带状；纤维束较多，非木化至微木化，周围细胞含草酸钙方晶，形成晶纤维，含晶细胞壁木化增厚；石细胞群散在。木质部射线有的含棕红色物；导管多单个散在，类圆形，直径约至 400 μm；木纤维束也均形成晶纤维；木薄壁细胞少数含棕红色物。

粉末　棕黄色。棕红色块散在，形状、大小及颜色深浅不一。以具缘纹孔导管为主，直径 20～400 μm，有的含黄棕色物。石细胞单个散在或 2～3 个成群，淡黄色，呈长方形、类圆形、类三角形或类方形，直径 14～75 μm，层纹明显。纤维束周围的细胞含草酸钙方晶，形成晶纤维。草酸钙方晶呈类双锥形或不规则形。

【理化鉴别】　取本品粉末1 g,加入乙醇100 mL,加热回流1 h,滤过,滤液蒸干,残渣加甲醇2 mL使溶解,加入硅胶1 g拌匀,挥干溶剂,置硅胶柱(100~200目,2 g,内径为1.0 cm,干法装柱)上,依次用石油醚(60~90 ℃)30 mL、甲醇-三氯甲烷(1∶9)40 mL洗脱,收集甲醇-三氯甲烷(1∶9)洗脱液,蒸干,残渣加三氯甲烷0.5 mL使溶解,作为供试品溶液。另取芒柄花素对照品,加甲醇制成每1 mL含1 mg的溶液,作为对照品溶液。照薄层色谱法试验,吸取供试品溶液5~10 μL、对照品溶液5 μL,分别点于同一硅胶G薄层板上,以三氯甲烷-甲醇(20∶1)为展开剂,展开,取出,晾干,置紫外光灯(254 nm)下检视。供试品色谱中,在与对照品色谱相应的位置上,显相同颜色的荧光斑点。

【检查】　水分不得过13.0%。

【浸出物】　照醇溶性浸出物测定法项下的热浸法测定,用乙醇作溶剂,不得少于8.0%。

【功效】　苦、甘、温。归肝、肾经。活血补血,调经止痛,舒筋活络。用于月经不调,痛经,经闭,风湿痹痛,麻木瘫痪,血虚萎黄。

4.3.2　大血藤 Daxueteng　Sargentodoxae CauLis

【来源】　为木通科植物大血藤 *Sargentodoxa cuneata* (Oliv.)Rehd. et Wils. 的干燥藤茎。

【产地】　主产于江西、河南、湖北、江苏等地。安徽、浙江、福建等地也产。

【采收加工】　秋、冬两季采收,除去侧枝,截段,干燥。

【性状鉴别】　呈圆柱形,略弯曲,长30~60 cm,直径1~3 cm。表面灰棕色,粗糙,外皮常呈鳞片状剥落,剥落处显暗红棕色,有的可见膨大的节和略凹陷的枝痕或叶痕。质硬,断面皮部红棕色,有数处向内嵌入木部,木部黄白色,有多数细孔状导管,射线呈放射状排列。气微,味微涩(图4.8)。

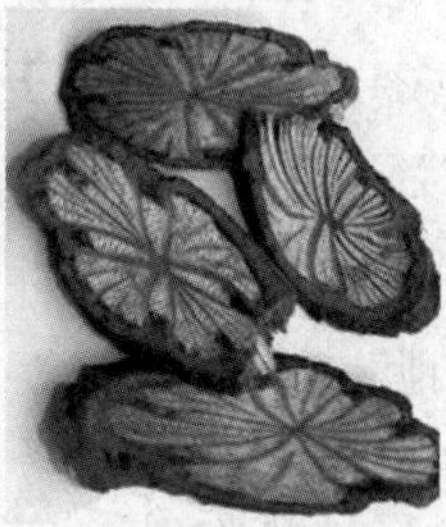

以条匀、断面色棕红、纹理明显、片匀、茎粗者为佳。

【显微鉴别】　横切面　木栓层为多列细胞,含棕红色物。皮层石细胞常数个成群,有的含草酸钙方晶。维管束外韧型。韧皮部分泌细

图4.8　大血藤药材图

胞常切向排列,与筛管群相间隔;有少数石细胞群散在。束内形成层明显。木质部导管多单个散在,类圆形,直径约至400 μm,周围有木纤维。射线宽广,外侧石细胞较多,有的含数个草酸钙方晶。髓部可见石细胞群。薄壁细胞含棕色或棕红色物。

【理化鉴别】　取本品粗粉5 g,加甲醇50 mL,超声处理30 min,滤过,滤液蒸干,残渣加2%氢氧化钠溶液10 mL使溶解,用盐酸调节pH值至2,用乙醚振摇提取3次,每次10 mL,合并乙醚液,挥干,残渣加甲醇2 mL使溶解,作为供试品溶液。另取大血藤对照药材5 g,同法制成对照药材溶液。照薄层色谱法试验,吸取上述两种溶液各2 μL,分别点在同一硅胶G薄层板上,以三氯甲烷-丙酮-甲酸(8∶1∶0.8)为展开剂,展开,取出,晾干,喷以2%三氯化铁乙醇溶液,分别置日光和紫外光灯(365 nm)下检视。供试品色谱中,在与对照药材色谱相应的位置上,日光下显相同颜色的斑点,紫外光下显相同颜色的荧光斑点。

【检查】　水分不得过12.0%。

【浸出物】　照醇溶性浸出物测定法项下的热浸法测定,用乙醇作溶剂,不得少于8.0%。

【功效】　苦,平。归大肠、肝经。清热解毒,活血,祛风止痛。用于肠痈腹痛,热毒疮疡,

经闭,痛经,跌打肿痛,风湿痹痛。

4.3.3　桑寄生 Sangjisheng　Taxilli Herba

【来源】　为桑寄生科植物桑寄生 *Taxillus chinensis*(DC.)Danser. 的干燥带叶茎枝。

【产地】　主要产于福建、广东、广西、海南等地。

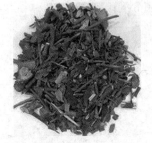

图4.9　桑寄生药材图

【采收加工】　冬季至次春采割,除去粗茎,切段,干燥,或蒸后干燥。

【性状鉴别】　茎枝呈圆柱形,长3~4 cm,直径0.2~1 cm;表面红褐色或灰褐色,具细纵纹,并有多数细小突起的棕色皮孔,嫩枝有的可见棕褐色茸毛;质坚硬,断面不整齐,皮部红棕色,木部色较浅。叶多卷曲,具短柄;叶片展平后呈卵形或椭圆形,长3~8 cm,宽2~5 cm;表面黄褐色。幼叶被细茸毛,先端钝圆,基部圆形或宽楔形,全缘;革质。气微,味涩。

一般以枝细质嫩、色红褐、叶多者,寄生于桑树上者为佳。

【功效】　苦、甘,平。归肝、肾经。祛风湿,补肝肾,强筋骨,安胎元。用于风湿痹痛,腰膝酸软,筋骨无力,崩漏经多,妊娠漏血,胎动不安,头晕目眩(图4.9)。

4.3.4　槲寄生 Hujisheng　Visci Herba

【来源】　为桑寄生科植物槲寄生 *Viscum coloratum*(Komar.)Nakai 的干燥带叶茎枝。

【产地】　主产于东北、华北各省,陕西、湖北、湖南、甘肃、河南、山东、安徽、江西、福建等地。

【采收加工】　冬季至次春采割,除去粗茎,切段,干燥,或蒸后干燥。

【性状鉴别】　茎枝呈圆柱形,2~5叉状分枝,长约30 cm,直径0.3~1 cm;表面黄绿色、金黄色或黄棕色,有纵皱纹;节膨大,节上有分枝或枝痕。体轻,质脆,易折断,断面不平坦,皮部黄色,木部色较浅,射线放射状,髓部常偏向一边。叶对生于枝梢,易脱落,无柄;叶片呈长椭圆状披针形,长2~7 cm,宽0.5~1.5 cm;先端钝圆,基部楔形,全缘;表面黄绿色,有细皱纹,主脉5出,中间3条明显。革质。气微,味微苦,嚼之有黏性(图4.10)。

一般以枝嫩、色黄绿、叶多、整齐不碎者为佳。

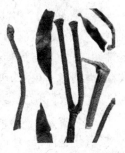

图4.10　槲寄生药材图

【显微鉴别】　照高效液相色谱法测定。以十八烷基硅烷键合相硅胶为填充剂,以甲醇-0.1%磷酸铵溶液(15∶85)为流动相;检测波长为264 nm。理论板数按紫丁香苷峰计算应不低于5 000。以紫丁香苷为对照品分别精密吸取对照品溶液与供试品溶液各10 μL,注入液相色谱仪,测定,即得。

本品按干燥品计算,含紫丁香苷($C_{17}H_{24}O_9$)不得少于0.040%。

【功效】　苦,平。归肝、肾经。祛风湿,补肝肾,强筋骨,安胎元。用于风湿痹痛,腰膝酸软,筋骨无力,崩漏经多,妊娠漏血,胎动不安,头晕目眩。

4.3.5 桑枝 Sangzhi Mori RamuLus

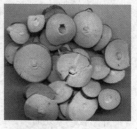

【来源】 为桑科植物桑 *Morus alba* L. 的干燥嫩枝。

【产地】 全国各地大都有野生或栽培。

【采收加工】 春末夏初采收,去叶,晒干,或趁鲜切片,晒干。

【性状鉴别】 呈长圆柱形,少有分枝,长短不一,直径 0.5 ~1.5 cm。表面灰黄色或黄褐色,有多数黄褐色点状皮孔及细纵纹,并有灰白色略呈半圆形的叶痕和黄棕色的腋芽。质坚韧,不易折断,断面纤维性。切片厚 0.2 ~ 0.5 cm,皮部较薄,木部黄白色,射线放射状,髓部白色或黄白色。气微,味淡。以枝质嫩,断面黄白色者为佳。

图 4.11 桑枝药材图

【功效】 微苦,平,归肝经。祛风湿,利关节。常用于风湿痹病,肩臂、关节酸痛麻木(图4.11)。

4.3.6 桂枝 Guizhi Cinnamomi RamuLus

【来源】 为樟科植物肉桂 *Cinnamomum cassia* Presl 的干燥嫩枝。

【产地】 主产于广东、广西等地,云南、福建等地也产。多为栽培。

【采收加工】 春、夏两季采收,除去叶,晒干,或切片晒干。

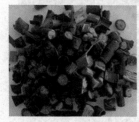

【性状鉴别】 呈长圆柱形,多分枝,长 30 ~ 75 cm,粗端直径 0.3 ~ 1 cm。表面红棕色至棕色,有纵棱线、细皱纹及小疙瘩状的叶痕、枝痕和芽痕,皮孔点状。质硬而脆,易折断。切片厚 2 ~ 4 mm,切面皮部红棕色,木部黄白色至浅黄棕色,髓部略呈方形。有特异香气,味甜、微辛,皮部味较浓。以枝条细嫩均匀、色红棕、香气浓,桂枝尖好。

图 4.12 桂枝药材图

【功效】 主要成分为桂皮醛,辛、甘、温。归心、肺、膀胱经。发汗解肌,温通经脉,助阳化气,平冲降气。用于风寒感冒,脘腹冷痛,血寒经闭,关节痹痛,痰饮,水肿,心悸等(图4.12)。

任务 4.4 通草、小通草、灯心草、竹茹的鉴别

4.4.1 通草 Tongcao Tetrapanacis MeduLla

【来源】 为五加科植物通脱木 *Tetrapanax papyrifer*(Hook.)K. Koch. 的干燥茎髓。

【产地】 主产于贵州、云南、四川、湖北、湖南、广西、台湾等地。

【采收加工】 秋季割取茎,截成段,趁鲜取出髓部,理直,晒干。

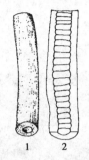

图 4.13 通草药材图
1—外形；2—纵切面

【性状鉴别】 呈圆柱形，长 20～40 cm，直径 1～2.5 cm。表面白色或淡黄色，有浅纵沟纹。体轻，质松软，稍有弹性，易折断，断面平坦，显银白色光泽，中部有直径 0.3～1.5 cm 的空心或半透明的薄膜，纵剖面呈梯状排列，实心者少见。气微，味淡。

一般以条粗、色洁白、空心有隔膜、有弹性者佳(图 4.13)。

【化学成分】 含肌醇；并含多聚戊糖、多聚甲基戊糖，以及阿拉伯糖、乳糖、半乳糖醛酸等。

【功效】 甘、淡，微寒。归肺、胃经。清热利尿，通气下乳。用于湿温尿赤，淋病涩痛，水肿尿少，乳汁不下。

4.4.2 小通草 Xiaotongcao Stachyuri MeduLla Helwingiae MeduLla

【来源】 为旌节花科植物喜马山旌节花 *Stachyurus himalaicus* Hook. f. et Thoms. 、中国旌节花 *Stachyurus chinensis* Franch. 或山茱萸科植物青荚叶 *Helwingia japonica*（Thunb.）Dietr. 的干燥茎髓。

【产地】 喜马山旌节花主产于四川、贵州、云南、广西、陕西、甘肃、湖南、湖北、福建等地；中国旌节花主产于陕西、四川、贵州、湖南、安徽、甘肃、湖北、河南等地；青荚叶主产于四川、贵州、陕西、广西、湖北、江西、云南等地。

【采收加工】 秋季割取茎，截成段，趁鲜取出髓部，理直，晒干。

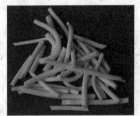

图 4.14 小通草药材图

【性状鉴别】 旌节花呈圆柱形，长 30～50 cm，直径 0.5～1 cm。表面白色或淡黄色，无纹理。体轻，质松软，捏之能变形，有弹性，易折断，断面平坦，无空心，显银白色光泽。水浸后有黏滑感。气微，味淡。青荚叶表面有浅纵条纹。质较硬，捏之不易变形。水浸后无黏滑感。

【功效】 甘、淡，寒。归肺、胃经。清热，利尿，下乳。用于小便不利，淋证，乳汁不下（图 4.14）。

4.4.3 灯心草 Dengxincao Junci MenduLia

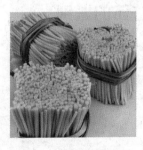

图 4.15 灯心草药材图

【来源】 为灯心草科植物灯心草 Juncus effusus L. 的干燥茎髓。

【产地】 主要产于江苏、四川、福建、贵州等地。

【采收加工】 夏末至秋季割取茎，晒干，取出茎髓，理直，扎成小把。

【性别鉴别】 呈细圆柱形，长达 90 cm，直径 0.1～0.3 cm。表面白色或淡黄白色，有细纵纹。体轻，质软，略有弹性,易拉断,断面白色。气微,味淡。

【功效】　甘、淡,微寒。归心、肺、小肠经。清心火,利小便。用于心烦失眠,尿少涩痛,口舌生疮(图4.15)。

4.4.4　竹茹 Zhuru　Bambusae CauLis In Taenias

【来源】　为禾本科植物青秆竹 *Bambusa tuldoides* Munro、大头典竹 *Sinocalamus beecheyanus*(Munro) McClure var. *pubescens* P. F. Li 或淡竹 *Phyllostachys nigra*(Lodd.) Munrovar. *henonis*(Mitf.) Stapf ex Rendle 的茎秆的干燥中间层。

【产地】　主要产于长江流域和南部各省。全年均可采制,取新鲜茎,除去外皮,将稍带绿色的中间层刮成丝条,或削成薄片,捆扎成束,阴干。前者称"散竹茹",后者称"齐竹茹"。

【性状鉴别】　为卷曲成团的不规则丝条或呈长条形薄片状。宽窄厚薄不等,浅绿色、黄绿色或黄白色。纤维性,体轻松,质柔韧,有弹性。气微,味淡。

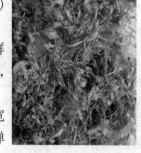

图4.16　竹茹药材图

【功效】　以色黄绿、丝细均匀、无硬片、细软者为佳。晒干者色黄而脆,质量差。甘,微寒。归肺、胃、心、胆经。清热化痰,除烦,止呕。用于痰热咳嗽,胆火挟痰,惊悸不宁,心烦失眠,中风痰迷,舌强不语,胃热呕吐,妊娠恶阻,胎动不安(图4.16)。

任务 4.5　钩藤、忍冬藤、首乌藤、青风藤、海风藤、络石藤的鉴别

4.5.1　钩藤 Gouteng　Uncariae RamuLus Cumuncis

【来源】　为茜草科植物钩藤 *Uncaria rhynchophylla*(Miq.) Miq. ex Havil.、大叶钩藤 *Uncaria. macrophylla* Wall.、毛钩藤 *Uncaria hirsuta* Havil.、华钩藤 *Uncaria sinensis*(Oliv) Havil. 或无柄果钩藤 *Uncaria sessilifructus* Roxb. 的干燥带钩茎枝。

【产地】　主产于广东、广西、湖北、湖南、江西、浙江等地。

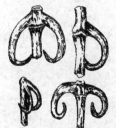

图4.17　钩藤药材图

【采收加工】　秋、冬二季采收,去叶,切段,晒干。

【性状鉴别】　茎枝呈圆柱形或类方柱形,长2~3 cm,直径0.2~0.5 cm。表面红棕色至紫红色者具细纵纹,光滑无毛;黄绿色至灰褐色者有的可见白色点状皮孔,被黄褐色柔毛。多数枝节上对生两个向下弯曲的钩(不育花序梗),或仅一侧有钩,另一侧为突起的疤痕;钩略扁或稍圆,先端细尖,基部较阔;钩基部的枝上可见叶柄脱落后的窝点状痕迹和环状的托叶痕。质坚韧,断面黄棕色,皮部纤维性,髓部黄白色或中空。气微,味淡(图4.17)。

【显微鉴别】 钩藤 粉末为淡黄棕色至红棕色。韧皮薄壁细胞成片,细胞延长,界限不明显,次生壁常与初生壁脱离,呈螺旋状或不规则扭曲状。纤维成束或单个散在,多断裂,直径10~26 μm,壁厚3~11 μm。具缘纹孔导管多破碎,直径可达56 μm,纹孔排列较密。表皮细胞棕黄色,表面观呈多角形或稍延长,直径11~34 μm。草酸钙砂晶存在于长圆形的薄壁细胞中,密集,有的含砂晶细胞连接成行。

华钩藤 与钩藤相似。

大叶钩藤 单细胞非腺毛多见,多细胞非腺毛2~15细胞。

毛钩藤 非腺毛1~5细胞。

无柄果钩藤 少见非腺毛,1~7细胞。可见厚壁细胞,类长方形,长41~121 μm,直径17~32 μm。

【理化鉴别】 取本品粉末2 g,加入浓氨试液2 mL,浸泡30 min,加入三氯甲烷50 mL,加热回流2 h,放冷,滤过,取滤液10 mL,挥干,残渣加甲醇1 mL使溶解,作为供试品溶液。另取异钩藤碱对照品,加甲醇制成每1 mL含0.5 mg的溶液,作为对照品溶液。照薄层色谱法试验,吸取供试品溶液10~20 μL、对照品溶液5 μL,分别点于同一硅胶G薄层板上,以石油醚(60~90 ℃)-丙酮(6:4)为展开剂,展开,取出,晾干,喷以改良碘化铋钾试液。供试品色谱中,在与对照品色谱相应的位置上,显相同颜色的斑点。

【检查】 水分 不得过10.0%测定。

总灰分 不得过3.0%。

【浸出物】 照醇溶性浸出物测定法项下的热浸法测定,用乙醇作溶剂,不得少于6.0%。

【功效】 甘,凉。归肝、心包经。息风定惊,清热平肝。用于肝风内动,惊痫抽搐,高热惊厥,感冒夹惊,小儿惊啼,妊娠子痫,头痛眩晕。

4.5.2 忍冬藤 Rendongteng Lonicerae Japonicae CauLis

【来源】 为忍冬科植物忍冬 *Lonicera japonica* Thunb. 的干燥茎枝。

【产地】 主产于山东、河南,除新疆外全国大部分地区均产。

【采收加工】 秋、冬二季采割,晒干。

【性状鉴别】 呈长圆柱形,多分枝,常缠绕成束,直径1.5~6 mm。表面棕红色至暗棕色,有的灰绿色,光滑或被茸毛;外皮易剥落。枝上多节,节间长6~9 cm,有残叶和叶痕。质脆,易折断,断面黄白色,中空。气微,老枝味微苦,嫩枝味淡。

以枝条均匀、外皮棕红色,枝嫩带叶者为佳。

主要成分为绿原酸和马钱苷。

【功效】 甘,寒。归肺、胃经。清热解毒,疏风通络。用于温病发热,热毒血痢,痈肿疮疡,风湿热痹,关节红肿热痛。

4.5.3 首乌藤 Shouwuteng Polygoni MuLtiflori CauLis

【来源】 为蓼科植物何首乌 *Polygonum multiflorum* Thunb. 的干燥藤茎。

【产地】 主产于河南、湖北、广西、广东、贵州、四川、江苏等地。

【采收加工】 秋、冬二季采割,除去残叶,捆成把或趁鲜切段,干燥。

【性状鉴别】 本品呈长圆柱形,稍扭曲,具分枝,长短不一,直径4~7 mm。表面紫红色或紫褐色,粗糙,具扭曲的纵皱纹,节部略膨大,有侧枝痕,外皮菲薄,可剥离。质脆,易折断,断面皮部紫红色,木部黄白色或淡棕色,导管孔明显,髓部疏松,类白色。切段者呈圆柱形的段。外表面紫红色或紫褐色,切面皮部紫红色,木部黄白色或淡棕色,导管孔明显,髓部疏松,类白色。气微,味微苦涩。

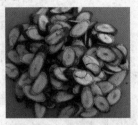

图4.18 首乌藤药材图

【化学成分】 主要成分为2,3,5,4′-四羟基二苯乙烯-2-O-β-D-葡萄糖苷。

【功效】 甘,平。归心、肝经。养血安神,祛风通络。用于失眠多梦,血虚身痛,风湿痹痛,皮肤瘙痒(图4.18)。

4.5.4 青风藤 Qingfengteng Sinomenii CauLis

【来源】 为防己科植物青藤 *Sinomenium acutum*(Thunb.)Rehd. et Wils. 及毛青藤 *Sinomenium acutum* (Thunb.) Rehd. et Wils. var. *cinereum* Rehd. et Wils. 的干燥藤茎。

【产地】 主产于华东、西南、华中及陕西等地。

【采收加工】 秋末冬初采割,扎捆把或切长段,晒干。

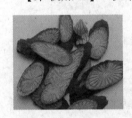

图4.19 青风藤药材图

【性状鉴别】 长圆柱形,常微弯曲,长20~70 cm或更长,直径0.5~2 cm。表面绿褐色至棕褐色,有的灰褐色,有细纵纹和皮孔。节部稍膨大,有分枝。体轻,质硬而脆,易折断。断面不平坦,灰黄色或淡灰棕色,皮部窄,木部射线呈放射状排列,髓部淡黄白色或黄棕色。气微,味苦。以条匀、外皮绿褐色、断面灰黄、粗如指者为佳。

【功效】 苦、辛,平,归肝、脾经,具有祛风湿,通经络,利小便的作用(图4.19)。

4.5.5 海风藤 Haifengteng Piperis Kadsurae CauLis

【来源】 为胡椒科植物风藤 *Piper kadsura* (Choisy)Ohwi 的干燥藤茎。

【产地】 主产于福建、广东、台湾、浙江等地。

【采收加工】 夏、秋二季采割,除去根、叶,晒干。

【性状鉴别】 呈扁圆柱形,微弯曲,长15~60 cm,直径0.3~2 cm。表面灰褐色或褐色,粗糙,有纵向棱状纹理及明显的节,节间长3~12 cm,节部膨大,上生不定根。体轻,质脆,易折断,断面不整齐,皮部窄,木部宽广,灰黄色,导管孔多数,射线灰白色,放射状排列,皮部与木部交界处常有裂隙,中心有灰褐色髓。气香,味微苦、辛。以香气浓为佳。

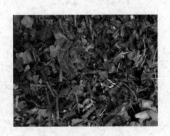

图4.20 海风藤药材图

【功效】 辛、苦,微温,归肝经。祛风湿,通经络,止痹痛。用于风寒湿痹,肢节疼痛,筋脉拘挛,屈伸不利(图4.20)。

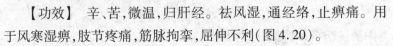

4.5.6　络石藤 Luoshiteng　Trachelospermi CauLis et Folium

【来源】　为夹竹桃科植物络石 *Trachelospermum jasminoides*（Lindl.）Lem. 的干燥带叶藤茎。

【产地】　主产于华东、华北、华南等地。

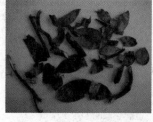

图 4.21　络石藤药材图

【采收加工】　冬季至次春采割,除去杂质,晒干。

【性状鉴别】　茎呈圆柱形,弯曲,多分枝,长短不一,直径 1～5 mm;表面红褐色,有点状皮孔和不定根;质硬,断面淡黄白色,常中空。叶对生,有短柄;展平后叶片呈椭圆形或卵状披针形,长 1～8 cm,宽 0.7～3.5 cm;全缘,略反卷,上表面暗绿色或棕绿色,下表面色较淡;革质。气微,味微苦。以叶多而色绿者为佳。主要成分为络石苷。

【功效】　苦,微寒。归心、肝、肾经。祛风通络,凉血消肿。用于风湿热痹,筋脉拘挛,腰膝酸痛,喉痹,痈肿,跌打损伤(图 4.21)。

实训 1　茎木类中药性状鉴别

一、实训目的

①掌握川木通、鸡血藤、通草、沉香、钩藤的性状鉴别要点。
②熟悉苏木、青风藤、海风藤、桑寄生、槲寄生、木通、小通草、桑枝、大血藤、首乌藤、降香、檀香、桂枝、竹茹、灯心草、络石藤、忍冬藤等中药的性状描述。

二、材料

药材标本:川木通、鸡血藤、通草、沉香、钩藤、苏木、青风藤、海风藤、桑寄生、槲寄生、木通、小通草、桑枝、大血藤、首乌藤、降香、檀香、桂枝、竹茹、灯心草、络石藤、忍冬藤。

三、实训任务

取茎木类药材标本,根据其形状、表面特征鉴定药用部位,并进行观察和描述。

四、实训过程

1)学生

首先要确定药用部位。应观察其形状、大小、颜色、表面特征、质地和气味等。

2)教师

辅助学生进行茎木类药材的性状鉴别并给予一定的指导;对学生的实训结果进行评价。

五、实训考核与评价

1)认药考试

根据学生对 22 味茎木类中药认药考试情况,评定成绩。

2）性状描述

根据学生对茎木类中药性状描述情况,评定成绩。

考核项目	考核内容	评定标准
性状鉴别	准确识别 川木通、鸡血藤、通草、沉香、钩藤、苏木、青风藤、海风藤、桑寄生、槲寄生、木通、小通草、桑枝、大血藤、首乌藤、降香、檀香、桂枝、竹茹、灯心草、络石藤、忍冬藤22味中药原药材及饮片	优秀:能准确识别22味中药原药材及饮片 良好:能准确识别18味为中药原药材及饮片 合格:能准确识别15味中药原药材及饮片 不合格:识别13味以下

实训 2　茎木类中药显微鉴别

一、实训目的

①掌握粉末临时装片的制作方法。

②掌握粉末特征绘图技巧。

③掌握川木通横切面显微特征。

④掌握川木通、苏木的粉末显微特征。

二、仪器、材料

1）仪器

显微镜。

2）材料

①横切面永久制片:川木通横切片。

②药材粉末:川木通、苏木。

③其他材料:水合氯醛、稀甘油、蒸馏水;载玻片、盖玻片、解剖针、镊子。

三、实训任务

1）组织特征

取组织切片,在低倍镜下由外向内依次观察;内含物的特征可在高倍镜下观察。

2）粉末特征

取各中药粉末少许,用水合氯醛溶液进行制片。

四、实训过程

1）学生

（1）川木通横切片

观察和描述木栓层、皮层、周围纤维束、韧皮部、形成层、木质部、射线、髓部的特征。

（2）粉末特征

川木通粉末：观察和描述木栓细胞、韧皮纤维、石细胞、簇晶、导管、木纤维等特征。

苏木粉末：观察和描述导管、木薄壁细胞、纤维及晶纤维、棕色块、木射线细胞、草酸钙方晶等特征。

2）教师

辅助学生进行茎木类药材的性状鉴别并给予一定的指导；对学生的实训结果进行评价。

五、实训考核与评价

1）横切面

根据学生对川木通横切面结构掌握程度，对其评价。

2）粉末

根据学生对川木通、苏木粉末特征掌握程度，对其评价。

考核项目	考核内容	评定标准
显微鉴别	川木通、苏木粉末特征观察	优秀：能熟练制作川木通、苏木临时粉末制片，粉末特征描述准确，且能熟练绘制粉末特征图 良好：能熟练制作川木通、苏木临时粉末制片，粉末特征描述准确，且会绘制粉末特征图 合格：能制作川木通、苏木临时粉末制片，粉末特征描述基本正确，且会绘制粉末特征图 不合格：不会制作川木通、苏木临时粉末制片，粉末特征描述不正确

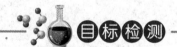

目标检测

一、选择题

（一）A 型题（每题只有一个正确答案，将正确答案写到括号内）

1. 关木通来源于哪一科植物？（　　）

　　A. 木通科　　　　B. 马兜铃科　　　C. 毛茛科　　　　D. 防己科　　　　E. 豆科

2. 习称"红藤"的药材是（　　）。

　　A. 鸡血藤　　　　B. 钩藤　　　　　C. 大血藤　　　　D. 苏木　　　　　E. 降香

3. 钩藤来源于哪科植物？（　　）

　　A. 唇形科　　　　B. 茜草科　　　　C. 桔梗科　　　　D. 菊科　　　　　E. 藤黄科

4. 具内生韧皮部的药材是（　　）。

　　A. 络生藤　　　　B. 沉香　　　　　C. 钩藤　　　　　D. 大血藤　　　　E. 关木通

5. 大血藤的断面特征为（　　）。

　　A. 髓部偏向一侧

　　B. 皮部红棕色，有六处向内嵌入木部

C. 形成层环呈多角形

D. 红棕色皮部与黄白色木部交互排列成3~8轮半圆形环

E. 皮部厚,有棕色油点

6. 鸡血藤的性状鉴别特征不包括(　　　)。

　　A. 扁圆柱形

　　B. 表面灰棕色,有纵沟

　　C. 质坚硬

　　D. 断面红褐色的皮部与淡红色木部排列成数轮半圆形环

　　E. 气香特异

7. 沉香药用部位来源于瑞香科白木香及沉香的(　　　)。

　　A. 边材　　　　　B. 茎髓　　　　C. 含树脂的心材　　D. 腐烂的心材　　E. 茎藤

8. 取某药材碎片投于热水,水被染成红色;加酸变成黄色,再加碱液,仍变成红色的是(　　　)。

　　A. 降香　　　　　B. 苏木　　　　C. 大血藤　　　　D. 鸡血藤　　　　E. 桂枝

9. 钩藤主要成分为(　　　)。

　　A. 香豆素类　　　B. 黄酮类　　　C. 生物碱类　　　D. 挥发油类　　　E. 三萜类

10. 具有偏心性髓部的茎木类药材是(　　　)。

　　A. 大血藤　　　　B. 钩藤　　　　C. 鸡血藤　　　　D. 川木通　　　　E. 关木通

11. 关木通和川木通为(　　　)。

　　A. 同科同属不同种植物　　　　B. 同科不同属植物

　　C. 不同科植物　　　　　　　　D. 同种植物

　　E. 同种不同变种或不同变型

12. 沉香的入药部位是(　　　)。

　　A. 木质部　　　　　　　　　　B. 含树脂的心材

　　C. 干燥分泌物　　　　　　　　D. 干燥病理产物

(二) X 型题(将正确答案写到括号内)

1. 产地加工时需"发汗"的药材有(　　　)。

　　A. 延胡索　　　B. 玄参　　　　C. 厚朴　　　　D. 杜仲　　　　E. 太子参

2. 具异型维管束的药材有(　　　)。

　　A. 沉香　　　　B. 何首乌　　　C. 落石藤　　　D. 鸡血藤　　　E. 大黄

二、判断题

1. 沉香是边材入药的。　　　　　　　　　　　　　　　　　　　　　　　　(　　)

2. 钩藤来源于桔梗科。　　　　　　　　　　　　　　　　　　　　　　　　(　　)

3. 沉香药材皆能沉于水。　　　　　　　　　　　　　　　　　　　　　　　(　　)

4. 大血藤具有偏心性髓部。　　　　　　　　　　　　　　　　　　　　　　(　　)

三、简答题

1. 试描述大血藤和鸡血藤、桑寄生与槲寄生、通草与小通草的性状特征有哪些主要区别。

2. 什么样沉香的质量好?

3. 试描述通草的性状特征。

项目5 中药鉴定综合技能之皮类中药鉴定

【项目描述】

该项目包含4个任务,主要介绍了14味常见皮类中药的鉴别,建议教学用时8学时,其中4学时理论教学,4学时实践教学。在观察皮类中药的性状特征时,要注意其药用部位及其形状、大小、表面和质地等特征;显微鉴别时,要注意石细胞和纤维的特征。

【学习目标】

➤ 熟悉皮类药材的一般鉴别方法。

➤ 掌握肉桂、黄柏、关黄柏、厚朴、秦皮的性状和显微的鉴别。

➤ 熟悉牡丹皮、地骨皮、香加皮、五加皮、白鲜皮、杜仲、合欢皮、苦楝皮、椿皮的性状及鉴别要点。

➤ 了解药食两用皮类中药的品种和鉴别要点。

【能力目标】

➤ 能准确识别肉桂、黄柏、关黄柏、厚朴、牡丹皮、地骨皮、香加皮、五加皮、白鲜皮、杜仲、合欢皮、苦楝皮12味中药原药材及饮片。

➤ 能熟练制作肉桂、黄柏临时粉末制片,并能熟练绘制粉末特征图。

【工作任务】

任务5.1 皮类中药鉴定通用技能

多数木本植物的木栓形成层活动时间只有数月,然后在周皮内又形成新的周皮,这些新周皮及其被隔离死亡的外面所有组织成为落皮层。植物学的皮类指的是落皮层。

5.1.1 植物学相关知识

中药的皮类指的是形成层以外的部分,包括韧皮部和周皮。皮类中药通常是指来源于被子植物(主要包括双子叶植物和裸子植物)的茎干、枝和根的形成层以外的部分。它由外向内依次为周皮、皮层、初生韧皮部和次生韧皮部。其中,大多为木本植物茎干的皮,少数为根皮或枝皮。

5.1.2 性状鉴别

皮类中药因植物来源、取皮部位、采集和加工干燥不同而形成外表形态上的不同特征。在鉴定时,应注意仔细观察皮类中药的形状、外表面、内表面、折断面、质地、气味等。鉴别过程中,鉴别术语的正确使用非常重要。

1) 形状

由粗大老树上剥的皮,大多粗大而厚,呈现长条状或板片状;枝皮则呈细条状或卷筒状;根皮多数呈短片状或短小筒状。常用鉴别术语如下:

（1）平坦状

皮片呈板片状,较平整。如杜仲、黄柏。

（2）弯曲状

皮片多向内弯曲,通常为取自枝干或较小茎干的皮,易收缩而成弯曲状。根据内于弯曲的程度不同,又分为以下6种:

①反曲状 皮片向外表面略弯曲,皮片外层呈现凹陷状,如石榴树皮。

②槽状或半管状 皮片向内弯曲呈现半圆形,如合欢皮。

③管状或筒状 皮片向内弯曲至两侧相接近呈管状,这种形状常见于加工时除去木心的中药,如牡丹皮。

④单卷筒状 皮片向一侧卷曲,至两侧重叠,如肉桂。

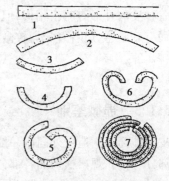

图 5.1 皮类中药的形状
1—平坦;2—弯曲;3—反曲;4—槽状;
5—单卷筒;6—双卷筒;7—复卷筒

⑤双卷筒状 又称"如意状",是指皮片两侧各向内卷曲成筒状,如厚朴。

⑥复卷筒状 几个单卷或双卷的皮重叠在一起呈筒状,如锡兰桂皮 （图5.1）。

2) 外表面

多为灰黑色、灰褐色、棕褐色或棕黄色等,有的树干皮外表面常合斑片状的地衣、苦药等物附生。有的常有片状剥离的落皮层和纵横深浅不同的裂纹,有时也有各种形状的突起物顺使树皮表面显示不同程度的粗糙;多数树皮尚可见到皮孔,通常是横向的,也有纵向延长的,皮孔的边缘略突起,中央略向下凹。皮孔的形状、颜色、分布的密度,常是鉴别皮类中药的特征之一。例如,合欢皮的皮孔呈红棕色,椭圆形;牡丹皮的皮孔呈灰褐色,横长略凹陷状;杜仲的皮孔呈斜方形。少数有刺毛,如红毛五加皮;或有钉状物,如海桐皮等。部分皮类中药,木栓层已除去或部分除去而较光滑,如桑白皮、黄柏等。

3) 内表面

颜色各不相同,如肉桂呈红棕色,杜仲呈紫褐色,黄柏呈黄色,苦楝皮呈黄白色。有些含油的皮类中药,经刻划出现油痕,可根据油痕的情况并结合气味等判断该药材的质量,如肉桂、厚朴等。一般较平滑或具粗细不同的纵向皱纹,有的显网状纹理,如椿皮。

4)折断面

皮类中药横向折断面的特征和皮各组织的组成和排列方式有密切关系,因此是皮类中药的重要鉴别特征。折断面的主要特征如下:

①平坦状　组织中富有薄壁细胞而无石细胞群或纤维束的皮,折断面较平坦,如牡丹皮。

②颗粒状　组织中富有石细胞群的皮,折断面常呈颗粒状突起,如肉桂。

③纤维状　组织中富含纤维的皮,折断面多显细的纤维状物或突出刺状物,如桑白皮。

④层状　组织中的纤维束和薄壁组织呈层带状间隔排列,折断时也形成明显的层片状,如苦楝皮。

⑤折断面外层较平坦或颗粒状,内层显纤维状,说明纤维主要存在于韧皮部,如厚朴。

⑥折断时有胶质丝状物相连,如杜仲。

⑦折断时有粉尘出现,组织较疏松,含有较多的淀粉,如白鲜皮。

5)气味

各种皮的外形有时很相似,但其气味却完全不同。如香加皮和地骨皮,前者有特殊香气,味苦而有刺激感,后者气味均较微弱。肉桂与桂皮外形也较相似,但肉桂味甜而微辛,桂皮则味辛辣而凉。

5.1.3　显微鉴别

皮类中药的构造由外向内一般可分为周皮、皮层和韧皮部3部分。其中,韧皮部占横切面的大部分。首先观察横切面各部分组织的界限和厚度,然后再详细观察各部分组织。在观察各部位时,应注意的特征分述如下:

1)周皮

周皮包括木栓层、木栓形成层与栓内层3部分。木栓层细胞多整齐地排列成行,细胞呈扁平形,切向延长,壁薄,栓化或木化,黄棕色或含红棕色物质。有的木栓细胞壁均匀地或不均匀地增厚并木化,如杜仲木栓细胞内壁特别厚,肉桂的最内一列木栓细胞的外壁增厚特别明显。木栓层发达程度随植物的种类不同而有较大的区别。木栓形成层细胞常为扁平的薄壁细胞,在一般的皮类药材中不容易区别。栓内层存在于木栓形成层的内侧,径向排列成行,但是其细胞壁不栓化,也不含有红棕色物质,少数含叶绿体而显绿色,又称绿皮层。栓内层较发达时,其内部距木栓形成层较远的细胞形态,多为不规则形,因此常不易与皮层细胞区别。

2)皮层

细胞大多是薄壁性的,略切向延长,常可见到细胞间隙,靠近周皮部分常分化成厚角组织。皮层中常可见到纤维、石细胞和各种分泌组织,如油细胞、乳管、黏液细胞等,常见的细胞内含物有淀粉粒和草酸钙结晶。

3)韧皮部

韧皮部包括韧皮部束和射线两部分。韧皮部束主要由筛管和韧皮薄壁细胞组成,有时可见到厚壁细胞和分泌组织。韧皮部束外方为初生韧皮部,其筛管群常呈颓废状而皱缩,最外方常有厚壁组织如纤维束(黄柏、桑白皮)、石细胞群(杜仲)形成环带或断续的环带(也称中柱鞘纤维)。次生韧皮部占大部分,除筛管和伴胞外,常有厚壁组织、分泌组织等。鉴别时,应注意其分布位置、分布特点和细胞特征。有些薄壁细胞内常可见到各种结晶体或淀粉粒。

射线可分为髓射线和韧皮射线两种。髓射线较长,常呈弯曲状,外侧渐宽成喇叭口状;韧皮射线较短,两者都由薄壁细胞构成,不木化,细胞中常含有淀粉粒和草酸钙结晶。射线的宽度和形状在鉴别时是重要的鉴别依据。

粉末的显微观察:在鉴别皮类中药时经常应用,如各种细胞的形状、长度、宽度,细胞壁的性质、厚度、壁孔,壁沟的情况,以及层纹是否清楚,都是鉴定的重要依据。

任务 5.2 肉桂、黄柏、关黄柏、厚朴、秦皮的鉴别

5.2.1 **肉桂** Rougui Cinnamomi Cortex

【来源】 为樟科植物肉桂 *Cinnamomum cassia* Presl 的干燥树皮。

【产地】 主产于广东、广西、云南、福建等地。

【采收加工】 多于秋季剥取,阴干。

【性状鉴别】 呈槽状或卷筒状,长 30 ~ 40 cm,宽或直径 3 ~ 10 cm,厚 0.2 ~ 0.8 cm。外表面灰棕色,稍粗糙,有不规则的细皱纹和横向突起的皮孔,有的可见灰白色的斑纹;内表面红棕色,略平坦,有细纵纹,划之显油痕。质硬而脆,易折断,断面不平坦,外层棕色而较粗糙,内层红棕色而油润,两层间有 1 条黄棕色的线纹。气香浓烈,味甜、辣。习惯认为:肉桂以不破碎、体重、外皮细致、肉厚、油性大、横断面色紫、香气浓、味甜辣、嚼之渣少者为佳(图 5.2)。

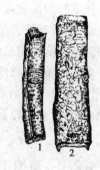

图 5.2 肉桂药材图
1—桂通;2—企边桂

【显微鉴别】 横切面 木栓细胞数列,最内层细胞外壁增厚,木化。皮层散有石细胞和分泌细胞。中柱鞘部位有石细胞群,断续排列成环,外侧伴有纤维束,石细胞通常外壁较薄。韧皮部射线宽 1 ~ 2 列细胞,含细小草酸钙针晶;纤维常 2 ~ 3 个成束;油细胞随处可见。薄壁细胞含淀粉粒(图 5.3)。

粉末 红棕色。纤维大多单个散在,长梭形,长 195 ~ 920 μm,直径约至 50 μm,壁厚,木化,纹孔不明显。石细胞类方形或类圆形,直径 32 ~ 88 μm,壁厚,有的一面菲薄。油细胞类圆形或长圆形,直径 45 ~ 108 μm。草酸钙针晶细小,散在于射线细胞中。木栓细胞多角形,含红棕色物(图 5.4)。

【理化鉴别】 取本品粉末 0.5 g,加乙醇 10 mL,冷浸 20 min,时时振摇,滤过,取滤液作为供试品溶液。另取桂皮醛对照品,加乙醇制成每 1 mL 含 1 μL 的溶液,作为对照品溶液。照薄层色谱法试验,吸取供试品溶液 2 ~ 5 μL,对照点溶液 2 μL,分别点于同一硅胶 G 薄层板上,以石油醚(60 ~ 90 ℃)-乙酸乙酯(17∶3)为展开剂,展开,取出,晾干,喷以二硝基苯肼乙醇试液。

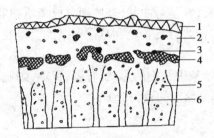

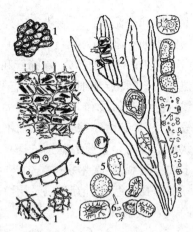

图 5.3　肉桂横切面简图

1—木栓层；2—皮层；3—纤维束；

4—石细胞带；5—油细胞；6—射线

图 5.4　肉桂粉末特征图

1—木栓细胞；2—纤维；3—草酸钙针晶；4—油细胞；

5—石细胞；6—棕色块；7—淀粉粒

供试品色谱中,在与对照品色谱相应的位置上,显相同颜色的斑点。

【检查】　水分不得过 15.0%。

【含量测定】　挥发油　照挥发油测定法测定。

本品含挥发油不得少于 1.2%(mL/g)。

桂皮醛照高效液相色谱法测定。以十八烷基硅烷键合硅胶为填充剂;以乙腈-水(35∶75)为流动相;检测波长为 290 nm。理论板数按桂皮醛峰计算应不低于 3 000。取桂皮醛对照品。分别精密吸取对照品溶液与供试品溶液各 10 μL,注入液相色谱仪,测定,即得。

本品按干燥品计算,含桂皮醛(C_9H_8O)不得少于 1.5%。

【功效】　辛、甘,大热。补火助阳,引火归元,散寒止痛,温通经脉。有出血倾向者及孕妇慎用;不宜与赤石脂同用。

5.2.2　黄柏 Huangbo　Phellodendri Chinensis Cortex

【来源】　为芸香科植物黄皮树 *Phellodendron chinense* Schneid. 的干燥树皮。习称“川黄柏”。

【产地】　主产于四川、贵州等地。陕西、湖南、湖北、云南、广西、甘肃等地也产。

【采收加工】　剥取树皮后,除去粗皮,晒干。

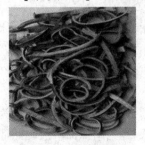

图 5.5　黄柏药材图

【性状鉴别】　呈板片状或浅槽状,长宽不一,厚 1~6 mm。外表面黄褐色或黄棕色,平坦或具纵沟纹,有的可见皮孔痕及残存的灰褐色粗皮;内表面暗黄色或淡棕色,具细密的纵棱纹。体轻,质硬,断面纤维性,呈裂片状分层,深黄色。气微,味极苦,嚼之有黏性(图 5.5)。

以皮厚、断面色黄者为佳。

【显微鉴别】　横切面　未除净外皮者,木栓层由多列长方形细胞构成,内含有棕色物,栓内层细胞中含有草酸钙方晶。皮层较为狭窄,散有纤维群及石细胞群。石细胞大多呈分枝状,壁极厚,层纹明显。韧皮部占树皮的绝大部分,外侧有少数石细胞,纤维束切向排列呈现断续的层带,纤维束周围的薄壁细胞中常含有草酸钙方晶。射线宽 2~4 列细胞,常弯曲而细长。薄壁细胞中含有细小的淀粉粒和草酸钙方晶,黏液细胞随处可见(图 5.6)。

粉末 鲜黄色。纤维鲜黄色,直径 16~38 μm,常成束,周围细胞含草酸钙方晶,形成晶纤维;含晶细胞壁木化增厚。石细胞鲜黄色,类圆形或纺锤形,直径 35~128 μm,有的呈分枝状,枝端锐尖,壁厚,层纹明显;有的可见大型纤维状的石细胞,长可达 900 μm。草酸钙方晶众多(图 5.7)。

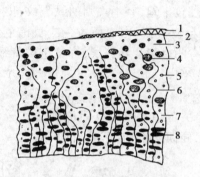

图 5.6 黄柏横切面图
1—木栓层;2—木栓形成层;3—皮层;4—石细胞;
5—黏液细胞;6—射线;7—韧皮部;8—纤维束

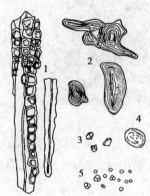

图 5.7 黄柏粉末特征图
1—晶纤维;2—石细胞;3—方晶;
4—黏液细胞;5—淀粉粒

【理化鉴别】 取本品粉末 0.2 g,加 1% 醋酸甲醇溶液 40 mL,于 60 ℃超声处理 20 min,滤过,滤液浓缩至 2 mL,作为供试品溶液。另取黄柏对照药材 0.1 g,加 1% 醋酸甲醇 20 mL,同法制成对照药材溶液。再取盐酸黄柏碱对照品,加甲醇制成每 1 mL 含 0.5 mg 的溶液,作为对照品溶液。照薄层色谱法试验,吸取上述 3 种溶液各 3~5 μL,分别点于同一硅胶 G 薄层板上,以三氯甲烷-甲醇-水(30∶15∶4)的下层溶液为展开剂,置氨蒸气饱和的展开缸内,展开,取出,晾干,喷以稀碘化铋钾试液。供试品色谱中,在与对照药材色谱和对照品色谱相应的位置上,显相同颜色的斑点。

【检查】 水分不得过 12.0%。总灰分不得过 8.0%。

【浸出物】 照醇溶性浸出物测定法项下的冷浸法测定,用稀乙醇作溶剂,不得少于 14.0%。

【含量测定】 小檗碱 照高效液相色谱法测定。以十八烷基硅烷键合硅胶为填充剂;以乙腈-0.1% 磷酸溶液(50∶50)(每 100 mL 加十二烷基磺酸钠 0.1 g)为流动相;检测波长为 265 nm。理论板数按盐酸小檗碱峰计算应不低于 4 000。

本品按干燥品计算,含小檗碱以盐酸小檗碱($C_{20}H_{17}NO_4 \cdot HCl$)计,不得少于 3.0%。

黄柏碱 照高效液相色谱法测定。以十八烷基硅烷键合硅胶为填充剂;以乙腈-0.1% 磷酸溶液(每 100 mL 加十二烷基磺酸钠 0.2 g)(36∶64)为流动相;检测波长为 284 nm。理论板数按盐酸黄柏碱峰计算应不低于 6 000。

本品按干燥品计算,含黄柏碱以盐酸黄柏碱($C_{20}H_{23}NO_4 \cdot HCl$)计,不得少于 0.34%。

【功效】 苦,寒。归肾、膀胱经。清热燥湿,泻火除蒸,解毒疗疮。用于湿热泻痢,黄疸尿赤,带下阴痒,热淋涩痛,脚气痿躄,骨蒸劳热,盗汗,遗精,疮疡肿毒,湿疹湿疮。盐黄柏滋阴降火。用于阴虚火旺,盗汗骨蒸。

5.2.3 **关黄柏** Guanhuangbo Phellodendri Amurensis Cortex

【来源】 为芸香科植物黄檗 *Phellodendron amurense* Rupr. 的干燥树皮。

【产地】 主产于辽宁、吉林等地。黑龙江、河北、内蒙古等地也产,辽宁产量最大。

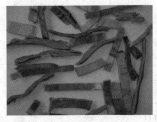

图 5.8　关黄柏药材图

【采收加工】 剥取树皮,除去粗皮,晒干。

【性状鉴别】 呈板片状或浅槽状,长宽不一,厚 2～4 mm。外表面黄绿色或淡棕黄色,较平坦,有不规则的纵裂纹,皮孔痕小而少见,偶有灰白色的粗皮残留;内表面黄色或黄棕色。体轻,质较硬,断面纤维性,有的呈裂片状分层,鲜黄色或黄绿色。气微,味极苦,嚼之有黏性(图 5.8)。

以皮厚、断面色黄者为佳。

【显微鉴别】 横切面　与黄柏相似,主要不同点是关黄柏木栓细胞呈方形,皮层较为宽广,石细胞略小,韧皮部外几乎无石细胞,射线较为平直,硬韧皮部不甚发达(图 5.9)。

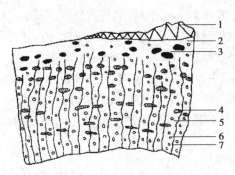

图 5.9　关黄柏横切面简图
1—木栓层;2—皮层;3—石细胞;4—纤维束;
5—韧皮部;6—黏液细胞;7—射线

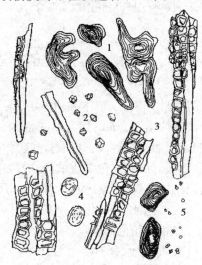

图 5.10　关黄柏粉末特征图
1—石细胞;2—草酸钙方晶;3—晶纤维;
4—黏液细胞;5—淀粉粒

粉末　绿黄色和黄色。纤维鲜黄色,直径 16～38 μm,常成束,周围细胞含草酸钙方晶,形成晶纤维;含晶细胞壁木化增厚。石细胞鲜黄色,类圆形或纺锤形,直径 35～80 μm,有的呈分枝状,壁厚,层纹明显。草酸钙方晶直径约 24 μm(图 5.10)。

【理化鉴别】 取本品粉末 0.1 g,加甲醇 5 mL,加热回流 15 min,滤过,加甲醇至约 5 mL,作为供试品溶液。另取关黄柏对照药材 0.1 g,同法制成对照药材溶液。再取盐酸小檗碱对照品,加甲醇制成每 1 mL 含 0.5 mg 的溶液,作为对照品溶液。照薄层色谱法试验,吸取上述 3 种溶液各 1 μL,分别点于同一硅胶 G 薄层板上,以乙酸乙酯-丁酮-甲酸-水(10∶6∶1∶1)为展开剂,置氨蒸气预饱和的展开缸内,展开,取出,晾干,置紫外光灯(365 nm)下检视。供试品色谱中,在与对照药材和对照品色谱相应的位置上,显相同颜色的荧光斑点。

【检查】 水分照水分测定法测定,不得过12.0%;总灰分不得过8.5%。

【含量测定】 照高效液相色谱法测定。以十八烷基硅烷键合硅胶为填充剂;以乙腈-0.1%磷酸溶液(50∶50)(每100 mL加十二烷基磺酸钠0.1 g)为流动相;检测波长为265 nm。理论板数按盐酸小檗碱峰计算应不低于4 000。

按干燥品计算,含盐酸小檗碱($C_{20}H_{17}NO_4 \cdot HCl$)不得少于0.60%。

【功效】 苦,寒。归肾、膀胱经。清热燥湿,泻火除蒸,解毒疗疮。用于湿热泻痢,黄疸,带下,热淋,脚气,骨蒸劳热,盗汗,遗精,疮疡肿毒,湿疹瘙痒。盐黄柏滋阴降火。用于阴虚火旺,盗汗骨蒸。

5.2.4 厚朴 Houpo Magnoliae Officmalis Cortex

【来源】 为木兰科植物厚朴 *Magnolia officinalis* Rehd. et Wils. 或凹叶厚朴 *Magnolia offinalis Rehd. et Wils. var. biloba* Rehd. et Wils. 的干燥干皮、根皮及枝皮。

【产地】 栽培或野生。主产于四川、湖北、浙江、江西等地。安徽、福建、陕西、甘肃、贵州、云南等地也产。

【采收加工】 4—6月剥取,根皮和枝皮直接阴干;干皮置沸水中微煮后,堆置阴湿处,"发汗"至内表面变紫褐色或棕褐色时,蒸软,取出,卷成筒状,干燥。

【性状鉴别】 干皮 呈卷筒状或双卷筒状,长30~35 cm,厚0.2~0.7 cm,习称"筒朴";近根部的干皮一端展开如喇叭口,长13~25 cm,厚0.3~0.8 cm,习称"靴筒朴"。外表面灰棕色或灰褐色,粗糙,有时呈鳞片状,较易剥落,有明显椭圆形皮孔和纵皱纹,刮去粗皮者显黄棕色。内表面紫棕色或深紫褐色,较平滑,具细密纵纹,划之显油痕。质坚硬,不易折断,断面颗粒性,外层灰棕色,内层紫褐色或棕色,有油性,有的可见多数小亮星。气香,味辛辣、微苦(图5.11)。

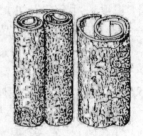

图5.11 厚朴药材图

根皮(根朴) 呈单筒状或不规则块片;有的弯曲似鸡肠,习称"鸡肠朴"。质硬,较易折断,断面纤维性。

枝皮(枝朴) 呈单筒状,长10~20 cm,厚0.1~0.2 cm。质脆,易折断,断面纤维性。

以皮厚、肉细、油性足、内表面紫棕色且有发亮的结晶物、香气浓郁者为佳。

【显微鉴别】 横切面 木栓层为10余列细胞;有的可见落皮层。皮层外侧有石细胞环带,内侧散有多数油细胞和石细胞群。韧皮部射线宽1~3列细胞;纤维多数个成束;也有油细胞散在(图5.12)。

粉末 棕色。纤维甚多,直径15~32 μm,壁甚厚,有的呈波浪形或一边呈锯齿状,木化,孔沟不明显。石细胞类方形、椭圆形、卵圆形或不规则分枝状,直径11~65 μm,有时可见层纹。油细胞椭圆形或类圆形,直径50~85 μm,含黄棕色油状物(图5.13)。

【理化鉴别】 取本品粉末0.5 g,加甲醇5 mL,密塞,振摇30 min,滤过,取滤液作为供试品溶液。另取厚朴酚对照品、和厚朴酚对照品,加甲醇制成每1 mL各含1 mg的混合溶液,作为对照品溶液。照薄层色谱法试验,吸取上述两种溶液各5 μL,分别点于同一硅胶G薄层板

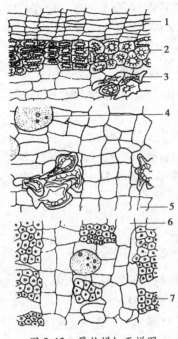

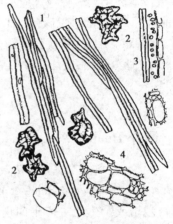

图 5.12　厚朴横切面详图　　　　　　　　　图 5.13　厚朴粉末图

1—木栓层;2—石细胞;3—分枝状石细胞;　　　　　1—纤维;2—石细胞;

4—油细胞;5.— 韧皮纤维;6—韧皮部;7—纤维束　　　3—筛管分子;4—油细胞

上,以甲苯-甲醇(17∶1)为展开剂,展开,取出,晾干,喷以1%香草醛硫酸溶液,在100 ℃加热至斑点显色清晰。供试品色谱中,在与对照品色谱相应的位置上,显相同颜色的斑点。

【检查】　水分不得过15.0%。

【含量测定】　照高效液相色谱法测定。以甲醇-水(78∶22)为流动相;检测波长为294 nm。理论板数按厚朴酚峰计算应不低于3 800。以厚朴酚对照品、和厚朴酚为对照品。

按干燥品计算,含厚朴酚($C_{18}H_{18}O_2$)与和厚朴酚($C_{18}H_{18}O_2$)的总量不得少于2.0%。

【功效】　苦、辛,温。归脾、胃、肺、大肠经。燥湿消痰,下气除满。用于湿滞伤中,脘痞吐泻,食积气滞,腹胀便秘,痰饮喘咳。

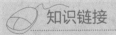

知识链接

大叶木兰（腾冲厚朴）

为木兰科植物大叶木兰 Magnolia rostrata W. W. Smith. 的干皮、根皮和枝皮。主要产于云南省。4—6月剥取。根皮及枝皮直接阴干。干皮放沸水中微煮,堆置阴潮处,"发汗"至内表面变成紫褐色或棕褐色,蒸软,取出,适当放置,卷成筒状,干燥。干皮卷筒状,厚0.4~1.5 cm,表面灰黄色,近光滑,上有横形及类圆形皮孔。内表面暗褐色,近平滑,具细纵纹,指甲划之略显油性。断面纤维性,具有较多数量的白色结晶状颗粒,对光可见闪烁的亮星。气香,味辛辣,微苦涩;根皮呈现不规则块状,多弯曲。质硬,横断面纤维性;枝皮呈单卷筒状,较薄而质脆。

5.2.5 秦皮 Qinpi Fraxini Cortex

【来源】 为木犀科植物苦枥白蜡树 *Fraxinus rhynchophylla* Hance、白蜡树 *Fraxinus chinensis Roxb.*、尖叶白蜡树 *Fraxinus szaboana* Lingelsh. 或宿柱白蜡树 *Fraxinus stylosa*. Lingelsh. 的干燥枝皮或干皮。

【产地】 野生。苦枥白蜡树主要产于黑龙江、吉林、辽宁等地;白蜡树主产于四川;宿柱白蜡树和尖叶白蜡树主产于陕西。

【采收加工】 春、秋二季剥取,晒干。

【性状鉴别】 枝皮 呈卷筒状或槽状,长 10 ~ 60 cm,厚 1.5 ~ 3 mm。外表面灰白色、灰棕色至黑棕色或相间呈斑状,平坦或稍粗糙,并有灰白色圆点状皮孔及细斜皱纹,有的具分枝痕。内表面黄白色或棕色,平滑。质硬而脆,断面纤维性,黄白色。气微,味苦。

干皮 为长条状块片,厚 3 ~ 6 mm。外表面灰棕色,具龟裂状沟纹及红棕色圆形或横长的皮孔。质坚硬,断面纤维性较强(图 5.14)。

以整齐、条长、筒状、外皮薄而光滑者为佳。

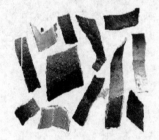

图 5.14 秦皮药材图

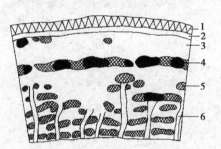

图 5.15 秦皮横切面简图
1—木栓层;2—厚角细胞;3—皮层;
4—石细胞群;5—纤维束;6—射线

【显微鉴别】 横切面 木栓层为 5 ~ 10 余列细胞。栓内层为数列多角形厚角细胞。皮层较宽,纤维及石细胞单个散在或成群。中柱鞘部位有石细胞及纤维束组成的环带,偶有间断。韧皮部射线宽 1 ~ 3 列细胞;纤维束及少数石细胞成层状排列,中间贯穿射线,形成“井”字形。薄壁细胞含草酸钙砂晶(图 5.15)。

【理化鉴别】 ①取本品,加热水浸泡,浸出液在日光下可见碧蓝色荧光。

②取本品粉末 1 g,加甲醇 10 mL,加热回流 10 min,放冷,滤过,取滤液作为供试品溶液。另取秦皮甲素对照品、秦皮乙素对照品及秦皮素对照品,加甲醇制成每 1 mL 各含 2 mg 的混合溶液,作为对照品溶液。照薄层色谱法试验,吸取上述两种溶液各 10 μL,分别点于同一硅胶 G 薄层板或 GF$_{254}$ 薄层板上,以三氯甲烷-甲醇-甲酸(6∶1∶0.5)为展开剂,展开,取出,晾干,硅胶 GF$_{254}$ 板置紫外光灯(254 nm)下检视;硅胶 G 板置紫外光灯(365 nm)下检视。供试品色谱中,在与对照品色谱相应的位置上,显相同颜色的斑点或荧光斑点;硅胶 GF$_{254}$ 板喷以三氯化铁试液-铁氰化钾试液(1∶1)的混合溶液,斑点变为蓝色。

【检查】 水分不得过 7.0%;总灰分不得过 8.0%。

【浸出物】 照醇溶性浸出物测定法项下的热浸法测定,用乙醇作溶剂,不得少于8.0%。

【含量测定】 照高效液相色谱法测定。以十八烷基硅烷键合硅胶为填充剂;以乙腈-0.1%磷酸溶液(8∶92)为流动相;检测波长为334 nm。理论板数按秦皮乙素峰计算应不低于5 000。以秦皮甲素对照品、秦皮乙素对照品。

本品按干燥品计算,含秦皮甲素($C_{15}H_{16}O_9$)和秦皮乙素($C_9H_6O_4$)的总量,不得少于1.0%。

【检查】 总灰分同药材,不得过8.0%。

【浸出物】 同药材,不得少于10.0%。

【功效】 苦、涩,寒。归肝、胆、大肠经。清热燥湿,收涩止痢,止带,明目。用于湿热泻痢,赤白带下,目赤肿痛,目生翳障。

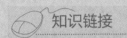

知识链接

胡桃楸

有些地区将胡桃科植物胡桃楸 *Juglans mandshurica* Maxim. 的树皮作秦皮用。药材厚1～2 cm,呈卷筒状或扭曲成绳状。外表面光滑,灰棕色,皮孔少,有大型叶痕。内表面暗棕色,不易折断,易纵裂。味苦、涩。镜检可见草酸钙簇晶。水浸液显浅黄棕色,无荧光。不宜作秦皮使用。

任务 5.3　牡丹皮、地骨皮、香加皮、五加皮、白鲜皮的鉴别

5.3.1　**牡丹皮** Mudanpi　Moutan Cortex

【来源】 为毛茛科植物牡丹 *Paeonia suffruticosa* Andr. 的干燥根皮。

【产地】 栽培。主产于安徽、河南、四川、湖南、陕西、山东、湖北、甘肃、贵州等地。

【采收加工】 秋季采挖根部,除去细根和泥沙,剥取根皮,晒干或刮去粗皮,除去木心,晒干。前者习称连丹皮,后者习称刮丹皮。

【性状鉴别】 连丹皮　呈筒状或半筒状,有纵剖开的裂缝,略向内卷曲或张开,长5～20 cm,直径0.5～1.2 cm,厚0.1～0.4 cm。外表面灰褐色或黄褐色,有多数横长皮孔样突起和细根痕,栓皮脱落处粉红色;内表面淡灰黄色或浅棕色,有明显的细纵纹,常见发亮的结晶。质硬而脆,易折断,断面较平坦,淡粉红色,粉性。气芳香,味微苦而涩(图5.16)。

刮丹皮　外表面有刮刀削痕,外表面红棕色或淡灰黄色,有时可见灰褐色斑点状残存外皮。

以条粗长、皮厚、无木心、断面白色、粉性足、结晶多、香气浓郁者为佳。

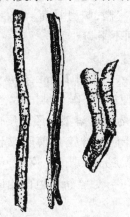

图5.16　牡丹皮药材图

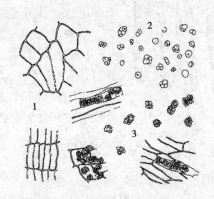

图5.17　牡丹皮粉末特征图
1—木栓细胞;2—淀粉粒;3—草酸钙簇晶

【显微鉴别】　粉末淡红棕色。淀粉粒甚多,单粒类圆形或多角形,直径3~16 μm,脐点点状、裂缝状或飞鸟状;复粒由2~6分粒组成。草酸钙簇晶直径9~45 μm,有时含晶细胞连接,簇晶排列成行,或一个细胞含数个簇晶。连丹皮可见木栓细胞长方形,壁稍厚,浅红色(图5.17)。

【理化鉴别】　取本品粉末1 g,加乙醚10 mL,密塞,振摇10 min,滤过,滤液挥干,残渣加丙酮2 mL使溶解,作为供试品溶液。另取丹皮酚对照品,加丙酮制成每1 mL含2 mg的溶液,作为对照品溶液。照薄层色谱法试验,吸取上述两种溶液各10 μL,分别点于同一硅胶G薄层板上,以环己烷-乙酸乙酯-冰醋酸(4∶1∶0.1)为展开荆,展开,取出,晾干。喷以2%香草醛硫酸乙醇溶液(1→10),在105 ℃加热至斑点显色清晰。供试品色谱中,在与对照品色谱相应的位置上,显相同颜色的斑点。

【检查】　水分不得过13.0%;总灰分不得过5.0%。

【浸出物】　照醇溶性浸出物测定法项下的热浸法测定,用乙醇作溶剂,不得少于15.0%。

【含量测定】　照高效液相色谱法测定。以十八烷基硅烷键合硅胶为填充剂;以甲醇-水(45∶55)为流动相;检测波长为274 nm。理论板数按丹皮酚峰计算应不低于5 000。以丹皮酚为对照品。

按干燥品计算,含丹皮酚($C_9H_{10}O_3$)不得少于1.2%。

【功效】　苦、辛,微寒。归心、肝、肾经。清热凉血,活血化瘀。用于热入营血,温毒发斑,吐血衄血,夜热早凉,无汗骨蒸,经闭痛经,跌打伤痛,痈肿疮毒。孕妇慎用。

5.3.2　地骨皮 Digupi　Lycii Cortex

【来源】　为茄科植物枸杞 *Lycium chinense* Mill. 或宁夏枸杞 *Lyciumbarbarum* L. 的干燥根皮。

【产地】　栽培或野生。枸杞主产于河北、河南、陕西、山西、四川、江西、浙江等地;宁夏枸杞猪腰产于宁夏、甘肃等地。

【采收加工】　春初或秋后采挖根部,洗净,剥取根皮,晒干。

【性状鉴别】　呈筒状或槽状,长3~10 cm,宽0.5~1.5 cm,厚0.1~0.3 cm。外表面灰黄

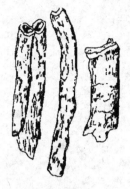

图 5.18 地骨皮药材图

色至棕黄色,粗糙,有不规则纵裂纹,易成鳞片状剥落。内表面黄白色至灰黄,外层黄棕色,内层灰白色。气微,味微甘而后苦。色,较平坦,有细纵纹。体轻,质脆,易折断,断面不平坦。

以块大、肉厚、无木心者为佳(图 5.18)。

【理化鉴别】 取本品粉末 1.5 g,加甲醇 15 mL,超声处理 30 min,滤过,滤液蒸干,残渣加甲醇 1 mL 使溶解,作为供试品溶液。另取地骨皮对照药材 1.5 g,同法制成对照药材其溶液。照薄层色谱法试验,吸取上述两种溶液各 5 μL,分别点于同一硅胶 G 薄层板上,以甲苯-丙酮-甲酸(10∶1∶0.1)为展开剂,展开,取出,晾干,置紫外光灯(365 nm)下检视。供试品色谱中,在与对照药材色谱相应的位置上,显相同颜色的荧光斑点。

【检查】 水分不得过 11.0%;总灰分不得过 11.0%。

【功效】 甘,寒。归肺、肝、肾经。凉血除蒸,清肺降火。用于阴虚潮热,骨蒸盗汗,肺热咳嗽,咯血,衄血,内热消渴。

5.3.3 香加皮 Xiangjiapi Periplicae Cortex

【来源】 萝摩科植物杠柳 *Periplocae sepium* Bge. 的干燥根皮。

【产地】 野生。主产于山西、河南、河北、山东、甘肃、湖南等地。

【采收加工】 春、秋二季采挖,剥取根皮,晒干。

【性状鉴别】 呈卷筒状或槽状,少数呈不规则的块片状。长 3～10 cm,直径 1～2 cm,厚 0.2～0.4 cm,外表面灰棕色或黄棕色,栓皮松软常呈鳞片状,易剥落。内表面淡黄色或淡黄棕色,较平滑,有细纵纹。体轻,质脆,易折断,断面不整齐,黄白色。有特异香气,味苦(图 5.19)。

以块大、皮厚、香气浓、无木心者为佳。

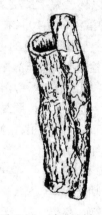

图 5.19 香加皮药材图

【理化鉴别】 ①取本品粉末 10 g,置 250 mL 烧瓶中,加水 150 mL,加热蒸馏,馏出液具特异香气,收集馏出液 10 mL,分置两支试管中,一管中加 1% 三氯化铁溶液 1 滴,即显红棕色;另一管中加硫酸肼饱和溶液 5 mL 与醋酸钠结晶少量,稍加热,放冷,生成淡黄绿色沉淀,置紫外光灯(365 nm)下观察,显强烈的黄色荧光。

②取本品粉末 1 g,加乙醇 10 mL,加热回流 1 h,滤过,置 25 mL 量瓶中,加乙醇至刻度,摇匀,量取 1 mL,置 20 mL 量瓶中,加乙醇至刻度,摇匀,照紫外-可见分光光度法测定,在 278 nm 的波长处有最大吸收。

③取本品粉末 2 g,加甲醇 30 mL,加热回流 1 h,滤过,滤液蒸干,残渣加甲醇 2 mL 使溶解,作为供试品溶液。另取 4-甲氧基水杨醛对照品,加甲醇制成每 1 mL 含 1 mg 的溶液,作为对照品溶液。照薄层色谱法试验,吸取上述两种溶液各 2 μL,分别点于同一硅胶 G 薄层板上,以石油醚(60～90 ℃)-乙酸乙酯-冰醋酸(20∶3∶0.5)为展开剂,展开,取出,晾干,喷以二硝基苯肼试液。供试品色谱中,在与对照品色谱相应的位置上,显相同颜色的斑点。

【含量测定】　照高效液相色谱法测定。用十八烷基硅烷键合硅胶为填充剂;以甲醇-水-醋酸(70∶30∶2)为流动相;检测波长为278 nm。理论板数按4-甲氧基水杨醛峰计算应不低于1 000。

内标溶液的制备　精密称取对羟基苯甲酸丁酯适量,加60%甲醇制成每1 mL含6 mg的溶液,即得。

本品于60 ℃干燥4 h,含4-甲氧基水杨醛($C_8H_8O_3$)不得少于0.20%。

【功效】　辛、苦,温;有毒。归肝、肾、心经。祛风湿,强筋骨。用于风寒湿痹,腰膝酸软,心悸气短,下肢浮肿。

【注意】　本品有毒,服用不宜过量。

5.3.4　五加皮 Wujiapi　Acanthopanacis Cortex

【来源】　为五加科植物细柱五加 *Acanthopanax gracilistulus* W. W. Smith 的干燥根皮。

【产地】　主产于湖北、河南、四川、湖南、安徽等地。浙江、山东、江苏、江西、贵州、云南、陕西、甘肃等地也产。夏、秋二季采挖根部,洗净,剥取根皮,晒干。

【性状鉴别】　呈不规则卷筒状,长5~15 cm,直径0.4~1.4 cm,厚约0.2 cm。外表面灰褐色,有稍扭曲的纵皱纹和横长皮孔样斑痕;内表面淡黄色或灰黄色,有细纵纹。体轻,质脆,易折断,断面不整齐,灰白色。气微香,味微辣而苦。一般以肉厚、粗大、气香、断面色灰白、无木心者为佳。主要成分为挥发油及树脂。辛、苦,温。归肝、肾经。祛风除湿,补益肝肾,强筋壮骨,利水消肿。

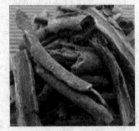

图5.20　五加皮药材图

【功效】　用于风湿痹病,筋骨痿软,小儿行迟,体虚乏力,水肿,脚气(图5.20)。

5.3.5　白鲜皮 Baixianpi　Dictamni Cortex

【来源】　为芸香科植物白鲜 *Dictamnus dasycarpus* Turcz. 的干燥根皮。

【产地】　主产于辽宁、河北、山东等地。

【采收加工】　春、秋二季采挖根部,除去泥沙和粗皮,剥取根皮,干燥。

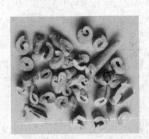

图5.21　白鲜皮药材图

【性状鉴别】　呈卷筒状,长5~15 cm,直径1~2 cm,厚0.2~0.5 cm。外表面灰白色或淡灰黄色,具细纵皱纹和细根痕,常有突起的颗粒状小点;内表面类白色,有细纵纹。质脆,折断时有粉尘飞扬,断面不平坦,略呈层片状,剥去外层,迎光可见闪烁的小亮点。有羊膻气,味微苦。

以条大、皮厚、色灰白者为佳。主要成分为梣酮、黄柏酮。

【功效】　苦,寒。归脾、胃、膀胱经。清热燥湿,祛风解毒。用于湿热疮毒,黄水淋沥,湿疹,风疹,疥癣疮癞,风湿热痹,黄疸尿赤(图5.21)。

任务 5.4   杜仲、合欢皮、苦楝皮、椿皮的鉴别

5.4.1   杜仲 Duzhong   Eucommiae Cortex

【来源】   为杜仲科植物杜仲 *Eucommza uLmoides* Oliv. 的干燥树皮。

【产地】   栽培或野生。主产于湖北、四川、贵州、云南、陕西等地。

【采收加工】   4—6 月剥取,刮去粗皮,堆置"发汗"至内皮呈紫褐色,晒干。

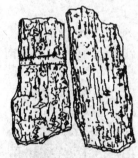

图 5.22   杜仲药材图

【性状鉴别】   呈板片状或两边稍向内卷,大小不一,厚 3 ~7 mm。外表面淡棕色或灰褐色,有明显的皱纹或纵裂槽纹,有的树皮较薄,未去粗皮,可见明显的皮孔。内表面暗紫色,光滑。质脆,易折断,断面有细密、银白色、富弹性的橡胶丝相连。气微,味稍苦。

以皮厚、块大、去净粗皮、断面丝多、内表面紫褐色者为佳(图 5.22)。

【显微鉴别】   横切面   落皮层残存,内侧有数个木栓组织层带,每层由排列整齐、内壁特别厚的木栓细胞构成。层带间为颓废的皮层组织,细胞壁木化。韧皮部有 5 ~7 层石细胞环带,每个环带有 3 ~5 列石细胞并伴有少数的纤维。射线 2 ~3 列细胞,近栓内层时向一侧偏斜。丝状或团块状白色胶丝随处可见,韧皮部最多,橡胶丝存在于乳汁细胞内。

粉末   棕色。橡胶丝成条或扭曲成团,表面显颗粒性。石细胞甚多,大多成群,类长方形、类圆形、长条形或形状不规则,长约至 180 μm,直径 20 ~80 μm,壁厚,有的胞腔内含橡胶团块。木栓细胞表面观多角形,直径 15 ~40 μm,壁不均匀增厚,木化,有细小纹孔;侧面观长方形,壁三面增厚,一面薄,孔沟明显。

【理化鉴别】   取本品粉末 1 g,加三氯甲烷 10 mL,浸渍 2 h,滤过。滤液挥干,加乙醇 1 mL,产生具弹性的胶膜。

【浸出物】   照醇溶性浸出物测定法项下的热浸法测定,用 75% 乙醇作溶剂,不得少于 11.0%。

【含量测定】   照高效液相色谱法测定。以十八烷基硅烷键合硅胶为填充剂;以甲醇-水(25∶75)为流动相;检测波长为 277 nm。理论板数按松脂醇二葡萄糖苷峰计算应不低于 1 000。以松脂醇二葡萄糖苷为对照品。

本品含松脂醇二葡萄糖苷($C_{32}H_{42}O_{16}$)不得少于 0.10%。

【功效】   甘,温。归肝、肾经。补肝肾,强筋骨,安胎。用于肝肾不足,腰膝酸痛,筋骨无力,头晕目眩,妊娠漏血,胎动不安。

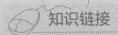

知识链接

杜仲的应用

　　杜仲是现代工业的重要原料。它的全株除木材外,各种组织和器官中都含有丰富的杜仲胶。杜仲胶是一种硬性橡胶,具有优良的物理、化学性能;热塑性高,耐水性强,绝缘性好,黏着性足,抗腐拒蚀,耐酸耐碱,广泛应用于航空、电气、电讯器材、民用和医用等工业。由于在水中也绝缘不导电,是制造海底电缆、矿山坑道电缆必需的材料,也是各种耐酸容器里衬和输油管的极好材料,还可制作电工绝缘器材。杜仲胶还是一种高级黏合剂,用它来黏合钢铁、玻璃等,有"牢不可破"之效。它对人体无刺激,医学上用作人的补牙材料。

5.4.2　合欢皮　Hehuanpi　Albiziae Cortex

【来源】　为豆科植物合欢 *Albizia juLibrissin* Durazz. 的干燥树皮。

【产地】　栽培或野生。主产于湖北、江苏、安徽、浙江等地。

【采收加工】　夏、秋二季剥取,晒干。

【性状鉴别】　呈卷曲筒状或半筒状,长 40 ~ 80 cm,厚 0.1 ~ 0.3 cm。外表面灰棕色至灰褐色,稍有纵皱纹,有的成浅裂纹,密生明显的椭圆形横向皮孔,棕色或棕红色,偶有突起的横棱或较大的圆形枝痕,常附有地衣斑;内表面淡黄棕色或黄白色,平滑,有细密纵纹。质硬而脆,易折断,断面呈纤维性片状,淡黄棕色或黄白色。气微香,味淡、微涩、稍刺舌,而后喉头有不适感(图 5.23)。

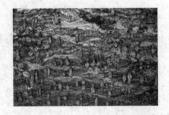

图 5.23　合欢皮药材图

　　以皮细嫩、皮孔明显者为佳。

【理化鉴别】　取本品粉末 1 g,加 50% 甲醇 10 mL,浸泡 1 h,超声处理 30 min,滤过,滤液蒸干,残渣加水 5 mL 使溶解,用正丁醇振摇提取 2 次,每次 5 mL,合并正丁醇液,蒸干,残渣加甲醇 0.5 mL 使其溶解,作为供试品溶液。另取合欢皮对照药材 1 g,同法制成对照药材溶液。照薄层色谱法试验,吸取上述两种溶液各 3 μL,分别点于同一高效硅胶 G 薄层板上,以三氯甲烷-甲醇-水(13∶5∶2)的下层溶液(每 10 mL 加甲酸 0.1 mL)为展开剂,展开,取出,晾干,喷以 5% 磷钼酸乙醇试液,在 90 ℃加热至斑点显色清晰。供试品色谱中,在与对照药材色谱相应的位置上,显相同颜色的斑点。

【含量测定】　照高效液相色谱法测定。以十八烷基硅烷键合硅胶为填充剂;以乙腈-0.04% 磷酸溶液(18∶82)为流动相;检测波长为 204 nm。理论板数按(-)-丁香树脂酚-4-O-β-D-呋喃芹糖基-(1→2)-β-D-吡喃葡萄糖苷峰计算应不低于 3 000。

　　按干燥品计算,含(-)-丁香树脂酚-4-O-β-D-呋喃芹糖基-(1→2)-β-D-吡喃葡萄糖苷($C_{33}H_{44}O_{17}$)不得少于 0.030%。

【功效】 甘,平。归心、肝、肺经。解郁安神,活血消肿。用于心神不安,忧郁失眠,肺痈,疮肿,跌打伤痛。

5.4.3 苦楝皮 KuLianpi Meliae Cortex

【来源】 为楝科植物川楝 *Melia toosendan* Sieb. et Zucc. 或楝 *Melia azedarach* L. 的干燥树皮和根皮。栽培或野生。

【产地】 川楝主产于四川、云南、贵州、甘肃、湖南、湖北、河南等地;楝主产于山西、甘肃、山东、江苏、浙江、湖南、广东、广西、云南、贵州等地。

【采收加工】 春、秋二季剥取,晒干,或除去粗皮,晒干。

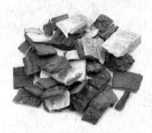

图 5.24 苦楝皮药材图

【性状鉴别】 呈不规则板片状、槽状或半卷筒状,长宽不一,厚 2～6 mm。外表面灰棕色或灰褐色,粗糙,有交织的纵皱纹和点状灰棕色皮孔,除去粗皮者淡黄色;内表面类白色或淡黄色。质韧,不易折断,断面纤维性,呈层片状,易剥离。气微,味苦。根皮优于树皮。根皮以条大。皮厚、纤维性强为佳。树皮以外皮光滑、劈空密集的幼嫩树皮为佳。主要成分为川楝素。

【功效】 苦,寒;有毒。归肝、脾、胃经。杀虫,疗癣。用于蛔虫病,蛲虫病,虫积腹痛;外治疥癣瘙痒。

【注意】 孕妇及肝肾功能不全者慎用(图 5.24)。

5.4.4 椿皮 Chunpi Ailanthi Cortex

【来源】 为苦木科植物臭椿 *Ailanthus altissima*(*Mill.*)Swingle 的干燥根皮或干皮。野生或栽培。

【产地】 主产于浙江、江苏、湖北、河北等地,过去大部分地区都产。

【采收加工】 全年均可剥取,晒干,或刮去粗皮晒干。根皮呈不规则的片状或卷片状,大小不一,厚 0.3～1 cm。外表面灰黄色或黄褐色,粗糙,有多数纵向皮孔样突起和不规则、横裂纹,除去粗皮者显黄白色;内表面淡黄色,较平坦,密布梭形小孔或小点。质硬而脆,断面外层颗粒性,内层纤维性。气微,味苦。干皮呈不规则板片状,大小不一,厚 0.5～2 cm。外表面灰黑色,极粗糙,有深裂。

【功效】 苦、涩,寒。归大肠、胃、肝经。清热燥湿,收敛止带,止泻,止血。用于赤白带下,湿热泻痢,久泻久痢,便血,崩漏(图 5.25)。

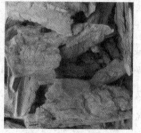

图 5.25 椿皮药材图

实训 1　皮类中药性状鉴别

一、实训目的

①掌握肉桂、黄柏、关黄柏、厚朴、秦皮的性状鉴别要点。

②熟悉牡丹皮、地骨皮、香加皮、五加皮、白鲜皮、杜仲、合欢皮、苦楝皮的性状鉴别要点。

二、材料

药材标本:肉桂、黄柏、关黄柏、厚朴、秦皮、牡丹皮、地骨皮、香加皮、五加皮、白鲜皮、杜仲、合欢皮、苦楝皮。

三、实训任务

取皮类药材标本,根据其形状、表面特征鉴定药用部位,并进行观察和描述。

四、实训过程

1)学生

首先要确定药用部位。要注意观察形状、颜色、外表面、内表面、断面、质地等特征。此外,应观察质地和气味等。

2)教师

辅助学生进行皮类药材的性状鉴别并给予一定的指导;对学生的实训结果进行评价。

五、实训考核与评价

1)认药考试

根据学生对 13 味皮类中药认药考试情况,评定成绩。

2)性状描述

根据学生对茎木类指定中药性状描述情况,评定成绩。

考核项目	考核内容	评定标准
性状鉴别	准确识别肉桂、黄柏、关黄柏、厚朴、秦皮、牡丹皮、地骨皮、香加皮、五加皮、白鲜皮、杜仲、合欢皮、苦楝皮 13 味中药原药材及饮片	优秀:能准确识别 13 味中药原药材及饮片 良好:能准确识别 10 味中药原药材及饮片 合格:能准确识别 8 味中药原药材及饮片 不合格:识别 8 味以下

实训2 皮类中药显微鉴别

一、实训目的

①掌握粉末临时装片的制作方法。

②掌握粉末特征绘图技巧。

③掌握肉桂、黄柏横切面显微特征。

④掌握黄柏、厚朴的粉末显微特征。

二、仪器、材料

1)仪器

显微镜。

2)材料

①横切面永久制片:肉桂、黄柏横切片。

②药材粉末:黄柏、厚朴。

③其他材料:水合氯醛、稀甘油、蒸馏水;载玻片、盖玻片、解剖针、镊子。

三、实训任务

1)组织特征

取组织切片,在低倍镜下由外向内依次观察;内含物的特征可在高倍镜下观察。

2)粉末特征

取各中药粉末少许,用水合氯醛溶液进行粉末制片。

四、实训过程

1)学生

(1)肉桂横切片

观察肉桂的木栓层、皮层、纤维束、石细胞带、油细胞、射线等特征。

(2)黄柏横切片

观察的木栓层、木栓形成层、皮层、石细、射线、韧皮部、纤维束等特征。

(3)粉末特征

黄柏粉末:观察石细胞、黏液细胞、草酸钙方晶、晶纤维、筛管、木栓细胞等特征。

厚朴粉末:观察和描述纤维、石细胞、筛管分子、油细胞特征。

2)教师

辅助学生进行皮类药材的性状鉴别并给予一定的指导;对学生的实训结果进行评价。

五、实训考核与评价

1）横切面

根据学生对肉桂横切面结构掌握程度,评定成绩。

2）粉末

根据学生对黄柏粉末特征掌握程度,评定成绩。

考核项目	考核内容	评定标准
显微鉴别	黄柏、厚朴粉末特征观察	优秀:能熟练制作黄柏、厚朴临时粉末制片,粉末特征描述准确,且能熟练绘制粉末特征图 良好:能熟练制作黄柏、厚朴临时粉末制片,粉末特征描述准确,且会绘制粉末特征图 合格:能制作黄柏、厚朴临时粉末制片,粉末特征描述基本正确,且会绘制粉末特征图 不合格:不会制作黄柏、厚朴临时粉末制片,粉末特征描述不正确

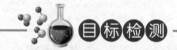 目标检测

一、单项选择题

（一）A型题(每题只有一个正确答案,将正确答案写到括号内)

1."川黄柏"来源于芸香科哪一种植物的树皮？（　　）

　A. 黄檗　　　　B. 黄皮树　　　　C. 橘　　　　D. 酸橙　　　　E. 川椒

2.水浸液在日光下可见碧蓝色荧光的药材是（　　）。

　A. 秦皮　　　　B. 合欢皮　　　　C. 桑白皮　　　　D. 厚朴　　　　E. 牡丹皮

3.主要成分是小檗碱的药材是（　　）。

　A. 黄柏　　　　B. 杜仲　　　　C. 肉桂　　　　D. 厚朴　　　　E. 五加皮

4.折断时有细密银白色富弹性的胶丝的药材是（　　）。

　A. 肉桂　　　　B. 杜仲　　　　C. 厚朴　　　　D. 桑白皮　　　　E. 秦皮

5.秦皮来源于（　　）。

　A. 木樨科　　　　B. 芸香科　　　　C. 茄科　　　　D. 五加科　　　　E. 木兰科

6.地骨皮来源于（　　）。

　A. 桑科桑的根皮　　　　B. 五加科细柱五加的根皮　　　　C. 萝摩科杠柳的根皮

　D. 茄科枸杞的根皮　　　　E. 木樨科白蜡树的根皮

7.除哪一项外,均为厚朴的显微特征？（　　）

　A. 石细胞呈椭圆形、类方形或不规则分枝状

　B. 油细胞含黄棕色油状物,壁木化或非木化

　C. 纤维壁甚厚、平直或一边呈波浪状

D. 有草酸钙簇晶

E. 筛管分子复筛板筛域较大

8. 石细胞胞腔中含胶丝团块的中药材是（　　　）。

A. 黄柏　　　　B. 杜仲　　　　　C. 厚朴　　　　D. 秦皮　　　　E. 肉桂

9. 断面不平坦，外层黄棕色，内层灰白色，是哪种皮类药材？（　　　）

A. 五加皮　　　B. 地骨皮　　　　C. 香加皮　　　D. 桑白皮　　　E. 牡丹皮

10. 牡丹皮粉末中含草酸钙（　　　）。

A. 砂晶　　　　B. 簇晶　　　　　C. 针晶　　　　D. 方晶　　　　E. 复合晶体

11. 除哪一项外，均为黄柏的显微鉴别特征？（　　　）

A. 橙皮甙　　　　　　　　　　　　B. 草酸钙方晶

C. 晶鞘纤维　　　　　　　　　　　D. 鲜黄色分枝状具层石细胞

E. 黏液细胞

12. 下列不含砂晶的药材是（　　　）。

A. 地骨皮　　　B. 怀牛膝　　　　C. 黄柏　　　　D. 秦皮　　　　E. 钩藤

13. 皮类药材的入药部位是指（　　　）。

A. 周皮　　　　　　　　　　　　　B. 木栓形成层以外的部分

C. 形成层以外的部分　　　　　　　D. 落皮层

E. 韧皮部以外的部分

14. 肉桂粉末镜检可见草酸钙（　　　）。

A. 簇晶　　　　B. 方晶　　　　　C. 针晶　　　　D. 砂晶　　　　E. 簇晶和砂晶

15. 厚朴来源于（　　　）。

A. 芸香科植物　　　　　　　　　　B. 樟科植物

C. 木樨科植物　　　　　　　　　　D. 桑科植物

E. 木兰科植物

16. 下列药材内表面指甲刻划显油痕的是（　　　）。

A. 肉桂　　　　B. 关黄柏　　　　C. 香加皮　　　D. 五加皮　　　E. 白鲜皮

17. 粉末镜检可见油细胞的药材是（　　　）。

A. 桑白皮　　　B. 黄柏　　　　　C. 秦皮　　　　D. 厚朴　　　　E. 合欢皮

18. 含晶鞘纤维和分枝状石细胞的药材是（　　　）。

A. 厚朴　　　　B. 肉桂　　　　　C. 黄柏　　　　D. 杜仲　　　　E. 牡丹皮

19. 某皮类药材浸入冷水中，在日光下显碧蓝色荧光，此药材是（　　　）。

A. 地骨皮　　　B. 五加皮　　　　C. 秦皮　　　　D. 桑白皮　　　E. 肉桂

（二）X 型题（将正确答案写到括号内）

1. 产地加工时需"发汗"的药材有（　　　）。

A. 延胡索　　　B. 玄参　　　　　C. 厚朴　　　　D. 杜仲　　　　E. 太子参

2. 肉桂的商品规格有（　　　）。

A. 桂皮　　　　B. 桂碎　　　　　C. 板桂　　　　D. 企边桂　　　E. 桂通

3. 含有分枝状石细胞的药材有（　　　）。

A. 厚朴　　　　B. 肉桂　　　　　C. 黄柏　　　　D. 杜仲　　　　E. 牡丹皮

二、判断题

1. 秦皮热水浸泡后,水染成红色,加酸变成黄色。　　　　　　　　　　　(　　)
2. 黄柏与关黄柏都来源于芸香科。　　　　　　　　　　　　　　　　　(　　)
3. 香加皮就是五加皮。　　　　　　　　　　　　　　　　　　　　　　(　　)
4. 厚朴原植物有3种。　　　　　　　　　　　　　　　　　　　　　　(　　)
5. 肉桂的味是先甜而后辣。　　　　　　　　　　　　　　　　　　　　(　　)
6. 肉桂药材横断面有一条明显的石细胞环带。　　　　　　　　　　　　(　　)
7. 黄柏来源于唇形科。　　　　　　　　　　　　　　　　　　　　　　(　　)

三、名词解释

发汗

四、简答题

1. 皮类中药折断面有哪些现象,说明药材富含什么类型的组织?
2. 黄柏和关黄柏、香加皮、五加皮和地骨皮的主要区别点是什么?
3. 试描述厚朴、黄柏、肉桂、杜仲牡丹皮、秦皮的性状特征。
4. 黄柏的粉末特征有哪些?
5. 黄柏和厚朴的分枝状石细胞有什么区别?
6. 黄柏、肉桂、牡丹皮粉末特征中分别含有什么类型的草酸钙晶体?

项目 6　中药鉴定综合技能之叶类中药鉴定

📖【项目描述】

　　该项目包含4个任务,主要介绍了9味常见叶类中药的鉴别,建议教学用时6学时,其中3学时理论教学,3学时实践教学。在观察叶类中药的性状特征时,要注意其药用部位及其形状、大小、上下表面和质地、叶柄等特征;显微鉴别时要注意表皮细胞及气孔和毛茸的特征。

📖【学习目标】

➢ 熟悉叶类药材的一般鉴别方法。

➢ 掌握番泻叶、桑叶的性状和显微的鉴别。

➢ 熟悉大青叶、石韦、银杏叶、侧柏叶、罗布麻叶和紫苏叶的性状及鉴别要点。

➢ 了解药食两用叶类中药的品种和鉴别要点。

📖【能力目标】

➢ 能准确识别番泻叶、桑叶、大青叶、石韦、荷叶、银杏叶、侧柏叶、罗布麻叶、紫苏叶9味中药原药材及饮片。

➢ 能熟练制作番泻叶、桑叶、大青叶临时粉末制片,并能熟练绘制粉末特征图。

📖【工作任务】

任务 6.1　叶类中药鉴定通用技能

6.1.1　植物学相关知识

　　叶着生于茎的节上,为扁平体,一般含有大量的叶绿体,具有向光性,是植物光合作用、蒸腾作用和气体交换的主要部位,为植物的营养器官。

　　许多植物的叶可供药用,如枇杷叶、紫苏叶、艾叶、桑叶、番泻叶、银杏叶等。

1)叶的构成

植物的叶通常由叶片、叶柄和托叶3个部分组成。这3个部分都具有的叶,称为完全叶。缺少其中任何部分的叶,称为不完全叶。有叶片、叶柄,无托叶的叶有紫苏、山药等;有叶片,无叶柄和托叶的叶有石竹、柴胡等。

2)叶的形态

（1）叶形

叶片的基本形状可根据叶片的长宽之比以及最宽处的位置来确定。

（2）叶端

叶端是指叶片的顶端。常见的叶端形状有尾状、渐尖、锐尖、钝形、截形、微凹、倒心形等。

（3）叶基

叶基是指叶片的基部。常见的叶基形状有渐狭、楔形、圆形、截形、心形、耳形、箭形、戟形、偏斜形等。

叶缘是指叶片的边缘。常见的叶缘形状有全缘、波状、牙齿状、锯齿状、钝锯齿状等。

3)叶脉

叶脉是贯穿于叶肉中的维管束,对叶片起输导和支持作用。由叶基发出较粗大的叶脉称为主脉,只有一条主脉的称为中脉;主脉的分枝称为侧脉;侧脉的分枝称为细脉。叶脉在叶片上的分布形式称为脉序。脉序主要有以下3种类型:

（1）分叉脉序

叶脉从叶基发出作数次二叉分枝,如银杏。

（2）网状脉序

主脉、侧脉和细脉相互连接成网状。多数双子叶植物是网状脉,可分为以下两种:

①羽状网脉:主脉一条,由主脉分出的许多侧脉呈羽状排列,如桃、枇杷等。

②掌状网脉:主脉数条,全部由叶基发出呈掌状排列,各主脉再由两侧分出许多侧脉,如掌叶大黄、木芙蓉、蓖麻等。

（3）平行脉序

叶脉互相平行或近于平行分布,各脉间以细脉联系。多数单子叶植物是平行脉序。平行脉序可分为以下4种:

①直出平行脉:叶脉自叶基发出,彼此平行,直达叶端,如麦冬、淡竹叶等。

②横出平行脉:侧脉自中脉两侧横出,彼此平行,直达叶缘,如芭蕉、美人蕉等。

③射出平行脉:叶脉自叶基辐射而出,如棕榈、蒲葵等。

④弧形脉:叶脉自叶基发出,弯曲成弧线,直达叶端,如黄精、百部、车前草等。

4)叶的分裂

它是指叶缘裂开的缺口。根据裂口的深浅不同,可分为以下3种:

（1）浅裂

裂口的深度不到叶缘至中脉或叶缘至叶基的1/2。

（2）深裂

裂口深度超过叶缘至中脉或叶缘至叶基的1/2。

（3）全裂

裂口的深度达到叶片的中脉或叶基,几乎成复叶。

叶片的分裂有羽状和掌状两种方式。呈羽状的分别称为羽状浅裂、羽状深裂、羽状全裂;呈掌状的分别称为掌状浅裂、掌状深裂、掌状全裂。

5）叶的质地

①膜质叶片薄而透明。

②草质叶片薄而柔软。

③革质叶片坚韧、较厚,叶面具光泽。

④肉质叶片肥厚多汁。

6）叶序

叶在茎枝上的排列方式称为叶序。常见的叶序有下列5种:

（1）对生叶序

每个茎节上着生相对生长的两片叶,如女贞、薄荷等。如果对生叶在上一节向左右展开,而下一节向前后展开,因而上下呈十字形排列,则称为交互对生,如紫苏、续随子等。

（2）互生叶序

每个茎节上着生1片叶,各叶在茎枝上呈螺旋状排列,如桃、桑、柳等。如果各叶交互向左右展开形成一平面,则称为二列互生,如玉竹、姜等。

（3）轮生叶序

每个茎节上着生3片或3片以上的叶,呈轮状排列,如茜草、夹竹桃、轮叶沙参等（图6.1）。

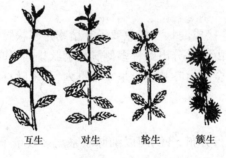

互生　　对生　　轮生　　簇生

图 6.1　叶序

（4）簇生叶序

2片或2片以上的叶着生于节间极度缩短的茎枝上,密集成簇,如银杏、落叶松、枸杞等。

（5）基生叶序

基生叶序是指多枚叶以互生或对生叶序密集着生于茎基部或近地表的短茎上,如车前、蒲公英、地黄等。

7）叶的作用

①光合作用。叶内所含有的叶绿素能利用光能将吸入的 CO_2 和水分合成有机物,并释放氧气,即

$$6CO_2 + 6H_2O \xrightarrow{\text{叶绿素、光}} C_6H_{12}O_6 + 6O_2 \uparrow$$

②气体交换。通过叶表面气孔吸收氧气,使体内有机物质氧化分解,并释放能量,以维持生物的正常活动。

③蒸腾作用。植物体内的水分通过体表蒸发散失到外界。

④储藏营养物质的作用。如洋葱叶。

⑤繁殖作用。如落叶生根。

6.1.2 叶类中药入药部位

叶类中药是指以植物叶入药的药材总称。一般多用完整、已长成的干燥叶,仅少数为嫩叶。药用部位多为单叶,如桑叶;仅少数为复叶的小叶,如番泻叶。叶类中药中,有时为带叶的枝梢,如侧柏叶等。

6.1.3 叶类中药性状鉴定

叶类中药的鉴定,首先应观察大量叶子所显示的颜色和状态,即叶片是完整的还是破碎的,是单叶或是复叶的小叶片,有无茎枝或叶轴,是平坦的还是皱缩的。鉴定时,要选择有代表性的样品进行观察。其次应注意叶片的形状、长度及宽度;叶端、叶基及叶缘的情况;叶片的质地;叶柄的有无及长短;叶片上下表面的色泽及有无毛茸和腺点;叶脉的类型、凹凸和分布情况;叶翼、叶轴、叶鞘、托叶和茎枝的有无以及叶的气味等。叶类中药多质地较薄,再经采收、干燥、包装和运输后,常皱缩卷曲或破碎。可将叶片用水浸泡后展开,必要时可借助解剖镜或放大镜观察,有时则需对着光线透视。

6.1.4 叶类中药显微鉴定

叶类中药的显微鉴别主要依靠叶片部分的显微特征,即叶的表皮、叶肉及叶的中脉3部分特征。通常作叶片中脉部分的横切片观察,同时尚需做叶片的上下表面制片或粉末制片观察。

叶的横切面主要观察上下表皮细胞的特征及附属物,如角质层、蜡被、结晶体、毛茸的种类和形态及细胞内含物等;叶肉包括栅栏组织和海绵组织,位于上表皮之下和下表皮之上。可根据栅栏组织的分布位置和分化程度判断其为异面叶或等面叶。如栅栏组织通常位于上表皮之下,形成异面叶;而当上下表皮细胞内均为栅栏组织,或叶肉组织无栅栏组织和海绵组织的分化,则为等面叶。中脉是叶片的维管束,其横切面上、下表皮的凹凸程度,在叶类中药鉴别上具有特殊意义。中脉的维管束类型通常为外韧型,即木质部位于上方,呈槽状或新月形至半月形;韧皮部位于木质部的下方。有的为双韧型维管束,而有些植物叶的中脉维管束分裂成2~3个或更多,维管束的外围有纤维等厚壁组织包围,如蓼大青叶。

叶类中药还可通过测定脉岛数加以鉴定。叶脉中最微细的叶脉所包围的叶肉单位为一个脉岛。脉岛数是指每平方毫米面积中脉岛的数目。同种植物叶片上单位面积的脉岛数目是固定不变的,并且不随植物生长年龄和叶片大小的变化而变化。

叶类中药粉末的显微鉴定一般应注意观察表皮、气孔、毛茸(腺毛、非腺毛或腺鳞)、厚壁组织、叶肉组织、草酸钙或碳酸钙结晶、分泌组织等特征。

任务 6.2　番泻叶、桑叶、大青叶、石韦的鉴别

6.2.1　番泻叶 Fanxieye　Sennae Folium

【来源】　为豆科植物狭叶番泻 *Cassia angustifolia* Vahl 或尖叶番泻 *Cassia acutifolia* Delile 的干燥小叶。

【产地】　狭叶番泻主产于印度南部及埃及；尖叶番泻主产于埃及。我国海南省及云南等地也有栽培。

【采收加工】　狭叶番泻叶在开花前摘下叶片，阴干后压紧打包。尖叶番泻叶于 9 月间果实将成熟时，剪下枝条，摘取叶片晒干，按全叶与碎叶分别包装。

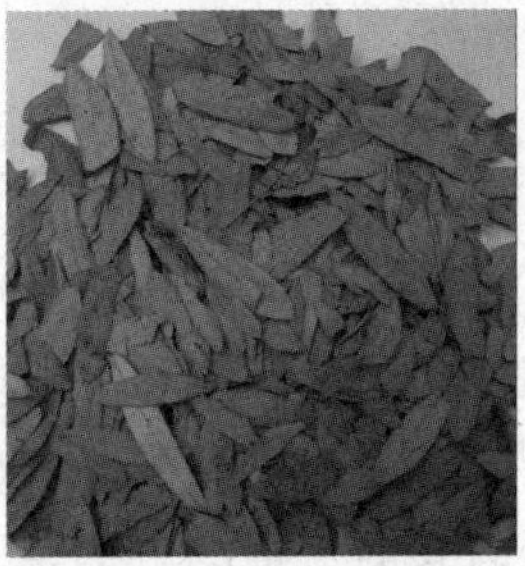

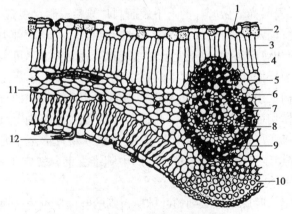

图 6.2　番泻叶药材图

【性状鉴别】　狭叶番泻　呈长卵形或卵状披针形，长 1.5 ~5 cm，宽 0.4 ~2 cm，叶端急尖，叶基稍不对称，全缘。上表面黄绿色，下表面浅黄绿色，无毛或近无毛，叶脉稍隆起。革质。气微弱而特异，味微苦，稍有黏性（图 6.2）。

尖叶番泻　呈披针形或长卵形，略卷曲，叶端短尖或微突，叶基不对称，两面均有细短毛茸。

以干燥、叶大、完整、色绿、枝梗少、无黄叶、碎叶及杂质者为佳。

【显微鉴别】　叶横切面　表皮细胞 1 列，常含黏液质；上下表皮均有气孔；单细胞非腺毛壁厚，多具疣状突起，基部稍弯曲。叶肉组织为等面型，上下表皮内方均有 1 列栅栏组织，细胞较长，约 150 μm；海绵组织细胞中含草酸钙簇晶。主脉维管束外韧型，上下两侧均有纤维束，纤维束外有含草酸钙方晶的薄壁细胞，形成晶鞘纤维（图 6.3）。

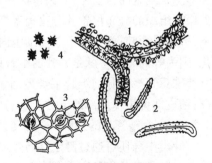

图 6.3　番泻叶横切面特征图
1—气孔；2—上表皮；3—栅栏组织；4—方晶；
5—厚壁组织；6—海绵组织；7—复卷筒；8—韧皮部；
9—纤维束；10—厚角组织；11—簇晶；12—非腺毛

图 6.4　番泻叶粉末特征图
1—晶纤维；2—非腺毛；
3—表皮细胞及气孔；4—簇晶

粉末　淡绿色或黄绿色。晶纤维多,草酸钙方晶直径 12～15 μm。非腺毛单细胞,长 100～350 μm,直径 12～25 μm,壁厚,有疣状突起。草酸钙簇晶存在于叶肉薄壁细胞中,直径 9～20 μm。上下表皮细胞表面观呈多角形,垂周壁平直;上下表皮均有气孔,主为平轴式,副卫细胞大多为 2 个,也有 3 个(图 6.4)。

【理化鉴别】　①取本品粉末 25 mg,加水 50 mL 和盐酸 2 mL,置水浴中加热 15 min,放冷,加乙醚 40 mL,振摇提取,分取醚层,通过无水硫酸钠层脱水,滤过,取滤液 5 mL,蒸干,放冷,加氨试液 5 mL,溶液显黄色或橙色,置水浴中加热 2 min 后,变为紫红色。

②取本品粉末 1 g,加稀乙醇 10 mL,超声处理 30 min,离心,取上清液,蒸干,残渣加水 10 mL 使其溶解,用石油醚(60～90 ℃)振摇提取 3 次,每次 15 mL,弃去石油醚液,取水液蒸干,残渣加稀乙醇 5 mL 使其溶解,作为供试品溶液。另取番泻叶对照药材 1 g,同法制成对照药材溶液。照薄层色谱法试验,吸取上述两种溶液各 3 μL,分别点于同一硅胶 G 薄层板上,使其呈条状,以乙酸乙酯-正丙醇-水(4:4:3)为展开剂,展开缸预平衡 15 min,展开,取出,晾干,置紫外光灯(365 nm)下检视。供试品色谱中,在与对照药材色谱相应的位置上,显相同颜色的荧光斑点;喷以 20% 硝酸溶液,在 120 ℃ 加热约 10 min,晾冷,再喷以 5% 氢氧化钾的稀乙醇溶液,供试品色谱中,在与对照药材色谱相应的位置上,显相同颜色的斑点。

【检查】　杂质不得过 6%;水分不得过 10.0%。

【功效】　寒,甘、苦。泻热行滞,通便,利水。

【注意】　孕妇慎用。

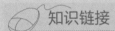

知识链接

耳叶番泻叶

　　为豆科植物耳叶番泻叶 *Cassia auriculata* L. 的小叶。本品中具有泻下作用的番泻苷的含量甚微,不可供药用,应注意加以鉴别。其与正品的主要区别为:小叶呈椭圆形或倒卵形,全缘,叶端钝圆或微凹,具短刺,叶基多不对称,上表面黄绿色,下表面灰绿色,密被灰白色茸毛。

6.2.2　**桑叶** Sangye　Folium Mori

【来源】　为桑科植物桑 *Morus alba* L. 的干燥叶。

【产地】　主产于安徽、浙江、江苏、四川、湖南等地。全国各地均产。

【采收加工】　初霜后采收,除去杂质,晒干。

【性状鉴别】　多皱缩、破碎。完整者有柄,叶片展平后呈卵形或宽卵形,长 8～15 cm,宽 7～13 cm。先端渐尖,基部截形、圆形或心形,边缘有锯齿或钝锯齿,有的不规则分裂。上表面黄绿色或浅黄棕色,有的有小疣状突起;下表面颜色稍浅,叶脉突出,小脉网状,脉上被疏毛,脉基具簇毛。质脆。气微,味淡、微苦涩(图 6.5)。

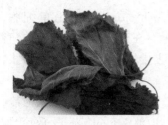

图6.5 桑叶药材图

以叶片完整、色黄绿者为佳。

【显微鉴别】 粉末 黄绿色或黄棕色。上表皮有含钟乳体的大型晶细胞,钟乳体直径47~77 μm。下表皮气孔不定式,副卫细胞4~6个。非腺毛单细胞,长50~230 μm。草酸钙簇晶直径5~16 μm;偶见方晶。

【理化鉴别】 取本品粉末2 g,加石油醚(60~90 ℃)30 mL,加热回流30 min,弃去石油醚液,药渣挥干;加乙醇30 mL,超声处理20 min,滤过,滤液蒸干;残渣加热水10 mL,置60 ℃水浴上搅拌使溶解,滤过,滤液蒸干,残渣加甲醇1 mL使溶解,作为供试品溶液。另取桑叶对照药材2g,同法制成对照药材溶液。照薄层色谱法试验,吸取上述两种溶液各5 μL,分别点于同一硅胶G薄层板上,以甲苯-乙酸乙酯-甲酸(5:2:1)的上层溶液为展开剂,置用展开剂预饱和10 min的展开缸内,展开约至8 cm,取出,晾干,置紫外光灯(365 nm)下检视。供试品色谱中,在与对照药材色谱相应的位置上,显相同颜色的荧光斑点。

【检查】 水分不得过15.0%;总灰分不得过13.0%;酸不溶性灰分不得过4.5%。

【浸出物】 照醇溶性浸出物测定法项下的热浸法测定,用无水乙醇作溶剂,不得少于5.0%。

【功效】 寒,甘、苦。疏散风热,清肺润燥,清肝明目。

6.2.3 大青叶 Daqingye Isatidis Folium

【来源】 为十字花科植物菘蓝 *Isatis indigotica* Fort. 的干燥叶。

【产地】 主产于河北、河南、江苏、安徽等地。多为人工栽培。

【采收加工】 夏、秋二季分2~3次采收,除去杂质,晒干(图6.6)。

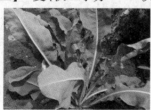

图6.6 大青叶植物图

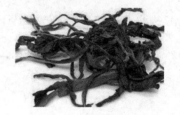

图6.7 大青叶药材图

【性状鉴别】 多皱缩卷曲,有的破碎。完整叶片展平后呈长椭圆形至长圆状倒披针形,长5~20 cm,宽2~6 cm;上表面暗灰绿色,有的可见色较深稍突起的小点;先端钝,全缘或微波状,基部狭窄下延至叶柄呈翼状;叶柄长4~10 cm,淡棕黄色。质脆。气微,味微酸、苦、涩(图6.7)。

以叶片完整、色暗灰绿色者为佳。

【显微鉴别】 叶横切面 上下表皮均为1列切向延长的细胞,外被角质层。叶肉组织中栅栏组织3~4列,与海绵组织分化不明显。主脉维管束4~9个,外韧型,中间1个较大,在每个维管束上下两侧均可见厚壁组织。

粉末 绿褐色。下表皮细胞垂周壁稍弯曲,略呈连珠状增厚;气孔不等式,副卫细胞3~4

个。叶肉组织分化不明显;叶肉细胞中含蓝色细小颗粒状物,也含橙皮苷样结晶。

【理化鉴别】　取本品粉末 0.5 g,加三氯甲烷 20 mL,加热回流 1 h,滤过,滤液浓缩至 1 mL,作为供试品溶液。另取靛蓝对照品、靛玉红对照品,加三氯甲烷制成每 1 mL 各含 1 mg 的混合溶液,作为对照品溶液。照薄层色谱法试验,吸取上述两种溶液各 5 μL,分别点于同一硅胶 G 薄层板上,以环己烷-三氯甲烷-丙酮(5 : 4 : 2)为展开剂,展开,取出,晾干。供试品色谱中,在与对照品色谱相应的位置上,分别显相同的蓝色斑点和浅紫红色斑点。

【检查】　水分不得过 13.0%。

【浸出物】　照醇溶性浸出物测定法项下的热浸法测定,用乙醇作溶剂,不得少于 16.0%。

【功效】　寒,苦。清热解毒,凉血消斑。

6.2.4　石韦 Shiwei　Pyrrosiae Folium

【来源】　为水龙骨科植物庐山石韦 *Pyrrosia sheareri*(Bak.)Ching、石韦 *Pyrrosia lingua*(Thunb.)Farwell 或有柄石韦 *Pyrrosia petiolosa*(Christ)Ching 的干燥叶。

【产地】　庐山石韦主产于江西、湖南、贵州、四川等地。石韦主产于长江以南各省。有柄石韦主产于东北、华东、华中等地。

【采收加工】　全年均可采收,除去根茎和根,晒干或阴干。

【性状鉴别】　庐山石韦　叶片略皱缩,展平后呈披针形,长 10 ~ 25 cm,宽 3 ~ 5 cm。先端渐尖,基部耳状偏斜,全缘,边缘常向内卷曲;上表面黄绿色或灰绿色,散布有黑色圆形小凹点;下表面密生红棕色星状毛,有的侧脉间布满棕色圆点状的孢子囊群。叶柄具四棱,长 10 ~ 20 cm,直径 1.5 ~ 3 mm,略扭曲,有纵槽。叶片革质。气微,味微涩苦(图 6.8)。

石韦　叶片披针形或长圆披针形,长 8 ~ 12 cm,宽 1 ~ 3 cm。基部楔形,对称。孢子囊群在侧脉间,排列紧密而整齐。叶柄长 5 ~ 10 cm,直径约 1.5 mm。

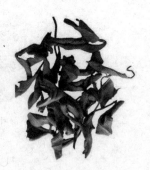

图 6.8　石韦药材图

有柄石韦　叶片多卷曲呈筒状,展平后呈长圆形或卵状长圆形,长 3 ~ 8 cm,宽 1 ~ 2.5 cm。基部楔形,对称;下表面侧脉不明显,布满孢子囊群。叶柄长 3 ~ 12 cm,直径约 1 mm。

均以叶厚、完整、杂质少者为佳。

【显微鉴别】　粉末　黄棕色。星状毛体部 7 ~ 12 细胞,辐射状排列成上下两轮,每个细胞呈披针形,顶端急尖,有的表面有纵向或不规则网状纹理;柄部 1 ~ 9 细胞。孢子囊环带细胞,表面观扁长方形。孢子极面观椭圆形,赤道面观肾形,外壁具疣状突起。叶下表皮细胞多角形,垂周壁连珠状增厚,气孔类圆形。纤维长梭形,胞腔内充满红棕色或棕色块状物。

【检查】　杂质不得过 3%;水分不得过 13.0%;总灰分不得过 7.0%。

【浸出物】　照醇溶性浸出物测定法项下的热浸法测定,用稀乙醇作溶剂,不得少于 18.0%。

【功效】　微寒,甘、苦。利尿通淋,清肺止咳,凉血止血。

任务 6.3　荷叶、银杏叶、侧柏叶、罗布麻叶的鉴别

6.3.1　荷叶 Heye　Nelumbinis Folium

【来源】　为睡莲科植物莲 *Nelumbo nucifera* Gaertn. 的干燥叶。

【产地】　全国大部地区均产。

【采收加工】　夏、秋二季采收,晒至七八成干时,除去叶柄,折成半圆形或折扇形,干燥。

【性状鉴别】　呈半圆形或折扇形,展开后呈类圆形,全缘或稍呈波状,直径 20～50 cm。上表面深绿色或黄绿色,较粗糙;下表面淡灰棕色,较光滑,有粗脉 21～22 条,自中心向四周射出;中心有凸起的叶柄残基。质脆,易破碎。稍有清香气,味微苦。

【功效】　平,苦。清暑化湿,升发清阳,凉血止血。荷叶炭收涩化瘀止血(图6.9)。

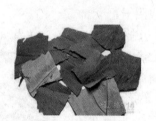

图 6.9　荷叶药材图

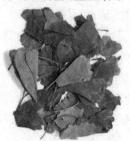

图 6.10　银杏叶药材图

6.3.2　银杏叶 Yinxingye　Ginkgo Follum

【来源】　为银杏科植物银杏 *Ginkgo biloba* L. 的干燥叶。

【产地】　全国大部分地区均产。多为栽培品。

【采收加工】　秋季叶尚绿时采收,及时干燥。

【性状鉴别】　多皱折或破碎,完整者呈扇形,长 3～12 cm,宽 5～15 cm。黄绿色或浅棕黄色,上缘呈不规则的波状弯曲,有的中间凹入,深者可达叶长的 4/5。具二叉状平行叶脉,细而密,光滑无毛,易纵向撕裂。叶基楔形,叶柄长 2～8 cm。体轻。气微,味微苦。

【功效】　平,甘、苦、涩。活血化瘀,通络止痛,敛肺平喘,化浊降脂(图6.10)。

6.3.3　侧柏叶 Cebaiye　Platycladi Cacumen

【来源】　为柏科植物侧柏 *Platycladus orientalis* (L.) Franco 的干燥枝梢和叶。

【产地】　为我国特产。主产于江苏、广东、海南、河北、山东等地。全国大部分地区均有栽培。

【采收加工】　多在夏、秋二季采收,阴干。

【性状鉴别】　多分枝,小枝扁平。叶细小鳞片状,交互对生,贴伏于枝上,深绿色或黄绿色。质脆,易折断。气清香,味苦涩、微辛。

【功效】　寒,苦、涩。凉血止血,化痰止咳,生发乌发(图6.11)。

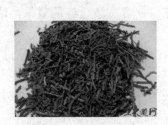

图6.11　侧柏叶药材图

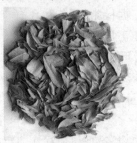

图6.12　罗布麻叶药材图

6.3.4　罗布麻叶 Luobumaye　Apocyni Veneti Folium

【来源】　为夹竹桃科植物罗布麻 *Apocynum venetum* L. 的干燥叶。

【产地】　主产西北、华北及东北。野生或栽培。

【采收加工】　夏季采收,除去杂质,干燥。

【性状鉴别】　多皱缩卷曲,有的破碎,完整叶片展平后呈椭圆状披针形或卵圆状披针形,长2~5 cm,宽0.5~2 cm。淡绿色或灰绿色,先端钝,有小芒尖,基部钝圆或楔形,边缘具细齿,常反卷,两面无毛,叶脉于下表面突起;叶柄细,长约4 mm。质脆。气微,味淡。

【功效】　凉,甘、苦。平肝安神,清热利水(图6.12)。

任务6.4　药食两用之紫苏叶、人参叶鉴别

6.4.1　紫苏叶 zisuye Perillae Folium

【来源】　为唇形科植物紫苏 *Perilla frutescens* (L.) Britt 的干燥叶(或带嫩枝)。

【产地】　全国大部分地区都产。主产于湖北、河南、山东等地。

【采收加工】　夏季枝叶茂盛时采收,除去杂质,晒干。

【性状鉴别】　叶片多皱缩卷曲、碎破,完整者展平后呈卵圆形,长4~11 cm,宽2.5~9 cm。先端长尖或急尖,基部圆形或宽楔形,边缘具圆锯齿。两面紫色或上表面绿色,下表面紫色,疏生灰白色毛,下表面有多数凹点状的腺鳞。叶柄长2~7 cm,紫色或紫绿色。质脆。带嫩枝者,枝的直径2~5 mm,紫绿色,断面中部有髓。气清香,味微辛(图6.13)。

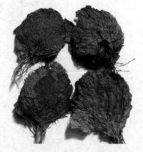

图6.13　紫苏叶药材图

【功效】 抗癌 紫苏叶油可明显抑制化学致癌剂所致的癌症发病率,减小肿瘤体积,延长肿瘤出现的时间。用紫苏油饲育化学致癌剂诱发的大肠癌大鼠,结果表明,紫苏油可降低黏膜鸟氨酸脱羧酶的活性,降低结肠肌对肿瘤促进剂——结肠上皮细胞磷脂膜的敏感性,有效地抑制结肠癌。

抗过敏 据检测,紫苏叶含有丰富的维生素 C、钾、铁等,还含有丰富的不饱和脂肪酸,具有使免疫功能正常发挥的作用,有缓和过敏性皮炎、花粉症等过敏反应的效果。研究还发现,苏梗药效与苏叶相似,苏梗还可用于皮肤病的治疗。

抑菌 紫苏油对自然污染的霉菌有明显的抑制力,其对霉菌的抑制力明显优于尼泊金乙酸,且具有用量少、安全、不受 pH 值因素影响的特点。

降血脂 紫苏油中的 α-亚麻酸能显著降低血中较高的甘油三酯含量,可抑制内源性胆固醇的合成。动物实验表明,紫苏油对高脂血症大鼠具有调整血脂的作用。

抗血栓 实验证实,紫苏油能抑制血小板和血清素的游离基,从而抑制血栓病的发生,具有抗血栓作用。α-亚麻酸等不饱和脂肪酸有降血小板 AA 水平和抑制血栓素 A_1 生成作用,可使血小板活性减弱,有效控制并抑制血小板在血管壁的凝集,从而减少血栓的形成。

升血糖 实验表明,紫苏油按 0.35 mL/kg 给予家兔口服,可使血糖上升;油中的主要成分紫苏醛制成肟后,升血糖作用较紫苏油更强。

治寻常疣 据报道,将疣周围皮肤消毒(疣体突出者可贴皮剪去),取洗净之鲜紫苏叶摩擦疣部,每次 10~15 min,敷料包扎,每日一次。

6.4.2 人参叶 Renshenye Ginseng Folium

【来源】 五加科植物人参 *Panax ginseng* C. A. Mey. 的干燥叶。

【产地】 产于吉林、辽宁、黑龙江。

【采收加工】 秋季采摘,晾干或烘干(图 6.14)。

【性状鉴别】 多捆扎成扇形或束状小把,全长 30~50 cm。茎细圆柱形或扁缩,直径 3~9 mm,黄褐色或紫褐色,有明显的纵沟棱。质脆易折断,断面有白色的髓,有时中空。掌状复叶,3~6 枚轮生;总叶柄长 6~13 cm;小叶舒展或卷叠、皱缩,有的破碎,完整者呈椭圆形,长 4~20 cm,宽 2.2~9 cm,绿色、黄绿色或暗绿色,先端渐尖,基部楔形而下延,边缘具细锯齿,叶上表面脉上疏生直立刚毛,小叶柄长 2.5~4.5 cm,复叶基部的小叶较小,长 2~7 cm,宽 1~4 cm。质脆,气清香,味苦(图 6.15)。

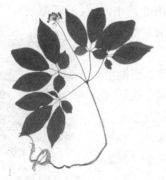

图 6.14 人参叶植物图

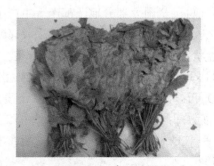

图 6.15 人参叶药材图

【功效】 清热、生津止渴 用治暑热口渴,配麦冬、滑石、西瓜翠衣等,有解暑止渴之效。

补气养阴 用于热病伤津,胃阴不足,消渴。治热病伤津。单用力弱,可配生石膏、知母、粳米等药,以增强解热生津之力。治胃热阴伤之口干,可配芦根、茅根、麦冬等药,以清热生津。治消渴,属热炽阴伤者,可配天花粉、天门冬、黄连等药,以清火生津止渴;属气阴两伤者,可配生黄芪、麦冬、五味子等药,以益气养阴止渴。

清肺生津 可治温燥伤肺之干咳,单用力缓,常配知母、贝母、桑叶等药,共奏清燥润肺止咳之功。

降虚火 用于虚火牙痛。能治虚火牙痛,可配生地、麦冬、生牛膝等,以滋阴降虚火而止痛。

【禁忌】 不宜与白萝卜、藜芦、五灵脂同用。

实训 1　叶类中药性状鉴别

一、实训目的
①掌握番泻叶、大青叶、石韦的性状鉴别要点。
②熟悉桑叶、荷叶、银杏叶、罗布麻叶、紫苏叶的性状鉴别要点。

二、材料
药材标本:番泻叶、大青叶、石韦、桑叶、荷叶、银杏叶、罗布麻叶、紫苏叶。

三、实训任务
取叶类药材标本,根据其形状、表面特征鉴定药用部位,并进行观察和描述。

四、实训过程

1)学生
首先要确定药用部位。要注意观察形状、颜色、外表面、内表面、断面、质地等特征。此外,应观察质地和气味等。

2)教师
辅助学生进行皮类药材的性状鉴别并给予一定的指导;对学生的实训结果进行评价。

五、实训考核与评价

考核项目	考核内容	评定标准
性状鉴别	准确识别番泻叶、桑叶、大青叶、石韦、荷叶、银杏叶、侧柏叶、罗布麻叶、紫苏9味叶类中药原药材及饮片	优秀:能准确识别9味中药原药材及饮片 良好:能准确识别7味中药原药材及饮片 合格:能准确识别6味中药原药材及饮片 不合格:识别5味以下

实训2　叶类中药显微鉴别

一、实训目的

①掌握粉末临时装片的制作方法。

②掌握粉末特征的绘图技巧。

③掌握番泻叶横切面显微特征。

④掌握番泻叶的粉末显微特征。

二、仪器、材料

1)仪器

显微镜。

2)材料

①横切面永久制片:番泻叶横切片。

②药材粉末:番泻叶。

③其他材料:水合氯醛、稀甘油、蒸馏水;载玻片、盖玻片、解剖针、镊子。

三、实训任务

1)组织特征

取组织切片,在低倍镜下由外向内依次观察;内含物的特征可在高倍显微镜下观察。

2)粉末特征

取各中药粉末少许,用水合氯醛溶液进行粉末制片。

四、实训过程

1)学生

(1)番泻叶横切片

观察番泻叶的气孔、上表皮、栅栏组织、方晶、厚壁组织、海绵组织、复卷筒、韧皮部、纤维束、厚角组织、簇晶、非腺毛等特征。

(2)粉末特征

番泻叶粉末:观察晶纤维、表皮细胞及气孔、非腺毛、簇晶等特征。

2)教师

辅助学生进行叶类药材的性状鉴别并给予一定的指导;对学生的实训结果进行评价。

五、实训考核与评价

考核项目	考核内容	评定标准
显微鉴别	番泻叶永久制片及粉末特征观察	优秀:能熟练找出横切面各特征及制作番泻叶临时粉末制片,熟练绘制横切面简图及准确描述粉末特征,且能熟练绘制粉末特征图 良好:能找出横切面各特征及制作番泻叶临时粉末制片,会绘制横切面简图及描述粉末特征,且能绘制粉末特征图 合格:能找出横切面各特征及制作番泻叶临时粉末制片,会绘制横切面简图及描述粉末特征,基本能绘制粉末特征图 不合格:不会制作番泻叶临时粉末制片,粉末特征描述不正确,找不出来横切面简图特征

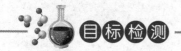 目标检测

一、选择题

(一)A 型题(每题只有一个正确答案,将正确答案填入括号中)

1. 下列药材中以小叶入药的是(　　　)。

    A. 枇杷叶　　　　B. 大青叶　　　　C. 番泻叶　　　　D. 艾叶　　　　E. 蓼大青叶

2. 某药材完整者展平后呈卵状椭圆形,羽状深裂,裂片椭圆状披针形,上表面灰绿色或深黄绿色,下表面密生灰白色绒毛。气清香,味苦。该中药是(　　　)。

    A. 艾叶　　　　B. 枇杷叶　　　　C. 番泻叶　　　　D. 桑叶　　　　E. 罗布麻叶

3. 某叶类药材上表面灰绿色、黄棕色或红棕色,下表面密被黄色绒毛,主脉于下表面显著突起。该中药是(　　　)。

    A. 艾叶　　　　B. 荷叶　　　　C. 枇杷叶　　　　D. 石韦　　　　E. 桑叶

4. 主产于印度、埃及的药材是(　　　)。

    A. 艾叶　　　　B. 紫苏叶　　　　C. 枇杷叶　　　　D. 枸骨叶　　　　E. 番泻叶

5. 嫩枝、叶、根皮均可入药的是(　　　)。

    A. 银杏　　　　B. 紫苏　　　　C. 桑　　　　D. 侧柏　　　　E. 罗布麻

(二)X 型题(将正确答案填入括号中)

1. 番泻叶的主要显微特征是(　　　)。

    A. 晶纤维　　　　　　　　　　B. 腺毛

    C. 单细胞非腺毛　　　　　　　D. 平轴式气孔

    E. 草酸钙簇晶

2. 下列对银杏叶描述中,错误的是(　　　　)。

　　A. 完整者呈扇形　　　　　　　　B. 黄绿色或浅棕黄色

　　C. 具二叉状平行叶脉　　　　　　D. 叶脉上被疏毛,脉基具簇毛

　　E. 气微,味微咸辛

3. 下列药材中,主要成分为挥发油的是(　　　　)。

　　A. 艾叶　　　　　B. 番泻叶　　　　C. 银杏叶　　　　D. 紫苏叶　　　　E. 桑叶

4. 番泻叶的原植物来源是(　　　　)。

　　A. 狭叶番泻叶　　　　　　　　　　B. 尖叶番泻叶

　　C. 耳叶番泻叶　　　　　　　　　　D. 番泻叶

　　E. 卵叶番泻叶

二、名词解释

脉岛数　　　　异面叶　　　　等面叶

三、简答题

1. 比较大青叶与蓼大青叶在性状鉴别上有何区别。

2. 试描述番泻叶粉末的显微鉴别特征。

项目 7 中药鉴定综合技能之花类中药鉴定

📖 【项目描述】

　　该项目包含 5 个任务,主要介绍了 15 味常见花类中药的鉴别,建议教学用时 7 学时,其中 4 学时理论教学,3 学时实践教学。在观察花类中药的性状特征时,要注意其药用部位及其形状、大小、表面和质地等特征;显微鉴别时,要注意花粉粒和毛茸的特征。有些花类药材可利用水试的方法来鉴别,如丁香入水,萼筒下沉,直立水中;西红花浸水中,可见橙黄色物质成直线下降,并逐渐扩散,水被染成黄色,无沉淀。另外,有些药材的伪品层出不穷,其鉴别真伪的方法也各异,如西红花伪品种类较多,可根据其不同伪品类型选择适当的鉴别方法。

📖 【学习目标】

➤ 熟悉花类药材的一般鉴别方法。
➤ 掌握金银花、西红花、红花、丁香、辛夷、菊花、蒲黄的性状和显微的鉴别。
➤ 熟悉洋金花、款冬花、野菊花、玫瑰花、月季花、合欢花、芫花、黄芫花的性状及鉴别要点。
➤ 了解药茶两用花类中药的品种和鉴别要点。

📖 【能力目标】

➤ 能准确识别金银花、西红花、红花、丁香、辛夷、菊花、蒲黄、洋金花、款冬花、野菊花、玫瑰花、月季花、合欢花、芫花、黄芫花 15 味中药原药材及饮片。
➤ 能熟练制作金银花、西红花、红花、丁香、辛夷、菊花、蒲黄临时粉末制片,并能熟练绘制粉末特征图。

📖 【工作任务】

任务 7.1　花类中药鉴定通用技能

7.1.1　植物学相关知识

花为种子植物所特有的繁殖器官,植物通过开花、传粉、受精过程形成果实和种子,执行生殖功能,繁衍后代。

花一般由花梗、花托、花萼、花冠、雄蕊群及雌蕊群等部分组成(图7.1)。其中,雄蕊群和雌蕊群是花中最重要的部分,执行生殖功能;花萼和花冠合称花被,具有保护和引诱昆虫传粉的作用;花梗和花托主要起支持作用。

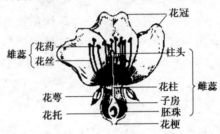

图 7.1　花的组成示意图

1)花梗

花梗又称为花柄,为花的支持部分,自茎或花轴长出,上端与花托相连。其上着生的叶片,称为苞叶、小苞叶或小苞片。

2)花托

花托为花柄顶端膨大的地方,上端着生花萼、花冠、雄蕊、雌蕊的膨大部分。其下面生的叶片,称为副萼。花托常有凸起、扁平、凹陷等形状。

3)花被

花被包括花萼与花冠。

①花萼　为花朵最外层着生的片状物,通常绿色,每个片状物称为萼片,分离或联合。

②花冠　为紧靠花萼内侧着生的片状物,每个片状物称为花瓣。由于花瓣中含有色素并能分泌芳香油与蜜汁,因此,花冠颜色艳丽,具有芳香,能招引昆虫,起到传粉作用。花冠有离瓣花冠与合瓣花冠之分(图7.2)。

4)雄蕊群

雄蕊群是一朵花中所有雄蕊的总称。雄蕊位于花被内侧,常着生于花托上,也有基部着生于花冠或花被上的。典型的雄蕊由花丝和花药两部分组成。花丝,通常细长,下部着生于花托或花被基部,上部支持花药。花药为花丝顶端膨大的囊状物,是雄蕊的主要部分。花药通常由4个或2个花粉囊组成,分成左右两半,中间由药隔相连。花粉囊中产生花粉,花粉成熟后,花

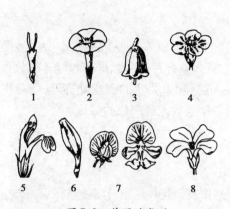

图 7.2　花冠的类型

1—筒状；2—漏斗状；3—钟状；4—轮状；
5—唇形；6—舌状；7—蝶形；8—十字形

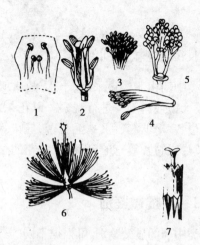

图 7.3　雄蕊的类型

1—二强雄蕊；2—四强雄蕊；3—单体雄蕊；4—二体雄蕊；
5—三体雄蕊；6—多体雄蕊；7—聚药雄蕊

粉囊自行开裂，花粉粒由裂口处散出。

雄蕊的数目、长短、排列及离合情况随植物种类的不同而各异，常见类型如图 7.3 所示。

还有少数植物的雄蕊发生变态而成花瓣状，如姜、美人蕉等。有的植物的花部分雄蕊不具花药，或仅留痕迹，称不育雄蕊或退化雄蕊，如鸭跖草。

5) 雌蕊群

雌蕊群位于花的中央，是一朵花中所有雌蕊的总称。雌蕊由子房、花柱和柱头 3 部分组成。子房是雌蕊基部膨大的部分，内含胚珠；花柱是位于子房与柱头之间的细长部分，也是花粉进入子房的通道；柱头是雌蕊的顶端，是接受花粉的地方，通常膨大或扩展成各种形状，其表面多不平滑，常能分泌黏液，有利花粉的固着及萌发。

7.1.2　入药部位简介

花类中药大多是植物未开放的花蕾或已开放的花朵经采收加工而得。有些是完整的花、花序，少数是花的一部分，如雄蕊、柱头、花粉等。

1) 完整的花入药

有的是已经开放的，如洋金花、红花；有的是花蕾，如丁香、金银花。

2) 完整的花序入药

采用花蕾，如款冬花；采收已开放的花，如菊花、旋覆花；带花的果穗，如夏枯草。

3) 花的某一部分入药

柱头入药，如西红花；雄蕊入药，如莲须；花柱入药，如玉米须；花粉粒入药，如松花粉、蒲黄等。

7.1.3 性状鉴别

花类中药由于经过采制、干燥,故常皱缩或有破碎。因此,观察时一般须在水中浸泡展开后,用放大镜或解剖镜进行观察。以花朵入药者,要注意观察萼片、花瓣、雄蕊和雌蕊的数目及其着生位置、形状、颜色,被毛与否,气味等;如以花序入药,除单朵花的观察外,需注意花序类别、总苞片或苞片等;如药用部位是花的某一部分,则着重观察入药部位的特征。

7.1.4 显微鉴别

花类中药的显微鉴别,可根据不同的药用部分,分别作表面制片或粉末制片观察。花类中药粉末的观察,要注意花粉粒、毛茸等主要特征,以及草酸钙结晶、分泌组织及色素细胞等的有无。

1) 苞片和花萼

构造与叶片相似,通常叶肉组织分化不明显。因此,鉴定时以观察表面观为主,注意上下表皮细胞的形态、气孔和毛茸等。

2) 花冠

构造变异较大,上表皮细胞常呈乳头状或绒毛样突起,无气孔;下表皮细胞壁有时呈波状弯曲,偶有气孔。相当于叶肉的部分,由数层排列疏松的大型薄壁细胞组成,有的可见分泌组织,如油室(丁香)、管状分泌组织(红花)。

3) 雄蕊

注意观察花粉囊内壁细胞的壁增厚情况;花粉囊内花粉粒的形状、大小、外壁上各种雕纹、萌发孔的类型、数目等。

4) 雌蕊

柱头表皮细胞,特别是顶端的表皮细胞,常呈乳头状突起,或者分化为绒毛状。花柱的表皮细胞也有的分化为毛状物,如红花。花柱内部常为薄壁细胞组成的通道。子房壁表皮细胞有的分化成多细胞束状毛。

5) 花粉粒

花粉粒是由花药内花粉母细胞经过减数分裂而形成的,是花类中药重要的鉴定特征。花粉粒的形状、大小、外壁纹理、萌发孔的类型和数目等因植物种类而异。常有圆球形(金银花、西红花)、三角形(丁香)、椭圆形(丹参)、四分体(闹羊花);外壁纹饰常有光滑(西红花)、刺状突起(菊花)、拟网状纹理(蒲黄);萌发孔常为圆形或类圆形,长萌发孔称为萌发沟。一般双子叶植物萌发孔(沟)多为3个,分布于赤道面;单子叶植物萌发孔多为1个,分布于远极面。另外,尚有2孔(沟)、4孔(沟)、6孔(沟)、散孔型等。

6) 花粉囊内壁细胞

花粉囊内壁细胞是花药中紧靠花粉的一层表皮细胞。发育早期称为药室内壁;成熟期其垂周壁和内切向壁出现不均匀的增厚,称为纤维层或花粉囊内壁细胞。细胞壁增厚形态有网状、螺旋状、条状、环状等。

任务 7.2　金银花、西红花、红花、洋金花的鉴别

7.2.1　**金银花** Jinyinhua　Lonicerae Japonicae Flose

【来源】　为忍冬科植物忍冬 *Lonicera japonica* Thunb. 的干燥花蕾或带初开的花。

【产地】　主产于山东、河南,全国大部分地区均产。习生于山坡、林边、路旁。

【采收加工】　夏初花开放前采收,干燥;或用硫黄熏后干燥。

【性状鉴别】　呈棒状,上粗下细,略弯曲,长 2 ~ 3 cm,上部直径约 3 mm,下部直径约 1.5 mm。表面黄白色或绿白色(储久色渐深),密被短柔毛。偶见叶状苞片。花萼绿色,先端 5 裂,裂片有毛,长约 2 mm。开放者花冠筒状,先端二唇形;雄蕊 5,附于筒壁,黄色;雌蕊 1,子房无毛。气清香,味淡、微苦。

【显微鉴别】　粉末　浅黄色。腺毛有两种:一种为头部呈橄榄球状,直径 52 ~ 130 μm,由 10 ~ 30 个细胞组成,腺柄长 80 ~ 700 μm,由 2 ~ 6 个细胞组成,直径 15 ~ 108 μm;另一种头部呈倒三角形,直径 30 ~ 64 μm,由 6 ~ 10 数个细胞组成,腺柄长 24 ~ 64 μm,由 2 ~ 4 个细胞组成,直径 13 ~ 32 μm。腺毛头部淡黄棕色。厚壁单细胞非腺毛长 45 ~ 900 μm,直径 14 ~ 37 μm,壁厚 5 ~ 10 μm,表面有微细疣状突起,多数并有明显螺纹,有的螺纹紧密。薄壁细胞中含细小草酸钙簇晶,其直径 6 ~ 45 μm。柱头顶端表皮细胞呈绒毛状。花粉粒众多,黄色,球形,外壁具细刺状突起,萌发孔 3 个(图 7.4)。

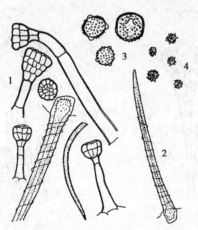

图 7.4　金银花粉末特征图

1—腺毛;2—非腺毛;3—花粉粒;4—簇晶

【理化鉴别】　取本品粉末 0.2 g,加甲醇 5 mL,放置 12 h,滤过,取滤液作为供试品溶液。另取绿原酸对照品,加甲醇制成每 1 mL 含 1 mg 的溶液,作为对照品溶液。照薄层色谱法试验,吸取供试品溶液 10 ~ 20 μL、对照品溶液 10 μL,分别点于同一硅胶 H 薄层板上,以乙酸丁酯-甲酸-水(7:2.5:2.5)的上层溶液为展开剂,展开,取出,晾干,置紫外光灯(365 nm)下检

视。供试品色谱中,在与对照品色谱相应的位置上,显相同颜色的荧光斑点。

【检查】 水分不得过 12.0%;总灰分不得过 10.0%;酸不溶性灰分不得过 3.0%。

重金属及有害元素 照铅、镉、砷、汞、铜测定法(原子吸收分光光度法或电感耦合等离子体质谱法)测定,铅不得过百万分之五;镉不得过千万分之三;砷不得过百万分之二;汞不得过千万分之二;铜不得过百万分之二十。

【含量测定】 绿原酸 照高效液相色谱法测定。

本品按干燥品计算,含绿原酸($C_{16}H_{18}O_9$)不得少于 1.5%。

木樨草苷 照高效液相色谱法测定。

本品按干燥品计算,含木樨草苷($C_{21}H_{20}O_{11}$)不得少于 0.050%。

【功效】 甘,寒。归肺、心、胃经。清热解毒,疏散风热。用于痈肿疔疮,喉痹,丹毒,热毒血痢,风热感冒,温病发热。

7.2.2 西红花 Xihonghua Croci Stigma

【来源】 为鸢尾科植物番红花 *Crocus sativus* L. 的干燥柱头。

【产地】 主产于西班牙、希腊、法国、苏联,以及中亚、西亚一带。我国浙江、江苏、北京等地有少量栽培。

【采收加工】 开花期晴天的早晨采花,摘取柱头,摊放在竹匾内,上盖一张薄吸水纸后晒干,或 40~50 ℃烘干或在通风处晾干。

【性状鉴别】 本品呈线形,三分枝,长约 3 cm。暗红色,上部较宽而略扁平,顶端边缘显不整齐的齿状,内侧有一短裂隙,下端有时残留一小段黄色花柱。体轻,质松软,无油润光泽,干燥后质脆易断。气特异,微有刺激性,味微苦(图 7.5)。

以柱头色棕红、黄色花柱少者为佳。

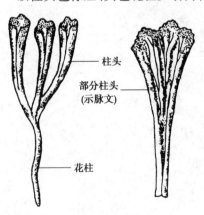

图 7.5 西红花药材图

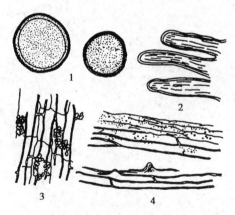

图 7.6 西红花粉末特征图
1—花粉粒;2—柱头顶端表皮细胞;
3—晶体;4—表皮细胞

【显微鉴别】 粉末 橙红色。表皮细胞表面观长条形,壁薄,微弯曲,有的外壁凸出呈乳头状或绒毛状,表面隐约可见纤细纹理。柱头顶端表皮细胞绒毛状,直径 26~56 μm,表面有稀疏纹理。草酸钙结晶聚集于薄壁细胞中,呈颗粒状、圆簇状、梭形或类方形,直径 2~14 μm

（图7.6）。

【理化鉴别】 ①取本品浸水中,可见橙黄色成直线下降,并逐渐扩散,水被染成黄色,无沉淀。柱头呈喇叭状,有短缝;在短时间内,用针拨之不破碎。

②取本品少量,置白瓷板上,加硫酸1滴,酸液显蓝色经紫色缓缓变为红褐色或棕色。

③取本品粉末20 mg,加甲醇1 mL,超声处理10 min,放置使澄清,取上清液作为供试品溶液。另取西红花对照药材20 mg,同法制成对照药材溶液。照薄层色谱法试验,吸取上述两种溶液各3~5 μL,分别点于同一硅胶G薄层板上,以乙酸乙酯-甲醇-水(100：16.5：13.5)为展开剂,展开,取出,晾干,分别置日光和紫外光灯(365 nm)下检视。供试品色谱中,在与对照药材色谱相应的位置上,显相同颜色的斑点或荧光斑点(避光操作)。

【检查】 总灰分不得过7.5%。

【浸出物】 照醇溶性浸出物测定法项下的热浸法测定,用30%乙醇作溶剂,不得少于55.0%。

【含量测定】 避光操作。照高效液相色谱法测定。

本品按干燥品计算,含西红花苷-Ⅰ($C_{44}H_{64}O_{24}$)和西红花苷-Ⅱ($C_{38}H_{54}O_{19}$)的总量不得少于10.0%。

【功效】 甘,平。归心、肝经。活血化瘀,凉血解毒,解郁安神。用于经闭癥瘕,产后瘀阻,温毒发斑,忧郁痞闷,惊悸发狂。

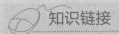
知识链接

西红花的伪品鉴别

对于市场上有的假冒伪劣西红花商品,应针对不同的种类采用不同的方法来鉴别。
①掺杂其他植物的花丝、花冠狭条,或纸浆条片等染色,可在显微镜下检识。
②掺有合成染料或其他色素,可用水试法检识。其水溶液常呈红色或橙红色。
③掺有淀粉及糊精充伪的,可用理化方法检识。如加碘试液,呈现蓝色或紫红色,水浸后加热,伪品呈糊烂片状。
④掺杂矿物、植物油,用滤纸(吸水纸)挤压,有油痕;浸水中,水面漂油花。
⑤掺杂石灰粉或其他不挥发性盐类,浸水中,有沉淀;且灰分含量高于7.5%。
总之,均可取样少许浸入水中,水面不应有油状物漂浮,水被染成黄色,不显红色,无沉淀,用棒搅动不易碎断,否则就是伪品。

7.2.3 **红花** Honghua Carthami Flos

【来源】 为菊科植物红花 *Carthamus tinctorius* L. 的干燥花。

【产地】 主产于河南、河北、四川、浙江等地。均为栽培。

【采收加工】 夏季花正开放,花瓣由黄变红时采摘,置通风处晾干或阴干。不宜暴晒或用急火烘烤,以免褪色,降低质量。

【性状鉴别】 为不带子房的管状花,长1~2 cm。表面红黄色或红色。花冠筒细长,先端5裂,裂片呈狭条形,长5~8 mm;雄蕊5,花药聚合成筒状,黄白色;柱头长圆柱形,顶端微分叉。质柔软,气微香,味微苦。

【显微鉴别】 粉末橙黄色。花冠、花丝、柱头碎片多见,有长管状分泌细胞常位于导管旁,直径约至66 μm,含黄棕色至红棕色分泌物。花冠裂片顶端表皮细胞外壁突起呈短绒毛状。柱头和花柱上部表皮细胞分化成圆锥形单细胞毛,先端尖或稍钝。花粉粒类圆形、椭圆形或橄榄形,直径约至60 μm,具3个萌发孔,外壁有齿状突起。草酸钙方晶存在于薄壁细胞中,直径2~6 μm(图7.7)。

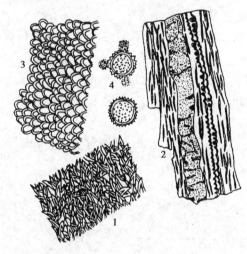

图7.7 红花粉末特征图
1—花柱碎片;2—分泌管;3—花瓣顶端碎片;4—花粉粒

【理化鉴别】 取本品粉末0.5 g,加80%丙酮溶液5mL,密塞,振摇15 min,静置,取上清液作为供试品溶液。另取红花对照药材0.5 g,同法制成对照药材溶液。照薄层色谱法试验,吸取上述两种溶液各5 μL,分别点于同一硅胶H薄层板上,以乙酸乙酯-甲酸-水-甲醇(7∶2∶3∶0.4)为展开剂,展开,取出,晾干。供试品色谱中,在与对照药材色谱相应的位置上,显相同颜色的斑点。

【检查】 水分不得过13.0%;总灰分不得过10.0%;酸不溶性灰分不得过5.0%。

吸光度红色素 取本品,置硅胶干燥器中干燥24 h,研成细粉,取约0.25 g,精密称定,置锥形瓶中,加80%丙酮溶液50 mL,连接冷凝器,置50 ℃水浴上温浸90 min,放冷,用3号垂熔玻璃漏斗滤过,收集滤液于100 mL量瓶中,用80%丙酮溶液25 mL分次洗涤,洗液并入量瓶中,加80%丙酮溶液至刻度,摇匀,照紫外可见分光光度法,在518 nm的波长处测定吸光度,不得低于0.20。

【浸出物】 照水溶性浸出物测定法项下的冷浸法测定,不得少于30.0%。

【含量测定】 羟基红花黄色素A 照高效液相色谱法测定。

本品按干燥品计算,含羟基红花黄色素A($C_{27}H_{30}O_{15}$)不得少于1.0%。

山奈素 照高效液相色谱法测定。

本品按干燥品计算,含山奈素($C_{15}H_{10}O_6$)不得少于0.050%。

【功效】 辛,温。归心、肝经。活血通经,散瘀止痛。用于经闭,痛经,恶露不行,癥瘕痞块,胸痹心痛,瘀滞腹痛,胸胁刺痛,跌打损伤,疮疡肿痛。

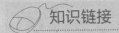

红花的色素及应用

在古代,红花曾是比较流行的染料。红花所染为"真红",而且可直接在纤维上染色,故在红色染料中占有极为重要的地位。根据现代科学分析,红花中含有黄色和红色两种色素。其中,黄色素溶于水和酸性溶液;在古代无染料价值,而在现代常用于食物色素的安全添加剂;红色素易溶解于碱性水溶液,在中性或弱酸性溶液中可产生沉淀,形成鲜红的色淀沉积在纤维上,获得具有一定牢度的红色衣物。古人把红花素浸入淀粉中,也可以作胭脂。

7.2.4 洋金花 Yangjinhua Daturae Flos

【来源】 为茄科植物白花曼陀罗 Darura metel L. 的干燥花。

【产地】 主产于江苏、浙江、福建、广东等地。

【采收加工】 4—11月花初开时采收,晒干或低温干燥。

【性状鉴别】 多皱缩成条状,完整者长9～15 cm。花萼呈筒状,长为花冠的2/5,灰绿色或灰黄色,先端5裂,基部具纵脉纹5条,表面微有茸毛;花冠呈喇叭状,淡黄色或黄棕色,先端5浅裂,裂片有短尖,短尖下有明显的纵脉纹3条,两裂片之间微凹;雄蕊5,花丝贴生于花冠筒内,长为花冠的3/4;雌蕊1,柱头棒状。烘干品质柔韧,气特异;晒干品质脆,气微,味微苦。

【显微鉴别】 粉末 淡黄色。花粉粒类球形或长圆形,直径42～65 μm,表面有条纹状雕纹。花萼非腺毛1～3细胞,壁具疣突;腺毛头部1～5细胞,柄1～5细胞。花冠裂片边缘非腺毛1～10细胞,壁微具疣突。花丝基部非腺毛粗大,1～5细胞,基部直径约至128 μm,顶端钝圆。花萼、花冠薄壁细胞中有草酸钙砂晶、方晶及簇晶(图7.8)。

【理化鉴别】 取本品粉末1 g,加浓氨试液1 mL,混匀,加三氯甲烷25 mL,摇匀,放置过夜,滤过,滤液蒸干,残渣加三氯甲烷1mL使溶解,作为供试品溶液。另取硫酸阿托品对照品、氢溴酸东莨菪碱对照品,加甲醇制成每1 mL各含4 mg的混合溶液,作为对照品溶液。照薄层色谱法试验,吸取上述两种溶液各10 μL,分别点于同一硅胶G薄层板上,以乙酸乙酯-甲醇-浓氨试液(17：2：1)为展开剂,展开,取出,晾干,喷以稀碘化铋钾试液。供试品色谱中,在与对照品色谱相应的位置上,显相同颜色的斑点。

【检查】 水分不得过11.0%;总灰分不得过11.0%;酸不溶性灰分不得过2.0%。

【浸出物】 照醇溶性浸出物测定法项下的热浸法测定,用乙醇作溶剂,不得少于9.0%。

【含量测定】 照高效液相色谱法测定。

本品按干燥品计算,含东莨菪碱($C_{17}H_{21}NO_4$)不得少于0.15%。

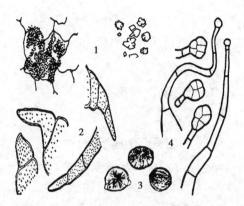

图 7.8　洋金花粉末特征图

1—草酸钙结晶;2—非腺毛;3—花粉粒;4—腺毛

【功效】　辛,温;有毒。归肺、肝经。平喘止咳,解痉定痛。用于哮喘咳嗽,脘腹冷痛,风湿痹痛,小儿慢惊;外科麻醉。

任务7.3　丁香、辛夷、款冬花、菊花、野菊花、蒲黄的鉴别

7.3.1　丁香 Dingxiang　Caryophmlli Flos

【来源】　为桃金娘科植物丁香 *Eugeni caryophyllata* Thunb. 的干燥花蕾。

【产地】　主产于马来西亚、印度尼西亚以及东非沿岸国家。以桑给巴尔产量大,质量佳。现我国广东省南部有栽培。

【采收加工】　通常当花蕾由绿转红时采摘、晒干。

【性状鉴别】　略呈研棒状,长 1 ~ 2 cm。花冠圆球形,直径 0.3 ~ 0.5 cm,花瓣4,复瓦状抱合,棕褐色或褐黄色,花瓣内为雄蕊和花柱,搓碎后可见众多黄色细粒状的花药。萼筒圆柱状,略扁,有的稍弯曲,长 0.7 ~ 1.4 cm,直径 0.3 ~ 0.6 cm,红棕色或棕褐色,上部有 4 枚三角状的萼片,十字状分开。质坚实,富油性。气芳香浓烈,味辛辣、有麻舌感(图 7.9)。

【显微鉴别】　萼筒中部横切面　表皮细胞 1 列,有较厚角质层。皮层外侧散有 2 ~ 3 列径向延长的椭圆形油室,长 150 ~ 200 μm;其下有 20 ~ 50 个小型双韧维管束,断续排列成环,维管束外围有少数中柱鞘纤维,壁厚,木化。内侧为数列薄壁细胞组成的通气组织,有大形腔隙。中心轴柱薄壁组织间散有多数细小维管束,薄壁细胞含众多细小草酸钙簇晶(图 7.10 和图 7.11)。

粉末　暗红棕色。纤维梭形,顶端钝圆,壁较厚。花粉粒众多,极面观三角形,赤道表面观双凸镜形,具 3 副合沟。草酸钙簇晶众多,直径 4 ~ 26 μm,存在于较小的薄壁细胞中。油室多破碎,分泌细胞界限不清,含黄色油状物(图 7.12)。

【理化鉴别】　取本品粉末 0.5 g,加乙醚 5 mL,振摇数分钟,滤过,滤液作为供试品溶液。另取丁香酚对照品,加乙醚制成每 1 mL 含 16 μL 的溶液,作为对照品溶液。照薄层色谱法试

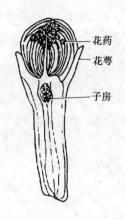

图 7.9 丁香纵切面

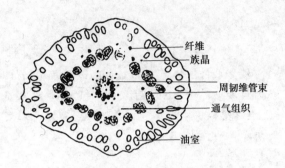

图 7.10 丁香萼筒中部横切面简图

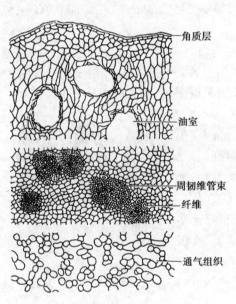

图 7.11 丁香萼筒中部横切面详图

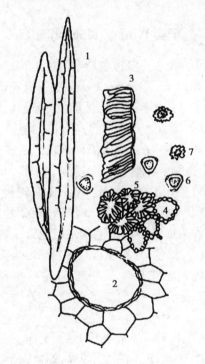

图 7.12 丁香粉末特征图

1—纤维;2—油室;3—药室壁横切面观;4—药室内壁表面观;
5—花室壁次生壁切面观;6—花粉粒;7—簇晶

验,吸取上述两种溶液各 5 μL,分别点于同一硅胶 G 薄层板上,以石油醚(60~90 ℃)-乙酸乙酯(9∶1)为展开剂,展开,取出,晾干,喷以 5% 香草醛硫酸溶液,在 105 ℃ 加热至斑点显色清晰。供试品色谱中,在与对照品色谱相应的位置上,显相同颜色的斑点。

【检查】 杂质不得过 4% ;水分不得过 12.0% 。

【含量测定】 照气相色谱法测定。

本品含丁香酚($C_{10}H_{12}O_2$)不得少于 11.0% 。

【功效】 辛、温。归脾、胃、肺、肾经。温中降逆,补肾助阳。用于脾胃虚寒,呃逆呕吐,食少吐泻,心腹冷痛,肾虚阳痿。

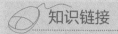

母丁香

桃金娘科植物丁香 *Eugenia caryophyllata* Thunb. 的近成熟果实,干燥果实呈卵圆形或椭圆形,长 2~3 cm,直径 0.6~1 cm。外表呈褐色,或带有土红色粉末,粗糙,多细皱纹,上端宿萼有 4 裂片。味辛、性温,可治暴心气痛、胃寒呕逆、风冷齿痛、牙宣、口臭、妇人阴冷、小儿疝气等症。

7.3.2 辛夷 Xinyi Magnoliae Flos

【来源】 为木兰科植物望春花 *MagnoLia biondii* Pamp.、玉兰 *Magnolia denudata* Desr. 或武当玉兰 *Magnolia sprengeri* Pamp. 的干燥花蕾。

【产地】 主产于河南及湖北,质量最佳,销全国并出口。安徽产品集中于安庆,称"安春花",质较次。浙江产的辛夷自产自销。湖北、陕西、四川产的武当玉兰,也多限于地方习用。

【采收加工】 玉兰多为庭园栽培。冬末春初花未开放时采收,除去枝梗及杂质,阴干。

【性状鉴别】 望春花 呈长卵形,似毛笔头,长 1.2~2.5 cm,直径 0.8~1.5 cm。基部常具短梗,长约 5 mm,梗上有类白色点状皮孔。苞片 2~3 层,每层 2 片,两层苞片间有小鳞芽,苞片外表面密被灰白色或灰绿色茸毛,内表面类棕色,无毛。花被片 9,棕色,外轮花被片 3,条形,约为内两轮长的 1/4,呈萼片状,内两轮花被片 6,每轮 3,轮状排列。雄蕊和雌蕊多数,螺旋状排列。体轻,质脆。气芳香,味辛凉而稍苦(图 7.13)。

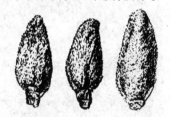

图 7.13 辛夷药材图

玉兰 长 1.5~3 cm,直径 1~1.5 cm。基部枝梗较粗壮,皮孔浅棕色。苞片外表面密被灰白色或灰绿色茸毛。花被片 9,内外轮同型。

武当玉兰 长 2~4 cm,直径 1~2 cm。基部枝梗粗壮,皮孔红棕色。苞片外表面密被淡黄色或淡黄绿色茸毛,有的最外层苞片茸毛已脱落而呈黑褐色。花被片 10~12(15),内外轮无显著差异。

【显微鉴别】 粉末 灰绿色或淡黄绿色。非腺毛甚多,散在,多碎断;完整者 2~4 个细胞,也有单细胞,壁厚 4~13 μm,基部细胞短粗膨大,细胞壁极度增厚似石细胞。石细胞多成群,呈椭圆形、不规则形或分枝状,壁厚 4~20 μm,孔沟不甚明显,胞腔中可见棕黄色分泌物。油细胞较多,类圆形,有的可见微小油滴。苞片表皮细胞扁方形,垂周壁连珠状。

【理化鉴别】 取本品粗粉 1 g,加三氯甲烷 10 mL,密塞,超声处理 30 min,滤过,滤液蒸干,残渣加三氯甲烷 2 mL 使溶解,作为供试品溶液。另取木兰脂素对照品,加甲醇制成每 1 mL 含 1 mg 的溶液,作为对照品溶液。照薄层色谱法试验,吸取上述两种溶液各 2~10

μL,分别点于同一硅胶 H 薄层板上,以三氯甲烷-乙醚(5∶1)为展开剂,展开,取出,晾干,喷以 10% 硫酸乙醇溶液,在 90 ℃加热至斑点显色清晰。供试品色谱中,在与对照品色谱相应的位置上,显相同的紫红色斑点。

【检查】　水分不得过 18.0%。

【含量测定】　挥发油　照挥发油测定法测定。

本品含挥发油不得少于 1.0%(mL/g)。

木兰脂素　照高效液相色谱法测定。

本品按干燥品计算,含木兰脂素($C_{23}H_{28}O_7$)不得少于 0.40%,

【功效】辛,温。归肺、胃经。散风寒,通鼻窍。用于风寒头痛,鼻塞流涕,鼻鼽,鼻渊。

7.3.3　款冬花 Kuandonghua　Farfarae Flos

【来源】　为菊科植物款冬 *Tussilago farfara* L. 的干燥花蕾。

【产地】　主产于河南、甘肃、山西、陕西等地。

【采收加工】　12 月为盛产期,在花蕾尚未出土时,挖出花蕾,放通风处阴干,待半干时筛去泥沙,去净花梗,再晾至全干。避免水洗、日晒和受冻,以免变黑。

【性状鉴别】　呈长圆棒状。单生或 2~3 个基部连生(习称"连三朵"),长 1~2.5 cm,直径 0.5~1 cm。上端较粗,下端渐细或带有短梗,外面被有多数鱼鳞状苞片。苞片外表面紫红色或淡红色,内表面密被白色絮状茸毛。体轻,撕开后可见白色茸毛。气香,味微苦而辛(图 7.14)。

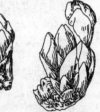

图 7.14　款冬花外形图

【理化鉴别】　取本品粉末 1 g,加乙醇 20 mL,超声处理 1 h,滤过,滤液蒸干,残渣加乙酸乙酯 1 mL 使溶解,作为供试品溶液。另取款冬花对照药材 1 g,同法制成对照药材溶液。另取款冬酮对照品,加乙酸乙酯制成每 1 mL 含 1 mg 的溶液,作为对照品溶液。照薄层色谱法试验,吸取供试品溶液和对照药材溶液各 2~5 μL、对照品溶液 2 μL,分别点于同一硅胶 GF_{254} 薄层板上,以石油醚(60~90 ℃)-丙酮(6∶1)为展开剂,展开,取出,晾干,再以同一展开剂展开,取出,晾干,置紫外光灯(254 nm)下检视。供试品色谱中,在与对照药材色谱和对照品色谱相应的位置上,显相同颜色的斑点。

【浸出物】　照醇溶性浸出物测定法项下的热浸法测定,用乙醇作溶剂,不得少于 20.0%。

【含量测定】　照高效液相色谱法测定。

本品按干燥品计算,含款冬酮($C_{23}H_{34}O_5$)不得少于 0.070%。

【功效】　辛、微苦,温。归肺经。润肺下气,止咳化痰。用于新久咳嗽,喘咳痰多,劳嗽咳血。

7.3.4　菊花 Juhua　Chrysanthemi Flos

【来源】　为菊科植物菊 *Chrysanthemum morifolium* Ramat. 的干燥头状花序。

【产地】　主产于安徽、浙江、江苏、河南等地。

【采收加工】 药材按产地和加工方法不同,分为"亳菊""滁菊""贡菊""杭菊""怀菊"。秋末冬初花盛开时,分批采收已开放的花。亳菊先将花枝摘下,阴干后再剪取花头;滁菊剪下花头后,用硫黄熏蒸,再晒至半干,筛成球形,再晒干;贡菊直接由新鲜花头烘干;杭菊摘取花头后,上笼蒸 35 min 后再取出晒干。

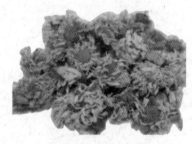

图 7.15 菊花药材图

【性状鉴别】 亳菊 呈倒圆锥形或圆筒形,有时稍压扁呈扇形,直径 1.5 ~ 3 cm,离散。总苞碟状;总苞片 3 ~ 4 层,卵形或椭圆形,草质,黄绿色或褐绿色,外面被柔毛,边缘膜质。花托半球形,无托片或托毛。舌状花数层,雌性,位于外围,类白色,劲直,上举,纵向折缩,散生金黄色腺点;管状花多数,两性,位于中央,为舌状花所隐藏,黄色,顶端5 齿裂。瘦果不发育,无冠毛。体轻,质柔润,干时松脆。气清香,味甘、微苦(见图 7.15)。

滁菊 呈不规则球形或扁球形,直径 1.5 ~ 2.5 cm。舌状花类白色,不规则扭曲,内卷,边缘皱缩,有时可见淡褐色腺点;管状花大多隐藏。

贡菊 呈扁球形或不规则球形,直径 1.5 ~ 2.5 cm。舌状花白色或类白色,斜升,上部反折,边缘稍内卷而皱缩,通常无腺点;管状花少,外露。

杭菊 呈碟形或扁球形,直径 2.5 ~ 4 cm,常数个相连成片。舌状花类白色或黄色,平展或微折叠,彼此粘连,通常无腺点;管状花多数,外露。

怀菊 呈不规则球形或扁球形,直径 1.5 ~ 2.5 cm。多数为舌状花,舌状花类白色或黄色,不规则扭曲,内卷,边缘皱缩,有时可见腺点;管状花大多隐藏。

【显微鉴别】 粉末 淡黄色。花粉粒黄色类球形,外壁较厚,具粗齿,齿长 3 ~ 7 μm,有 3 个萌发孔。T 形毛大多断碎,顶端细胞长大,长 375 ~ 525 μm,直径 30 ~ 40 μm,基部细胞较小,2 ~ 5 个。无柄腺毛鞋底形,4 ~ 6 个细胞,两两相对排列,外被角质层。花冠表皮细胞垂周壁波状弯曲,平周壁有细密的放射状条纹。苞片表皮细胞狭长,垂周壁波状弯曲,平周壁有粗条纹;气孔长圆形,直径 26 ~ 38 μm,长 47 ~ 58 μm,副卫细胞 3 ~ 6 个。花粉囊内壁细胞壁呈网状或条状增厚。

【理化鉴别】 取本品 1 g,剪碎,加石油醚(30 ~ 60 ℃)20 mL,超声处理 10 min,弃去石油醚,药渣挥干,加稀盐酸 1 mL 与乙酸乙酯 50 mL,超声处理 30 min,滤过,滤液蒸干,残渣加甲醇 2 mL 使溶解,作为供试品溶液。另取菊花对照药材 1 g,同法制成对照药材溶液。再取绿原酸对照品,加乙醇制成每 1 mL 含 0.5 mg 的溶液,作为对照品溶液。照薄层色谱法试验,吸取上述 3 种溶液各 0.5 ~ 1 μL,分别点于同一聚酰胺薄膜上,以甲苯-乙酸乙酯-甲酸-冰醋酸-水(1:15:1:1:2)的上层溶液为展开剂,展开,取出,晾干,置紫外光灯(365 nm)下检视。供试品色谱中,在与对照药材色谱和对照品色谱相应的位置上,显相同颜色的荧光斑点。

【检查】 水分不得过 15.0%。

【含量测定】 照高效液相色谱法测定。

本品按干燥品计算,含绿原酸($C_{16}H_{18}O_9$)不得少于 0.20%,含木樨草苷($C_{21}H_{20}O_{11}$)不得少于 0.080%,含 3,5-O-双咖啡酰基奎宁酸($C_{25}H_{24}O_{12}$)不得少于 0.70%。

【功效】 甘、苦,微寒。归肺、肝经。散风清热,平肝明目,清热解毒。用于风热感冒,头痛眩晕,目赤肿痛,眼目昏花,疮痈肿毒。

7.3.5 野菊花 Yejuhua Chrysanthemi Indici Flos

【来源】 为菊科植物野菊 *Chrysanthemum indicum* L. 的干燥头状花序。

【产地】 野菊花属于野生,分布于全国大部分地区,其中主要以湖北、河南、安徽等地为主产区。

【采收加工】 秋、冬二季花初开放时采摘,晒干,或蒸后晒干。

【性状鉴别】 呈类球形,直径 0.3 ~ 1 cm,棕黄色。总苞由 4 ~ 5 层苞片组成,外层苞片卵形或条形,外表面中部灰绿色或浅棕色,通常被白毛,边缘膜质;内层苞片长椭圆形,膜质,外表面无毛。总苞基部有的残留总花梗。舌状花 1 轮,黄色至棕黄色,皱缩卷曲;管状花多数,深黄色。体轻。气芳香,味苦(图 7.16)。

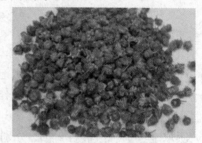

图 7.16 野菊花药材图

【理化鉴别】 取本品粉末 0.3 g,加甲醇 15 mL,超声处理 30 min,放冷,滤过,取滤液作为供试品溶液。另取野菊花对照药材 0.3 g,同法制成对照药材溶液。再取蒙花苷对照品,加甲醇制成每 1 mL 含 0.2 mg 的溶液,作为对照品溶液。照薄层色谱法试验,吸取上述 3 种溶液各 3 μL,分别点于同一聚酰胺薄膜上,以乙酸乙酯-丁酮-三氯甲烷-甲酸-水(15:15:6:4:1)为展开剂,展开,取出,晾干,喷以 2% 三氯化铝溶液,热风吹干,置紫外光灯(365 nm)下检视。供试品色谱中,在与对照药材色谱和对照品色谱相应的位置上,显相同颜色的荧光斑点。

【检查】 水分不得过 14.0%;总灰分不得过 9.0%;酸不溶性灰分不得过 2.0%。

【含量测定】 照高效液相色谱法测定。

按干燥品计算,含蒙花苷($C_{28}H_{32}O_{14}$)不得少于 0.80%。

【功效】 苦、辛,微寒。归肝、心经。清热解毒,泻火平肝。用于疔疮痈肿,目赤肿痛,头痛眩晕。

7.3.6 蒲黄 Puhuang Typhae Pollen

【来源】 为香蒲科植物水烛香蒲 *Typha angustifolia* L.、东方香蒲 *Typha orientalis* Presl 或同属植物的干燥花粉。

【产地】 水烛香蒲主产于江苏、浙江、山东、安徽等地。东方香蒲产于贵州、山东、山西、东北各地。

【采收加工】 6—7 月花刚开时,剪取蒲棒顶端雄花序,晒干,碾碎,筛取花粉。除去花茎等杂质,所得带雄花的花粉,习称"草蒲黄";再经细筛,所得纯花粉,习称"蒲黄"。

【性状鉴别】 蒲黄 为黄色粉末。体轻,放水中则漂浮于水面,手捻有滑腻感,易附着在手指上。气微,味淡。以粉细、质轻、色鲜黄、滑腻感强者为佳(图 7.17)。

草蒲黄 为蒲黄花粉与花丝、花药的混合物,花丝黄棕色,不光滑。草蒲黄品质较次。

【显微鉴别】 粉末 黄色。花粉粒类圆形或椭圆形,直径 17 ~ 29 μm,表面有网状雕纹,周边轮廓线光滑,呈凸波状或齿轮状,具单孔,不甚明显(图 7.18)。

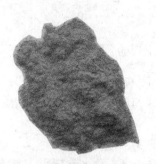

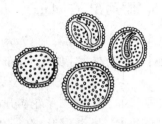

图 7.17　蒲黄药材图　　　　　　　　　图 7.18　蒲黄花粉粒特征

【理化鉴别】　取本品粉末 2 g,加 80% 乙醇 50 mL,冷浸 24 h,滤过,滤液蒸干,残渣加水 5 mL 使其溶解,滤过,滤液加水饱和的正丁醇振摇提取 2 次,每次 5 mL,合并正丁醇液,蒸干,残渣加乙酸乙酯 2 mL 使溶解,作为供试品溶液。另取异鼠李素-3-O-新橙皮苷对照品、香蒲新苷对照品,加乙醇分别制成每 1 mL 各含 1 mg 的溶液,作为对照品溶液。照薄层色谱法试验,吸取上述 3 种溶液各 2 μL,分别点于同一聚酰胺薄膜上,以丙酮-水(1:2)为展开剂,展开,取出,晾干,喷以三氯化铝试液,置紫外光灯(365 nm)下检视。供试品色谱中,在与对照品色谱相应的位置上,显相同颜色的荧光斑点。

【检查】　杂质取本品 10 g,称定质量,至 7 号筛中,保持水平状态过筛,左右往返,边筛边轻叩 2 min。取不能通过 7 号筛的杂质,称定质量,计算,不得过 10%。

水分不得过 13.0%;总灰分不得过 10.0%;酸不溶性灰分不得过 4.0%。

【浸出物】　照醇溶性浸出物测定法项下的热浸法测定,用乙醇作溶剂,不得少于 15.0%。

【含量测定】　照高效液相色谱法测定。

按干燥品计算,含异鼠李素-3-O-新橙皮苷($C_{28}H_{32}O_{16}$)和香蒲新苷($C_{34}H_{42}O_{20}$)的总量不得少于 0.50%。

【功效】　甘、平。归肝、心包经。止血,化瘀,通淋。用于吐血,衄血,咯血,崩漏,外伤出血,经闭通经,胸腹刺痛,跌打肿痛,血淋涩痛。

任务 7.4　玫瑰花、月季花、合欢花、芫花、黄芫花的鉴别

7.4.1　玫瑰花 Meiguihua　Rosae Rugosae Flos

【来源】　为蔷薇科植物玫瑰 *Rosa rugosa* Thunb. 的干燥花蕾。

【产地】　原产于辽宁、山东等地,现栽培分布各地,以山东、江苏、浙江、广东为多,山东平阴,北京妙峰山涧沟、河南商水县周口镇及浙江吴兴等地都是玫瑰的有名产地。

【采收加工】　春末夏初花将开放时分批采摘,及时低温干燥。

【性状鉴别】　略呈半球形或不规则团状,直径 0.7 ~ 1.5 cm。残留花梗上被细柔毛,花托半球形,与花萼基部合生;萼片 5,披针形,黄绿色或棕绿色,被有细柔毛;花瓣多皱缩,展平后

宽卵形,呈覆瓦状排列,紫红色,有的黄棕色;雄蕊多数,黄褐色;花柱多数,柱头在花托口集成头状,略突出,短于雄蕊。体轻,质脆。气芳香浓郁,味微苦涩(图7.19)。

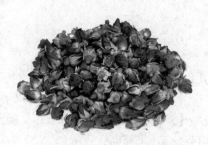

【检查】　水分不得过12.0%;总灰分不得过7.0%。

【浸出物】　照醇溶性浸出物测定法项下的热浸法测定,用20%乙醇作溶剂,不得少于28.0%。

图7.19　玫瑰花药材图

【功效】　甘、微苦,温。归肝、脾经。行气解郁,和血,止痛。用于肝胃气痛,食少呕恶,月经不调,跌打伤痛。

7.4.2　月季花 Yuejihua　Rosae Chinensis Flos

【来源】　为蔷薇科植物月季 *Rosa chinensis* Jacq. 的干燥花。

【产地】　我国是月季的原产地之一。在我国主要分布于湖北、四川和甘肃等地的山区,又以上海、南京、常州、天津、郑州和北京等市种植最多。

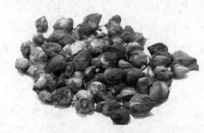

【采收加工】　全年均可采收,花微开时采摘,阴干或低温干燥。

【性状鉴别】　呈类球形,直径1.5~2.5 cm。花托长圆形,萼片5,暗绿色,先端尾尖;花瓣呈覆瓦状排列,有的散落,长圆形,紫红色或淡紫红色;雄蕊多数,黄色。体轻,质脆。气清香,味淡、微苦(图7.20)。

图7.20　月季花药材图

【检查】　水分不得过12.0%;总灰分不得过5.0%。

【功效】　甘,温。归肝经。活血调经,疏肝解郁。用于气滞血瘀,月经不调,痛经,闭经,胸胁胀痛。

🐭 知识链接

月季、玫瑰和蔷薇的区别

	月　季	玫　瑰	蔷　薇
茎枝	粗壮,略带红色,皮刺粗而下弯	较粗壮,褐色,皮刺多,粗细不均,直而不弯。嫩枝上有多数腺毛	细,绿色,皮刺较小,下弯,数量也较少
叶	有光泽、不皱,两面无毛,边缘具锐锯齿	叶面皱,背面有毛,边缘锯齿较钝	叶不皱,两面有短柔毛,边缘具锐锯齿
托叶	先端的裂片狭而尖	先端的裂片三角形	先端的裂片狭而尖
花	数量少,萼筒倒圆锥形	数量少,萼筒扁球形	数量多,集成圆锥状的伞房花序,萼筒球形至长球形
花柱	离生	离生	合成柱状,柱头黏合

7.4.3　合欢花　Hehuanhua　Albiziae Flos

【来源】　为豆科植物合欢 *Albizia julibrissin* Durazz. 的干燥花序或花蕾。

【产地】　主产于我国东北至华南及西南部各省区。生于山坡或栽培。非洲、中亚至东亚均有分布;北美也有栽培。

【采收加工】　夏季花开放时择晴天采收或花蕾形成时采收,及时晒干。前者习称"合欢花",后者习称"合欢米"。

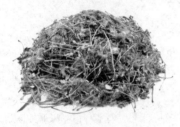

图 7.21　合欢花药材图

【性状鉴别】　合欢花　头状花序,皱缩成团。总花梗长 3~4 cm,有时与花序脱离,黄绿色,有纵纹,被稀疏毛茸。花全体密被毛茸,细长而弯曲,长 0.7~1 cm,淡黄色或黄褐色,无花梗或几无花梗。花萼筒状,先端有 5 小齿;花冠筒长约为萼筒的 2 倍,先端 5 裂,裂片披针形;雄蕊多数,花丝细长,黄棕色至黄褐色,下部合生,上部分离,伸出花冠筒外。气微香,味淡(图 7.21)。

合欢米　呈棒槌状,长 2~6 mm,膨大部分直径约 2 mm,淡黄色至黄褐色,全体被毛茸,花梗极短或无。花萼筒状,先端有 5 小齿;花冠未开放;雄蕊多数,细长并弯曲,基部连合,包于花冠内。气微香,味淡。

【检查】　杂质不得过 2%;水分不得过 15.0%;总灰分不得过 10.0%;酸不溶性灰分不得过 3.0%。

【浸出物】　照醇溶性浸出物测定法项下的热浸法测定,用稀乙醇作溶剂,不得少于 25.0%。

【含量测定】　照高效液相色谱法测定。

按干燥品计算,含槲皮苷($C_{21}H_{20}O_{11}$)不得少于 1.0%。

【功效】　甘,平。归心、肝经。解郁安神。用于心神不安,忧郁失眠。

7.4.4　芫花　Yuanhua　Genkwa Flos

【来源】　为瑞香科植物芫花 *Daphne genkwa* Sieb. et Zucc. 的干燥花蕾。

【产地】　产于河北、山西、陕西、甘肃、山东、江苏、安徽、浙江、江西、福建、台湾、河南、湖北、湖南、四川、贵州等地。

【采收加工】　春季花未开放时采收,除去杂质,干燥。

【性状鉴别】　常 3~7 朵簇生于短花轴上,基部有苞片 1~2 片,多脱落为单朵。单朵呈棒槌状,多弯曲,长 1~1.7 cm,直径约 1.5 mm;花被筒表面淡紫色或灰绿色,密被短柔毛,先端 4 裂,裂片淡紫色或黄棕色。质软。气微,味甘、微辛(图 7.22)。

【显微鉴别】　粉末　灰褐色。花粉粒黄色,类球形,直

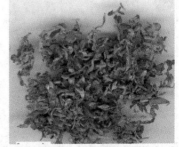

图 7.22　芫花药材图

径23~45 μm,表面有较明显的网状雕纹,萌发孔多数,散在。花被下表面有非腺毛,单细胞,多弯曲,长88~780 μm,直径15~23 μm,壁较厚,微具疣状突起。

【理化鉴别】 取本品粉末1 g,加甲醇25 mL,超声处理10 min,滤过,滤液蒸干,残渣加乙醇1 mL使溶解,作为供试品溶液。另取芫花对照药材1 g,同法制成对照药材溶液。再取芫花素对照品,加甲醇制成每1 mL含2 mg的溶液,作为对照品溶液。照薄层色谱法试验,吸取上述3种溶液各4 μL,分别点于同一硅胶G薄层板上。以甲苯-乙酸乙酯-甲酸(8:4:0.2)为展开剂,展开,取出,晾干,置紫外光灯(365 nm)下检视。供试品色谱中,在与对照药材色谱和对照品色谱相应的位置上,显相同颜色的荧光斑点。

【功效】 苦、辛,温;有毒。归肺、脾、肾经。泻水逐饮;外用杀虫疗疮。用于水肿胀满,胸腹积水,痰饮积聚,气逆咳喘,二便不利;外治疥癣秃疮,痈肿,冻疮。

芫花不宜与甘草同用。

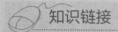

知识链接

芫花的应用价值

芫花为观赏植物;花蕾药用,为治水肿和祛痰药,根可毒鱼,全株可作农药,煮汁可杀虫,灭天牛虫效果良好;茎皮纤维柔韧,可作造纸和人造棉原料。

7.4.5 黄芫花 Huangyuanhua Wikstroemiae Chamaedaphnis Flos et Follium

【来源】 为瑞香科植物河蒴荛花 *Wikstroemia chamaedaphne* Meisn. 的干燥花蕾及叶。

【产地】 分布于华北及陕西、甘肃、河南、四川等地,生于山坡、路旁、沟边和草丛中。

【采收加工】 初秋采其花蕾及叶,阴干或烘干。

【性状鉴别】 花呈棒状或细长筒状,多散在聚集成束,两性,不具花瓣,萼圆筒状而细,少弯曲,长3~8 mm,表面浅灰绿色或灰黄色,密被短柔毛,先端裂片为全长的1/6~1/4,背面也有短柔毛。解剖观察可见萼先端裂片也为4枚,卵圆形,雄蕊8,排成2列,着生于萼筒内,不具花丝。气微弱,味甘有辣感。以色新鲜、整齐、无杂质为佳(图7.23)。

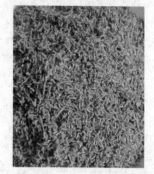

图7.23 黄芫花药材图

【功效】 辛,温,小毒。归肺、肾经。用于泻下逐水,涤痰。主肚腹胀满、痰饮、咳逆喘满、传染性肝炎、精神分裂症、癫痫等症。体弱者、孕妇忌服。

任务 7.5　药食两用花类中药西红花、玫瑰花鉴别

7.5.1　西红花 Xihonghua　Croci Stigma

【来源】　西红花药材为鸢尾科植物番红花 *Crocus sativus* L. 的干燥柱头。

【产地】　主产于西班牙、希腊、法国、苏联及中亚、西亚一带。我国浙江、江苏、北京等地有少量栽培。

【采收加工】　开花期晴天的早晨采花,摘取柱头,摊放在竹匾内,上盖一张薄吸水纸后晒干,或 40~50 ℃烘干或在通风处晾干。

【性状鉴别】　呈线形,三分枝,长约 3 cm。暗红色,上部较宽而略扁平,顶端边缘显不整齐的齿状,内侧有一短裂隙,下端有时残留一小段黄色花柱。体轻,质松软,无油润光泽,干燥后质脆易断。气特异,微有刺激性,味微苦(图 7.5)。

以柱头色棕红、黄色花柱少者为佳。

【功效】　具有养血、活血、补血、行血、理血等功能。此外,还具有活血化瘀、凉血解毒、解郁安神、美容养颜等功效,主治月经不调、经闭、产后瘀血腹痛、不孕不育等妇科疾病,对治疗心脑血管疾病、调节肝肾功能、调三高、抗肿瘤癌症等疗效显著,用西红花泡水喝是西红花最常用的使用方法。

①防治心脑血管疾病　经过医学研究发现,适量的西红花对人体心脏能起到保护作用,能降低高血压,对心肌梗死、脑梗死等心脑血管疾病有着显著的疗效。

②调节内分泌　经常饮用西红花泡水能够促进身体血液的循环,提高血液供氧能力,及时调节人体内分泌系统,提高人体免疫力和抵抗力。起到增强体质的效果。

③增强体质　长期工作压力,使体内防御能力下降,极易受病毒的侵害引发各种疾病。西红花茶促进巨噬功能,消除细胞周围的“垃圾”,增强细胞的免疫功能,提高人体抵抗力,使健康生活无忧无虑。

④调神静气　长时间工作使人心情烦闷、思维迟钝,是人体内(尤其是大脑)缺氧的表现。西红花茶能及时促进人体血液循环的血氧供给,让饮用者保持思维敏捷、心态平衡,充满自信。

⑤治疗女性月经不调　据古籍记载,西红花“味甘、微辛,性平;归心、肝经;体轻质润,入血行散,主治月经不调,痛经,经闭,产后恶露不行,腹中包块疼痛等症”。

⑥美容养颜　用西红花泡水饮用来美容自古以来就是被女性所喜爱的一种美容方式。《品汇精要》中又有提及西红花美容之功效:“主散郁调血,宽胸膈,开胃进饮食,久服滋下元,悦颜色。”西红花具有调节内分泌的功效,能促进人体新陈代谢,使女性由内而外的散发出迷人的光彩。

7.5.2　**玫瑰花** meiguihua　Rosae Rugosae Flos

【来源】　为蔷薇科植物玫瑰 *Rosa rugosa* Thunb. 的干燥花蕾。

【产地】　原产于辽宁、山东等地,现栽培分布各地,以山东、江苏、浙江、广东为多,山东平阴、北京妙峰山涧沟、河南商水县周口镇及浙江吴兴等地都是玫瑰的有名产地。

【采收加工】　春末夏初花将开放时分批采摘,及时低温干燥。

【性状鉴别】　略呈半球形或不规则团状,直径0.7～1.5 cm。残留花梗上被细柔毛,花托半球形,与花萼基部合生;萼片5,披针形,黄绿色或棕绿色,被有细柔毛;花瓣多皱缩,展平后宽卵形,呈覆瓦状排列,紫红色,有的黄棕色;雄蕊多数,黄褐色;花柱多数,柱头在花托口集成头状,略突出,短于雄蕊。体轻,质脆。气芳香浓郁,味微苦涩(图7.19)。

【功效】　消除疲劳增强体质　常喝玫瑰花茶可有效地缓解疲劳,舒散心情,舒发体内郁气,减散腰酸背痛等不良症状,增强体质都有良好的作用。

改善肠胃调理气血　玫瑰花茶具有调节内分泌,促进血液循环,健脾养肝,增强气血的功效,经常饮用可增强身体机制。

美容养颜调经止痛　常喝玫瑰花茶可滋润皮肤,祛除黑斑,改善肤色,同时对女性痛经、月经不调等症状都有辅助治疗作用。

实训1　花类中药的性状鉴别

一、实训目的

①掌握金银花、西红花、红花、丁香、辛夷、菊花、蒲黄的性状鉴别要点。

②熟悉洋金花、款冬花、野菊花、玫瑰花、月季花、合欢花、芫花、黄芫花的性状鉴别要点。

二、材料

药材标本:金银花、西红花、红花、丁香、辛夷、菊花、蒲黄、洋金花、款冬花、野菊花、玫瑰花、月季花、合欢花、芫花、黄芫花。

三、实训任务

取花类药材标本,根据其形状、表面特征鉴定药用部位,并进行观察和描述;破碎的药材用水浸泡后观察。

四、实训过程

1)学生

首先要确定药用部位。单花要注意观察花萼、花冠、雄蕊群、雌蕊群等特征。花序观察其类别、形状、中轴、苞片、小花的数目等。此外,应观察其形状、大小、颜色、表面特征、质地和气味等。

2)教师

辅助学生进行花类药材的性状鉴别并给予一定的指导;对学生的实训结果进行评价。

五、实训考核与评价

考核项目	考核内容	评定标准
性状鉴别	准确识别金银花、西红花、红花、丁香、辛夷、菊花、蒲黄、山银花、洋金花、款冬花、野菊花、玫瑰花、月季花、合欢花、芫花、黄芫花16味中药原药材及饮片	优秀:能准确识别16味中药原药材及饮片 良好:能准确识别13味中药原药材及饮片 合格:能准确识别10味中药原药材及饮片 不合格:识别10味以下

实训 2　花类中药的显微鉴别

一、实训目的

①掌握粉末临时装片的制作方法。

②掌握粉末特征绘图技巧。

③掌握丁香横切面显微特征。

④掌握金银花、红花、蒲黄的粉末显微特征。

二、仪器、材料

1) 仪器

显微镜。

2) 材料

①横切面永久制片:丁香花萼筒横切片。

②药材粉末:金银花、红花、蒲黄。

③其他材料:水合氯醛、稀甘油、蒸馏水;载玻片、盖玻片、解剖针、镊子。

三、实训任务

1) 组织特征

取组织切片,在低倍镜下由外向内依次观察;内含物的特征可在高倍镜下观察。

2) 粉末特征

取各中药粉末少许,用水合氯醛溶液进行制片。

四、实训过程

1) 学生

(1) 丁香花萼筒横切片

观察和描述萼筒中部的表皮细胞,皮层油室的分布,维管束的数目、类型、排列方式,中柱鞘纤维,通气组织,中心轴柱的特征。

（2）粉末特征

金银花粉末：观察和描述腺毛的类型、形状、头部和柄部的细胞数，非腺毛的形状、细胞数，草酸钙结晶，花粉粒的形状、外壁表面雕纹、孔沟等特征。

红花粉末：观察和描述分泌管形状及内含物特征，花柱顶端碎片、花冠顶端碎片的形状、特征，花粉粒的形状、外壁表面雕纹、孔沟等特征。

蒲黄粉末：观察和描述花粉粒的形状、大小、表面特征和萌发孔特征。

2）教师

辅助学生进行花类药材的性状鉴别并给予一定的指导；对学生的实训结果进行评价。

五、实训考核与评价

考核项目	考核内容	评定标准
显微鉴别	金银花、红花、蒲黄粉末特征观察	优秀：能熟练制作金银花、红花、蒲黄临时粉末制片，粉末特征描述准确，且能熟练绘制粉末特征图 良好：能熟练制作金银花、红花、蒲黄临时粉末制片，粉末特征描述准确，且会绘制粉末特征图 合格：能制作金银花、红花、蒲黄临时粉末制片，粉末特征描述基本正确，且会绘制粉末特征图 不合格：不会制作金银花、红花、蒲黄临时粉末制片，粉末特征描述不正确

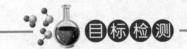 目标检测

一、名词解释

四强雄蕊　　　连三朵

二、填空题

1._____呈长卵形，似毛笔头，苞片外表面密被灰白色或灰绿色具光泽的长绒毛，内表面无毛。

2.将西红花浸于水中，可见_____成直线下降，并逐渐扩散，水被染成_____色，无沉淀。

三、单选题

1.金银花的花粉粒为（　　）。

　　A.球形，黄色，外壁具细刺状突起

　　B.略呈三角形

　　C.圆球形，表面近光滑

　　D.类球形，外壁有条状雕纹，自两极向四周呈放射状排列

　　E.类圆形、椭圆形，外壁有刺状突起

2.花粉粒呈三角形的药材是(　　)。

　　A.蒲黄　　　　　B.丁香　　　　　C.红花　　　　　D.菊花　　　　　E.西红花

3.西红花的药用部分是(　　)。

　　A.雄蕊　　　　　B.管状花　　　　C.柱头　　　　　D.花冠　　　　　E.花蕾

4.药用部位是管状花的中药是(　　)。

　　A.金银花　　　　B.洋金花　　　　C.红花　　　　　D.丁香　　　　　E.菊花

5.丁香的来源为(　　)。

　　A.桑科　　　　　B.瑞香科　　　　C.桃金娘科　　　D.伞形科　　　　E.菊科

6.洋金花的来源为(　　)。

　　A.茄科　　　　　B.桑科　　　　　C.毛茛科　　　　D.五加科　　　　E.菊科

7.下列花类中药中以花粉入药的是(　　)。

　　A.辛夷　　　　　B.蒲黄　　　　　C.红花　　　　　D.丁香　　　　　E.菊花

8.(　　)药材以入水萼管垂直下沉者为佳。

　　A.洋金花　　　　B.辛夷　　　　　C.丁香　　　　　D.红花　　　　　E.金银花

9.丁香挥发油中含量最高的成分是(　　)。

　　A.丁香烯　　　　　　　　　B.乙酰基丁香油酚

　　C.丁香酚　　　　　　　　　D.甲基丁香油酚

　　E.β-桉油醇

四、多项选择题

1.在花蕾期采收的花类中药有(　　)。

　　A.金银花　　　B.辛夷　　　　C.丁香　　　　D.红花　　　　E.款冬花

2.下列对花类中药的性状鉴定和显微鉴定叙述正确的是(　　)。

　　A.以花朵入药者,要注意观察萼片、花瓣、雄蕊和雌蕊的数目及其着生位置、性状、颜色、被毛与否、气味等

　　B.以花序入药,除单朵花的观察外,还需注意花序类别、总苞片或苞片

　　C.除与叶类的显微鉴定一样外,还须注意有无分泌组织(如黏液腔)、草酸钙结晶

　　D.雄蕊包括花丝和花药两部分

　　E.雌蕊包括子房、花柱和柱头

3.含挥发油的花类药材有(　　)。

　　A.蒲黄　　　　B.槐花　　　　C.丁香　　　　D.洋金花　　　　E.西红花

4.菊花按产地和加工方法不同分为(　　)。

　　A.平江菊　　　B.贡菊　　　　C.亳菊　　　　D.滁菊　　　　　E.杭菊

5.丁香的特征是(　　)。

　　A.为桃金娘科植物丁香的干燥花蕾

　　B.表面用指甲划时有油渗出,入水则萼筒垂直下沉

　　C.皮层外侧薄壁组织间油室众多,内含挥发油

　　D.花粉粒极面观略呈三角形,赤道面观双凸镜形,具3副合沟,角端各有一萌发孔

　　E.主含挥发油

五、简答题

1. 红花的性状鉴别有何特征？

2. 丁香的显微鉴别有何粉末特征？

3. 如何通过水试的方法鉴别西红花的真伪？

4. 红花粉末有何显微特征？请绘图说明。

项目8　中药鉴定综合技能之果实类中药鉴定

📖【项目描述】

该项目包含10个任务,主要介绍了44味常见花果实类中药的鉴别,建议教学用时16学时,其中10学时理论教学,6学时实践教学。在观察果实类中药的性状特征时,要注意其药用部位及其形状、大小、表面和质地等特征;显微鉴别时,要注意石细胞和油室等特征。有些果实类药材可利用水试的方法鉴别,如栀子;果实类中药的鉴别主要注意其形状、大小、颜色、表面特征等,对于外表面比较像的果实类中药,区分其断面特征即可较好地识别类中药。

📖【学习目标】

➢ 熟悉果实类药材的一般鉴别方法。

➢ 掌握小茴香、五味子的性状和显微的鉴别。

➢ 熟悉蛇床子、南五味子、山楂、枳实、枳壳、青皮、陈皮、化橘红、橘红、砂仁、补骨脂、枸杞子、栀子、金樱子、豆蔻、草豆蔻、肉豆蔻、红豆蔻、草果、诃子、使君子、蔓荆子、覆盆子、鸦胆子、川楝子、巴豆、吴茱萸、山茱萸、地肤子、荜澄茄、楮实子、荜茇、马兜铃、路路通、木瓜、乌梅、连翘、佛手、苍耳子、牛蒡子、罗汉果、瓜蒌的性状及鉴别要点。

➢ 了解药茶两用果实类中药的品种和鉴别要点。

📖【能力目标】

➢ 能准确识别小茴香、五味子、蛇床子、南五味子、山楂、枳实、枳壳、青皮、陈皮、化橘红、橘红、砂仁、补骨脂、枸杞子、栀子、金樱子、豆蔻、草豆蔻、肉豆蔻、红豆蔻、草果、诃子、使君子、蔓荆子、覆盆子、鸦胆子、川楝子、巴豆、吴茱萸、山茱萸、地肤子、荜澄茄、楮实子、荜茇、马兜铃、路路通、木瓜、乌梅、连翘、佛手、苍耳子、牛蒡子、罗汉果、瓜蒌44味中药原药材及饮片。

➢ 能熟练制作小茴香、五味子临时粉末制片,并能熟练绘制粉末特征图。

📖【工作任务】

任务8.1　果实类中药鉴定通用技能

8.1.1　植物学相关知识

果实是被子植物特有的繁殖器官。是花受精后由雌蕊的子房发育而成的。果实在发育过程中,花萼、花冠一般脱落,雄蕊和雌蕊的柱头、花柱先后枯萎,子房逐渐膨大发育成果实,胚珠发育成种子。果实由果皮和种子两部分构成。果皮包被着种子,具有保护和散布种子的作用。

许多植物的果实可供药用,如山楂、枸杞、五味子、连翘、木瓜等。

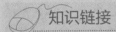

知识链接

无籽果实的形成

果实的形成需要经过传粉和受精的作用,但有些植物只经过传粉而未经过受精作用,也能发育成果实。这种果实无种子,称单性结实,如香蕉、无籽葡萄、无籽柑橘等。也有些植物的结实是通过人为诱导形成无籽果实,称诱导单性结实,如用马铃薯的花粉刺激番茄的柱头而形成无籽番茄;或用化学处理方法,如用某些生长激素涂抹或喷洒在雌蕊柱头上,也可得到无籽果实,也有的无籽果实是由四倍体和二倍体植株杂交后,产生不孕的三倍体植株而形成的,如无籽西瓜。

1)果实的形态及组成

单纯由子房发育形成的果实称为真果,如橘、柿、桃、杏等。除子房外,花的其他部分如花被、花柱及花轴等参与果实的形成,这种果实称为假果,如梨、苹果、山楂等。

真果的果皮是由子房壁发育而成,通常分为外果皮、中果皮和内果皮3层。外果皮薄或坚韧,表面常具有毛茸、蜡被、角质层、刺、瘤状突起、翅等附属物。如桃被有毛茸;柿有蜡被;曼陀罗有刺;荔枝具瘤状突起;杜仲具翅等。中果皮一般较厚,有的肉质肥厚,如杏、李等。干果的内果皮呈干膜质状。内果皮多呈膜质,也有的木质,如桃、杏等。柑橘的内果皮生长充满汁液的肉质囊状毛。

2)果实的类型

根据果实的来源、结构和果皮性质的不同,果实可分为单果、聚合果和聚花果3大类。

（1）单果

单果是单雌蕊或合生心皮雌蕊所形成的果实,根据单果果皮的质地不同,分为干果和肉果。

①蓇葖果　由1个心皮发育而成,成熟后沿腹缝线开裂,如萝藦、淫羊藿等(图8.1)。

②荚果　由1个心皮发育而成,成熟时沿背缝线和腹缝线开裂而成两片,是豆科植物所特

有的果实,如芸豆等(图8.1)。

③角果　由2心皮上位子房发育而成的果实,2心皮边缘合生处长出假隔膜,将子房分隔为2室,种子着生在假隔膜两侧,果实成熟后,果皮沿两侧腹缝线开裂成两片脱落,假隔膜留在果柄上。角果是十字花科植物特有。其中果形细长的称长角果,果形短而宽的称短角果,如油菜、独行菜、菘蓝等(图8.1)。

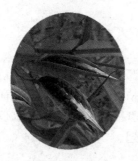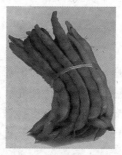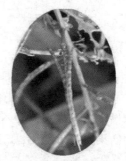

图8.1　萝藦、芸豆、油菜

④蒴果　由合生心皮雌蕊发育而成的果实,子房一至多室,内含多数种子,成熟时沿心皮纵向开裂的称瓣裂(纵裂)。其中,沿腹缝线开裂的称室间开裂,如马兜铃、蓖麻等。沿背缝线开裂的称室背开裂,如百合、鸢尾等。沿背缝线或腹缝线开裂,但子房间隔壁仍与中轴相连的称室轴开裂,如牵牛、曼陀罗等。果实成熟时,心皮不分裂,而在子房各室上方开裂成小孔,种子由小孔散出的称孔裂,如罂粟、桔梗等;若果实中部呈环状开裂,上部果皮呈帽状脱落的称盖裂,如马齿苋、车前子等;还有的果实顶端呈齿状开裂称齿裂,如石竹、麦蓝菜等(图8.2)。

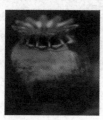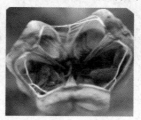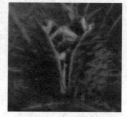

图8.2　罂粟、百合、曼陀罗

以上果实成熟后,果皮开裂,又称裂果。以下果实成熟后,果皮不开裂,又称不裂果。

⑤瘦果　果皮薄而坚韧,内含1粒种子,成熟时果皮与种皮分离,如向日葵、红花等。

⑥颖果　果实内含1粒种子,果皮薄与种皮愈合,不易分离,为禾本科植物所特有的果实。如玉米、薏苡等。农业生产中常把颖果称为种子。

⑦坚果　果皮坚硬,内含1粒种子,果皮与种皮分离。其果皮外常有花序的总苞发育成壳斗附于基部,如板栗、栎等壳斗科植物。有的坚果特小,无壳斗包围称小坚果,如益母草、薄荷等。

⑧翅果　果实内含1粒种子,果皮一端或四周向外延展成翅状,如杜仲、榆等。

⑨双悬果　由2心皮合生的雌蕊发育而成,果实成熟后分离成2个分果,双双悬挂在心皮柄顶端,心皮柄的基部与果柄相连,每个分果各含1粒种子,如小茴香、当归等。双悬果是伞形科植物特有的果实。

以上果实成熟后果皮开裂,又称裂果。下列果实肉质多汁,成熟后不开裂,又称肉果。

⑩浆果　由单心皮或合生心皮雌蕊发育而成的果实,外果皮薄,中果皮和内果皮肉质多

汁,内含一至多枚种子,如番茄、葡萄、枸杞等。

⑪柑果　由多心皮合生雌蕊发育而成的果实,外果皮厚,革质,内含油室,中果皮与外果皮界限不明,中果皮疏松海绵状,有维管束分布;内果皮膜质,分隔成若干室,内壁生有许多肉质多汁的囊状毛,为可食部分。如橙、橘等。柑果是芸香科柑橘属植物所特有的。

⑫核果　由单心皮雌蕊发育而成的果实,外果皮薄,中果皮肉质肥厚,内果皮木质化形成硬核,内含 1 粒种子,如杏、梅、桃等。

⑬梨果　由 5 心皮合生的下位子房与花托发育而成的一种假果,外面可食部分主体是花托,外果皮、中果皮界限不明,内果皮坚韧膜质,常分为五室,每室含 2 粒种子,如山楂、苹果、梨等。

⑭瓠果　由 3 心皮合生的下位子房连同花托发育而成的假果,外果皮坚韧,中果皮、内果皮及胎座肉质,成为果实的可食部分,为葫芦科植物所特有的果实。如栝楼、南瓜、罗汉果、西瓜等。

(2)聚合果

由 1 朵花中的离生心皮雌蕊发育而成的果实,每个雌蕊发育成 1 个果实,聚生在同一花托上(图 8.3)。根据单果的类型不同,可分为:

①聚合蓇葖果　许多蓇葖果聚生在同一花托上,如厚朴、八角茴香等。

②聚合瘦果　许多瘦果聚生在突起的花托上,如毛茛、白头翁等。

③聚合坚果　许多坚果聚生在膨大呈海绵状的花托上,如莲蓬等。

④聚合核果　许多小核果聚生在突起的花托上,如悬沟子、草莓等。

⑤聚合浆果　许多浆果聚生在延长或不延长的花托上,如五味子等。

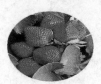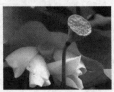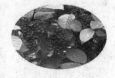

图 8.3　草莓、八角茴香、莲、五味子

(3)聚花果

聚花果又称复果,是由整个花序发育而成的果实,花轴参与果实的形成,花序上的每一朵花形成一个小果,许多小果聚生在花轴上,成熟后整个果序自母株上脱落,如桑葚、凤梨、无花果等(图 8.4)。

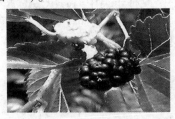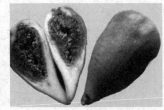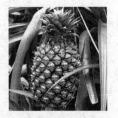

图 8.4　桑葚、无花果、凤梨

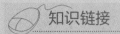 知识链接

微花巨果——菠萝蜜

菠萝蜜,学名木菠萝,是一种桑科乔木,原产于热带亚洲,在热带潮湿地区广泛栽培。我国海南、湛江、瑞丽、西双版纳等地产量较高。菠萝蜜的雄花序生在小枝的末端,棒状,花朵小(仅1 mm左右)。雌花序生在树干上或粗枝上。菠萝蜜的果实是聚花果,果实很大,一般重5~6 kg,最大的可达20 kg。

成熟的菠萝蜜果实可作蔬菜食用或生食,种子如板栗大,内含大量淀粉,可以炒熟吃或煮吃,味同芋芳,因此又被称为木本粮食作物。菠萝蜜树木纹直,结构细密,可制作家具,木屑可作黄色颜料。全株有乳汁,黏性很强,可制作黏合陶器的树胶。树叶和树液可供药用,有消肿解毒的作用。

果实类中药是指以果实或果实的一部分为药用部位的一类药材。大多数是果实、种子一起入药,如马兜铃、乌梅等;果实类中药包括完全成熟或近成熟的果实,少数用幼果。有的用果穗;有的用完整的果实;还有的用果实的某一部分,如果皮、果柄、维管束等单独入药。

多数采用完整的果实,如五味子;果实类中药采用完全成熟或将近成熟的果实,少数为幼果。

有的采用部分果皮或全部果皮,如陈皮、大腹皮等;有的采用带有部分果皮的果柄,如甜瓜蒂;有的采用果实上的宿萼,如柿蒂;有的采用中果皮部分的维管束组织,如橘络、丝瓜络;有的采用整个果穗,如桑葚。

8.1.2　性状鉴别

观察果实类中药的外形,看其为完整的果实或是果实的某一部分。应注意其形状、大小、颜色、顶端、基部、表面、质地、破断面及气味等。有的果实类中药带有附属物,如顶端有花柱基,下部有果柄,或有果柄脱落的痕迹;有的带有宿存的花被,如地肤子。果实类中药的表面大多干缩而有皱纹,肉质果尤为明显;果皮表面常稍有光泽;也有具毛茸的;有时可见凹下的油点,如陈皮、吴茱萸。一些伞形科植物的果实,表面具有隆起的肋线,如茴香、蛇床子。有的果实具有纵直棱角,如使君子。如为完整的果实,观察外形后,还应剖开果皮观察内部的种子,注意其数目和生长的部位(胎座)。

从气味方面鉴别果实类中药,也是很重要的。有的果实或种子类中药有浓烈的香气,可作为鉴别真伪及品质优劣的依据,如枳壳、枳实等。宁夏枸杞子味甜,鸦胆子味极苦,五味子有酸、甜、辛、苦、咸等味。剧毒中药,如巴豆、马钱子等,尝时应特别注意安全。

8.1.3　显微鉴别

果皮可分为外果皮、中果皮和内果皮3部分。

1)外果皮

与叶的下表皮相当。通常为一列表皮细胞,外被角质层。表皮细胞有时有附属物存在,如具有毛茸,多数为非腺毛,少数具腺毛,如吴茱萸;也有的具腺鳞,如蔓荆子。偶有气孔存在。

有时其表皮细胞中含有色物质或色素,如川花椒;有时在表皮细胞间嵌有油细胞,如五味子。

2) 中果皮

与叶肉组织相当,通常较厚,大多由薄壁细胞组成,细胞中有时含淀粉粒,如五味子。在中部有细小的维管束散在,有时可能有石细胞、油细胞、油室或油管等存在。例如,荜澄茄的中果皮内部有石细胞与油细胞分布;茴香的中果皮内可见油管。

3) 内果皮

与叶的上表皮相当,是果皮的最内层组织,大多由1列薄壁细胞组成。也有的内果皮细胞全为石细胞,如胡椒。有些核果的内果皮,则由多层石细胞组成。有的以5~8个狭长的薄壁细胞互相并列为一群,各群以斜角联合呈镶嵌状,称为"镶嵌细胞"(为伞形科植物果实的共同特征)。

含有种子的果实,还应取出种子进行观察,其鉴别方法见种子类中药项下。

果实类中药粉末显微鉴别时,主要观察果皮表皮碎片、中果皮薄壁细胞、纤维、石细胞、结晶、种皮、胚乳及胚的组织碎片。此外,应注意有无镶嵌细胞、内果皮碎片等。

任务8.2　小茴香、蛇床子、五味子、南五味子、山楂的鉴别

8.2.1　小茴香 Xiaohuixiang　Foeniculi Fructus

【来源】　为伞形科植物茴香 *Foeniculum vulgare* Mill. 的干燥成熟果实。

【产地】　我国各地均有栽培。

【采收加工】　秋季果实初熟时采割植株,晒干,打下果实,除去杂质。

【形态特征】　多年生草本,全株有粉霜,有强烈香气。茎直立,上部分枝,有棱。茎生叶互生,叶片3~4回羽状分裂,最终裂片线形至丝状,叶柄基部鞘状抱茎。复伞形花序顶生,无总苞和小总苞。花小,无花萼,花瓣5,金黄色,中部以上向内卷曲,雄蕊5,雌蕊子房下位,2室。双悬果卵状长圆柱形,有五条隆起的纵棱(图8.5)。

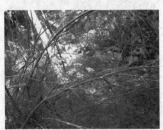

图8.5　小茴香植物图

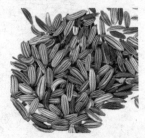

图8.6　小茴香药材图

【性状鉴别】　为双悬果,呈圆柱形,有的稍弯曲,长4~8 mm,直径1.5~2.5 mm。表面黄绿色或淡黄色,两端略尖,顶端残留有黄棕色突起的柱基,基部有时有细小的果梗。分果呈长椭圆形,背面有纵棱5条,接合面平坦而较宽。横切面略呈五边形,背面的四边约等长。有特异香气,味微甜、辛(图8.6)。

以粒大饱满、黄绿色、气味浓者为佳。

【显微鉴别】 分果横切面　外果皮为1列切向延长的扁平细胞。中果皮为数列薄壁细胞；有6根油管，果棱间各1个，接合面2个，内含红棕色油脂；维管束位于果棱部位，周围有大型网纹细胞，韧皮部位于木质部两侧上方。内果皮为1列细胞。种皮细胞扁平，内含棕色物质。种脊维管束位于接合面的内果皮与种皮之间。胚乳细胞含糊粉粒和少数脂肪油，糊粉粒含细小草酸钙簇晶。胚小，位于胚乳中央（图8.7）。

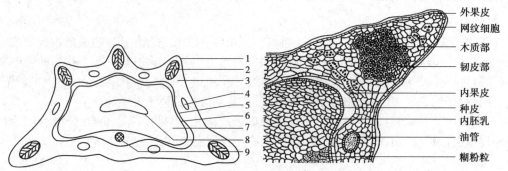

图8.7　小茴香横切面特征图

1—外果皮；2—纵棱维管束；3—中果皮；4—油管；

5—内果皮；6—种皮；7—内胚乳；8—胚；9—种脊维管束

粉末　黄棕色。外果皮表皮细胞表面观多角形或类方形，壁稍厚。气孔不定式，副卫细胞4个。网纹细胞类长方形或类长圆形，壁稍厚；微木化，有卵圆形或矩圆形网状纹孔。油管壁碎片黄棕色或深红棕色，完整者宽至250 μm，可见多角形分泌细胞痕。内果皮镶嵌层细胞表面观狭长，壁菲薄，常数个细胞为一组，以其长轴相互作不规则方向嵌列。此外，有内胚乳细胞、草酸钙簇晶、木薄壁细胞等（图8.8）。

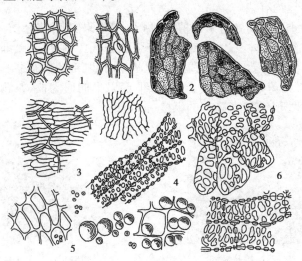

图8.8　小茴香粉末特征图

1—表皮细胞及气孔；2—油管碎片；3—镶嵌细胞；4—木薄壁细胞；5—内胚乳；6—网纹细胞

【理化鉴别】 取本品粉末2 g，加乙醚20 mL，超声处理10 min，滤过，滤液挥干，残加三氯甲烷1 mL使溶解，作为供试品溶液。另取茴香醛对照品，加乙醇制成每1 mL含1 μL的溶液，作为对照品溶液。照薄层色谱法试验，吸取供试品溶液5 μL、对照品溶液1 μL，分别点于同一硅胶G

薄层板上,以石油醚(60~90 ℃)-乙酸乙酯(17:2.5)为展开剂,展至8 cm,取出,晾干,喷以二硝基苯肼试液。供试品色谱中,在与对照品色谱相应的位置上,显相同的橙红色斑点。

【检查】　杂质不得过4%,总灰分不得过10.0%。

【含量测定】　含挥发油不得少于1.5%(mL/g)。本品含反式茴香脑($C_{10}H_{12}O$)不得少于1.4%。

【功效】　辛,温。归肝、肾、脾、胃经。散寒止痛,理气和胃。盐小茴香暖肾散寒止痛。

8.2.2　**蛇床子** Shechuangzi　Cnidii Fructus

【来源】　为伞形科植物蛇床 *Cnidium monnieri*(L)Cuss. 的干燥成熟果实。

【产地】　主产于山东、河北等地。夏、秋二季果实成熟时采收,除去杂质,晒干。

【性状鉴别】　为双悬果,呈椭圆形,长2~4 mm,直径约2 mm。表面灰黄色或灰褐色,顶端有2枚向外弯曲的柱基,基部偶有细梗。分果的背面有薄而突起的纵棱5条,接合面平坦,有2条棕色略突起的纵棱线。果皮松脆,揉搓易脱落。种子细小,灰棕色,显油性。气香,味辛凉,有麻舌感。以颗粒饱满、色灰黄、香气浓者为佳(图8.9)。

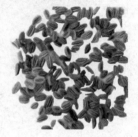

图8.9　蛇床子药材图

【显微鉴别】　粉末　黄绿色。油管多破碎,内壁有金黄色分泌物,可见类圆形油滴。内果皮镶嵌层细胞浅黄色,表面观细胞长条形,壁呈连珠状增厚。薄壁细胞类方形或类圆形,无色,壁条状或网状增厚。草酸钙簇晶或方晶,直径3~6 μm,内胚乳细胞多角形,细胞内含有糊粉粒和细小草酸钙簇晶。

【功效】　辛、苦,温;有小毒。归肾经。燥湿祛风,杀虫止痒,温肾壮阳。

8.2.3　**五味子** Wuweizi　Fructus Schisandrae Chinensis

【来源】　为木兰科植物五味子 *Schisandra chinensis* (Turcz.)Baill. 的干燥成熟果实,习称"北五味子"。

【产地】　主产于辽宁、吉林、黑龙江、河北、内蒙古。

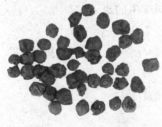

图8.10　五味子药材图

【采收加工】　秋季采取成熟果实,晒干或蒸后晒干,除去果梗及杂质。

【性状特征】　不规则球形或扁球形,直径5~8 mm,表面红色、紫红色或暗红色,皱缩,显油润,果肉柔软,有的表面呈黑红色或出现"白霜"。种子1~2,肾形,表面棕黄色,有光泽,种皮薄而脆。果肉气微,味酸;种子破碎后有香气,味辛,微苦(图8.10)。

以色红粒大,肉厚,有油性者为佳。

【显微鉴别】　果实横切面　外果皮为1列方形或长方形细胞,壁稍厚,外被角质层,散有油细胞;中果皮薄壁细胞10余列,含淀粉粒,散有小型外韧型维管束;内果皮为1列小方形薄壁细胞。种皮最外层为1列径向延长的石细胞,壁厚,纹孔和孔沟细密;其下为数列类圆形、三角形或多角形石细胞,纹孔较大;石细胞层下为数列薄壁细胞。种脊部位有维管束;油细胞层为 1 列长方形细胞,含棕黄色油滴;再下为 3~5 列小细胞;种皮内表皮为 1 列小细胞,壁稍厚,胚乳细胞含脂肪油滴及糊粉粒。

　　粉末　暗紫色。种皮表皮石细胞表面观多角形或长多角形,直径 18~50 μm,壁厚,孔沟极细密,胞腔内含深棕色物。种皮内层石细胞多角形、类圆形或不规则形,直径约至 83 μm,壁稍厚,纹孔较大。果皮表皮细胞表面观类多角形,垂周壁略呈连珠状增厚,表面有角质线纹,表皮中散有油细胞。中果皮细胞皱缩,含暗棕色物及淀粉粒(图 8.11)。

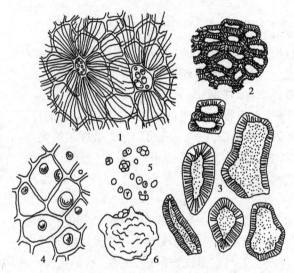

图 8.11　五味子粉末特征图
1—果皮碎片;2—种皮外层石细胞;3—种皮内层细胞;
4—胚乳细胞;5—淀粉粒;6—中果皮碎片

　　【理化鉴别】　取本品粉末 1 g,加三氯甲烷 20 mL,加热回流 30 min,滤过,滤液蒸干,残渣加三氯甲烷 1 mL 使溶解,作为供试品溶液。另取五味子对照药材 1 g,同法制成对照药材溶液。再取五味子甲素对照品,加三氯甲烷制成每 1 mL 含 1 mg 的溶液,作为对照品溶液。照薄层色谱法试验,吸取上述 3 种溶液各 2 μL,分别点于同一硅胶 GF_{254} 薄层板上,以石油醚(30~60 ℃)-甲酸乙酯-甲酸(15:5:1)的上层溶液为展开剂,展开,取出,晾干,置紫外光灯(254 nm)下检视。供试品色谱中,在与对照药材色谱和对照品色谱相应的位置上,显相同颜色的斑点。

　　【检查】　杂质不得过 1%;水分不得过 16.0%;总灰分不得过 7.0%。

　　【浸出物】　照醇溶性浸出物测定法项下的热浸法测定,用乙醇作溶剂,不得少于 28.0%。

　　【含量测定】　含五味子醇甲($C_{24}H_{32}O_7$)不得少于 0.40%。

　　【功效】　酸、甘,温。归肺、心、肾经。收敛固涩,益气生津,补肾宁心。

8.2.4　**南五味子** Nanwuweizi　Fructus Schisandrae Sphenantherae

　　【来源】　为木兰科植物华中五味子 *Schisandra sphenanthera* Rehd. et Wils. 的干燥成熟果实。

　　【产地】　主产于陕西、四川、湖南等地。秋季果实成熟时采摘,晒干,除去果梗和杂质。呈球形或扁球形,直径 4~6 mm。表面棕红色至暗棕色,干瘪,皱缩,果肉常紧贴于种子上。种子1~2,肾形,表面棕黄色,有光泽,种皮薄而脆。果肉气微,味微酸。

【功效】 酸、甘,温。归肺、心、肾经。收敛固涩,益气生津,补肾宁心(图8.12)。

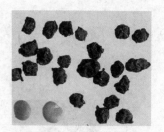

图8.12 南五味子药材图

8.2.5 山楂 Shanzha Fructus Crataegi

【来源】 为蔷薇科植物山里红 *Crataegus pinnatifida* Bge. Var. *major* N. E. Br. 或山楂 *Crataegus pinnatifida* Bge. 的干燥成熟果实。

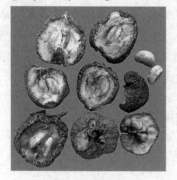

图8.13 山楂药材图

【产地】 主产于山东、河北、河南、辽宁等地。

【采收加工】 秋季果实成熟时采收,切片,干燥。

【性状鉴别】 为圆形片,皱缩不平,直径1~2.5 cm,厚0.2~0.4 cm。外皮红色,具皱纹,有灰白色小斑点。果肉深黄色至浅棕色。中部横切片具5粒浅黄色果核,但核多脱落而中空。有的片上可见短而细的果梗或花萼残迹。气微清香,味酸、微甜(图8.13)。

以片大、皮红、肉厚、核少者为佳。

【显微鉴别】 山里红果实横切面 外果皮细胞1列,类方形,外被角质层,内含棕红色色素,排列整齐;中果皮极厚,全为薄壁组织,外侧(外果皮下)有1~2列含有棕色色素的薄壁细胞,其内侧广大中果皮薄壁组织中含多数淀粉粒、少数草酸钙簇晶,并有纵横的维管束散在;淀粉粒细小,类圆形、类三角形,直径4~8 μm,脐点多呈"一"字形,单粒或2~3个分粒组成的复粒;草酸钙簇晶直径20~28 μm。

山楂果实横切面 外果皮细胞1列,长方形,切向延长,外被角质层,内含棕色色素,排列整齐;中果皮均为薄壁组织,外侧(外果皮下)为10余列扁长方形薄壁细胞;向内细胞渐大,有多数石细胞散在,石细胞类圆形,少数呈不规则形,直径60~100 μm,壁厚薄不一,壁孔及孔沟明显;并有草酸钙簇晶散在,草酸钙直径12~20 μm。

【功效】 酸、甘,微温。归脾、胃、肝经。消食健胃,行气散瘀,化浊降脂。焦山楂消食导滞作用增强。

【注意】 置阴凉干燥处,防潮,防蛀。

任务8.3 枳实、枳壳、青皮、陈皮、化橘红、橘红的鉴别

8.3.1 枳实 Zhishi Aurantii Fructus Immaturus

【来源】 为芸香科植物酸橙 *Citrus aurantium* L. 及其栽培变种或甜橙 *Citrus sinensis* Osbeck 的干燥幼果。

【产地】 酸橙主产于四川、湖南、江西等地;甜橙主产于广东、广西、贵州、四川等地。5—6月收集自落的果实,除去杂质,自中部横切为两半,晒干或低温干燥,较小者直接晒干或低温干燥。呈半球形,少数为球形,直径0.5~2.5 cm。外果皮黑绿色或暗棕绿色,具颗粒状突起和皱纹,有明显的花柱残迹或果梗痕。切面中果皮略隆起,厚0.3~1.2 cm,黄白色或黄褐色,边缘有1~2列油室,瓤囊棕褐色。质坚硬。气清香,味苦、微酸。以外果皮黑绿色、果皮厚而肉呈凸起状、质坚实、香气浓郁者为佳(图8.14)。

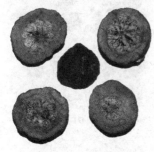

图8.14 枳实药材图

【显微鉴别】 粉末 淡黄色或棕黄色。中果皮细胞类圆形或形状不规则,壁大多呈不均匀增厚。果皮表皮细胞表面观多角形、类方形或长方形,气孔环式,直径18~26 μm,副卫细胞5~9个;侧面观外被角质层。草酸钙方晶存在于果皮和汁囊细胞中,呈斜方形、多面体形或双锥形,直径2~24 μm。橙皮苷结晶存在于薄壁细胞中,黄色或无色,呈圆形或无定形团块,有的显放射状纹理。油室碎片多见,分泌细胞狭长而弯曲。螺纹导管、网纹导管及管胞细小。

【功效】 本品苦、辛、酸,微寒。归脾、胃经。破气消积,化痰散痞。

8.3.2 **枳壳** Zhiqiao Aurantii Fructus

【来源】 为芸香科植物酸橙 *Citrus aurantium* L. 及其栽培变种的干燥未成熟果实。

【产地】 主产于江西、湖南、浙江等地。以江西清江、新干所产较佳,商品习称"江枳壳"。

【采收加工】 7月果皮尚绿时采收,自中部横切为两半,晒干或低温干燥。

【性状鉴别】 呈半球形,直径3~5 cm。外果皮棕褐色至褐色,有颗粒状突起,突起的顶端有凹点状油室;有明显的花柱残迹或果梗痕。切面中果皮黄白色,光滑而稍隆起,厚0.4~1.3 cm,边缘散有1~2列油室,瓤囊7~12瓣,少数至15瓣,汁囊干缩呈棕色至棕褐色,内藏种子。质坚硬,不易折断。气清香,味苦、微酸(图8.15)。

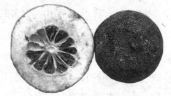

图8.15 枳壳药材图

以外皮色棕褐、果肉厚、质坚硬、香气浓者为佳。

【显微鉴别】 粉末 黄白色或棕黄色。中果皮细胞类圆形或形状不规则,壁大多呈不均匀增厚。果皮表皮细胞表面观多角形、类方形或长方形,气孔环式,直径16~34 μm,副卫细胞5~9个;侧面观外被角质层。汁囊组织淡黄色或无色,细胞多皱缩,并与下层细胞交错排列。草酸钙方晶存在于果皮和汁囊细胞中,呈斜方形、多面体形或双锥形,直径3~30 μm。螺纹导管、网纹导管及管胞细小。

【功效】 苦、辛、酸,微寒。归脾、胃经。理气宽中,行滞消胀。

【注意】 孕妇慎用。

8.3.3 **青皮** Qingpi Citri Reticulatae Pericarpium Viride

【来源】 为芸香科植物橘 *Citrus reticulata* Blanco 及其栽培变种的干燥幼果或未成熟果实

的果皮。

【采收加工】　5—6月收集自落的幼果,晒干,习称"个青皮";7—8月采收未成熟的果实,在果皮上纵剖成四瓣至基部,除尽瓤瓣,晒干,习称"四花青皮"。

【产地】　主产于江西、浙江、福建、四川等地。

【性状鉴别】　四花青皮果皮剖成4裂片,裂片长椭圆形,长4~6 cm,厚0.1~0.2 cm。外表面灰绿色或黑绿色,密生多数油室;内表面类白色或黄白色,粗糙,附黄白色或黄棕色小筋络。质稍硬,易折断,断面外缘有油室1~2列。气香,味苦、辛。

个青皮　呈类球形,直径0.5~2 cm。表面灰绿色或黑绿色,微粗糙,有细密凹下的油室,顶端有稍突起的柱基,基部有圆形果梗痕。质硬,断面果皮黄白色或淡黄棕色。厚0.1~0.2 cm,外缘有油室1~2列。瓤囊8~10瓣,淡棕色。气清香,味酸、苦、辛。以黑绿色、颗粒均匀、质地坚实、皮厚瓤小、香气浓郁者为佳(图8.16)。

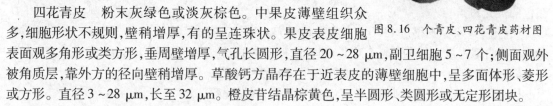

图8.16　个青皮、四花青皮药材图

四花青皮　粉末灰绿色或淡灰棕色。中果皮薄壁组织众多,细胞形状不规则,壁稍增厚,有的呈连珠状。果皮表皮细胞表面观多角形或类方形,垂周壁增厚,气孔长圆形,直径20~28 μm,副卫细胞5~7个;侧面观外被角质层,靠外方的径向壁稍增厚。草酸钙方晶存在于近表皮的薄壁细胞中,呈多面体形、菱形或方形。直径3~28 μm,长至32 μm。橙皮苷结晶棕黄色,呈半圆形、类圆形或无定形团块。

【显微鉴别】　螺纹导管、网纹导管细小。个青皮粉末:瓤囊表皮细胞狭长,壁薄,有的呈微波状,细胞中含有草酸钙方晶,并含橙皮苷结晶。

【功效】　苦、辛,温。归肝、胆、胃经。疏肝破气,消积化滞。

8.3.4　陈皮 Chenpi　Citri Reticulatae Pericarpium

【来源】　为芸香科植物橘 *Citrus reticulata* Blanco 及其栽培变种的干燥成熟果皮。

【产地】　主产于广东、福建、四川、浙江等地。药材分为"陈皮"和"广陈皮"。以广东新会产较佳。

【采收加工】　采摘成熟果实,剥取果皮,晒干或低温干燥。

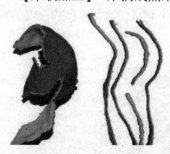

图8.17　陈皮药材图

【性状鉴别】　陈皮　常剥成数瓣,基部相连,有的呈不规则的片状,厚1~4 mm。外表面橙红色或红棕色,有细皱纹和凹下的点状油室;内表面浅黄白色,粗糙,附黄白色或黄棕色筋络状维管束。质稍硬而脆。气香,味辛、苦。

广陈皮　常3瓣相连,形状整齐,厚度均匀,约1 mm。点状油室较大,对光照视,透明清晰。质较柔软(图8.17)。

以瓣大、完整、色鲜艳、油润、质柔软、气浓、辛香、味稍甜后感苦辛者为佳。

【显微鉴别】　外果皮为1列细小的类方形表皮细胞,外被角质层,厚3~5 μm;有气孔。中果皮薄壁细胞稍厚,靠近表皮的数列细胞长方形,切向延长,内侧的细胞类圆形,排列疏松,壁不均匀增厚。油室不规则排列成1~2列(有时油室位于果皮的中部),卵圆形或椭圆形,径向长320~620(~980)μm,切向长450~980~(1 250)μm。维管束纵横散布。薄壁细胞内含草酸钙棱晶,并含橙皮苷结晶。

粉末 黄白色至黄棕色。中果皮薄壁组织众多,细胞形状不规则,壁不均匀增厚,有的呈连珠状。果皮表皮细胞表面观多角形、类方形或长方形,垂周壁稍厚,气孔类圆形,直径18~26 μm,副卫细胞不清晰;侧面观外被角质层,靠外方的径向壁增厚。草酸钙方晶成片存在于中果皮薄壁细胞中,呈多面体形、菱形或双锥形,直径3~34 μm,长5~53 μm,有的一个细胞内含有由两个多面体构成的平行双晶或3~5个方晶。橙皮苷结晶大多存在于薄壁细胞中,黄色或无色,呈圆形或无定形团块,有的可见放射状条纹。螺纹导管、孔纹导管和网纹导管及管胞较小。

【理化鉴别】 取本品粉末0.3 g,加甲醇10 mL,加热回流20 min,滤过,取滤液5 mL,浓缩至1 mL,作为供试品溶液。另取橙皮苷对照品,加甲醇制成饱和溶液,作为对照品溶液。照薄层色谱法试验,吸取上述两种溶液各2 μL,分别点于同一用0.5%氢氧化钠溶液制备的硅胶G薄层板上,以乙酸乙酯-甲醇-水(100∶17∶13)为展开剂,展至约3 cm,取出,晾干,再以甲苯-乙酸乙酯-甲酸-水(20∶10∶1∶1)的上层溶液为展开剂,展至约8 cm,取出,晾干,喷以三氯化铝试液,置紫外光灯(365 nm)下检视。供试品色谱中,在与对照品色谱相应的位置上,显相同颜色的荧光斑点。

【检查】 水分不得过13.0%。本品每1 000 g含黄曲霉毒素B_1不得过5 μg,含黄曲霉毒素G_2、黄曲霉毒素G_1、黄曲霉毒素B_2和黄曲霉毒素B_1的总量不得过10 μg。

【含量测定】 按干燥品计算,含橙皮苷不得少于3.5%。

【功效】 苦、辛,温。归肺、脾经。理气健脾,燥湿化痰。

8.3.5 化橘红 Huajuhong Citri Grandis Exocarpium

【来源】 为芸香科植物化州柚 Citrus grandis 'Tomentosa' 或柚 Citrus grandis(L.)Osbeck 的未成熟或近成熟的干燥外层果皮。前者习称"毛橘红",后者习称"光七爪""光五爪"。

【产地】 主产于广东化县、广西玉林地区。

【采收加工】 夏季果实未成熟时采收,置沸水中略烫后,将果皮割成5或7瓣,除去果瓤和部分中果皮,压制成形,干燥。

【性状鉴别】 化州柚 呈对折的七角或展平的五角星状,单片呈柳叶形。完整者展平后直径15~28 cm,厚0.2~0.5 cm。外表面黄绿色,密布茸毛,有皱纹及小油室;内表面黄白色或淡黄棕色,有脉络纹。质脆,易折断,断面不整齐,外缘有1列不整齐的下凹的油室,内侧稍柔而有弹性。气芳香,味苦、微辛(图8.18)。

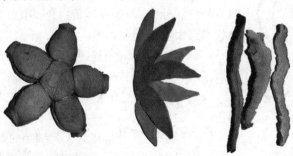

图8.18 化橘红药材图

柚　外表面黄绿色至黄棕色,无毛。

【显微鉴别】　粉末　暗绿色至棕色。中果皮薄壁细胞形状不规则,壁不均匀增厚,有的呈连珠状或在角隅处特厚。果皮表皮细胞表面观多角形、类方形或长方形,垂周壁增厚,气孔类圆形,直径18～31 μm,副卫细胞5～7个,侧面观外被角质层,靠外方的径向壁增厚。偶见碎断的非腺毛,碎段细胞多至十数个,最宽处直径约33 μm,具壁疣或外壁光滑、内壁粗糙,胞腔内含淡黄色或棕色颗粒状物。草酸钙方晶成片或成行存在于中果皮薄壁细胞中,呈多面形、菱形、棱柱形、长方形或形状不规则,直径1～32 μm,长5～40 μm。导管为螺纹导管和网纹导管。偶见石细胞及纤维。

【功效】　辛、苦,温。归肺、脾经。理气宽中,燥湿化痰。

【注意】　置阴凉干燥处,防潮,防蛀。

8.3.6　橘红 Juhong　Citri Exocarpium Rubrum

【来源】　为芸香科植物橘 *Citrus reticulata* Blanco 及其栽培变种的外层果皮。

【产地】　多栽培,主产于四川、福建、浙江、江西等地。

【采收加工】　秋末冬初果实成熟后采摘,削取外果皮,晒干或阴干。

【性状鉴别】　呈长条形或不规则薄片状,边缘皱缩向内卷曲,厚约0.2 mm。外表面黄棕色或橙红色,具光泽,密布点状凹下或凸起的油点,俗称"棕眼",内表面黄白色,也有明显的油点,对光照视透明。质脆易碎。气芳香,味微苦、辛。以皮薄、片大、色红、油润者为佳(图8.19)。

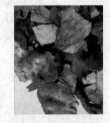

图 8.19　橘红药材图

【功效】　辛;苦,温。散寒燥湿;理气化痰;宽中健胃。

任务8.4　砂仁、补骨脂、枸杞子、栀子、金樱子的鉴别

8.4.1　砂仁 Sharen　Amomi Fructus

【来源】　为姜科植物阳春砂 *Amomum villosum* Lour. 绿壳砂 *Amomum villosum* Lour. var. *xanthioides* T. L. Wu et Senjen 或海南砂 *Amomum longiligulare* T. L. Wu 的干燥成熟果实。

【产地】　阳春砂主产于广东,以阳春、阳江产者较佳,广西也产,绿壳砂产于云南,海南砂主产于海南等地。

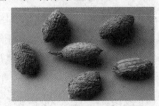

图 8.20　砂仁药材图

【采收加工】　夏、秋二季果实成熟时采收,晒干或低温干燥。

【性状鉴别】　阳春砂、绿壳砂呈椭圆形或卵圆形,有不明显的三棱,长1.5～2 cm,直径1～1.5 cm。表面棕褐色,密生刺状突起,顶端有花被残基,基部常有果梗。果皮薄而软。种子集结成团,具三钝棱,中有白色隔膜,将种子团分成3瓣,每

瓣有种子5～26粒。种子为不规则多面体,直径2～3 mm;表面棕红色或暗褐色,有细皱纹,外被淡棕色膜质假种皮;质硬,胚乳灰白色。气芳香而浓烈,味辛凉、微苦(图8.20)。

以个大、饱满、坚实、种仁红棕色、香气浓、搓之果皮不易脱落者为佳。

海南砂呈长椭圆形或卵圆形,有明显的三棱,长1.5～2 cm,直径0.8～1.2 cm。表面被片状、分枝的软刺,基部具果梗痕。果皮厚而硬。种子团较小,每瓣有种子3～24粒;种子直径1.5～2 mm。气味稍淡。

以个大、坚实、气味浓厚者为佳。

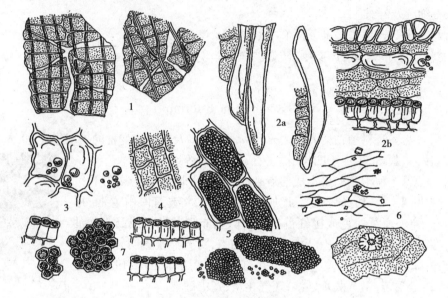

图8.21　砂仁粉末特征图
1—下皮细胞;2—种皮表皮细胞;3—油细胞;4—色素层细胞;
5—外胚乳细胞及淀粉粒;6—假种皮及簇晶;7—内种皮细胞

【显微鉴别】　阳春砂种子横切面　假种皮有时残存。种皮表皮细胞1列,径向延长,壁稍厚;下皮细胞1列,含棕色或红棕色物。油细胞层为1列油细胞,长76～106 μm,宽16～25 μm,含黄色油滴。色素层为数列棕色细胞,细胞多角形,排列不规则。内种皮为1列栅状厚壁细胞,黄棕色,内壁及侧壁极厚,细胞小,内含硅质块。外胚乳细胞含淀粉粒,并有少数细小草酸钙方晶。内胚乳细胞含细小糊粉粒和脂肪油滴粉末灰棕色。内种皮厚壁细胞红棕色或黄棕色,表面观多角形,壁厚,非木化,胞腔内含硅质块;断面观为1列栅状细胞,内壁及侧壁极厚,胞腔偏外侧,内含硅质块。种皮表皮细胞淡黄色,表面观长条形,常与下皮细胞上下层垂直排列;下皮细胞含棕色或红棕色物。色素层细胞皱缩,界限不清楚,含红棕色或深棕色物。外胚乳细胞类长方形或不规则形,充满细小淀粉粒集结成的淀粉团,有的包埋有细小草酸钙方晶。内胚乳细胞含细小糊粉粒和脂肪油滴。油细胞无色,壁薄,偶见油滴散在(图8.21)。

【理化鉴别】　取本品的挥发油,加乙醇制成每1 mL含20 μL的溶液,作为供试品溶液。另取乙酸龙脑酯对照品,加乙醇制成每1 mL含10 μL的溶液,作为对照溶液。照薄层色谱法试验,吸取上述两种溶液各1 μL,分别点于同一硅胶G薄层板上,以环己烷-乙酸乙酯(22:1)为展开剂,展开,取出,晾干,喷以5%香草醛硫酸溶液,加热至斑点显色清晰。供试品色谱中,在与对照品色谱相应的位置上,显相同的紫红色斑点。

【检查】　水分不得过15.0%。

【含量测定】　挥发油　照挥发油测定法测定。

阳春砂、绿壳砂种子团含挥发油不得少于3.0%（mL/g）；海南砂种子团含挥发油不得少于1.0%（mL/g）。

本品按干燥品计算，含乙酸龙脑酯（$C_{12}H_{20}O_2$）不得少于0.90%。

【功效】　辛，温。归脾、胃、肾经。化湿开胃，温脾止泻，理气安胎。

8.4.2　补骨脂 Buguzhi　Psoraleae Fructus

【来源】　为豆科植物补骨脂 *Psoralea corylifolia* L. 的干燥成熟果实。

【产地】　主产于云南、广西、四川等地。

【采收加工】　秋季果实成熟时采收果序，晒干，搓出果实，除去杂质。

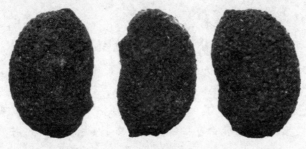

图 8.22　补骨脂药材图

【性状鉴别】　呈肾形，略扁，长3～5 mm，宽2～4 mm，厚约1.5 mm。表面黑色、黑褐色或灰褐色，具细微网状皱纹。顶端圆钝，有一小突起，凹侧有果梗痕。质硬。果皮薄，与种子不易分离；种子1枚，子叶2，黄白色，有油性。气香，味辛、微苦（图8.22）。

以粒大、饱满、色黑者为佳。

【显微鉴别】　果实横切面　果皮波状起伏。表皮细胞1列，有时可见小腺毛；表皮下为薄壁组织，凹陷处表皮下有众多碗形壁内腺（内生腺体）沿周边排列，内含油滴；并散有维管束。种皮表皮为1列栅状细胞，壁略呈倒V字形增厚，其下为1列哑铃状支持细胞，向内为数列薄壁细胞，散有外韧型维管束；色素细胞1列，扁平。种皮内表皮细胞3列。子叶细胞类方形、多角形，充满糊粉粒与油滴。

粉末　灰黄色。种皮表皮栅状细胞断面观径向34～66 μm，切向714 μm，侧壁上部较厚，下部渐薄，内壁薄，光辉带位于上侧；顶面观多角形，胞腔极小，孔沟细而清晰；底面观类多角形或类圆形，壁薄，胞腔内含红棕色物。种皮支持细胞断面观哑铃状，长26～51 μm，上端较宽大，侧壁中部厚2～5 μm；表面观类圆形，可见环状增厚壁（侧壁增厚部分）。果皮表皮细胞壁皱缩，细胞界限不清，表面观可见密集的大型内生腺体及少数小腺毛。气孔小，退化。内生腺体自果皮表皮向内着生，形大，常破碎。完整者断面观略呈半球形，由十数个至数十个纵向延长细胞放射状排列而成，表面观类圆形，中央由多数多角形表皮细胞集成类圆形细胞群（腺体基部）。小腺毛头部4～5细胞，有的细胞界限不明显，直径10～32 μm；无柄。草酸钙小柱晶成片存在于中果皮碎片中。

【理化鉴别】　取本品粉末0.5 g，加乙酸乙酯20 mL，超声处理15 min，滤过，滤液蒸干，残渣加乙酸乙酯1 mL使其溶解,作为供试品溶液。另取补骨脂素对照品、异补骨脂素对照品,加乙酸乙酯制成每1 mL各含2 mg的混合溶液,作为对照品溶液。照薄层色谱法试验,吸取上述两种溶液各2~4 μL,分别点于同一硅胶G薄层板上,以正己烷-乙酸乙酯(4:1)为展开剂,展开,取出,晾干,喷以10%氢氧化钾甲醇溶液,置紫外光灯(365 nm)下检视。供试品色谱中,在与对照品色谱相应的位置上,显相同的两个蓝白色荧光斑点。

【检查】 杂质不得过5%。水分不得过9.0%。总灰分不得过8.0%。酸不溶性灰分不得过2.0%。

【含量测定】 照高效液相色谱法测定。本品按干燥品计算,含补骨脂素($C_{11}H_6O_3$)和异补骨脂素($C_{11}H_6O_3$)的总量不得少于0.70%。

【功效】 辛、苦,温。归肾、脾经。温肾助阳,纳气平喘,温脾止泻;外用消风祛斑。

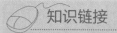

知识链接

补骨脂混淆品鉴别

茄科植物曼陀罗 *Datura stramonium* L. 的种子混作补骨脂药用。本品有毒,应注意鉴别。曼陀罗种子略扁平肾形,长3~4 mm,宽2.6~3.2 mm,厚1.5~1.8 mm;表面黑色、灰黑色或棕黑色,不规则隆起,具细密点状小凹坑;背侧弓形隆起,腹侧具一楔形隆起种脐,中间有1裂口状种孔;胚乳白色,胚弯曲,具油性;气微,味辛,苦。

8.4.3 枸杞子 Gouqizi Lycii Fructus

【来源】 为茄科植物宁夏枸杞 *Lycium barbarum* L. 的干燥成熟果实。

【产地】 主产于宁夏、青海、新疆、甘肃等地。以宁夏中宁产较佳。

【采收加工】 夏、秋二季果实呈红色时采收,热风烘干,除去果梗,或晾至皮皱后,晒干,除去果梗。

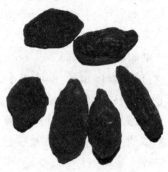

图8.23 枸杞子药材图

【性状鉴别】 呈类纺锤形或椭圆形,长6~20 mm,直径3~10 mm。表面红色或暗红色,顶端有小突起状的花柱痕,基部有白色的果梗痕。果皮柔韧,皱缩;果肉肉质,柔润。种子20

~50 粒,类肾形,扁而翘,长 1.5~1.9 mm,宽 1~1.7 mm,表面浅黄色或棕黄色。气微,味甜(图 8.23)。

以粒大、肉厚、籽小、色红、质柔、味甜者为佳。

【显微鉴别】　粉末　黄橙色或红棕色。外果皮表皮细胞表面观呈类多角形或长多角形,垂周壁平直或细波状弯曲,外平周壁表面有平行的角质条纹。中果皮薄壁细胞呈类多角形,壁薄,胞腔内含橙红色或红棕色球形颗粒。种皮石细胞表面观不规则多角形,壁厚,波状弯曲,层纹清晰。

【功效】　甘,平。归肝、肾经。滋补肝肾,益精明目。

【注意】　置阴凉干燥处,防闷热,防潮,防蛀。

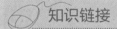

知识链接

地骨皮

　　为茄科植物宁夏枸杞或枸杞(*Lycium chinense* Mill.)的干燥根皮。槽状、筒状或不规则卷片,厚 0.1~0.3cm。外表面灰黄色、土黄色,粗糙,不规则纵裂纹,易成鳞片状剥落。内表面黄白色,平坦,有细纵纹。体轻,质脆易折。断面外层黄棕色,内层灰白色。气微,味微甜后苦。能清虚热,凉血,清肺降火。用于阴虚潮热、骨蒸盗汗、肺热咳嗽。

8.4.4　栀子 Zhizi　Gardeniae Fructus

【来源】　为茜草科植物栀子 *Gardenia jasminoides* Ellis 的干燥成熟果实。

【产地】　主产于江西、湖南、湖北等地。

【采收加工】　9—11 月果实成熟呈红黄色时采收,除去果梗和杂质,蒸至上汽或置沸水中略烫,取出,干燥。

【性状鉴别】　呈长卵圆形或椭圆形,长 1.5~3.5 cm,直径 1~1.5 cm。表面红黄色或棕红色,具 6 条翅状纵棱,棱间常有 1 条明显的纵脉纹,并有分枝。顶端残存萼片,基部稍尖,有残留果梗。果皮薄而脆,略有光泽;内表面色较浅,有光泽,具 2~3 条隆起的假隔膜。种子多数,扁卵圆形,集结成团,深红色或红黄色,表面密具细小疣状突起。气微,味微酸而苦(图 8.24)。

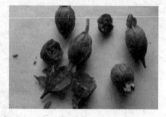

图 8.24　栀子药材图

以皮薄、饱满、色红黄者为佳。

【显微鉴别】　粉末　红棕色。内果皮石细胞类长方形、类圆形或类三角形,常上下层交错排列或与纤维连结,直径 14~34 μm,长约至 75 μm,壁厚 4~13 μm;胞腔内常含草酸钙方晶。内果皮纤维细长,梭形,直径约 10 μm,长约至 110 μm,常交错、斜向镶嵌状排列。种皮石细胞黄色或淡棕色,长多角形、长方形或形状不规则,直径 60~112 μm,长至 230 μm,壁厚,纹孔甚大,胞腔棕红色。草酸钙簇晶直径 19~34 μm。

【理化鉴别】　取本品粉末 1 g,加 50% 甲醇 10 mL,超声处理 40 min,滤过,取滤液作为供试品溶液。另取栀子对照药材 1 g,同法制成对照药材溶液。再取栀子苷对照品,加乙醇制成每 1 mL 含 4 mg 的溶液,作为对照品溶液。照薄层色谱法试验,吸取上述 3 种溶液各 2 μL,分别点于同一硅胶 G 薄层板上,以乙酸乙酯-丙酮-甲酸-水(5∶5∶1∶1)为展开剂,展开,取出,晾干。供试品色谱中,在与对照药材色谱相应的位置上,显相同颜色的黄色斑点;再喷以 10% 硫酸乙醇溶液,在 110 ℃加热至斑点显色清晰。供试品色谱中,在与对照药材色谱和对照品色谱相应的位置上,显相同颜色的斑点。

【检查】 水分不得过 8.5%;总灰分不得过 6.0%。

【含量测定】 按干燥品计算,含栀子苷不得少于 1.8%。

【功效】 苦,寒。归心、肺、三焦经。泻火除烦,清热利湿,凉血解毒;外用消肿止痛。

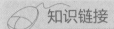 知识链接

栀子混淆品水栀子的鉴别

商品中有一种混淆品"水栀子",又名大栀子,为同属植物大花栀子 Gardenia jasminoides Ellis var. grandiflora Nakai 的干燥果实。主产于浙江、福建、广西、湖北等地。部分地区混作栀子使用,与栀子的主要区别为:果大,长 3~6 cm,直径 1.5~2 cm,长圆形,翅状纵棱较高,顶端宿萼较大。果皮较厚,外敷作伤科药,不作内服药。主要用作无毒染料,供工业用。

8.4.5　金樱子 Jinyingzi　Rosae Laevigatae Fructus

【来源】 为蔷薇科植物金樱子 Rosa laevigata Michx. 的干燥成熟果实。

【产地】 主产于广东、浙江、江西、广西等地。

【采收加工】 10—11 月果实成熟变红时采收,干燥,除去毛刺。

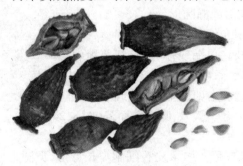

图 8.25　金樱子药材图

【性状鉴别】 为花托发育而成的假果,呈倒卵形,长 2~3.5 cm,直径 1~2 cm。表面红黄色或红棕色,有突起的棕色小点,系毛刺脱落后的残基。顶端有盘状花萼残基,中央有黄色柱基,下部渐尖。质硬。切开后,花托壁厚 1~2 mm,内有多数坚硬的小瘦果,内壁及瘦果均有淡黄色绒毛。气微,味甘、微涩(图 8.25)。

以个大、肉厚、色红、有光泽、去刺净者为佳。

【显微鉴别】 花托壁横切面 外表皮细胞类方形或略径向延长,外壁及侧壁增厚,角质化;表皮上的刺痕纵切面细胞径向延长。皮层薄壁细胞壁稍厚,纹孔明显,含有油滴,并含橙黄色物,有的含草酸钙方晶和簇晶;纤维束散生于近皮层外侧;维管束多存在于皮层中部和内侧,外韧型,韧皮部外侧有纤维束,导管散在或呈放射状排列。内表皮细胞长方形,内壁增厚,角质化;有木化的非腺毛或具残基。

花托粉末 淡肉红色。非腺毛单细胞或多细胞,长 505 ~ 1 836 μm,直径 16 ~ 31 μm,壁木化或微木化,表面常有螺旋状条纹,胞腔内含黄棕色物。表皮细胞多角形,壁厚,内含黄棕色物。草酸钙方晶多见,长方形或不规则形,直径 16 ~ 39 μm;簇晶少见,直径 27 ~ 6 6 μm。螺纹导管、网纹导管、环纹导管及具缘纹孔导管直径 8 ~ 20 μm。薄壁细胞多角形,木化,具纹孔,含黄棕色物。纤维梭形或条形,黄色,长至 1 071 μm,直径 16 ~ 20 μm,壁木化。树脂块不规则形,黄棕色,半透明。

【功效】 酸、甘、涩,平。归肾、膀胱、大肠经。固精缩尿,固崩止带,涩肠止泻。

【注意】 置阴凉干燥处,防潮,防蛀。

任务 8.5 豆蔻、红豆蔻、草果、诃子、使君子的鉴别

8.5.1 豆蔻 Doukou Amomi Fructus Rotundus

【来源】 为姜科植物白豆蔻 *Amomum kravanh* Pierre ex Gagnep. 或爪哇白豆蔻 *Amomum compactum* Soland ex Maton 的干燥成熟果实。

【产地】 主产于印尼、柬埔寨、越南等地。我国云南、海南有栽培。

【采收加工】 按产地不同分为"原豆蔻"和"印尼白蔻"。

【性状鉴别】 原豆蔻 呈类球形,直径 1.2 ~ 1.8 cm。表面黄白色至淡黄棕色,有 3 条较深的纵向槽纹,顶端有突起的柱基,基部有凹下的果柄痕,两端均具浅棕色绒毛。果皮体轻,质脆,易纵向裂开,内分 3 室,每室含种子约 10 粒;种子呈不规则多面体,背面略隆起,直径 3 ~ 4mm,表面暗棕色,有皱纹,并被有残留的假种皮。气芳香,味辛凉略似樟脑(图 8.26)。

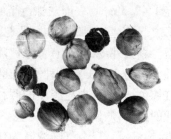

图 8.26 豆蔻药材图

印尼白蔻 个略小。表面黄白色,有的微显紫棕色。果皮较薄,种子瘦瘪。气味较弱。

以个大饱满、果皮薄而洁白、气味浓者为佳。

【功效】 辛,温。归肺、脾、胃经。化湿行气,温中止呕,开胃消食。

【注意】 置阴凉干燥处,防闷热,防潮,防蛀。

8.5.2 红豆蔻 Hongdoukou Galangae Fructus

【来源】 为姜科植物大高良姜 *Alpinia galanga* Willd. 的干燥成熟果实。

【产地】 主产于广东、广西、云南、海南等地。马来西亚、印度等国也有分布。秋季果实变红时采收,除去杂质,阴干。

【性状鉴别】 呈长球形,中部略细,长 0.7～1.2 cm,直径 0.5～0.7 cm。表面红棕色或暗红色,略皱缩,顶端有黄白色管状宿萼,基部有果梗痕。果皮薄,易破碎。种子6枚,扁圆形或三角状多面形,黑棕色或红棕色,外被黄白色膜质假种皮,胚乳灰白色。气香,味辛辣。以果实红棕色、种子粒大饱满、不破碎、气香、味辛辣者为佳(图 8.27)。

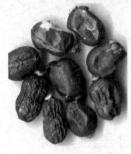

图 8.27 红豆蔻药材图

【显微鉴别】 种子横切面 假种皮细胞4～7列,圆形或切向延长,壁稍厚。种皮的外层为1～5列非木化厚壁纤维,呈圆形或多角形,直径13～45 μm,其下为1列扁平的黄棕色或深棕色色素细胞;油细胞1列,方形或长方形,直径16～54 μm;色素层细胞3～5列,含红棕色物;内种皮为1列栅状厚壁细胞,长约65 μm,宽约30 μm,黄棕色或红棕色,内壁及靠内方的侧壁极厚,胞腔偏外侧,内含硅质块。外胚乳细胞充满淀粉粒团,偶见草酸钙小方晶。内胚乳细胞含糊粉粒和脂肪油滴。

【功效】 辛,温。归脾、肺经。散寒燥湿,醒脾消食。

8.5.3 草果 Caoguo Tsaoko Fructus

【来源】 为姜科植物草果 *Amomum tsao-ko* Crevost et Lemaire 的干燥成熟果实。

【产地】 产于云南、广西、贵州等地。秋季果实成熟时采收,除去杂质,晒干或低温干燥。

【性状鉴别】 呈长椭圆形,具三钝棱,长 2～4 cm,直径 1～2.5 cm。表面灰棕色至红棕色,具纵沟及棱线,顶端有圆形突起的柱基,基部有果梗或果梗痕。果皮质坚韧,易纵向撕裂。剥去外皮,中间有黄棕色隔膜,将种子团分成3瓣,每瓣有种子多为8～11粒。种子呈圆锥状多面体,直径约5 mm;表面红棕色,外被灰白色膜质的假种皮,种脊为一条纵沟,尖端有凹状的种脐;质硬,胚乳灰白色。有特异香气,味辛、微苦。以个大、饱满、色红棕、气味浓者为佳(图 8.28)。

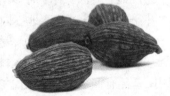

图 8.28 草果药材图

【显微鉴别】 种子横切面 假种皮薄壁细胞含淀粉粒。种皮表皮细胞棕色,长方形,壁较厚;下皮细胞1列,含黄色物;油细胞层为1列油细胞,类方形或长方形,切向42～162 μm,径向48～68 μm,含黄色油滴;色素层为数列棕色细胞,皱缩。内种皮为1列栅状厚壁细胞,棕红色,内壁与侧壁极厚,胞腔小,内含硅质块。外胚乳细胞含淀粉粒和少数细小草酸钙簇晶及方晶。内胚乳细胞含糊粉粒和淀粉粒。

【功效】 辛,温。归脾、胃经。燥湿温中,截疟除痰。

8.5.4　诃子 Hezi　Chebulae Fructus

【来源】　为使君子科植物诃子 *Terminalia chebula* Retz. 或绒毛诃子 *Terminalia chebula* Retz. Var. *tomentella* Kurt. 的干燥成熟果实。

【产地】　主产于西藏、云南、广东、广西等地。

【采收加工】　秋、冬二季果实成熟时采收,除去杂质,晒干。

【性状鉴别】　为长圆形或卵圆形,长2~4 cm,直径2~
2.5 cm。表面黄棕色或暗棕色,略具光泽,有5~6条纵棱线和不
规则的皱纹,基部有圆形果梗痕。质坚实。果肉厚0.2~0.4 cm,
黄棕色或黄褐色。果核长1.5~2.5 cm,直径1~1.5 cm,浅黄色,
粗糙,坚硬。种子狭长纺锤形,长约1 cm,直径0.2~0.4 cm,种皮
黄棕色,子叶2,白色,相互重叠卷旋。气微,味酸涩后甜
(图8.29)。

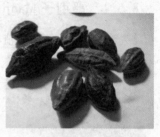

图8.29　诃子药材图

以色棕黄、有光泽、坚实者为佳。

【显微鉴别】　果皮横切面　外果皮为5~8列厚壁细胞,细胞内含棕色物。中果皮由薄
壁组织、厚壁细胞环及维管束等组成。薄壁细胞圆形,在外果皮内侧与索状组织之间有2~5
层薄壁细胞,细胞直径30~50(~110)μm,色浅黄,壁较厚,细胞内有棕色树脂团块(遇氯化高
汞试液呈黑色)及较大油滴。厚壁细胞环由多数纤维状厚壁细胞纵横交错构成,多切向延长,
细胞长70~130(~365)μm,直径5~20 μm。维管束多为不规则走向,有时分枝,近外果皮的
导管直径7~20 μm,以孔纹较常见;近果核的导管直径可达60 μm。散布于近导管的薄壁细
胞含草酸钙簇晶,直径30~80 μm。

【功效】　苦、酸、涩,平。归肺、大肠经。涩肠止泻,敛肺止咳,降火利咽。

【注意】　置阴凉干燥处,防潮,防蛀。

8.5.5　使君子 Shijunzi　Quisqualis Fructus

【来源】　为使君子科植物使君子 *Quisqualis indica* L. 的干燥成熟果实。

【产地】　主产于四川、广东、福建、广西等地。

【采收加工】　秋季果皮变紫黑色时采收,除去杂质,干燥。

【性状鉴别】　呈椭圆形或卵圆形,具5条纵棱,偶有4~9棱,长2.5~4 cm,直径约2 cm。
表面黑褐色至紫黑色,平滑,微具光泽。顶端狭尖,基部钝圆,
有明显圆形的果梗痕。质坚硬,横切面多呈五角星形,棱角处
壳较厚,中间呈类圆形空腔。

种子长椭圆形或纺锤形,长约2 cm,直径约1 cm;表面棕
褐色或黑褐色,有多数纵皱纹;种皮薄,易剥离;子叶2。黄白
色,有油性,断面有裂隙。气微香,味微甜。以个大、色紫黑、具
光泽、仁饱满、色黄白者为佳。

【功效】　甘、温。归脾、胃经。杀虫消积(图8.30)。

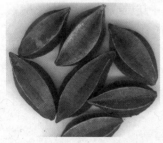

图8.30　使君子药材图

任务 8.6 蔓荆子、覆盆子、鸦胆子、川楝子、巴豆的鉴别

8.6.1 蔓荆子 Manjingzi Viticis Fructus

【来源】 为马鞭草科植物单叶蔓荆 *Vitex trifolia* L. var. *simplicifolia* Cham. 或蔓荆 *Vitex trifolia* L. 的干燥成熟果实。

【产地】 单叶蔓荆主产于山东、江西、浙江等地,蔓荆主产于广东、广西等地。

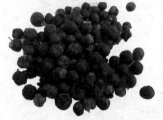

图 8.31 蔓荆子药材图

【采收加工】 秋季果实成熟时采收,除去杂质,晒干。

【性状鉴别】 呈球形,直径 4~6 mm。表面灰黑色或黑褐色,被灰白色粉霜状茸毛;有纵向浅沟 4 条,顶端微凹,基部有灰白色宿萼及短果梗。萼长为果实的 1/3~2/3,5 齿裂,其中 2 裂较深,密被茸毛。体轻,质坚韧,不易破碎。横切面可见 4 室,每室有种子 1 枚。气特异而芳香,味淡、微辛(图 8.31)。

以粒大、饱满、具灰白色粉霜、气辛香者为佳。

【显微鉴别】 粉末 灰褐色。花萼表皮细胞类圆形,壁多弯曲;非腺毛 2~3 细胞,顶端细胞基部稍粗,有疣突。外果皮细胞多角形,有角质纹理和毛茸脱落后的痕迹,并有腺毛与非腺毛:腺毛分头部单细胞、柄 1~2 细胞及头部 2~6 细胞、柄单细胞两种;非腺毛 2~4 细胞,长 14~68 μm,多弯曲,有壁疣。中果皮细胞长圆形或类圆形,壁微木化,纹孔明显。油管多破碎,含分泌物,周围细胞有淡黄色油滴。内果皮石细胞椭圆形或近方形,直径 10~35 μm。种皮细胞圆形或类圆形,直径 42~73 μm,壁有网状纹理,木化。

【功效】 辛、苦,微寒。归膀胱、肝、胃经。疏散风热,清利头目。

【注意】 置阴凉干燥处,防潮,防蛀。

8.6.2 覆盆子 Fupenzi Rubi Fructus

【来源】 为蔷薇科植物华东覆盆子 *Rubus chingii* Hu 的干燥果实。

【产地】 主产于浙江、江西、湖北、福建等地。

【采收加工】 夏初果实由绿变绿黄时采收,除去梗、叶,置沸水中略烫或略蒸,取出,干燥。

【性状鉴别】 为聚合果,由多数小核果聚合而成,呈圆锥形或扁圆锥形,高 0.6~1.3 cm,直径 0.5~1.2 cm。表面黄绿色或淡棕色,顶端钝圆,基部中心凹入。宿萼棕褐色,下有果梗痕。小果易剥落,每个小果呈半月形,背面密被灰白色茸毛,两侧有明显的网纹,腹部有突起的棱线。体轻,质硬。气微,味微酸涩(图 8.32)。

以粒完整、饱满、坚实、色黄绿、具酸味者为佳。

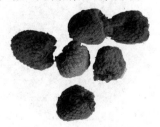

图 8.32 覆盆子药材图

【显微鉴别】 粉末 棕黄色。非腺毛单细胞,长 60~450 μm,直径 12~20 μm,壁甚厚,木化,大多数具双螺纹,有的体部易脱落,足部残留而埋于表皮层,表面观圆多角形或长圆形,直径约至 23 μm,胞腔分枝,似石细胞状。草酸钙簇晶较多见,直径 18~50 μm。果皮纤维黄色,上下层纵横或斜向交错排列。

【功效】 甘、酸,温。归肝、肾、膀胱经。益肾固精缩尿,养肝明目。

【注意】 置阴凉干燥处,防潮,防蛀。

8.6.3 鸦胆子 Yadanzi Bruceae Fructus

【来源】 为苦木科植物鸦胆子 *Brucea javanica*(L.)Merr. 的干燥成熟果实。

【产地】 主产于广东、广西等地。

【采收加工】 秋季果实成熟时采收,除去杂质,晒干。

【性状鉴别】 呈卵形,长 6~10 mm,直径 4~7 mm。表面黑色或棕色,有隆起的网状皱纹,网眼呈不规则的多角形,两侧有明显的棱线,顶端渐尖,基部有凹陷的果梗痕。果壳质硬而脆,种子卵形,长 5~6 mm,直径 3~5 mm,表面类白色或黄白色,具网纹;种皮薄,子叶乳白色,富油性。气微,味极苦。以粒大、饱满、色黑、种仁白色、油性足、味苦者为佳(图 8.33)。

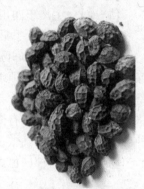

图 8.33 鸦胆子药材图

【显微鉴别】 果皮粉末棕褐色。表皮细胞多角形,含棕色物。薄壁细胞多角形,含草酸钙簇晶和方晶,簇晶直径约 30 μm。石细胞类圆形或多角形,直径 14~38 μm。种子粉末黄白色。种皮细胞略呈多角形,稍延长。胚乳和子叶细胞含糊粉粒。

【功效】 苦,寒;有小毒。归大肠、肝经。清热解毒,截疟,止痢;外用腐蚀赘疣。

8.6.4 川楝子 Chuanlianzi Toosendan Fructus

【来源】 为楝科植物川楝 *Melia toosendan* Sieb. et Zucc. 的干燥成熟果实。

【产地】 主产于四川、云南、贵州等地。

【采收加工】 冬季果实成熟时采收,除去杂质,干燥。

【性状鉴别】 呈类球形,直径 2~3.2 cm。表面金黄色至棕黄色,微有光泽,少数凹陷或皱缩,具深棕色小点。顶端有花柱残痕,基部凹陷,有果梗痕。外果皮革质,与果肉间常成空隙,果肉松软,淡黄色,遇水润湿显黏性。果核球形或卵圆形,质坚硬,两端平截,有 6~8 条纵棱,内分 6~8 室,每室含黑棕色长圆形的种子 1 粒。气特异,味酸、苦(图 8.34)。

以个大、外皮金黄色、肉黄白色、饱满有弹性者为佳。

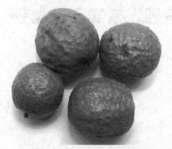

图 8.34 川楝子药材图

【显微鉴别】 粉末 黄棕色。果皮纤维成束,末端钝圆,直径 9~36 μm,壁极厚,周围的薄壁细胞中含草酸钙方晶,形成晶纤维。果皮石细胞呈类圆形、不规则长条形或长多角形,有的有瘤状突起或钝圆短分枝,直径 14 ~ 54 μm,长约至 150 μm。种皮细胞鲜黄色或橙黄色,表皮下为一列类方形细胞,直径约至 44 μm,壁极厚,有纵向微波状纹理,其下连接色素层。表皮细胞表面观多角形,有较密颗粒状纹理。种皮色素层细胞胞腔内充满红棕色物。种皮含晶细胞直径 13 ~ 27 μm,壁厚薄不一,厚者形成石细胞,胞腔内充满淡黄色、黄棕色或红棕色物,并含细小草酸钙方晶,直径约 5 μm。草酸钙簇晶直径 5 ~ 27 μm。

【功效】 苦,寒;有小毒。归肝、小肠、膀胱经。疏肝泄热,行气止痛,杀虫。

【注意】 置阴凉干燥处,防潮,防蛀。

8.6.5 巴豆 Badou Crotonis Fructus

【来源】 为大戟科植物巴豆 *Croton tiglium* L. 的干燥成熟果实。

【产地】 主产于四川、云南、贵州等地。

【采收加工】 秋季果实成熟时采收,堆置 2 ~ 3 天,摊开,干燥。

【性状鉴别】 呈卵圆形,一般具三棱,长 1.8 ~ 2.2 cm,直径 1.4 ~ 2 cm。表面灰黄色或稍深,粗糙,有纵线 6 条,顶端平截,基部有果梗痕。破开果壳,可见 3 室,每室含种子 1 粒。种子呈略扁的椭圆形,长 1.2 ~ 1.5 cm,直径 0.7 ~ 0.9 cm,表面棕色或灰棕色,一端有小点状的种脐和种阜的疤痕,另端有微凹的合点,其间有隆起的种脊;外种皮薄而脆,内种皮呈白色薄膜;种仁黄白色,油质。气微,味辛辣(图 8.35)。

以种子饱满,种仁色黄白者为佳。

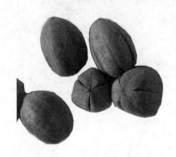

图 8.35 巴豆药材图

【显微鉴别】 横切面 外果皮为表皮细胞 1 列,外被多细胞星状毛。中果皮外侧为 10 余列薄壁细胞,散有石细胞、草酸钙方晶或簇晶;中部有约 4 列纤维状石细胞组成的环带;内侧为数列薄壁细胞。内果皮为 3 ~ 5 列纤维状厚壁细胞。种皮表皮细胞由 1 列径向延长的长方形细胞组成,其下为 1 列厚壁性栅状细胞,胞腔线性,外端略膨大。

【功效】 辛,热;有大毒。归胃、大肠经。外用蚀疮。

【注意】 孕妇禁用;不宜与牵牛子同用。

任务 8.7 吴茱萸、山茱萸、地肤子、荜澄茄、楮实子的鉴别

8.7.1 吴茱萸 Wuzhuyu Euodiae Fructus

【来源】 为芸香科植物吴茱萸 *Euodia rutaecarpa*（Juss.）Benth. 石虎 *Euodia rutaecarpa*（Juss.）Benth. Var. *officinalis*（Dode）Huang 或疏毛吴茱萸 *Euodia rutaecarpa*（Juss.）Benth. var. *bodinieri*（Dode）Huang 的干燥近成熟果实。

【产地】　主产于贵州、广西、湖南、云南等地。以湖南常德产质量较佳。

【采收加工】　8—11月果实尚未开裂时,剪下果枝,晒干或低温干燥,除去枝、叶、果梗等杂质。

【性状鉴别】　呈球形或略呈五角状扁球形,直径2~5 mm。表面暗黄绿色至褐色,粗糙,有多数点状突起或凹下的油点。顶端有五角星状的裂隙,基部残留被有黄色茸毛的果梗。质硬而脆,横切面可见子房5室,每室有淡黄色种子1粒。气芳香浓郁,味辛辣而苦(图8.36)。

以粒小、饱满坚实、色绿、香气浓烈者为佳。

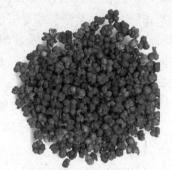

图8.36　吴茱萸药材图

【显微鉴别】　粉末　褐色。非腺毛2~6细胞,长140~350 μm,壁疣明显,有的胞腔内含棕黄色至棕红色物。腺毛头部7~14细胞,椭圆形,常含黄棕色内含物;柄2~5细胞。草酸钙簇晶较多,直径10~20 μm;偶有方晶。石细胞类圆形或长方形,直径35~70 μm,胞腔大。油室碎片有时可见,淡黄色。

【功效】　辛、苦,热;有小毒。归肝、脾、胃、肾经。散寒止痛,降逆止呕,助阳止泻。

【注意】　置阴凉干燥处,防潮,防蛀。

8.7.2　山茱萸 Shanzhuyu　Corni Fructus

【来源】　为山茱萸科植物山茱萸 *Cornus officinalis* Sieb. et Zucc. 的干燥成熟果肉。

【产地】　主产于浙江、河南、安徽等地。

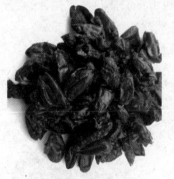

图8.37　山茱萸药材图

【采收加工】　秋末冬初果皮变红时采收果实,用文火烘或置沸水中略烫后,及时除去果核,干燥。

【性状鉴别】　呈不规则的片状或囊状,长1~1.5 cm,宽0.5~1 cm。表面紫红色至紫黑色,皱缩,有光泽。顶端有的有圆形宿萼痕,基部有果梗痕。质柔软。气微,味酸、涩、微苦(图8.37)。

以肉厚、柔软、色紫红者为佳。

【显微鉴别】　粉末　红褐色。果皮表皮细胞橙黄色,表面观多角形或类长方形,直径16~30 μm,垂周壁连珠状增厚,外平周壁颗粒状角质增厚,胞腔含淡橙黄色物。中果皮细胞橙棕色,多皱缩。草酸钙簇晶少数,直径12~32 μm。石细胞类方形、卵圆形或长方形,纹孔明显,胞腔大。

【理化鉴别】　①取本品粉末0.5 g,加乙酸乙酯10 mL,超声处理15 min,滤过,滤液蒸干,残渣加无水乙醇2 mL使其溶解,作为供试品溶液。另取熊果酸对照品,加无水乙醇制成每1 mL含1 mg的溶液,作为对照品溶液。照薄层色谱法试验,吸取上述两种溶液各5 μL,分别点于同一硅胶G薄层板上,以甲苯-乙酸乙酯-甲酸(20:4:0.5)为展开剂,展开,取出,晾干,喷以10%硫酸乙醇溶液,在105 ℃加热至斑点显色清晰。供试品色谱中,在与对照品色谱相应的位置上,显相同的紫红色斑点;置紫外光灯(365 nm)下检视,显相同的橙黄色荧光斑点。

②取本品粉末 0.5 g,加无水乙醇 10 mL,超声处理 15 min,滤过,滤液蒸干,残渣加无水乙醇 2 mL 使溶解,作为供试品溶液。另取马钱苷对照品,加无水乙醇制成每 1 mL 含 1 mg 的溶液,作为对照品溶液。照薄层色谱法试验,吸取上述两种溶液各 5 μL,分别点于同一硅胶 G 薄层板上,以乙酸乙酯-乙醇-冰醋酸(50∶10∶1)为展开剂,展开,取出,晾干,喷以 5% 香草醛硫酸溶液,在 105 ℃加热至斑点显色清晰。供试品色谱中,在与对照品色谱相应的位置上,显相同的紫红色斑点。

【检查】 杂质(果核、果梗)不得过 3%;水分不得过 16.0%;总灰分不得过 6.0%。

【浸出物】 照水溶性浸出物测定法项下的冷浸法测定,不得少于 50.0%。

【含量测定】 按干燥品计算,含马钱苷不得少于 0.60%。

【功效】 酸、涩,微温。归肝、肾经。补益肝肾,收涩固脱。

8.7.3　地肤子 Difuzi　Kochiae Fructus

【来源】 为藜科植物地肤 *Kochia scoparia*(L.)Schrad. 的干燥成熟果实。

【产地】 主产于山东、河北等地。

【采收加工】 秋季果实成熟时采收植株,晒干,打下果实,除去杂质。

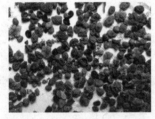

图 8.38　地肤子药材图

【性状鉴别】 呈扁球状五角星形,直径 1 ~ 3 mm。外被宿存花被,表面灰绿色或浅棕色,周围具膜质小翅 5 枚,背面中心有微突起的点状果梗痕及放射状脉纹 5 ~ 10 条;剥离花被,可见膜质果皮,半透明。种子扁卵形,长约 1 mm,黑色。气微,味微苦。以饱满、色灰绿、无杂质者为佳(图 8.38)。

【功效】 辛、苦,寒。归肾、膀胱经。清热利湿,祛风止痒。

8.7.4　荜澄茄 Bichengqie　Litseae Fructus

【来源】 为樟科植物山鸡椒 *Litsea cubeba*(Lour.)Pers. 陈的干燥成熟果实。

【产地】 主产于广西、云南、贵州等地。

【采收加工】 秋季果实成熟时采收,除去杂质,晒干。

【性状鉴别】 呈类球形,直径 4 ~ 6 mm。表面棕褐色至黑褐色,有网状皱纹。基部偶有宿萼和细果梗。除去外皮可见硬脆的果核,种子 1,子叶 2,黄棕色,富油性。气芳香,味稍辣而微苦。以粒圆、气味浓厚、富油质者为佳(图 8.39)。

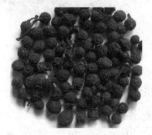

图 8.39　荜澄茄药材图

【功效】 辛,温。归脾、胃、肾、膀胱经。温中散寒,行气止痛。

8.7.5　**楮实子** Chushizi　Broussonetiae Fructus

【来源】　为桑科植物构树 *Broussonetia papyrifera*（L.）Vent. 的干燥成熟果实。

【产地】　主产于河南、湖北、湖南、山西、甘肃等地。

【采收加工】　秋季果实成熟时采收,洗净,晒干,除去灰白色膜状宿萼和杂质。

【性状鉴别】　略呈球形或圆形,稍扁,直径约1.5mm。表面红棕色,有网状皱纹或颗粒状突起,一侧有棱,一侧有凹沟,有的具果梗。质硬而脆,易压碎。胚乳类白色,富油性。气微,味淡。以色红、子老、无杂质者为佳(图8.40)。

【显微鉴别】　粉末　红棕色。果皮栅状细胞壁黏液化,残存具细齿状的条纹增厚部分,形似细芒。含晶厚壁细胞成片,棕黄色,表面观类多角形,内含草酸钙簇晶;断面观类长方形,内壁极厚;胞腔偏靠外侧,簇晶矩圆形。内果皮厚壁细胞甚扁平,常多层重叠,界限不清。种皮表皮细胞表面观多角形,壁略呈连珠状增厚,非木化,胞腔内含黄棕色物。

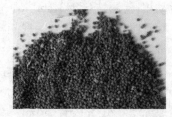

图8.40　楮实子药材图

【功效】　甘,寒。归肝、肾经。补肾清肝,明目,利尿。

任务8.8　荜茇、马兜铃、路路通、木瓜、乌梅、连翘的鉴别

8.8.1　**荜茇** Bibo　Piperis Longifructus

【来源】　为胡椒科植物荜茇珑 *Piper longum* L. 的干燥近成熟或成熟果穗。

【产地】　主产于我国云南、广东等地。印度尼西亚、菲律宾和越南也产。

【采收加工】　果穗由绿变黑时采收,除去杂质,晒干。

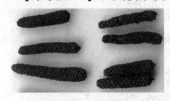

图8.41　荜茇药材图

【性状鉴别】　呈圆柱形,稍弯曲,由多数小浆果集合而成,长1.5~3.5 cm,直径0.3~0.5 cm。表面黑褐色或棕色,有斜向排列整齐的小突起,基部有果穗梗残存或脱落。质硬而脆,易折断,断面不整齐,颗粒状。小浆果球形,直径约0.1 cm。有特异香气,味辛辣(图8.41)。

【显微鉴别】　粉末　灰褐色。石细胞类圆形、长卵形或多角形,直径25~61 μm,长至170 μm,壁较厚,有的层纹明显。油细胞类圆形,直径25~66 μm。内果皮细胞表面观呈长多角形,垂周壁不规则连珠状增厚,常与棕色种皮细胞连结。种皮细胞红棕色,表面观呈长多角形。淀粉粒细小,常聚集成团块。

【理化鉴别】　①取本品粉末少量,加硫酸1滴,显鲜红色,渐变红棕色,后转棕褐色。

②取本品粉末0.8 g,加无水乙醇5 mL,超声处理30 min,滤过,取滤液作为供试品溶液。另取胡椒碱对照品,置棕色量瓶中,加无水乙醇制成每1 mL含4 μg的溶液,作为对照品溶液。照薄层色谱法试验,吸取上述两种溶液各2 uL,分别点于同一硅胶G薄层板上,以甲苯-乙酸乙酯-丙酮(7:2:1)为展开剂,展开,取出,晾干,置紫外光灯(365 nm)下检视。供试品色谱中,在与对照品色谱相应的位置上,显相同的蓝色荧光斑点;喷以10%硫酸乙醇溶液,加热至斑点显色清晰,在与对照品色谱相应的位置上,显相同的褐黄色斑点。

【检查】 杂质不得过3%;水分不得过11.0%;总灰分不得过5.0%。

【含量测定】 照高效液相色谱法测定。

色谱条件与系统适用性试验 以十八烷基硅烷键合硅胶为填充剂;以甲醇-水(77:23)为流动相;检测波长343 nm。理论板数按胡椒碱峰计算应不低于1 500。

对照品溶液的制备 取胡椒碱对照品适量,精密称定,置棕色量瓶中,加无水乙醇制成每1 mL含20 μg的溶液,即得。

供试品溶液的制备 取本品中粉约0.1 g,精密称定,置50 mL棕色量瓶中,加无水乙醇40 mL,超声处理(功率250 W,频率20 kHz)30 min,放冷,加无水乙醇至刻度,摇匀,滤过,精密量取续滤液10 mL,置25 mL棕色量瓶中,加无水乙醇至刻度,摇匀,滤过,取续滤液,即得。

测定法 分别精密吸取对照品溶液与供试品溶液各10 μL,注入液相色谱仪,测定,即得。按干燥品计算,含胡椒碱($C_{17}H_{19}NO_3$)不得少于2.5%。

8.8.2 马兜铃 Madouling Aristolochiae Fructus

【来源】 为马兜铃科植物北马兜铃 *Aristolochia contorta* Bge. 或马兜铃 *Aristolochia debilis* Sieb. et Zucc. 的干燥成熟果实。

【产地】 主产于河北、陕西各地。马兜铃主产于安徽、江西等地。

【采收加工】 秋季果实由绿变黄时采收,干燥。

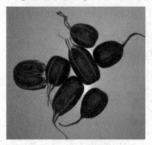
图8.42 马兜铃药材图

【性状鉴别】 呈卵圆形,长3~7 cm,直径2~4 cm。表面黄绿色、灰绿色或棕褐色,有纵棱线12条,由棱线分出多数横向平行的细脉纹。顶端平钝,基部有细长果梗。果皮轻而脆,易裂为6瓣,果梗也分裂为6条。果皮内表面平滑而带光泽,有较密的横向脉纹。果实分6室,每室种子多数,平叠整齐排列。种子扁平而薄,钝三角形或扇形,长6~10 mm,宽8~12 mm,边缘有翅,淡棕色。气特异,味微苦(图8.42)。

以个大、饱满、色黄绿、不破裂者为佳。

【功效】 苦,微寒。归肺、大肠经。清肺降气,止咳平喘,清肠消痔。

【注意】 含马兜铃酸,可引起肾脏损害等不良反应:儿童及老年人慎用;孕妇、婴幼儿及肾功能不全者禁用。

8.8.3 路路通 Lulutong Liquidambaris Fructus

【来源】 为金缕梅科植物枫香树 *Liquidambar formosana* Hance 的干燥成熟果序。

【产地】 野生,主产于江苏、浙江、安徽、江西、福建、海南等地。

【采收加工】 冬季果实成熟后采收,除去杂质,干燥。

【性状鉴别】 为聚花果,由多数小蓇葖果集合而成,呈球形,直径2
~3 cm。基部有总果梗。表面灰棕色或棕褐色,有多数尖刺及喙状小
钝刺,长0.5~1 mm,常折断,小蓇葖果顶部开裂,呈蜂窝状小孔。体轻,
质硬,不易破开。气微,味淡。以色黄、个大者为佳(图8.43)。

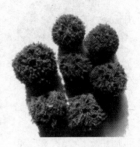

图8.43 路路通药材图

【显微鉴别】 粉末棕褐色。纤维多碎断,直径13~45 μm,末端
稍钝或钝圆,壁多波状弯曲,木化,胞腔宽或窄,内常含棕黄色物。果
皮石细胞类方形、棱形、不规则或分枝状,直径53~398 μm,壁极厚,
孔沟分枝状。表皮细胞断面观长方形,长34~55 μm;表面观多角
形,直径6~17 μm,壁厚,具孔沟,内含棕黄色物。单细胞非腺毛,常弯曲,长42~126 μm,基
部11~19 μm,含棕黄色物。

【功效】 苦,平。归肝、肾经。祛风活络,利水,通经。

8.8.4 木瓜 Mugua Chaenomelis Fructus

【来源】 为蔷薇科植物贴梗海棠 *Chaenomeles speciosa*(Sweet)Nakai 的干燥近成熟果实。

【产地】 主产于安徽、湖北、四川等地。

【采收加工】 夏、秋二季果实绿黄时采收,置沸水中烫至外皮灰白色,对半纵剖,晒干。

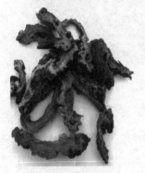

图8.44 木瓜药材图

【性状鉴别】 长圆形,多纵剖成两半,长4~9 cm,宽2~5 cm,
厚1~2.5 cm。外表面紫红色或红棕色,有不规则的深皱纹;剖面边
缘向内卷曲,果肉红棕色,中心部分凹陷,棕黄色;种子扁长三角形,
多脱落。质坚硬。气微清香,味酸(图8.44)。

以外皮抽皱、肉厚、内外紫红色、质坚实、味酸者为佳。

【显微鉴别】 粉末 黄棕色至棕红色。石细胞较多,成群或散
在,无色、淡黄色或橙黄色,圆形、长圆形或类多角形,直径20
~82 μm,层纹明显,孔沟细,胞腔含棕色或橙红色物。外果皮细胞多
角形或类多角形,直径10~35 μm,胞腔内含棕色或红棕色物。中果
皮薄壁细胞,淡黄色或浅棕色,类圆形,皱缩,偶含细小草酸钙方晶。

【功效】 酸,温。归肝、脾经。舒筋活络,和胃化湿。

【注意】 置阴凉干燥处,防潮,防蛀。

8.8.5 乌梅 Wumei Mume Fructus

【来源】 为蔷薇科植物梅 *Prunus mume*(Sieo.)Sieb. et Zuce. 的干燥近成熟果实。

【产地】 主产于四川、浙江、福建、云南、湖南等地。

【采收加工】 夏季果实近成熟时采收,低温烘干后闷至色变黑。

【性状鉴别】 呈类球形或扁球形,直径1.5~3 cm,表面乌黑色或棕黑色,皱缩不平,基部
有圆形果梗痕。果核坚硬,椭圆形,棕黄色,表面有凹点;种子扁卵形,淡黄色。气微,味极酸。

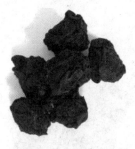

图 8.45　乌梅药材图

以个大、核小、柔润、肉厚、不破裂、味极酸者为佳(图 8.45)。

【显微鉴别】　粉末红棕色。内果皮石细胞极多,单个散在或数个成群,几无色或淡绿黄色,类多角形、类圆形或长圆形,直径 10 ~ 72 μm,壁厚,孔沟细密,常内含红棕色物。非腺毛单细胞,稍弯曲或呈钩状,胞腔多含黄棕色物。种皮石细胞棕黄色或棕红色,侧面观呈贝壳形、盔帽形或类长方形,底部较宽,外壁呈半月形或圆拱形,层纹细密。果皮表皮细胞淡黄棕色,表面观类多角形,壁稍厚,非腺毛或毛茸脱落后的痕迹多见。

【功效】　酸、涩,平。归肝、脾、肺、大肠经。敛肺,涩肠,生津,安蛔。

8.8.6　连翘 Lianqiao　Forsythiae Fructus

【来源】　为木樨科植物连翘 *Forsythia suspensa*(Thunb.)Vahl 的干燥果实。

【产地】　主产于山西、河北等地。

【采收加工】　秋季果实初熟尚带绿色时采收,除去杂质,蒸熟,晒干,习称"青翘";果实熟透时采收,晒干,除去杂质,习称"老翘"。

【性状鉴别】　呈长卵形至卵形,稍扁,长 1.5 ~ 2.5 cm,直径 0.5 ~ 1.3 cm。表面有不规则的纵皱纹和多数突起的小斑点,两面各有 1 条明显的纵沟。顶端锐尖,基部有小果梗或已脱落。青翘多不开裂,表面绿褐色,突起的灰白色小斑点较少;质硬;种子多数,黄绿色,细长,一侧有翅。老翘自顶端开裂或裂成两瓣,表面黄棕色或红棕色,内表面多为浅黄棕色,平滑,具一纵隔;质脆;种子棕色,多已脱落。气微香,味苦(图 8.46)。

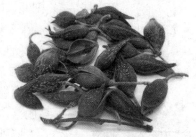

图 8.46　连翘药材图

"青翘"以色较绿、不开裂者为佳,"老翘"以色较黄、瓣大、壳厚者为佳。

【显微鉴别】　果皮横切面　外果皮为 1 列扁平细胞,外壁及侧壁增厚,被角质层。中果皮外侧薄壁组织中散有维管束;中果皮内侧为多列石细胞,长条形、类圆形或长圆形,壁厚薄不一,多切向镶嵌状排列。内果皮为 1 列薄壁细胞。

【功效】　苦,微寒。归肺、心、小肠经。清热解毒,消肿散结,疏散风热。

【注意】　置阴凉干燥处,防潮,防蛀。

任务 8.9　佛手、苍耳子、牛蒡子、瓜蒌、罗汉果的鉴别

8.9.1　佛手 Foshou　Citri Sarcodactylis Fructus

【来源】　为芸香科植物佛手 *Citrus medica* L. var. *sarcodactylis* Swingle 的干燥果实。

【产地】 主产于四川、广东、云南、广西等地。

【采收加工】 秋季果实尚未变黄或变黄时采收，纵切成薄片，晒干或低温干燥。

【性状鉴别】 呈类椭圆形或卵圆形的薄片，常皱缩或卷曲，长6~10 cm，宽3~7 cm，厚0.2~0.4 cm。顶端稍宽，常有3~5个手指状的裂瓣，基部略窄，有的可见果梗痕。外皮黄绿色或橙黄色，有皱纹和油点。果肉浅黄白色，散有凹凸不平的线状或点状维管束。质硬而脆，受潮后柔韧。气香，味微甜后苦。以片大、皮黄、肉白、香气浓者为佳（图8.47）。

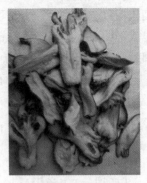

图8.47 佛手药材图

【显微鉴别】 粉末淡棕黄色。中果皮薄壁组织众多，细胞呈不规则形或类圆形，壁不均匀增厚。果皮表皮细胞表面观呈不规则多角形，偶见类圆形气孔。草酸钙方晶成片存在于多角形的薄壁细胞中，呈多面形、菱形或双锥形。

【功效】 辛、苦、酸，温。归肝、脾、胃、肺经。疏肝理气，和胃止痛，燥湿化痰。

知识链接

佛手参

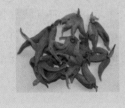

佛手参为兰科植物手参和粗脉手参的块茎。产于东北及山西、陕西、甘肃、宁夏、青海、河北等地。形如手掌，指状分裂，通常4~6裂不等，稍扁，长2.5~3.5 cm，径2~2.5 cm，表面皱缩，淡黄色，有时茎痕周围有1褐色环。质坚硬；断面白色，胶质。气特异，味淡。

8.9.2 苍耳子 Cangerzi Xanthii Fructus

【来源】 为菊科植物苍耳 *Xanthium sibiricum* Patr. 的干燥成熟带总苞的果实。

【产地】 全国各地均产。以山东、江苏产者质优。

【采收加工】 秋季果实成熟时采收，干燥，除去梗、叶等杂质。

【性状鉴别】 呈纺锤形或卵圆形，长1~1.5 cm，直径0.4~0.7 cm。表面黄棕色或黄绿色，全体有钩刺，顶端有2枚较粗的刺，分离或相连，基部有果梗痕。质硬而韧，横切面中央有纵隔膜，2室，各有1枚瘦果。瘦果略呈纺锤形，一面较平坦，顶端具1突起的花柱基，果皮薄，灰黑色，具纵纹。种皮膜质，浅灰色，子叶2，有油性。气微，味微苦。以粒大、饱满、色棕黄者为佳（图8.48）。

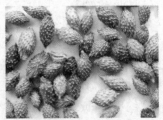

图8.48 苍耳子药材图

【显微鉴别】 粉末淡黄棕色至淡黄绿色。总苞纤维成束,常呈纵横交叉排列。果皮表皮细胞棕色,类长方形,常与下层纤维相连。果皮纤维成束或单个散在,细长梭形,纹孔和孔沟明显或不明显。种皮细胞淡黄色,外层细胞类多角形,壁稍厚;内层细胞具乳头状突起。木薄壁细胞类长方形,具纹孔。子叶细胞含糊粉粒和油滴。

【功效】 辛、苦,温;有毒。归肺经。散风寒,通鼻窍,祛风湿。

8.9.3 牛蒡子 Niubangzi Arctii Fructus

【来源】 为菊科植物牛蒡 *Arctium lappa* L. 的干燥成熟果实。

【产地】 主产于东北、甘肃等地。

【采收加工】 秋季果实成熟时采收果序,晒干,打下果实,除去杂质,再晒干。

【性状鉴别】 呈长倒卵形,略扁,微弯曲,长 5 ~ 7 mm,宽 2 ~ 3 mm。表面灰褐色,带紫黑色斑点,有数条纵棱,通常中间 1 ~ 2 条较明显。顶端钝圆,稍宽,顶面有圆环,中间具点状花柱残迹;基部略窄,着生面色较淡。果皮较硬,子叶2,淡黄白色,富油性。气微,味苦后微辛而稍麻舌。以粒大、饱满、色灰褐者为佳。(图 8.49)

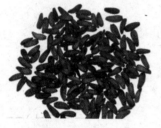

图 8.49 牛蒡子药材图

【显微鉴别】 粉末灰褐色。内果皮石细胞略扁平,表面观呈尖梭形、长椭圆形或尖卵圆形,长 70 ~ 224 μm,宽 13 ~ 70 μm,壁厚约至 20 μm,木化,纹孔横长;侧面观类长方形或长条形,侧弯。中果皮网纹细胞横断面观类多角形,垂周壁具细点状增厚;纵断面观细胞延长,壁具细密交叉的网状纹理。草酸钙方晶直径 3 ~ 9 μm,成片存在于黄色的中果皮薄壁细胞中,含晶细胞界限不分明。子叶细胞充满糊粉粒,有的糊粉粒中有细小簇晶,并含脂肪油滴。

【功效】 辛、苦,寒。归肺、胃经。疏散风热,宣肺透疹,解毒利咽。

8.9.4 罗汉果 Luohanguo Siraitiae Fructus

【来源】 为葫芦科植物罗汉果 *Siraitia grosvenorii* (Swingle) C. Jeffrey ex A. M. Lu et Z. Y. Zhang 的干燥果实。

【产地】 主产于广西。

【采收加工】 秋季果实由嫩绿色变深绿色时采收,晾数天后,低温干燥。

【性状鉴别】 本品呈卵形、椭圆形或球形,长 4. 5 ~ 8.5 cm,直径 3.5 ~ 6 cm。表面褐色、黄褐色或绿褐色,有深色斑块和黄色柔毛,有的具 6 ~ 11 条纵纹。顶端有花柱残痕,基部有果梗痕。体轻,质脆,果皮薄,易破。果瓤(中、内果皮)海绵状,浅棕色。种子扁圆形,多数,长约 1.5 cm,宽约 1.2 cm;浅红色至棕红色,两面中间微凹陷,四周有放射状沟纹,边缘有槽。气微,味甜。以形圆、个大、坚实、摇之不响、黄褐色者为佳(图 8.50)。

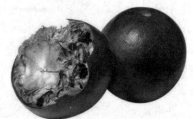

图 8.50 罗汉果药材图

【显微鉴别】　粉末　棕褐色。果皮石细胞大多成群,黄色,方形或卵圆形,直径 7 ~38 μm,壁厚,孔沟明显。种皮石细胞类长方形或不规则形,壁薄,具纹孔。纤维长梭形,直径 16 ~42 μm,胞腔较大,壁孔明显。可见梯纹导管和螺纹导管。薄壁细胞不规则形,具纹孔。

【功效】　甘,凉。归肺、大肠经。清热润肺,利咽开音,滑肠通便。

8.9.5　瓜蒌 Gualou　Trichosanthis Fructus

【来源】　为葫芦科植物栝楼 *Trichosanthes kirilowii* Maxim. 或双边栝楼 *Trichosanthes rosthornii* Harms 的干燥成熟果实。

【产地】　主产于山东及河北安国。

【采收加工】　于10月前后果实成熟,待果皮有白粉,并变成浅黄色时分批采摘。将采下的瓜蒌悬挂通风处晾干,即得。

【性状鉴别】　呈类球形或宽椭圆形,长 7 ~ 15 cm,直径 6 ~ 10 cm。表面橙红色或橙黄色,皱缩或较光滑,顶端有圆形的花柱残基,基部略尖,具残存的果梗。轻重不一。质脆,易破开,内表面黄白色,有红黄色丝络,果瓤橙黄色,黏稠,与多数种子黏结成团。具焦糖气,味微酸、甜。以完整不破,果皮厚,皱缩有筋、体重、糖分足者为佳(图 8.51)。

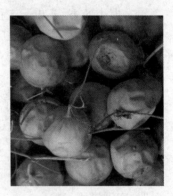

图 8.51　瓜蒌药材图

【功效】　甘、微苦、寒。归肺、胃、大肠经。清热涤痰,宽胸散结,润燥滑肠。

任务 8.10　药食两用果实类中药的鉴别

8.10.1　桑椹 Sangshen　Mori Fructus

【来源】　为桑科植物桑 *Morus alba* L. 的干燥果穗。

【产地】　主产于四川、江苏、浙江、山东、安徽、辽宁、河南、山西等地。

【采收加工】　4—6月果实变红时采收、晒干,或略蒸后晒干。

【性状鉴别】　为聚花果,由多数小瘦果集合而成,呈长圆形,长 1 ~ 2 cm,直径 0.5 ~0.8 cm。黄棕色、棕红色或暗紫色,有短果序梗。小瘦果卵圆形,稍扁,长约 2 mm,宽约 1 mm,外具肉质花被片 4 枚。气微,味微酸而甜。以个大、肉厚、紫红色、糖性大者为佳。

【显微鉴别】　粉末　红紫色。内果皮石细胞成片,淡黄色,表面观不规则多角形,垂周壁深波状弯曲,壁厚,孔沟和纹孔明显。内果皮含晶细胞成片,每个细胞含一草酸钙方晶,方晶直径 7 ~11 μm,花被薄壁细胞充满紫红色或棕红色色素块,非腺毛单细胞,多碎断,长短不一,直径 12 ~45 μm,有的足部膨大。草酸钙簇晶散在或存在于花被薄壁细胞中,直径 3 ~22 μm。种皮表皮细胞黄棕色,表面观类长方形或多角形,直径 7 ~18 μm,垂周壁连珠状增厚,孔沟明显。

【功效】　甘、酸,寒,归心、肝、肾经。滋阴补血,生津润燥。

实训 1　果实类中药性状鉴别 1

一、实训目的

①掌握小茴香、五味子、南五味子、山楂、枳实、枳壳、青皮的性状鉴别要点。

②熟悉陈皮、橘红、化橘红、砂仁、补骨脂、枸杞子、栀子、金樱子、豆蔻、草豆蔻、红豆蔻、诃子的性状鉴别要点。

二、材料

药材标本:小茴香、五味子、南五味子、山楂、枳实、枳壳、青皮、陈皮、橘红、化橘红、砂仁、补骨脂、枸杞子、栀子、金樱子、豆蔻、草豆蔻、红豆蔻、诃子。

三、实训任务

取花类药材标本,根据其形状、表面特征鉴定药用部位,并进行观察和描述。

四、实训过程

1)学生

首先要确定药用部位。观察其类别、形状、大小、颜色、表面特征、质地和气味等。

2)教师

辅助学生进行果实类药材的性状鉴别并给予一定的指导;对学生的实训结果进行评价。

五、实训考核与评价

考核项目	考核内容	评定标准
性状鉴别	准确识别小茴香、五味子、南五味子、山楂、枳实、枳壳、青皮、陈皮、橘红、化橘红、砂仁、补骨脂、枸杞子、栀子、金樱子、豆蔻、草豆蔻、红豆蔻、诃子 19 味中药原药材及饮片	优秀:能准确识别 19 味中药原药材及饮片 良好:能准确识别 15 味为中药原药材及饮片 合格:能准确识别 12 味中药原药材及饮片 不合格:识别 12 味以下

实训 2　果实类中药性状鉴别 2

一、实训目的

①掌握吴茱萸、蔓荆子、牛蒡子、巴豆、鸦胆子的性状鉴别要点。

②熟悉覆盆子、川楝子、地肤子、荜澄茄、楮实子、荜茇、苍耳子、瓜蒌、罗汉果的性状鉴别要点。

二、材料

药材标本:蔓荆子、覆盆子、鸦胆子、川楝子、巴豆、吴茱萸、地肤子、荜澄茄、楮实子、荜茇、苍耳子、牛蒡子、瓜蒌、罗汉果。

三、实训任务

取果实类药材标本,根据其形状、表面特征鉴定药用部位,并进行观察和描述。

四、实训过程

1)学生

首先要确定药用部位。观察其类别、形状、大小、颜色、表面特征、质地和气味等。

2)教师

辅助学生进行果实类药材的性状鉴别并给予一定的指导;对学生的实训结果进行评价。

五、实训考核与评价

考核项目	考核内容	评定标准
性状鉴别	准确识别蔓荆子、覆盆子、鸦胆子、川楝子、巴豆、吴茱萸、地肤子、荜澄茄、楮实子、荜茇、苍耳子、牛蒡子、瓜蒌、罗汉果14味中药原药材及饮片	优秀:能准确识别14味中药原药材及饮片 良好:能准确识别12味为中药原药材及饮片 合格:能准确识别8味中药原药材及饮片 不合格:识别8味以下

实训 3　小茴香的显微鉴别

一、实训目的

①掌握粉末临时装片的制作方法。
②掌握粉末特征绘图技巧。
③掌握小茴香横切面显微特征。
④掌握金小茴香的粉末显微特征。

二、仪器、材料

1)仪器

显微镜。

2)材料

①横切面永久制片:小茴香横切片。
②药材粉末:小茴香。
③其他材料:水合氯醛、稀甘油、蒸馏水;载玻片、盖玻片、解剖针、镊子。

三、实训任务

1）组织特征

取组织切片,在低倍显微镜下由外向内依次观察;内含物的特征可在高倍显微镜下观察。

2）粉末特征

取小茴香粉末少许,用水合氯醛溶液进行制片。

四、实训过程

1）学生

（1）小茴香横切片

观察和描述外果皮、中果皮、木质部、韧皮部、网纹细胞、内果皮、油管、种皮、内胚乳的特征。

（2）粉末特征

小茴香粉末:观察和描述表皮细胞及气孔、油管碎片、镶嵌细胞、木薄壁细胞、内胚乳、网纹细胞等特征。

2）教师

辅助学生进行果实类药材的性状鉴别并给予一定的指导;对学生的实训结果进行评价。

五、实训考核与评价

考核项目	考核内容	评定标准
显微鉴别	小茴香粉末特征观察	优秀:能熟练制作小茴香临时粉末制片,粉末特征描述准确,且能熟练绘制粉末特征图 良好:能熟练制作小茴香临时粉末制片,粉末特征描述准确,且会绘制粉末特征图 合格:能制作小茴香临时粉末制片,粉末特征描述基本正确,且会绘制粉末特征图 不合格:不会制作小茴香临时粉末制片,粉末特征描述不正确

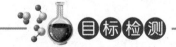

目标检测

一、选择题

（一）A型题(每题只有一个正确答案,将正确选项填入括号中)

1.巴豆油中含强刺激性具泻下和致癌作用的成分是(　　)。

　　A.巴豆毒素　　　　　　B.巴豆醇的双酯化合物　　　　　　C.巴豆苷

　　D.巴豆油酸　　　　　　E.顺芷酸

2.除哪一项外均为小茴香的横切断组织构造?(　　)

　　A.外果皮为1列切向延长的扁平细胞

　　B.中果皮为数列薄壁细胞;有6个油管,内含红棕色油脂;维管束位于果棱部位,周围
　　　有大形网纹细胞,韧皮部位于木质部两侧上方

　　C.内果皮为1列栅状石细胞层

　　D.种皮细胞扁平,内含棕色物质。种脊维管束位于接合面的内果皮与种皮之间

　　E.胚乳细胞含糊粉粒和少数脂肪油,糊粉粒含细小草酸钙簇晶。胚小,位于胚乳中央

3.下列药材中除哪项外,均以果皮入药(　　)。

　　A.大腹皮、瓜蒌皮　　　　　B.罂粟壳、石榴皮　　　　　　　　　C.橘红、陈皮

　　D.葫芦瓢、西瓜皮　　　　　E.枳壳、枳实

4.种子略呈圆肾形而稍扁,两面略凹陷,边缘一侧凹入处具明显的圆点(种脐)。表面光滑,绿褐色至灰褐色,质坚硬,除去种皮,可见淡黄色子叶2片,胚根弯曲,味淡,嚼之有豆腥气。它是(　　)。

　　A.天仙子　　　　B.补骨脂　　　　C.葫芦巴　　　D.沙苑子　　　E.决明子

5.果实表皮下具有圆形壁内腺的药材是(　　)。

　　A.沙苑子　　　　B.决明子　　　　C.补骨脂　　　D.白扁豆　　　E.赤小豆

6.组织中具有油管的生药是(　　)。

　　A.小茴香　　　　B.乳香　　　　　C.沉香　　　　D.香加皮　　　E.肉桂

7.以木兰科植物的果实入药的药材是(　　)。

　　A.五味子　　　　B.小茴香　　　　C.马钱子　　　D.苦杏仁　　　E.牵牛子

(二)B型题(将正确选项填入括号中)

[1—5]

　　A.砂仁　　　　　B.枸杞子　　　　C.五味子

1.不规则球形或扁球形,表面紫红色,味酸,含有木脂素类成分的药材是(　　)。

2.来源于姜科植物,表面棕褐色,密生刺状突起,含有龙脑、右旋樟脑等成分的药材是(　　)。

3.来源于茄科植物,含有甜菜碱等成分,具有滋补肝肾,益精明目的药材是(　　)。

[6—9]

　　A.五味子　　　　B.小茴香　　　　C.陈皮

4.具有油细胞层。(　　)

5.具有油室。(　　)

6.具有油管。(　　)

(三)X型题(将正确选项填入括号中)

1.山楂的植物来源是(　　)。

　　A.山里红　　　　B.山楂　　　　　C.野山楂　　　D.楔楂　　　　E.湖北山楂

2.下列药材入药部位是果实的有(　　)。

　　A.天仙子　　　　B.牛蒡子　　　　C.蛇床子　　　D.补骨脂　　　E.女贞子

3.来源于蔷薇科的药材有(　　)。

　　A.葶苈子　　　　B.金樱子　　　　C.山楂　　　　D.木瓜　　　　E.苦杏仁

4.砂仁种皮可见(　　)。

　　A.假种皮层　　　B.种皮表皮层　　C.色素细胞层　D.油细胞层　　E.栅状石细胞层

5. 小茴香的粉末特征有哪些?(　　　)

　　A. 网纹细胞　　　B. 簇晶　　　C. 镶嵌细胞　　　D. 淡绿色　　　E. 气芳香、味甜

6. 阳春砂的性状鉴别特征为(　　　)。

　　A. 卵圆形,具不明显的三钝棱

　　B. 外表深棕色,有纵棱线

　　C. 种子圆形或长圆形,分成 3 瓣

　　D. 种子为多面体,深棕或黑褐色,外具假种皮

　　E. 气芳香浓烈,味辛,微苦

7. 吴茱萸的性状特征为(　　　)。

　　A. 扁球形

　　B. 表面绿黑或暗黄绿色,具多数凹下细小油点

　　C. 顶平,中间有凹窝及 5 条小裂隙

　　D. 基部有花萼及短果柄,果柄密生毛茸

　　E. 香气浓烈,味辛辣微苦

二、名词解释

镶嵌细胞

三、判断题

1. 化橘红以中果皮部分的维管组织入药。　　　　　　　　　　　　　　　　　(　　　)

2. 莲子芯以去子叶的胚入药。　　　　　　　　　　　　　　　　　　　　　　(　　　)

3. 女贞子来源于木樨科。　　　　　　　　　　　　　　　　　　　　　　　　(　　　)

4. 补骨脂来源于菊科。　　　　　　　　　　　　　　　　　　　　　　　　　(　　　)

5. 巴豆来源于豆科。　　　　　　　　　　　　　　　　　　　　　　　　　　(　　　)

6. 牛蒡子来源于大戟科。　　　　　　　　　　　　　　　　　　　　　　　　(　　　)

7. 枸杞子味甜。　　　　　　　　　　　　　　　　　　　　　　　　　　　　(　　　)

8. 乌梅味微苦。　　　　　　　　　　　　　　　　　　　　　　　　　　　　(　　　)

9. 外形呈三钝棱,内有种子团 3 瓣,气芳香,味辛的药材是砂仁。　　　　　　(　　　)

10. 木瓜来源于葫芦科。　　　　　　　　　　　　　　　　　　　　　　　　　(　　　)

四、简答题

1. 简述果实类中药性状鉴别的要点。

2. 果皮的显微构造有哪些特点?

3. 指出下列药材的道地产区:

①木瓜　　　　②山茱萸　　　　③五味子　　　　④砂仁

⑤陈皮　　　　⑥枸杞子

4. 指出下列药材的来源:

①山楂　　　　②吴茱萸　　　　③补骨脂　　　　④豆蔻

⑤小茴香　　　⑥连翘　　　　　⑦栀子

5. 区分下列各组药材:

①小茴香与蛇床子　　　　　　　②五味子与南五味子

项目9 中药鉴定综合技能之种子类中药鉴定

📖【项目描述】

该项目包含6个任务,主要介绍了23味常见花果实类中药的鉴别,建议教学用时9学时,其中6学时理论教学,3学时实践教学。在观察种子类中药的性状特征时,要注意其药用部位及其形状、大小、表面和质地等特征;显微鉴别时,要注意石细胞和油室等特征。有些种子类药材可利用水试的方法鉴别,如牵牛子;种子类中药的鉴别主要注意其形状、大小、颜色、表面特征等,对于外表比较像的种子类中药,区分其气味可较好地认识此类中药。

📖【学习目标】

➤ 熟悉种子类药材的一般鉴别方法。

➤ 掌握酸枣仁、马钱子、槟榔、桃仁、苦杏仁的性状和显微的鉴别。

➤ 熟悉菟丝子、芥子、火麻仁、郁李仁、苘麻子、决明子、沙苑子、车前子、葶苈子、肉豆蔻、牵牛子、薏苡仁、葱子、韭菜子的性状及鉴别要点。

➤ 了解药茶两用果实类中药的品种和鉴别要点。

📖【能力目标】

➤ 能准确识别酸枣仁、马钱子、槟榔、桃仁、苦杏仁、菟丝子、芥子、火麻仁、郁李仁、莱菔子、苘麻子、决明子、沙苑子、车前子、葶苈子、瓜蒌子、肉豆蔻、牵牛子、天仙子、胖大海、薏苡仁、葱子、韭菜子23味中药原药材及饮片。

➤ 能熟练制作马钱子临时粉末制片,并能熟练绘制粉末特征图。

📖【工作任务】

任务9.1 种子类中药鉴定通用技能

9.1.1 植物学相关知识

种子是胚珠受精后发育而成，是种子植物重要的繁殖器官，由种皮、胚和胚乳3部分组成。

植物种子是动物和人类食物的重要来源。许多植物的种子可供药用，如槟榔、胖大海、肉豆蔻、苦杏仁等。

1)种子的形态及组成

种子的形状、大小、色泽、表面纹理等因植物种类不同而异。种子通常呈圆形、肾形、椭圆形、卵形、圆锥形、多角形等。种子大小差异较悬殊，较大的种子如椰子、槟榔、银杏等；较小的种子如菟丝子、葶苈子等；极小的种子如天麻、白及等。种子的颜色有多种多样，如扁豆为白色，赤小豆为红紫色，绿豆为绿色，相思豆一端为红色，另一端呈黑色等。

有的种子表面光滑，具光泽，如北五味子等；有的种子表面粗糙，如天南星等；有的种子表面具皱褶，如乌头等；有的种子表面密生瘤刺状突起，如太子参；有的种子表面具毛茸，称为种缨，如络石、白前等。

(1)种皮

种皮位于种子的外层，由珠被发育而成，有保护胚的作用。种皮通常分为外种皮和内种皮两层。外种皮坚韧，内种皮较薄。种皮上常有以下结构：

①种脐　种子成熟后从种柄或胎座上脱落后留下的疤痕，常呈圆形或椭圆形。

②种孔　由珠孔发育而成，种子萌发时吸收水分和胚根伸出的部位。

③种脊　种脐到合点之间隆起的脊棱线，内含维管束，由珠脊发育而成。倒生胚珠的种脊较长，横生胚珠和弯生胚珠的种脊较短，而直生胚珠无种脊。

④合点　是种皮上维管束汇合之处。

⑤种阜　有些植物的种皮在珠孔处有一个由珠被扩展成的海绵状突起，能吸水，有助于种子萌发。如巴豆、蓖麻的种子。

此外，少数植物的种子具有假种皮，由珠柄或胎座的组织延伸发育而成，位于种皮的外面。假种皮有的为肉质，如龙眼、荔枝、苦瓜等；有的呈菲薄的膜质，如豆蔻、砂仁、益智等。

(2)胚

胚由卵细胞受精后发育而成。它是种子内尚未发育的植物雏形体，位于胚乳内。胚由胚根、胚轴(胚茎)、胚芽和子叶4部分组成。胚根正对着种孔，将来发育成主根；胚轴向上延伸，成为根与茎的连接部分；胚芽发育成地上的茎和叶；子叶展开后变为绿色，通常在真叶长出后枯萎。单子叶植物具一枚子叶，如百合、小麦等；双子叶植物具二枚子叶，如蚕豆、南瓜等；裸子植物具二至多枚子叶，如银杏、松等。

(3)胚乳

胚乳由极核细胞受精后发育而成，位于胚的周围，呈白色，含丰富的淀粉、蛋白质、脂肪等营养物质。大多数植物的种子,当胚发育或胚乳形成时,胚囊外面的珠心细胞被胚乳吸收而消失。也有少数植物种子的珠心,在种子发育过程中未被完全吸收而形成营养组织,包围在胚乳和胚的外部,称外胚乳,如槟榔、肉豆蔻、胡椒等。

2)种子的类型

根据种子中胚乳的有无,种子可分为以下两种类型:

(1)有胚乳种子

种子成熟时具有发达的胚乳,胚相对较小,子叶较薄,如大黄、蓖麻、小麦等(图9.1)。

(2)无胚乳种子

种子成熟时无胚乳或仅残留一薄层,在胚发育中胚乳的养料被子叶吸收,子叶肥厚,如菜豆、杏仁、南瓜等(图9.2)。

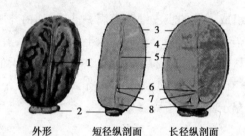

图 9.1　无胚乳种子(菜豆)
1—胚芽;2—胚轴;3—胚根;4—种脐;
5—合点;6—种脊;7—子叶;8—胚根

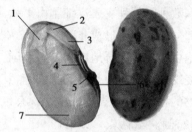

图 9.2　有胚乳种子(蓖麻)
1—种脊;2—种阜;3—种皮;4—胚乳;
5—子叶;6—胚芽;7—胚轴;8—胚根

9.1.2　种子类中药入药部位

种子类中药大多是采用成熟种子,包括种皮和种仁两部分;种仁又包括胚乳和胚。多数是用完整的种子,也有不少是用种子的一部分,有的用假种皮,如肉豆蔻衣、龙眼肉;有的用种皮,如绿豆衣;有的用除去种皮的种仁,如肉豆蔻;有的用去掉子叶的胚,如莲子芯;有的则用发了芽的种子,如大豆黄卷;有的用其发酵加工品,如淡豆豉。

9.1.3　种子类中药性状鉴别

种子类中药的性状鉴别主要应注意种子的形状、大小、颜色、表面纹理、种脐、合点和种脊的位置及形态、质地、纵横剖面以及气味等。

形状大多呈圆球形、类圆球形或扁圆球形等,少数种子呈线形、纺锤形或心形。种皮的表面常有各种纹理:如王不留行具颗粒状突起、蓖麻子带有色泽鲜艳的花纹,也有具毛茸,如番木鳖。表面除常有的种脐、合点和种脊外,少数种子有种阜存在,如蓖麻子、巴豆、千金子等。剥去种皮可见种仁部分,有的种子具发达的胚乳,如番木鳖;无胚乳的种子,则子叶常特别肥厚,如杏仁。胚大多直立,少数弯曲,如王不留行、青葙子等。

有的种子浸入水中显黏性,如车前子、葶苈子。也可取厚切片加化学试剂观察有无淀粉粒、糊粉粒、脂肪油或特殊成分。

9.1.4　种子类中药显微鉴别

种子的结构一般由种皮、胚和胚乳3部分组成。种子类中药的显微鉴别特征主要在种皮，因为种皮的构造因植物的种类而异，最富有变化，因而常可找出其在鉴定上具有重要意义的特征。

1)种皮

种子通常只有一层种皮，但有的种子有两层种皮，即有内外种皮的区分。种皮常由下列一种或数种组织组成：

(1)表皮层

多数种子的种皮表皮细胞由1列薄壁细胞组成。有的表皮细胞充满黏液质，如白芥子等；有的部分表皮细胞形成非腺毛，如牵牛子；有的全部表皮细胞分化成非腺毛，如番木鳖；有的表皮细胞中单独或成群地散列着石细胞，如杏仁、桃仁；也有表皮层全由石细胞组成，如天仙子；有的表皮细胞成为狭长的栅状细胞，其细胞壁常有不同程度的木化增厚，如青葙子以及一般豆科植物的种子；有的表皮细胞中含有色素，如青葙子及牵牛子等。

(2)栅状细胞层

有些种子的表皮下方，有栅状细胞层，由1列或2~3列狭长的细胞排列而成，壁多木化增厚，如决明子；有的内壁和侧壁增厚，而外壁菲薄的，如白芥子。在栅状细胞的外缘处，有时可见一条折光率较强的光辉带，如牵牛子、菟丝子。

(3)油细胞层

有的种子的表皮层下，有油细胞层，内储挥发油，如白豆蔻、砂仁等。

(4)色素层

具有颜色的种子，除表皮层可含色素物质外，内层细胞或者内种皮细胞中也可含色素物质，如白豆蔻。

(5)石细胞

除种子的表皮有时为石细胞外，也有表皮的内层几全由石细胞组成，如瓜蒌仁；或内种皮为石细胞层，如白豆蔻。

(6)营养层

多数种子的种皮中，常有数列储有淀粉粒的薄壁细胞，为营养层。在种子发育过程中，淀粉已被消耗，故成熟的种子，营养层往往成为扁缩颓废的薄层。有的营养层中还包括一层含糊粉粒的细胞。

2)胚乳

通常由储藏大量脂肪油和糊粉粒的薄壁细胞组成，有时细胞中含淀粉粒。大多数种子具有内胚乳。在无胚乳的种子中，也可见到1~2列残存的内胚乳细胞。胚乳细胞中有时含草酸钙结晶；有时糊粉粒中也有小簇晶存在(小茴香)。少数种子有发达的外胚乳，或外胚乳成颓废组织残留。少数种子的种皮内层和外胚乳的折合层，不规则地伸入内胚乳中，形成错入组织,如槟榔;也有为外胚乳伸入内胚乳中而形成的错入组织,如肉豆蔻。

3)胚

胚是种子中未发育的幼体,包括胚根、胚茎、胚芽及子叶 4 部分。通常子叶占胚的较大部分,子叶构造与叶大致相似。

胚乳和胚中储藏的营养物质主要为脂肪油、蛋白质和淀粉粒。种子中的储藏蛋白质可能呈非晶形状态,也可能成为具有特殊形状的颗粒——糊粉粒。在植物器官中只有种子含有糊粉粒。糊粉粒是确定种子类粉末入药的主要标志。

种子类中药粉末鉴别时,应注意种皮碎片、纤维、石细胞,或可能出现的栅栏细胞、杯状细胞、色素细胞、硅质块、分泌细胞等,均为鉴别主要依据。

任务 9.2　酸枣仁、马钱子、菟丝子、槟榔、芥子的鉴别

9.2.1　酸枣仁 Suanzaoren　Ziziphi Spinosae Semen

【来源】　为鼠李科植物酸枣 *Ziziphus jujuba* Mill. Var. *spinosa*(Bunge)Hu ex H. F. Chou 的干燥成熟种子。

【产地】　主产于河北、陕西、河南、山西、辽宁、山东等地。

【采收加工】　秋末冬初采收成熟果实,除去果肉和核壳,收集种子,晒干。

【性状鉴别】　呈扁圆形或扁椭圆形,长 5 ~ 9 mm,宽 5 ~ 7 mm,厚约 3 mm。表面紫红色或紫褐色,平滑有光泽,有的有裂纹。有的两面均呈圆隆状突起;有的一面较平坦,中间或有 1 条隆起的纵线纹;另一面稍突起;一端凹陷,可见线形种脐;另端有细小突起的合点。种皮较脆,胚乳白色,子叶 2,浅黄色,富油性。气微,味淡(图 9.3)。

以粒大、饱满、外皮红棕色、光滑油润、种仁黄白色、无核壳者为佳。

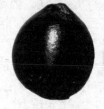

图 9.3　酸枣仁药材图

【显微鉴别】　粉末　棕红色。种皮栅状细胞呈棕红色,表面观多角形,直径约 15 μm,壁厚,木化,胞腔小;侧面观呈长条形,外壁增厚,侧壁上、中部甚厚,下部渐薄;底面观类多角形或圆多角形。种皮内表皮细胞棕黄色,表面观长方形或类方形,垂周壁连珠状增厚,木化。子叶表皮细胞含细小草酸钙簇晶和方晶(图 9.4)。

【功效】　甘、酸,平。归肝、胆、心经。养心补肝,宁心安神,敛汗,生津。

【注意】　置阴凉干燥处。防蛀。

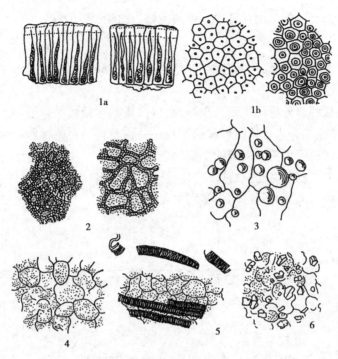

图9.4　酸枣仁粉末特征图

1—种皮栅状细胞;2—种表皮细胞;3—内胚乳及子叶细胞;

4—棕色薄壁细胞;5—导管;6—方晶与簇晶

9.2.2　马钱子 Maqianzi　Strychni Semen

【来源】　为马钱科植物马钱 *Strychnos nux-vomica* L. 的干燥成熟种子。

【产地】　主产于云南、广西、四川等地。

【采收加工】　冬季采收成熟果实,取出种子,晒干。

【性状鉴别】　呈纽扣状圆板形,常一面隆起,一面稍凹下,直径1.5～3 cm,厚0.3～0.6 cm。表面密布灰棕或灰绿色绢状茸毛,自中间向四周呈辐射状排列,有丝样光泽。边缘稍隆起,较厚,有突起的珠孔,底面中心有突起的圆点状种脐。质坚硬,平行剖面可见淡黄白色胚乳,角质状,子叶心形,叶脉5～7条。气微,味极苦(图9.5)。

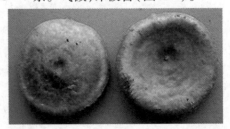

图9.5　马钱子药材图

以个大、肉厚、饱满、质坚、有细密毛茸、色灰黄有光泽者为佳。

【显微鉴别】　粉末　灰黄色。非腺毛单细胞,基部膨大似石细胞,壁极厚,多碎断,木化。

胚乳细胞多角形,壁厚,内含脂肪油及糊粉粒。

【理化鉴别】 取本品粉末 0.5 g,加三氯甲烷-乙醇(10∶1)混合溶液 5 mL 与浓氨试液 0.5 mL,密塞,振摇 5 min,放置 2 h,过滤,取滤液作为供试品溶液。另取士的宁对照品、马钱子碱对照品,加三氯甲烷制成每 1 mL 各含 2 mg 的混合溶液,作为对照品溶液。照薄层色谱法试验,吸取上述两种溶液各 10 μL,分别点于同一硅胶 G 薄层板上,以甲苯-丙酮-乙醇-浓氨试液(4∶5∶0.6∶0.4)为展开剂,展开,取出,晾干,喷以稀碘化铋钾试液。供试品色谱中,在与对照品色谱相应的位置上,显相同颜色的斑点。

【检查】 水分不得过 13.0%;总灰分不得过 2.0%。

【浸出物】 按干燥品计算,含士的宁应为 1.20% ~ 2.20%,马钱子碱不少于 0.80%。

【功效】 苦,温;有大毒。归肝、脾经。通络止痛,散结消肿。

【注意】 孕妇禁用;不宜多服久服及生用;运动员慎用;有毒成分能经皮肤吸收,外用不宜大面积涂敷。

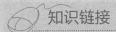
知识链接

云南马钱子

同属植物云南马钱 *Strychnos pierriana* A. W. Hill 种子曾作马钱子药用。其主要特征是:稍弯曲不规则扁长圆形,种子表皮茸毛平直或多少扭曲,毛肋常分散。剖面可见子叶卵形,叶脉 3 条。

9.2.3 **菟丝子** Tusizi Cuscutae Semen

【来源】 为旋花科植物南方菟丝子 *Cuscuta australis* R. Br. 或菟丝子 *Cuscuta chinensis* Lam. 的干燥成熟种子。

【产地】 主产于河北、山东、河南、山西、吉林、辽宁、江苏等地。

【采收加工】 秋季果实成熟时采收植株,晒干,打下种子,除去杂质。

【性状鉴别】 呈类球形,直径 1 ~ 2 mm。表面灰棕色至棕褐色,粗糙,种脐线形或扁圆形。质坚实,不易以指甲压碎。气微,味淡(图 9.6)。

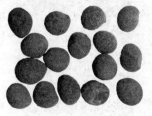

图 9.6 菟丝子药材图

以颗粒饱满、无泥尘杂质者为佳。

【显微鉴别】 粉末 黄褐色或深褐色。种皮表皮细胞断面观呈类方形或类长方形,侧壁增厚;表面观呈圆多角形,角隅处壁明显增厚。种皮栅状细胞成片,断面观 2 列,外列细胞较内列细胞短,具光辉带,位于内侧细胞的上部;表面观呈多角形,皱缩。胚乳细胞呈多角形或类圆形,胞腔内含糊粉粒。子叶细胞含糊粉粒及脂肪油滴。

【理化鉴别】 ①取本品少量,加沸水浸泡后,表面有黏性;加热煮至种皮破裂时,可露出黄白色卷旋状的胚,形如吐丝。

②取本品粉末0.5 g,加甲醇40 mL,加热回流30 min,滤过,滤液浓缩至5 mL,作为供试品溶液。另取菟丝子对照药材0.5 g,同法制成对照药材溶液。再取金丝桃苷对照品,加甲醇制成每1 mL含1 mg的溶液,作为对照品溶液。照薄层色谱法试验,吸取上述3种溶液各1~2 μL,分别点于同一聚酰胺薄膜上,以甲醇-冰醋酸-水(4∶1∶5)为展开剂,展开,取出,晾干,喷以三氯化铝试液,置紫外光灯(365 nm)下检视。供试品色谱中,在与对照药材色谱和对照品色谱相应的位置上,显相同颜色的荧光斑点。

【检查】 水分不得过10.0%;总灰分不得过10.0%;酸不溶性灰分不得过4.0%。

【浸出物】 照醇溶性浸出物测定法项下的热浸法测定,用稀乙醇作溶剂,不得少于20.0%。

【含量测定】 本品按干燥品计算,含金丝桃苷不得少于0.10%。

【功效】 辛、甘,平。归肝、肾、脾经。补益肝肾,固精缩尿,安胎,明目,止泻;外用消风祛斑。

9.2.4 槟榔 Binglang Arecae Semen

【来源】 为棕榈科植物槟榔 *Areca catechu* L. 的干燥成熟种子。

【产地】 主产于海南、广东、福建等地。

【采收加工】 春末至秋初采收成熟果实,用水煮后,干燥,除去果皮,取出种子,干燥。

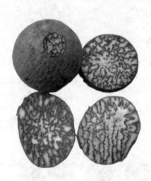

图9.7 槟榔药材图

【性状鉴别】 呈扁球形或圆锥形,高1.5~3.5 cm,底部直径1.5~3 cm。表面淡黄棕色或淡红棕色,具稍凹下的网状沟纹,底部中心有圆形凹陷的珠孔,其旁有1明显疤痕状种脐。质坚硬,不易破碎,断面可见棕色种皮与白色胚乳相间的大理石样花纹。气微,味涩、微苦(图9.7)。

以个大,质坚,体重,断面色鲜艳,无霉变,黑心,虫蛀者为佳。

【显微鉴别】 横切面 种皮组织分内、外层,外层为数列切向延长的扁平石细胞,内含红棕色物,石细胞形状、大小不一,常有细胞间隙;内层为数列薄壁细胞,含棕红色物,并散有少数维管束。外胚乳较狭窄,种皮内层与外胚乳常插入内胚乳中,形成错入组织;内胚乳细胞白色,多角形,壁厚,纹孔大,含油滴及糊粉粒(图9.8)。

粉末 红棕色至淡棕色。种皮石细胞,形状不一,有纺锤形的,有呈长方形的,细胞壁不甚厚。内胚乳碎片众多,细胞形状不规则,壁颇厚,有大的类圆形壁孔。外胚乳细胞类长方形或类多角形,无色,胞腔内多充满红棕色至深棕色物质。糊粉粒直径5~40 μm,含拟晶体1粒。其他可见少数网纹导管,残留的中果皮纤维,并有具壁孔的薄壁细胞等。

【理化鉴别】 ①取粉末0.5 g,加水3~4 mL,加5%硫酸液1滴,微热数分钟,滤过,取滤液1滴于玻片上,加碘化铋钾试液1滴,即显混浊。放置后,置显微镜下观察,有石榴红色的球晶或方晶产生(检查槟榔碱)。

②取本品粉末1 g,加乙醚50 mL,再加碳酸盐缓冲液(取碳酸钠1.91 g和碳酸氢钠0.56 g,加水使溶解成100 mL,即得)5 mL,放置30 min,时时振摇,加热回流30 min,分取乙醚液,挥

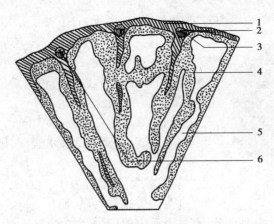

图9.8　槟榔横切面特征图

1—种皮外层;2—韧皮部;3—木质部;4—种皮内层与外胚乳;5—内胚乳;6—种皮维管束

干,残渣加甲醇1 mL使溶解,置具塞离心管中,静置1 h,离心,取上清液作为供试品溶液。另取槟榔对照药材1 g,同法制成对照药材溶液。再取氢溴酸槟榔碱对照品,加甲醇制成每1 mL含1.5 mg的溶液。作为对照品溶液,照薄层色谱法试验,吸取上述3种溶液各5 μL,分别点于同一硅胶G薄层板上,以环己烷-乙酸乙酯-浓氨试液(7.5:7.5:0.2)为展开剂,置氨蒸气预饱和的展开缸内,展开,取出,晾干,置碘蒸气中熏至斑点清晰。供试品色谱中,在与对照药材色谱和对照品色谱相应的位置上,显相同颜色斑点。

【检查】　水分不得过10.0%。

【含量测定】　照高效液相色谱法。本品按干燥品计算,含槟榔碱,不得少于0.20%。

【功效】　苦、辛,温。归胃、大肠经。杀虫,消积,行气,利水,截疟。

【使用注意】　脾虚便溏者不宜用。

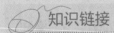知识链接

大腹皮

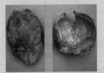　冬季至次春采收槟榔的未成熟果实,低温烘干,剥取的果皮,称"大腹皮"。药材呈椭圆形、长卵形的瓢状。外果皮为深棕色至近黑色,有不规则纵皱纹及隆起横纹,内果皮凹陷,表面略光滑呈硬壳状。体轻,质硬,纵向撕裂后可见中果皮纤维。味淡、微涩。含大量鞣质,能下气宽中,行水消肿。多用于治疗腹部胀满、水肿、小便不利。

9.2.5　芥子 Jiezi　Sinapis Semen

【来源】　为十字花科植物白芥 *Sinapis alba* L. 或芥 *Brassica juncea*(L.)Czern. et Coss. 的干燥成熟种子。前者习称"白芥子",后者习称"黄芥子"。

【产地】　主产于安徽、河南、山东、四川、陕西等地。

【采收加工】 夏末秋初果实成熟时采割植株,晒干,打下种子,除去杂质。

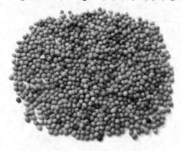

图9.9 芥子药材图

【性状鉴别】 白芥子 呈球形,直径 1.5～2.5 mm。表面灰白色至淡黄色,具细微的网纹,有明显的点状种脐。种皮薄而脆,破开后内有白色折叠的子叶,有油性。气微,味辛辣。

黄芥子 较小,直径 1～2 mm。表面黄色至棕黄色,少数呈暗红棕色。研碎后加水浸湿,则产生辛烈的特异臭气(图9.9)。

均以粒大、饱满者为佳。白芥子多药用,黄芥子多食用。

【显微鉴别】 横切面

白芥子 种皮表皮为黏液细胞,有黏液质纹理;下皮为 2 列厚角细胞;栅状细胞 1 列,内壁及侧壁增厚,外壁菲薄。内胚乳为 1 列类方形细胞,含糊粉粒。子叶和胚根薄壁细胞含脂肪油滴和糊粉粒。

黄芥子 种皮表皮细胞切向延长;下皮为 1 列菲薄的细胞。

【理化鉴别】 取本品粉末 1 g,加甲醇 50 mL,超声处理 1 h,滤过,滤液蒸干,残渣加甲醇 5 mL 使溶解,作为供试品溶液。另取芥子碱硫氰酸盐对照品,加甲醇制成每 1 mL 含 1 mg 的溶液,作为对照品溶液。照薄层色谱法试验,吸取上述两种溶液各 5～10 μL,分别点于同一硅胶 G 薄层板上,以乙酸乙酯-丙酮-甲酸-水(3.5∶5∶1∶0.5)为展开剂,展开,取出,晾干,喷以稀碘化铋钾试液。供试品色谱中,在与对照品色谱相应的位置上,显相同颜色的斑点。

【检查】 水分不得过 14.0%;总灰分不得过 6.0%。

【浸出物】 照水溶性浸出物测定法项下的冷浸法测定,不得少于 12.0%。

【含量测定】 按干燥品计算,含芥子碱以芥子碱硫氰酸盐计,不得少于 0.50%。

【功效】 辛,温。归肺经,温肺豁痰利气,散结通络止痛。

任务 9.3 苦杏仁、桃仁、火麻仁、郁李仁、莱菔子的鉴别

9.3.1 苦杏仁 Kuxingren Armeniacae Semen Amarum

【来源】 为蔷薇科植物山杏 *Prunus armeniaca* L. var. ansu Maxim.、西伯利亚杏 *Prunus sibirica* L.、东北杏 *Prunus mandshurica* (Maxim.) Koehne 或杏 *Prunus armeniaca* L. 的干燥成熟种子。

【产地】 我国大部分地区均产。主产于北方,以内蒙古、吉林、辽宁、河北、陕西产量最大。

【采收加工】 夏季采收成熟果实,除去果肉和核壳,取出种子,晒干。

【性状鉴别】 呈扁心形,长 1～1.9 cm,宽 0.8～1.5 cm,厚 0.5～0.8 cm。表面黄棕色至深棕色,一端尖,另端钝圆,肥厚,左右不对称,尖端一侧有短线形种脐,圆端合点处向上具多数深棕色的脉纹。种皮薄,子叶 2,乳白色,富油性。气微,味苦(图9.10)。

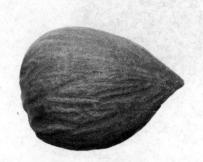

图9.10　苦杏仁药材图

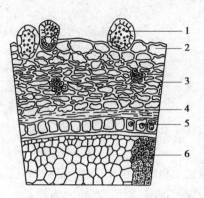

图9.11　苦杏仁横切面特征图
1—石细胞;2—表皮;3—薄壁细胞;
4—外胚乳;5—内胚乳;6—子叶细胞

以粒大饱满、黄绿色、气味浓者为佳。

【显微鉴别】　种子中部横切面　苦杏仁外种皮细胞1列,散有长圆形、卵圆形,偶有贝壳形及顶端平截呈梯形的黄色石细胞高38～95 μm,宽30～57 μm。埋在薄壁组织部分壁较薄,纹孔及孔沟较多。种皮下方为细胞皱缩的营养层。内种皮细胞1列,含黄色物质。外胚乳为数列颓废的薄壁细胞。内胚乳为1列长方形细胞,内含糊粉粒及脂肪油。(图9.11)。

【理化鉴别】　取本品粉末2 g,置索氏提取器中,加二氯甲烷适量,加热回流2 h,弃去二氯甲烷液,药渣烘干,加甲醇30 mL,加热回流30 min,放冷,滤过,滤液作为供试品溶液。另取苦杏仁苷对照品,加甲醇制成每1 mL含2 mg的溶液,作为对照品溶液。照薄层色谱法试验,吸取上述两种溶液各3 μL,分别点于同一硅胶G薄层板上,以三氯甲烷-乙酸乙酯-甲醇-水(15：40：22：10)5～10 ℃放置12 h的下层溶液为展开剂,展开,取出,立即用0.8%磷钼酸的15%硫酸乙醇溶液浸板,在105 ℃加热至斑点显色清晰。供试品色谱中,在与对照品色谱相应的位置上,显相同颜色的斑点。

【检查】　过氧化值不得过0.11%。

【含量测定】　含苦杏仁苷($C_{20}H_{27}NO_{11}$)不得少于3.0%。

【功效】　苦,微温;有小毒。归肺、大肠经。降气止咳平喘,润肠通便。

【注意】　内服不宜过量,以免中毒。

9.3.2　桃仁 Taoren　Persicae Semen

【来源】　为蔷薇科植物桃 *Prunus persica* (L.) Batsch 或山桃 *Prunus davidiana* (Carr.) Franch. 的干燥成熟种子。

【产地】　主产于四川、陕西、河北、山东等地。

【采收加工】　果实成熟后采收,除去果肉和核壳,取出种子,晒干。

【性状鉴别】　桃仁　呈扁长卵形,长1.2～1.8 cm,宽0.8～1.2 cm,厚0.2～0.4 cm。表面黄棕色至红棕色,密布颗粒状突起。一端尖,中部膨大,另端钝圆稍偏斜,边缘较薄。尖端一侧有短线形种脐,圆端有颜色略深不甚明显的合点,自合点处散出多数纵向维管束。种皮薄,子叶2,类白色,富油性。气微,味微苦(图9.12)。

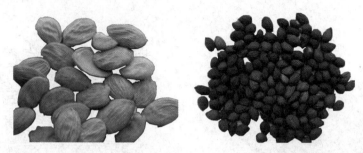

图 9.12　桃仁药材图(左为桃仁,右为山桃仁)

山桃仁　呈类卵圆形,较小而肥厚,长约 0.9 cm,宽约 0.7 cm,厚约 0.5 cm。

均以颗粒饱满、均匀、完整者为佳。

【显微鉴别】　种皮粉末(或解离)片

桃仁　石细胞黄色或黄棕色,侧面观贝壳形、盔帽形、弓形或椭圆形,高 54～153 μm,底部宽约 180 μm,壁一边较厚,层纹细密;表面观类圆形、圆多角形或类方形,底部壁上纹孔大而较密。

【理化鉴别】　取本品粗粉 2 g,加石油醚(60～90 ℃)50 mL,加热回流 1 h,滤过,弃去石油醚液,药渣再用石油醚 25 mL 洗涤,弃去石油醚,药渣挥干,加甲醇 30 mL,加热回流 1 h,放冷,滤过,取滤液作为供试品溶液。另取苦杏仁苷对照品,加甲醇制成每 1 mL 含 2mg 的溶液,作为对照品溶液。照薄层色谱法试验,吸取上述两种溶液各 5 μL,分别点于同一硅胶 G 薄层板上,以三氯甲烷-乙酸乙酯-甲醇-水(15∶40∶22∶10)在 5～10 ℃ 放置 12 h 的下层溶液为展开剂,展开,取出,立即喷以磷钼酸硫酸溶液(磷钼酸 2 g,加水 20 mL 使溶解,再缓缓加入硫酸 30 mL,混匀),在 105 ℃ 加热至斑点显色清晰。供试品色谱中,在与对照品色谱相应的位置上,显相同颜色的斑点。

【检查】　酸败度　照酸败度检查法测定,酸值不得过 10.0。羰基值不得过 11.0。本品每 1 000 g 含黄曲霉毒素 B_1 不得过 5 μg,含黄曲霉毒素 G_2、黄曲霉毒素 G_1、黄曲霉毒素 B_2 和黄曲霉毒素 B_1 的总量不得过 10 μg。

【含量测定】　按干燥品计算,含苦杏仁苷不得少于 2.0%。

【功效】　苦、甘,平。归心、肝、大肠经。活血祛瘀,润肠通便,止咳平喘。

9.3.3　火麻仁 Huomaren　Cannabis Semen

【来源】　为桑科植物大麻 *Cannabis sativa* L. 的干燥成熟种子。

【产地】　主产于浙江、山东、江苏、安徽、河北、河南及东北等地。

【采收加工】　秋季果实成熟时采收,除去杂质,晒干。

【性状鉴别】　呈卵圆形,长 4～5.5 mm,直径 2.5～4 mm。表面灰绿色或灰黄色,有微细的白色或棕色网纹,两边有棱,顶端略尖,基部有 1 圆形果梗痕。果皮薄而脆,易破碎。种皮绿色,子叶 2,乳白色,富油性。以颗粒饱满、种仁色乳白者为佳。

【功效】　气微,味淡。甘,平。归脾、胃、大肠经。润肠通便(图 9.13)。

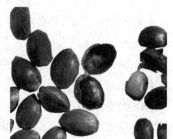

图 9.13　火麻仁药材图

9.3.4 郁李仁 Yuliren Pruni Semen

【来源】 为蔷薇科植物欧李 *Prunus humilis* Bge.、郁李 *Prunus japonica* Thunb. 或长柄扁桃 *Prunus pedunculata* Maxim. 的干燥成熟种子。前两种习称"小李仁",后一种习称"大李仁"。

【产地】 欧李主产于辽宁、黑龙江、河北、山东等地。郁李主产于华东及河北、河南、山西、广东等地。

【采收加工】 夏、秋二季采收成熟果实,除去果肉和核壳,取出种子,干燥。

【性状鉴别】 小李仁呈卵形,长 5 ~ 8 mm,直径 3 ~ 5 mm。表面黄白色或浅棕色,一端尖,另端钝圆。尖端一侧有线形种脐,圆端中央有深色合点,自合点处向上具多条纵向维管束脉纹。种皮薄,子叶 2,乳白色,富油性。气微,味微苦。大李仁:长 6 ~ 10 mm,直径 5 ~ 7 mm。表面黄棕色。以颗粒饱满、完整、色黄白者为佳(图 9.14)。

【功效】 辛、苦、甘,平。归脾、大肠、小肠经。润肠通便,下气利水。

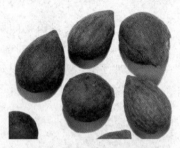

图 9.14 郁李仁药材图

9.3.5 莱菔子 Laifuzi Raphani Semen

【来源】 为十字花科植物萝卜 *Raphanus sativus* L. 的干燥成熟种子。

【产地】 多栽培,主产于河北、河南、浙江、湖北、四川等地。

【采收加工】 夏季果实成熟时采割植株,晒干,搓出种子,除去杂质,再晒干。

【性状鉴别】 呈类卵圆形或椭圆形,稍扁,长 2.5 ~ 4 mm,宽 2 ~ 3 mm。表面黄棕色、红棕色或灰棕色。一端有深棕色圆形种脐,一侧有数条纵沟。种皮薄而脆,子叶 2,黄白色,有油性。气微,味淡、微苦辛。以身干、粒大饱满、不泛油、无泥杂者为佳。本品粉末淡黄色至棕黄色。种皮栅状细胞成片,淡黄色、橙黄色、黄棕色或红棕色,表面观呈多角形或长多角形。直径约至 15 μm,常与种皮大形下皮细胞重叠,可见类多角形或长多角形暗影。内胚乳细胞表面观呈类多角形,含糊粉粒和脂肪油滴。子叶细胞无色或淡灰绿色,壁薄,含糊粉粒及脂肪油滴(图 9.15)。

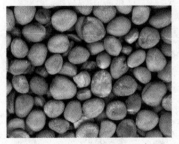

图 9.15 莱菔子药材图

【功效】 辛、甘,平。归肺、脾、胃经。消食除胀,降气化痰。

任务9.4　苘麻子、决明子、沙苑子、车前子、葶苈子、瓜蒌子的鉴别

9.4.1　苘麻子 Qingmazi　Abutili Semen

【来源】　为锦葵科植物苘麻 *Abutilon theophrasti* Medic. 的干燥成熟种子。

【产地】　主产于四川、河南、江苏、湖北等地。

【采收加工】　秋季采收成熟果实,晒干,打下种子,除去杂质。

【性状鉴别】　呈三角状肾形,长3.5~6 mm,宽2.5~4.5 mm,厚1~2 mm。表面灰黑色或暗褐色,有白色稀疏绒毛,凹陷处有类椭圆状种脐,淡棕色,四周有放射状细纹。种皮坚硬,子叶2,重叠折曲,富油性。气微,味淡。

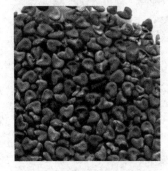

图9.16　苘麻子药材图

【显微鉴别】　横切面　表皮细胞1列,扁长方形,有的分化成单细胞非腺毛。下皮细胞1列,略径向延长。栅状细胞1列,长柱形,长约至88 μm,壁极厚,上部可见线形胞腔,其末端膨大,内含细小球状结晶。色素层4~5列细胞,含黄棕色或红棕色物。胚乳和子叶细胞含脂肪油和糊粉粒,子叶细胞还含少数细小草酸钙簇晶。以身干、籽粒饱满、色灰褐、无杂质者为佳。

【功效】　苦,平。归大肠、小肠、膀胱经。清热解毒,利湿,退翳(图9.16)。

9.4.2　决明子 Juemingzi　Cassiae Semen

【来源】　为豆科植物决明 *Cassia obtusifolia* L. 或小决明 *Cassia tora* L. 的干燥成熟种子。

【产地】　主产于安徽、广西、四川、浙江、广东等地。

【采收】　秋季采收成熟果实,晒干,打下种子,除去杂质。

【性状鉴别】　决明子　略呈菱方形或短圆柱形,两端平行倾斜,长3~7 mm,宽2~4 mm。表面绿棕色或暗棕色,平滑有光泽。一端较平坦,另端斜尖,背腹面各有1条突起的棱线,棱线两侧各有1条斜向对称而色较浅的线形凹纹。质坚硬,不易破碎。种皮薄,子叶2,黄色,呈S形折曲并重叠。气微,味微苦。

小决明　呈短圆柱形,较小,长3~5 mm,宽2~3 mm。表面棱线两侧各有1片宽广的浅黄棕色带。

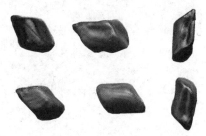

图9.17　决明子药材图

【显微鉴别】　粉末　黄棕色。种皮栅状细胞无色或淡黄色,侧面观细胞1列,呈长方形,排列稍不平整,长42~53 μm,壁较厚,光辉带2条;表面观呈类多角形,壁稍皱缩。种皮支持

细胞表面观呈类圆形,直径 10 ~ 35(55) μm,可见两个同心圆圈;侧面观呈哑铃状或葫芦状。角质层碎片厚 11 ~ 19 μm。草酸钙簇晶众多,多存在于薄壁细胞中,直径 8 ~ 21 μm。

【功效】 甘、苦、咸,微寒。归肝、大肠经。清热明目,润肠通便(图9.17)。

9.4.3 沙苑子 Shayuanzi Astragali Complanti Semen

【来源】 为豆科植物扁茎黄芪 *Astragalus complanatus* R. Br. 的干燥成熟种子。

【产地】 主产于陕西、河北,辽宁、山西、内蒙古、四川等地。

【采收加工】 秋末冬初果实成熟尚未开裂时采割植株,晒干,打下种子,除去杂质,晒干。

【性状鉴别】 略呈肾形而稍扁,长 2 ~ 2.5 mm,宽 1.5 ~ 2 mm,厚约 1 mm。表面光滑,褐绿色或灰褐色。边缘一侧微凹处具圆形种脐。质坚硬,不易破碎。子叶2,淡黄色,胚根弯曲,长约 1 mm。气微,味淡,嚼之有豆腥味(图9.18)。

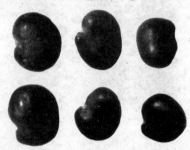

图9.18 沙苑子药材图

以粒大、饱满、绿褐色者为佳。

【功效】 甘,温。归肝、肾经。补肾助阳,固精缩尿,养肝明目。

【注意】 置通风干燥处。

9.4.4 车前子 Cheqianzi Plantaginis Semen

【来源】 为车前科植物车前 *Plantago asiatica* L. 或平车前 *Plantago depressa* Willd. 的干燥成熟种子。

【产地】 全国各地均产,平车前主产于东北、华北及西北等地。

【采收加工】 夏、秋二季种子成熟时采收果穗,晒干,搓出种子,除去杂质。

图9.19 车前子药材图

【性状鉴别】 呈椭圆形、不规则长圆形或三角状长圆形,略扁,长约 2 mm,宽约 1 mm。表面黄棕色至黑褐色,有细皱纹,一面有灰白色凹点状种脐。质硬。气微,味淡。以粒大、饱满、质坚硬、色黑棕有光泽者为佳。

【显微鉴别】 粉末 深黄棕色。种皮外表皮细胞断面观类方形或略切向延长,细胞壁黏液质化。种皮内表皮细胞表面观类长方形,直径 5 ~ 19 μm,长约至 83 μm,壁薄,微波状,常作镶嵌状排列。内胚乳细胞壁甚厚,充满细小糊粉粒。平车前种皮内表皮细胞较小,直径 5 ~ 10 μm,长 11 ~ 45 μm。

【功效】 甘,寒。归肝、肾、肺、小肠经。清热利尿通淋,渗湿止泻,明目,祛痰(图9.19)。

9.4.5　葶苈子 Tinglizi　Descurainiae Semen Lepidii Semen

【来源】　为十字花科植物播娘蒿 *Descurainia sophia*（L.）Webb. ex Prantl. 或独行菜 *Lepidium apetalum Willd.* 的干燥成熟种子。前者习称"南葶苈子"，后者习称"北葶苈子"。

【产地】　播娘蒿主产于华东、中南等地；独行菜以华北、东北为主要产区。

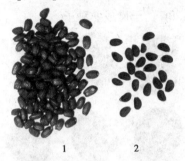

图 9.20　葶苈子药材图
1—南葶苈子；2—北葶苈子

【采收加工】　夏季果实成熟时采割植株，晒干，搓出种子，除去杂质。

【性状鉴别】　南葶苈子　呈长圆形略扁，长 0.8～1.2 mm，宽约 0.5 mm。表面棕色或红棕色，微有光泽，具纵沟 2 条，其中 1 条较明显。一端钝圆，另端微凹或较平截，种脐类白色，位于凹入端或平截处。气微，味微辛、苦，略带黏性。

北葶苈子　呈扁卵形，长 1～1.5mm，宽 0.5～1 mm。一端钝圆，另端尖而微凹，种脐位于凹入端。味微辛辣，黏性较强（图 9.20）。

以颗粒均匀、饱满、色黄棕、无杂质者为佳。

【显微鉴别】　取本品少量，加水浸泡后，用放大镜观察，南葶苈子透明状黏液层薄，厚度为种子宽度的 1/5 以下。北葶苈子透明状黏液层较厚，厚度可超过种子宽度的 1/2 以上。

南葶苈子　粉末黄棕色。种皮外表皮细胞为黏液细胞，断面观类方形，内壁增厚向外延伸成纤维素柱，纤维素柱长 8～18 μm，顶端钝圆、偏斜或平截，周围可见黏液质纹理。种皮内表皮细胞为黄色，表面观呈长方多角形，直径 15～42 μm，壁厚 5～8 μm。

北葶苈子　种皮外表皮细胞断面观略呈类长方形，纤维素柱较长，长 24～34 μm，种皮内表皮细胞表面观长方多角形或类方形。

【功效】　辛、苦，大寒。归肺、膀胱经。泻肺平喘，行水消肿。

【注意】　置干燥处。

9.4.6　瓜蒌子 Gualouzi　Trichosanthis Semen

【来源】　为葫芦科植物栝楼 *Trichosanthes kirilowii* Maxim. 或双边栝楼 *Trichosanthes rosthornii* Harms 的干燥成熟种子。

【产地】　栝楼主产于山东省。双边栝楼主产于江西、湖北、湖南等地。

【采收加工】　秋季采摘成熟果实，剖开，取出种子，洗净，晒干。

【性状鉴别】　栝楼　呈扁平椭圆形，长 12～15 mm，宽 6～10 mm，厚约 3.5 mm。表面浅棕色至棕褐色，平滑，沿边缘有 1 圈沟纹。顶端较尖，有种脐，基部钝圆或较狭。种皮坚硬；内种皮膜质，灰绿色，子叶 2，黄白色，富油性。气微，味淡。

双边栝楼　较大且扁，长 15～19 mm，宽 8～10 mm，厚

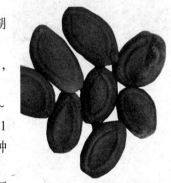

图 9.21　瓜蒌子药材图

约2.5 mm。表面棕褐色,沟纹明显而环边较宽。顶端平截。

【显微鉴别】　粉末　暗红棕色。种皮表皮细胞表面观呈类多角形或不规则形,平周壁具稍弯曲或平直的角质条纹。石细胞单个散在或数个成群,棕色,呈长条形、长圆形、类三角形或不规则形,壁波状弯曲或呈短分枝状。星状细胞淡棕色、淡绿色或几无色,呈不规则长方形或长圆形,壁弯曲,具数个短分枝或突起,枝端钝圆。螺纹导管直径20～40 μm。

【功效】　甘,寒。归肺、胃、大肠经。润肺化痰,滑肠通便(图9.21)。

任务 9.5　肉豆蔻、牵牛子、天仙子、胖大海、葱子、韭菜子、草豆蔻的鉴别

9.5.1　**肉豆蔻** Roudoukou　Myristicae Semen

【来源】　为肉豆蔻科植物肉豆蔻 *Myristica fragrans* Houtt. 的干燥种仁。

【产地】　主产于马来西亚、印度尼西亚;我国广东、广西、云南也有栽培。

【采收加工】　冬、春两季果实成熟时采收。其种仁入药。

【性状鉴别】　呈卵圆形或椭圆形,长2～3 cm,直径1.5～2.5 cm。表面灰棕色或灰黄色,有时外被白粉(石灰粉末)。全体有浅色纵行沟纹和不规则网状沟纹。种脐位于宽端,呈浅色圆形突起,合点呈暗凹陷。种脊呈纵沟状,连接两端。质坚,断面显棕黄色相杂的大理石花纹,宽端可见干燥皱缩的胚,富油性。气香浓烈,味辛(图9.22)。

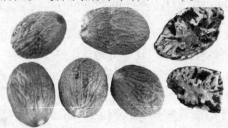

图9.22　肉豆蔻药材图

以个大、体重、质坚实、表面光滑、油性足、破开后香气浓烈者为佳。

【显微鉴别】　横切面　外层外胚乳组织,由10余列扁平皱缩细胞组成,内含棕色物,偶见小方晶,错入组织有小维管束,暗棕色的外胚乳深入于浅黄色的内胚乳中,形成大理石样花纹,内含多数油细胞。内胚乳细胞壁薄,类圆形,充满淀粉粒、脂肪油及糊粉粒,内有疏散的浅黄色细胞。淀粉粒多为单粒,直径10～20 μm,少数为2～6分粒组成的复粒,直径25～30 μm,脐点明显。以碘液染色,置于甘油装置立即观察,可见在众多蓝黑色淀粉粒中杂有较大的糊粉粒。以水合氯醛装置观察,可见脂肪油常呈块片状、鳞片状,加热即成油滴状。

【功效】　辛,温。归脾、胃、大肠经。温中行气,涩肠止泻。

【注意】　置阴凉干燥处,防蛀。

9.5.2 **牵牛子** Qianniuzi Pharbitidis Semen

【来源】 为旋花科植物裂叶牵牛 *Pharbitis nil*（L.）Choisy 或圆叶牵牛 *Pharbitis purpurea*（L.）Voigt 的干燥成熟种子。

【产地】 全国各地均产。

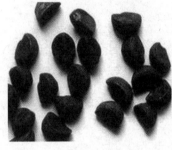

图 9.23 牵牛子药材图

【采收加工】 秋末果实成熟、果壳未开裂时采割植株，晒干，打下种子，除去杂质。

【性状鉴别】 似橘瓣状，长 4～8 mm，宽 3～5 mm。表面灰黑色或淡黄白色，背面有一条浅纵沟，腹面棱线的下端有一点状种脐，微凹。质硬，横切面可见淡黄色或黄绿色皱缩折叠的子叶，微显油性。气微，味辛、苦，有麻感。本品加水浸泡后种皮呈龟裂状，手捻有明显的黏滑感。以身干、颗粒均匀、饱满、无果壳等杂质者为佳。

【显微鉴别】 粉末 淡黄棕色。种皮表皮细胞深棕色，形状不规则，壁波状。非腺毛单细胞，黄棕色，稍弯曲，长 50～240 μm。子叶碎片中有分泌腔，圆形或椭圆形，直径 35～106 μm。草酸钙簇晶直径 10～25 μm。栅状组织碎片和光辉带有时可见。

【功效】 苦、寒；有毒。归肺、肾、大肠经。泻水通便，消痰涤饮，杀虫攻积。

【注意】 孕妇禁用；不宜与巴豆、巴豆霜同用（图 9.23）。

9.5.3 **天仙子** Tianxianzi Hyoscyami Semen

【来源】 为茄科植物莨菪 *Hyoscyamus niger* L. 的干燥成熟种子。

【产地】 主产于河南、内蒙古、甘肃、辽宁等地。

【采收加工】 夏、秋二季果皮变黄色时，采摘果实，暴晒，打下种子，筛去果皮、枝梗，晒干。

【性状鉴别】 呈类扁肾形或扁卵形，直径约 1 mm。表面棕黄色或灰黄色，有细密的网纹，略尖的一端有点状种脐。切面灰白色，油质，有胚乳，胚弯曲。

气微，味微辛（图 9.24）。

以颗粒均匀、较大而饱满、无杂质者为佳。

【功效】 苦、辛，温；有大毒。归心、胃、肝经。解痉止痛，平喘，安神。

【注意】 心脏病、心动过速、青光眼患者及孕妇禁用。

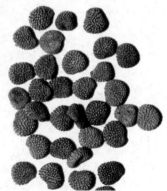

图 9.24 天仙子药材图

9.5.4 **胖大海** Pangdahai Sterculiae Lychnophorae Semen

【来源】 为梧桐科植物胖大海 *Sterculia lychnophora* Hance 的干燥成熟种子。多进口。

【采收加工】 取成熟或近成熟的果实，取出种子，晒干。

【产地】 主产于越南、泰国、印度尼西亚、马来西亚等国。

【性状鉴别】 呈纺锤形或椭圆形,长2～3 cm,直径1～1.5 cm。先端钝圆,基部略尖而歪,具浅色的圆形种脐。表面棕色或暗棕色,微有光泽,具不规则的干缩皱纹。外层种皮极薄,质脆,易脱落。中层种皮较厚,黑褐色,质松易碎,遇水膨胀成海绵状。断面可见散在的树脂状小点。内层种皮可与中层种皮剥离,稍革质,内有2片肥厚胚乳,广卵形;子叶2枚,菲薄,紧贴于胚乳内侧,与胚乳等大。气微,味淡,嚼之有黏性。取本品数粒置烧杯中,加沸水适量,放置数分钟即吸水膨胀成棕色半透明的海绵状物。以个大、坚硬、外皮皱缩细密、色淡黄棕、有光泽、不破皮者为佳。

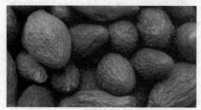

图9.25 胖大海药材图

【功效】 甘,寒。归肺、大肠经。清热润肺,利咽开音,润肠通便(图9.25)。

9.5.5 韭菜子 Jiucaizi　Allii Tuberosi Semen

【来源】 为百合科植物韭菜 *Allium tuberosum* Rottl. ex Spreng. 的干燥成熟种子。

【产地】 全国各地均产。

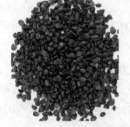

图9.26 韭菜子药材图

【采收加工】 秋季果实成熟时采收果序,晒干,搓出种子,除去杂质。

【性状鉴别】 呈半圆形或半卵圆形,略扁,长2～4 mm,宽1.5～3 mm。表面黑色,一面突起,粗糙,有细密的网状皱纹,另一面微凹,皱纹不甚明显。顶端钝,基部稍尖,有点状突起的种脐。质硬。气特异,味微辛。以颗粒饱满、色黑、无杂质者为佳。

【功效】 辛、甘,温。归肝、肾经。温补肝肾,壮阳固精(图9.26)。

知识链接

葱 子

　　百合科植物葱 *Allium fistulosum* L. 的种子。全国各地都产,以山东产量较大。夏、秋季果实成熟时,采下果序,晒干,搓出种子,除去杂质。种子三角状扁卵形,有棱线1～2条,长3～4 mm,宽2～3 mm,表面黑色,多光滑或偶有疏皱纹,凹面平滑。基部有两上突起,较短的突起顶端灰棕色或灰白色,为种脐;较长的突起顶端为珠孔。体轻,质坚硬。气特异嚼之有葱味。性温,味辛。补肾明目。用于肾虚、阳痿、目眩。

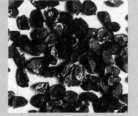

9.5.6 草豆蔻 Caodoukou Alpiniae Katsumadai Semen

【来源】 为姜科植物草豆蔻 *Alpinia katsumadai* Hayata 的干燥近成熟种子。

【产地】 主产于广东、广西等地。

【采收加工】 夏、秋二季采收,晒至九成干,或用水略烫,晒至半干,除去果皮,取出种子团,晒干。

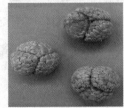

图 9.27 草豆蔻药材图

【性状鉴别】 为类球形的种子团,直径 1.5~2.7 cm。表面灰褐色,中间有黄白色的隔膜,将种子团分成 3 瓣,每瓣有种子多数,粘连紧密,种子团略光滑。种子为卵圆状多面体,长 3~5 mm,直径约 3 mm,外被淡棕色膜质假种皮,种脊为一条纵沟,一端有种脐;质硬,将种子沿种脊纵剖两瓣,纵断面观呈斜心形,种皮沿种脊向内伸入部分约占整个表面积的 1/2;胚乳灰白色。气香,味辛、微苦(图 9.27)。

【显微鉴别】 横切面 假种皮有时残存,为多角形薄壁细胞。种皮表皮细胞类圆形,壁较厚;下皮为 1~3 列薄壁细胞,略切向延长;色素层为数列棕色细胞,其间散有类圆形油细胞 1~2 列,直径约 50 μm;内种皮为 1 列栅状厚壁细胞,棕红色,内壁与侧壁极厚,胞腔小,内含硅质块。外胚乳细胞含淀粉粒和草酸钙方晶及少数细小簇晶。内胚乳细胞含糊粉粒。

粉末 黄棕色。种皮表皮细胞表面观呈长条形,直径约至 30 μm,壁稍厚,常与下皮细胞上下层垂直排列;下皮细胞表面观长多角形或类长方形。色素层细胞皱缩,界限不清楚,含红棕色物,易碎裂成不规则色素块。油细胞散生于色素层细胞间,呈类圆形或长圆形,含黄绿色油状物。内种皮厚壁细胞黄棕色或红棕色,表面观多角形,壁厚,非木化,胞腔内含硅质块;断面观细胞 1 列,栅状,内壁及侧壁极厚,胞腔偏外侧,内含硅质块。外胚乳细胞充满淀粉粒集结成的淀粉团,有的包埋有细小草酸钙方晶。内胚乳细胞含糊粉粒和脂肪油滴。

【理化鉴别】 取本品粉末 1 g,加甲醇 5 mL,置水浴中加热振摇 5 min,滤过,取滤液作为供试品溶液。另取山姜素对照品、小豆蔻明对照品,加甲醇制成每 1 mL 各含 2 mg 的混合溶液,作为对照品溶液。照薄层色谱法试验,吸取上述两种溶液各 5 μL,分别点于同一硅胶 G 薄层板上,以甲苯-乙酸乙酯-甲醇(15∶4∶1)为展开剂,展开,取出,晾干,在 100 ℃ 加热至斑点显色清晰,置紫外光灯(365 nm)下检视。供试品色谱中,在与山姜素对照品色谱相应的位置上,显相同的浅蓝色荧光斑点;喷以 5% 三氯化铁乙醇溶液,供试品色谱中,在与小豆蔻明对照品色谱相应的位置上,显相同的褐色斑点。

【含量测定】 挥发油 照挥发油测定法测定。

本品含挥发油不得少于 1.0%(mL/g)。

山姜素、乔松素、小豆蔻明与桤木酮 照高效液相色谱法测定。

按干燥品计算,含山姜素($C_{16}H_{14}O_4$)、乔松素($C_{15}H_{12}O_4$)和小豆蔻明的总量不得少于 1.35%,桤木酮($C_{19}H_{18}O$)不得少于 0.50%。

任务 9.6 药食两用种子类中药的鉴别

9.6.1 莲子 Lianzi　Nelumbinis Semen

【来源】 为睡莲科植物莲 *Nelumbo nucifera* Gaertn. 的干燥成熟种子。

【产地】 主产于河南、湖北、江苏、浙江、安徽、福建、江西等地。

【采收加工】 秋季果实成熟时采割莲房,取出果实,除去果皮,干燥。

【性状鉴别】 略呈椭圆形或类球形,长 1.2～1.8 cm,直径 0.8～1.4 cm。表面浅黄棕色至红棕色,有细纵纹和较宽的脉纹。一端中心呈乳头状突起,深棕色,多有裂口,其周边略下陷。质硬,种皮薄,不易剥离。子叶 2,黄白色,肥厚,中有空隙,具绿色莲子心。气微,味甘、微涩;莲子心味苦。以个大饱满、质坚实、肉色白、富粉性、煮之易烂者为佳。

【显微鉴别】 粉末 类白色。主为淀粉粒,单粒长圆形、类圆形、卵圆形或类三角形,有的具小尖突,直径 4～25 μm,脐点少数可见,裂缝状或点状;复粒稀少,由 2～3 分粒组成。色素层细胞黄棕色或红棕色,表面观呈类长方形、类长多角形或类圆形,有的可见草酸钙簇晶。子叶细胞呈长圆形,壁稍厚,有的呈连珠状,隐约可见纹孔域。可见螺纹导管和环纹导管。

【功效】 甘、涩,平。归脾、肾、心经。补脾止泻,止带,益肾涩精,养心安神。

食用莲子 为睡莲科植物莲 *Nelumbo nucifera* Gaertn. 的干燥成熟种子。为莲子除去外面的浅黄棕色至红棕色外皮所得。

石莲子 为睡莲科植物莲 *Nelumbo nucifera* Gaertn. 的干燥成熟种子。秋季果实成熟时采割莲房,取出果实,除去果皮,带着黑色的种皮。

苦石莲 为豆科植物南蛇筋的种子。该植物的根(南蛇筋根)、苗(南蛇筋苗)也供药用。性苦寒,有散瘀,止痛,清热,去湿的功效。根、茎、叶:适用于感冒发热,风湿痹痛,外用于跌打损伤,骨折疮疡肿毒,皮肤瘙痒,毒蛇咬伤。种仁:用于急性腹泻,痢疾,膀胱炎(图 9.28)。

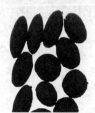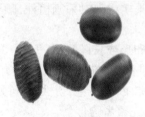

图 9.28 石莲子、苦石莲药材图

9.6.2 芡实 Qianshi　Euryales Semen

【来源】 为睡莲科植物芡 *Euryale ferox* Salisb. 的干燥成熟种仁。

【产地】 多野生,主产于山东、江苏、湖北、湖南、吉林、辽宁等地。

【采收加工】 秋末冬初采收成熟果实,除去果皮,取出种子,洗净,再除去硬壳(外种皮),

晒干。

【性状鉴别】 呈类球形,多为破粒,完整者直径 5 ~ 8 mm。表面有棕红色内种皮,一端黄白色,约占全体 1/3,有凹点状的种脐痕,除去内种皮显白色。质较硬,断面白色,粉性。

【显微鉴别】 气微,味淡。以颗粒饱满、均匀、粉性足、少破碎、无皮壳者为佳。本品粉末类白色。主为淀粉粒,单粒类圆形,直径 1 ~ 4 μm,大粒脐点隐约可见;复粒多数由百余分粒组成,类球形,直径 13 ~ 35 μm,少数由 2 ~ 3 分粒组成。

【功效】 甘、涩,平。归脾、肾经。益肾固精,补脾止泻,除湿止带。

9.6.3 黑芝麻 Heizhima Sesami Semen Nigrum

【来源】 为脂麻科植物脂麻 *Sesamum indicum* L. 的干燥成熟种子。
【产地】 多栽培,主产于山东、河南、湖北、四川、安徽、山西、河北、浙江等地。
【采收加工】 秋季果实成熟时采割植株,晒干,打下种子,除去杂质,再晒干。
【性状鉴别】 呈扁卵圆形,长约 3 mm,宽约 2 mm。表面黑色,平滑或有网状皱纹。尖端有棕色点状种脐。种皮薄,子叶 2,白色,富油性。气微,味甘,有油香气。以黑色、饱满、粒匀、味浓香、无杂质者为佳。

【显微鉴别】 粉末 灰褐色或棕黑色。种皮表皮细胞成片,胞腔含黑色色素,表面观呈多角形,内含球状结晶,断面观呈栅状,外壁及上半部侧壁菲薄,大多破碎,下半部侧壁及内壁增厚。草酸钙结晶常见,球状或半球形结晶散在或存在于种皮表皮细胞中,直径 14 ~ 38 μm;柱晶散在或存在于颓废细胞中,长约至 24 μm,直径 2 ~ 12 μm。

【功效】 甘,平。归肝、肾、大肠经。补肝肾,益精血,润肠燥。

9.6.4 薏苡仁 Yiyiren Coicis Semen

【来源】 为禾本科植物薏苡 *Coix lacryma-jobi* L. var. *mayuen* (Roman.) Stapf 的干燥成熟种仁。
【产地】 主产于贵州、云南各地。
【采收加工】 秋季果实成熟时采割植株,晒干,打下果实,再晒干,除去外壳、黄褐色种皮和杂质,收集种仁。
【性状鉴别】 呈宽卵形或长椭圆形,长 4 ~ 8 mm,宽 3 ~ 6 mm。表面乳白色,光滑,偶有残存的黄褐色种皮。一端钝圆,另端较宽而微凹,有 1 淡棕色点状种脐。背面圆凸,腹面有 1 条较宽而深的纵沟。质坚实,断面白色,粉性。气微,味微甜。

以粒大、饱满、色白、完整者为佳。

【显微鉴别】 粉末 淡类白色。主为淀粉粒,单粒类圆形或多面形,直径 2 ~ 20 μm,脐点星状;复粒少见,一般由 2 ~ 3 分粒组成。

【功效】 甘、淡,凉。归脾、胃、肺经。利水渗透湿,健脾止泻,除痹,排浓,解毒散结。

【注意】 孕妇慎用。

9.6.5　赤小豆 Chixiaodou　Vignae Semen

【来源】　为豆科植物赤小豆 *Vigna umbeuata* Ohwi et Ohashi 或赤豆 *Vigna angutaris* Ohwi et Ohashi 的干燥成熟种子。

【产地】　原产亚洲热带地区,朝鲜、日本、菲律宾及其他东南亚国家亦有栽培。我国主产地有吉林、北京、天津、河北、陕西、山东、安徽、江苏、浙江、江西、广东、四川。

【采收加工】　秋季果实成熟而未开裂时拔取全株,晒干,打下种子,除去杂质,再晒干。

【性状鉴别】　赤小豆　呈长圆形而稍扁,长 5 ~ 8 mm,直径 3 ~ 5 mm。表面紫红色,无光泽或微有光泽;一侧有线形突起的种脐,偏向一端,白色,约为全长 2/3,中间凹陷成纵沟;另侧有 1 条不明显的棱脊。质硬,不易破碎。子叶 2,乳白色。气微,味微甘。

赤豆　呈短圆柱形,两端较平截或钝圆,直径 4 ~ 6 mm。表面暗棕红色,有光泽,种脐不突起。

【显微鉴别】　横切面

赤小豆　种皮表皮为 1 列栅状细胞,种脐处 2 列,细胞内含淡红棕色物,光辉带明显。支持细胞 1 列,呈哑铃状,其下为 10 列薄壁细胞,内侧细胞呈颓废状。子叶细胞含众多淀粉粒,并含有细小草酸钙方晶和簇晶。种脐部位栅状细胞的外侧有种阜,内侧有管胞岛,椭圆形,细胞壁网状增厚,其两侧为星状组织,细胞呈星芒状,有大型细胞间隙。

赤豆　子叶细胞偶见细小草酸钙方晶,不含簇晶。

【功效】　甘、酸,平。归心、小肠经。利水消肿,解毒排脓。用于水肿胀满,脚气浮肿,黄疸尿赤,风湿热痹,痈肿疮毒,肠痈腹痛。

9.6.6　白果 Baiguo　Ginkgo Semen

【来源】　为银杏科植物银杏 *Ginkgo biloba* L. 的干燥成熟种子。

【产地】　多栽培,主产于广西、四川、辽宁、河南、山东、湖北、浙江、安徽、江苏等地。

【采收加工】　秋季种子成熟时采收,除去肉质外种皮,洗净,稍蒸或略煮后,烘干。

【性状鉴别】　略呈椭圆形,一端稍尖,另端钝,长 1.5 ~ 2.5 cm,宽 1 ~ 2 cm,厚约 1 cm。表面黄白色或淡棕黄色,平滑,具 2 ~ 3 条棱线。中种皮(壳)骨质,坚硬。内种皮膜质,种仁宽卵球形或椭圆形,一端淡棕色,另一端金黄色,横断面外层黄色,胶质样,内层淡黄色或淡绿色,粉性,中间有空隙。气微,味甘、微苦。以身干、粒大、壳黄白、种仁饱满、断面淡黄色为佳。

【功效】　甘、苦、涩,平;有毒。敛肺定喘,止带缩尿。

9.6.7　木蝴蝶 Muhudie　Oroxyli Semen

【来源】　为紫葳科植物木蝴蝶 *Oroxylum indicum* (L.) Vent. 的干燥成熟种子。

【产地】　多野生。主产于云南、广西、贵州等地。

【采收加工】　秋、冬二季采收成熟果实,暴晒至果实开裂,取出种子,晒干。

【性状鉴别】 为蝶形薄片,除基部外三面延长成宽大菲薄的翅,长 5 ~ 8 cm,宽 3.5 ~ 4.5 cm。表面浅黄白色,翅半透明,有绢丝样光泽,上有放射状纹理,边缘多破裂。体轻,剥去种皮,可见一层薄膜状的胚乳紧裹于子叶之外。子叶 2,蝶形,黄绿色或黄色,长径 1 ~ 1.5 cm。气微,味微苦。以身干、张大、无皱片、色白、翼柔软如绸者为佳。

【显微鉴别】 粉末 黄色或黄绿色。种翅细胞长纤维状,壁波状增厚,直径 20 ~ 40 μm。胚乳细胞多角形,壁呈念珠状增厚。

【功效】 苦、甘,凉。归肺、肝、胃经。清肺利咽,疏肝和胃。

实训 种子类中药性状鉴别

一、实训目的

①掌握酸枣仁、马钱子、槟榔、桃仁、苦杏仁、菟丝子的性状鉴别要点。

②熟悉芥子、火麻仁、郁李仁、茼麻子、决明子、沙苑子、车前子、葶苈子、肉豆蔻、牵牛子、薏苡仁、葱子、韭菜子的性状鉴别要点。

二、材料

药材标本:酸枣仁、马钱子、槟榔、桃仁、苦杏仁、菟丝子、芥子、火麻仁、郁李仁、茼麻子、决明子、沙苑子、车前子、葶苈子、肉豆蔻、牵牛子、薏苡仁、葱子、韭菜子。

三、实训任务

取花类药材标本,根据其形状、表面特征鉴定药用部位,并进行观察和描述。

四、实训过程

1)学生

首先要确定药用部位。观察其类别、形状、大小、颜色、表面特征、质地和气味等。

2)教师

辅助学生进行果实类药材的性状鉴别并给予一定的指导;对学生的实训结果进行评价。

五、实训考核与评价

考核项目	考核内容	评定标准
性状鉴别	准确识别酸枣仁、马钱子、槟榔、桃仁、苦杏仁、菟丝子、芥子、火麻仁、郁李仁、莱菔子、茼麻子、决明子、沙苑子、车前子、葶苈子、瓜蒌子、肉豆蔻、牵牛子、天仙子、胖大海、薏苡仁、葱子、韭菜子23 味中药原药材及饮片	优秀:能准确识别23 味中药原药材及饮片 良好:能准确识别20 味中药原药材及饮片 合格:能准确识别13 味中药原药材及饮片 不合格:识别13 味以下

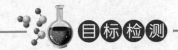目标检测

一、选择题

（一）A 型题（每题只有一个正确答案，将正确选项填入括号中）

1. 槟榔的嵌入组织是（　　）。

　A. 种皮伸入内胚乳中

　B. 外胚乳伸入内胚乳中

　C. 种皮不规则伸入外胚乳的折合层中

　D. 种皮伸入外胚乳中

　E. 种皮和外胚乳的折合层不规则伸入内胚乳

2. 具有错入组织的中药有（　　）。

　A. 豆蔻　　　　B. 槟榔　　　　C. 菟丝子　　　　D. 补骨脂　　　　E. 枳壳

3. 种子略呈圆肾形而稍扁，两面略凹陷，边缘一侧凹入处具明显的圆点（种脐）。表面光滑，绿褐色至灰褐色，质坚硬，除去种皮，可见淡黄色子叶 2 片，胚根弯曲，味淡，嚼之有豆腥气。它是（　　）。

　A. 天仙子　　　　B 补骨脂　　　　C. 葫芦巴　　　　D. 沙苑子　　　　E. 决明子

4. 下列药材除哪项外均为种子？（　　）

　A. 女贞子　　　　B. 天仙子　　　　C. 菟丝子　　　　D. 马钱子　　　　E. 牵牛子

5. 槟榔的主要化学成分是（　　）。

　A. 鞣质　　　　B. 槟榔红　　　　C. 槟榔碱　　　　D. 槟榔次碱　　　　E. 去甲基槟榔碱

6. 下列哪种中药不是以种子入药的？（　　）

　A. 沙苑子　　　　B. 车前子　　　　C. 决明子　　　　D. 补骨脂　　　　E. 莱菔子

7. 下种哪种中药是以种子入药的？（　　）

　A. 砂仁　　　　B. 五味子　　　　C. 马钱子　　　　D. 巴豆　　　　E. 枸杞子

8. 下列种子类药材中除哪种外，均含苦杏仁苷？（　　）

　A. 桃仁　　　　B. 苦杏仁　　　　C. 郁李仁　　　　D. 甜杏仁　　　　E. 砂仁

9. 水浸后种皮呈龟裂状，有明显黏液，子叶皱缩折叠的药材是（　　）。

　A. 五味子　　　　B. 补骨脂　　　　C. 牵牛子　　　　D. 女贞子　　　　E. 菟丝子

（二）X 型题（将正确答案填入括号中）

1. 马钱子的性状特征有（　　）。

　A. 扁圆形纽扣状或扁长圆形　　　　B. 表面灰绿色或灰黄色　　　　C. 外表光滑无毛

　D. 底面中心有圆点状突起的种脐　　　　E. 边缘有微凸起的珠孔

2. 以种子入药的药材有（　　）。

　A. 薏苡仁　　　　B. 酸枣仁　　　　C. 马钱子　　　　D. 牵牛子　　　　E. 牛蒡子

3. 来源于蔷薇科的药材有（　　）。

　A. 葶苈子　　　　B. 金樱子　　　　C. 山楂　　　　D. 木瓜　　　　E. 苦杏仁

4. 来源于木犀科的药材有（　　）。

　A. 连翘　　　　B. 菟丝子　　　　C. 女贞子　　　　D. 酸枣仁　　　　E. 吴茱萸

5 下列药材中入药部位是种子的是(　　)。

　A. 肉豆蔻　　　　B. 草豆蔻　　　　C. 槟榔　　　　D. 诃子　　　　E. 大腹皮

二、判断题

1. 槟榔以果皮入药。　　　　　　　　　　　　　　　　　　　　　　　　(　　)
2. 菟丝子来源于旋花科。　　　　　　　　　　　　　　　　　　　　　　(　　)
3. 莲子芯以去子叶的胚入药。　　　　　　　　　　　　　　　　　　　　(　　)
4. 肉豆蔻衣是以种皮入药的。　　　　　　　　　　　　　　　　　　　　(　　)
5. 马钱子粉末特征具有红褐色的星状毛。　　　　　　　　　　　　　　　(　　)
6. 白果的药用部位是果实。　　　　　　　　　　　　　　　　　　　　　(　　)

三、名词解释

糊粉粒　　　假种皮

四、简答题

1. 简述种子类中药性状鉴别的要点。

2. 果皮与种皮的显微构造各有哪些特点？举例说明。

3. 区分下列各组药材：

天仙子与菟丝子　　苦杏仁与桃仁　　青葙子与王不留行　　肉豆蔻与槟榔　　马钱子与木鳖子　　薏苡仁与酸枣仁　　牵牛子与葫芦巴

4. 如何用理化鉴别的方法确定番木鳖碱与马钱子碱在马钱子药材中的部位？

项目 10　中药鉴定综合技能之全草类中药鉴定

📖【项目描述】
　　全草类中药通常是指可供药用的草本植物的全株、带根幼苗（茵陈）或其地上部分。

📖【学习目标】
　➤ 掌握全草类中药性状鉴别要点。
　➤ 掌握全草类中药显微特征。
　➤ 熟悉全草类中药来源、产地、采收加工。
　➤ 熟悉全草类中药理化鉴别。
　➤ 了解全草类中药功效主治。

📖【能力目标】
　➤ 运用所学知识能够熟练鉴别全草类中药，区分易混淆中药，进行简单的真伪鉴定。

📖【工作任务】

任务 10.1　全草类中药鉴定通用技能

　　全草类中药中，大多数来源于地上部分，如薄荷、淫羊藿、藿香、香薷、荆芥、老鹳草等；有些是带根或带根茎的全株，如蒲公英、车前草等；有个别的是小灌木的草质幼枝梢，如麻黄、西河柳；有的是草本植物地上部分的草质茎，如石斛。

10.1.1　性状鉴别

　　全草类药材鉴别应按所包括的器官，如根、茎、叶、花、果实、种子等分别进行观察。全草类药材是植物全株或地上的某些器官直接干燥而成，原植物的特征一般反映了药材性状特征，因此原植物分类鉴定尤为重要。全草类药材常切成不同长度的段，较粗的茎或根常切成横片，性状特征比较复杂。鉴别时对具有较完整的全草类中药，首先对植株全体的形态特征进行描述，然后按其所包括的器官(根、根茎、茎、叶、花、果实、种子等)分别进行观察,注意形状、大小粗细、颜色、表面、叶、花、横断面、气味等方面的特征情况。

10.1.2 显微鉴别-组织鉴别

主要注意茎、叶的构造特点。粉末鉴别:全草类药材的粉末鉴别,一般应注意观察下列特征:茎、叶的表皮细胞、非腺毛、叶肉组织、草酸钙或碳酸钙晶体、花粉粒。带有根及根茎者应注意淀粉粒、导管和厚壁组织等。

任务 10.2 麻黄、淡竹叶、石斛、肉苁蓉的鉴别

全草类中药中,大多数来源于地上部分,如薄荷、淫羊藿、藿香、香薷、荆芥、老鹳草等;有些是带根或带根茎的全株,如蒲公英、车前草等;有个别的是小灌木的草质幼枝梢,如麻黄、西河柳;有的是草本植物地上部分的草质茎,如石斛。

10.2.1 **麻黄** Mahuang Ephedrae Herba

【来源】 为麻黄科植物草麻黄 *Ephedras inica* Stapf. 中麻黄 *Ephedra intermedia* Schrenket C. A. Mey. 或木贼麻黄 *Ephedra equisetina* Bge. 的干燥草质茎。草麻黄,产量大。

【产地】 主产于华北、西北及东北地区。

【采收加工】 秋季割取绿色的草质茎,晒干。

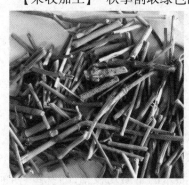

图 10.1 麻黄药材图

【性状鉴别】 草麻黄 呈细长圆柱形,少分枝;直径 1 ~ 2 mm。有的带少量棕色木质茎。表面淡绿色至黄绿色,有细纵脊线,触之微有粗糙感。节明显,节间长 2 ~ 6 cm。节上有膜质鳞叶,长 3 ~ 4 mm;裂片 2(稀 3),锐三角形,先端灰白色,反曲,基部联合成筒状,红棕色。体轻,质脆,易折断,断面略呈纤维性,周边绿黄色,髓部红棕色,近圆形。气微香,味涩、微苦(图 10.1)。

中麻黄 小枝多分枝,直径 1.5 ~ 3 mm,有粗糙感。节间长 2 ~ 6 cm,膜质鳞叶长 2 ~ 3 mm,裂片 3(稀 2),先端锐尖。断面髓部呈三角状圆形。

木贼麻黄 小枝较多分枝,直径 1 ~ 1.5 mm,无粗糙感。节间长 1.5 ~ 3 cm,膜质鳞叶长 1 ~ 1.5 mm,裂片 2(稀 3),上部呈短三角形,灰白色,先端多不反曲,基部棕红色至棕黑色。

均以色淡绿或黄绿,内心色红棕、手拉不脱节;味苦涩者为佳。色变枯黄、脱节者不可供药用。

【显微鉴别】 草麻黄茎横切面 类圆形而稍扁,边缘有棱线而呈波状凸凹。表皮细胞外被较厚的角质层,两棱线间有下陷气孔。棱线处有非木化的下皮纤维束。皮层较宽,有纤维束散在。外韧维管束 8 ~ 10 个,韧皮部狭小,其外有星月形纤维束(中柱鞘纤维);形成层环类圆形;木质部呈三角状。髓部薄壁细胞常含棕红色块状物,偶见环髓纤维。本品表皮细胞外壁、

皮层薄壁细胞及纤维壁均有多数细小方晶或砂晶（图 10.2）。

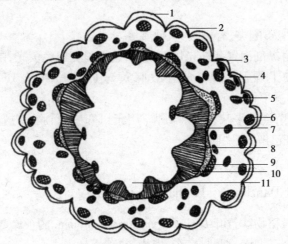

图 10.2　麻黄（草麻黄）横切面简图

1—角质层;2—表皮;3—气孔;4—皮层;5—皮层纤维;6—下皮纤维;
7—形成层;8—韧皮部;9—中柱鞘纤维;10—木质部;11—髓

中麻黄茎横切面　维管束 12～15 个。形成层环类三角形。环髓纤维成束或单个散在。

木贼麻黄茎横切面　维管束 8～10 个。形成层环类圆形。无环髓纤维。

草麻黄粉末　棕色或绿色。

表皮组织碎片甚多,细胞呈类长方形,外壁布满颗粒状细小晶体;气孔特异,内陷,保卫细胞侧面观呈哑铃形或电话听筒形;角质层极厚,常破碎,呈不规则条块状。纤维多,木化或非木化,狭长,壁厚,胞腔狭小,常不明显,壁上附有众多细小的砂晶和方晶(嵌晶纤维)。导管分子端壁具麻黄式穿孔板。髓部薄壁细胞壁增厚,内含红棕色物,常散出(图 10.3)。

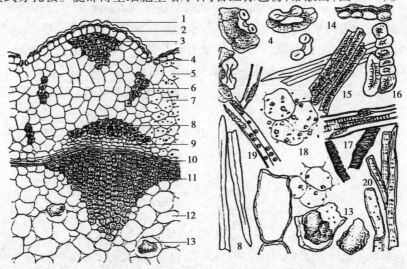

图 10.3　草麻黄横切面详图和粉末显微图

1—角质层;2—表皮;3—下皮纤维;4—气孔;5—皮层;6—皮层纤维束;7—方晶;8—中柱鞘纤维;
9—韧皮部;10—形成层;11—木质部;12—髓;13—棕色块;14—表皮碎片(示角质层,薄壁细胞中含砂晶);
15—嵌晶纤维;16—石细胞;17—导管;18—皮层薄壁细胞(示小方晶和小砂晶);19—髓细胞;20—木纤维

【成分】 含生物碱:左旋麻黄碱、右旋伪麻黄碱、甲基麻黄碱、甲基伪麻黄碱、去甲基麻黄碱、去甲基伪麻黄碱等。

草麻黄还含挥发油、黄酮类、有机酸类、鞣质等。

【理化鉴别】 药材纵剖面置紫外光灯下观察,边缘显亮白色荧光,中心显亮棕色荧光。

【含量测定】 按干燥品计算,含盐酸麻黄碱($C_{10}H_{15}NO \cdot HCl$)和盐酸伪麻黄碱($C_{10}H_{15}NO \cdot HCl$)的总量不得少于0.80%。

【功效】 发汗散寒,宣肺平喘,利水消肿。用于风寒感冒,胸闷喘咳,风水浮肿。蜜麻黄润肺止咳。多用于表证已解,气喘咳嗽。

10.2.2 淡竹叶 Danzhuye Lophatheri Herba

【来源】 为禾本科植物淡竹叶 *Lophatherum gracile* Brongn. 的干燥茎叶。

【产地】 浙江、江苏、湖南、湖北、广东、安徽、福建等地。

【采收加工】 夏季未抽花穗前采割,晒干。

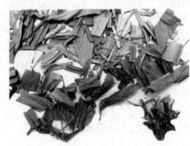

图10.4 淡竹叶药材图

【性状鉴别】 带叶的茎长25～75 cm。圆柱形,有节,淡黄绿色,断面中空。叶鞘开裂;叶片披针形,有时皱缩卷曲,长5～20 cm,宽1～3.5 cm,浅绿色或黄绿色,叶脉平行,具横行小脉,形成长方形小网络脉,叶背尤为明显。质轻而柔软。气微,味淡(图10.4)。

以叶大、色绿、不带根及花穗者为佳。

【显微鉴别】 叶表面观:上表皮细胞长方形或类方形,垂周壁波状弯曲,其下可见圆形栅栏细胞。下表皮长细胞与短细胞交替排列或数个相连,长细胞长方形,垂周壁波状弯曲;短细胞为哑铃形的硅质细胞和类方形的栓质细胞,于叶脉处短细胞成串;气孔较多,保卫细胞哑铃形,副卫细胞近圆三角形,非腺毛有3种:一种为单细胞长非腺毛;另一种为单细胞短非腺毛,呈短圆锥形;再一种为双细胞短小毛茸,偶见。

【成分】 含三萜化合物:芦竹素、白茅素、蒲公英萜醇和无羁萜,以及酚性成分、氨基酸、有机酸、糖类。

【功效】 清热泻火,除烦止渴,利尿通淋。用于热病烦渴,小便短赤涩痛,口舌生疮。

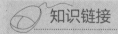

知识链接

芦 叶

来源于禾本科植物芦苇 *Phragmites australis* (Cav.) Trin ex Steud 的叶,切段后掺入淡竹叶中。本品叶呈线状披针形,宽2～4 cm,表面灰绿色或蓝绿色,脉平行,无横行小脉,也无长方形的网格。质较淡竹叶韧,触之有糙手感,味淡。

10.2.3　石斛　Shihu　Dendrobii Caulis

【来源】　为兰科植物金钗石斛 *Dendrvbium nobile* Lindl.、鼓槌石斛 *Dendrvbium chrysotoxum* Lindl. 或流苏石斛 *Dendrvbium fimbriatum* Hook. 的栽培品及其同属植物近似种的新鲜或干燥茎。

【产地】　主产于广西、贵州、云南、四川等地。

【采收加工】　全年可采收。鲜用者采收后用湿沙储存。干用者采收后,除去杂质,用开水略烫或烘软,再边搓边烘晒,至叶鞘搓净,干燥。

【性状鉴别】　鲜石斛　茎呈圆柱形或扁圆柱形,长 30~45 cm,直径 0.4~1.2 cm。表面黄绿色,光滑或有纵纹,节明显,色较深,节上有膜质叶鞘。肉质,多汁,易折断,断面绿色,较平坦。气微,味微苦而回甜,嚼之有黏性。

金钗石斛　茎呈扁圆柱形,长 20~40 cm,直径 0.4~0.6 cm,节间长 2.5~3 cm。表面金黄色或黄中带绿色,有深纵沟。质硬而脆,断面较平坦。味苦。干品以色金黄、有光泽、质柔韧者为佳。

鼓槌石斛　呈粗纺锤形,中部直径 1~3 cm。具 3~7 节。表面光滑,金黄色,有明显凸起的棱。质轻而松脆,断面海绵状。气微,味淡,嚼之有黏性(图 10.5)。

流苏石斛　呈长圆柱形,长 20~150 cm,直径 0.4~1.2 cm,节明显,节间长 2~6 cm。表面黄色至暗黄色,有深纵槽。质疏松,断面平坦或呈纤维性。味淡或微苦,嚼之有黏性。

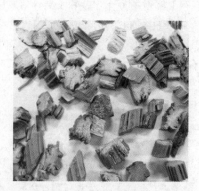

图 10.5　石斛药材图

【显微鉴别】　横切面

金钗石斛　表皮细胞 1 列,扁平,外被鲜黄色角质层。基本组织细胞大小较悬殊,有壁孔,散在多数外韧型维管束,排成 7~8 圈。维管束外侧纤维束新月形或半圆形,其外侧薄壁细胞有的含类圆形硅质块,木质部有 1~3 个导管直径较大。含草酸钙针晶细胞多见于维管束旁(图 10.6)。

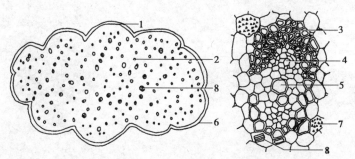

图 10.6　金钗石斛横切面简图和维管束详图
1—表皮;2—维管束;3—纤维束;4—韧皮部;5—木质部;
6—角质层;7—硅质块;8—针晶束

鼓槌石斛　表皮细胞扁平,外壁及侧壁增厚,胞腔狭长形;角质层淡黄色。基本组织细胞大小差异较显著。多数外韧型维管束略排成 10 ~ 12 圈。木质部导管大小近似。有的可见含草酸钙针晶束细胞。

流苏石斛等　表皮细胞扁圆形或类方形,壁增厚或不增厚。基本组织细胞大小相近或有差异,散列多数外韧型维管束,略排成数圈。维管束外侧纤维束新月形或呈帽状,其外缘小细胞有的含硅质块;内侧纤维束无或有,有的内外侧纤维束连接成鞘。有的薄壁细胞中含草酸钙针晶束和淀粉粒。

粉末　灰绿色或灰黄色。角质层碎片黄色;表皮细胞表面观呈长多角形或类多角形,垂周壁连珠状增厚。束鞘纤维成束或离散,长梭形或细长,壁较厚,纹孔稀少,周围具排成纵行的含硅质块的小细胞。木纤维细长,末端尖或钝圆,壁稍厚。网纹导管、梯纹导管或具缘纹孔导管,直径 12 ~ 50 μm。草酸钙针晶成束或散状。

【成分】　石斛多糖、石斛碱、6-羟基石斛碱、石斛次碱、多种氨基酸及微量元素等。

【含量测定】　金钗石斛　按干燥品计算,含石斛碱($C_{16}H_{25}NO_2$)不得少于 0.40%。

鼓槌石斛　按干燥品计算,含毛兰素($C_{18}H_{22}O_5$)不得少于 0.030%。

【功效】　益胃生津,滋阴清热。用于热病津伤,口干烦渴,胃阴不足,食少干呕,病后虚热不退,阴虚火旺,骨蒸劳热,目暗不明,筋骨痿软。

知识链接

铁皮石斛 Tiepishihu　Dendrobiiofficinaliscaulis

【来源】　为兰科植物铁皮石斛 *Dendrobium officinaie* Kimura et Migo 的干燥茎。

【产地】　主产于安徽、云南、浙江、广西等地。

【采收加工】　11 月至翌年 3 月采收,除去杂质,剪去部分须根,边炒边扭成螺旋形或弹簧状,烘干;或切成段,干燥或低温烘干,前者习称"铁皮枫斗"(耳环石斛);后者习称"铁皮石斛"(图 10.7)。

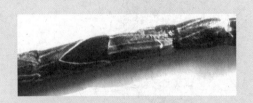

图 10.7　铁皮石斛植物图

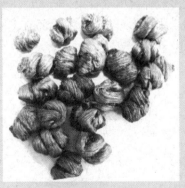

图 10.8　铁皮石斛药材图

【性状鉴别】　耳环石斛(铁皮枫斗)　呈螺旋形或弹簧状,一般为 2 ~ 6 个旋纹,茎拉直后长 3.5 ~ 8 cm,直径 0.2 ~ 0.4 cm。表面黄绿色或略带金黄色,有细纵皱纹,节明显,节上有时可见残留的灰白色叶鞘;一端可见有茎基部留下的短须根。质坚实,易折断,断面平坦,灰白色至灰绿色,略角质状。气微,味淡,嚼之有黏性(图10.8)。

铁皮石斛 呈圆柱形的段,长短不等。

【功效】 益胃生津,滋阴清热。用于热病津伤,口干烦渴,胃阴不足,食少于呕,病后虚热不退,阴虚火旺,骨蒸劳热,目暗不明,筋骨痿软。

10.2.4 肉苁蓉 Roucongrong Cistanches Herba

【来源】 为列当科植物肉苁蓉 *Cistanche deserticola* Y. C. Ma 或管花肉苁蓉 *Cistanche tubulosa* (Schrenk) Wight 的干燥带鳞叶的肉质茎。

【产地】 新疆、内蒙古、甘肃、宁夏。

【采收加工】 春季苗刚出土时或秋季冻土之前采挖,除去茎尖。切段,晒干。

【性状鉴别】 肉苁蓉 茎肉质,呈扁圆柱形,稍弯曲,长 3 ~ 15 cm,直径 2 ~ 15 cm,向上渐细,直径 2 ~ 5 cm,有的切成段,上下直径相近。表面棕褐色或灰棕色,密被覆瓦状排列的肉质鳞片,鳞叶呈菱形或三角形,宽 0.5 ~ 1.5 cm,厚约 2 mm。通常鳞片先端已断,尚可见鳞叶脱落后留下的弯月形叶迹,各叶基间有纵槽纹。体重,质硬,微有柔性,不易折断。断面棕褐色,有淡棕色点状维管束,环列呈深波状或锯齿状环纹。木质部约占 4/5,有时中空。表面和断面在光亮处有时可见结晶样小亮点。气微,味甜、微苦(图10.9)。

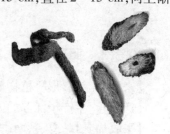

图 10.9 肉苁蓉药材图

以条粗壮、密被鳞片、色棕褐、质柔润者为佳。

管花肉苁蓉 呈扁圆柱形、扁纺锤形、扁卵圆形、扁圆形等不规则形,长 5 ~ 25 cm,直径 2.5 ~ 9 cm,表面红棕色、灰黄棕色或棕褐色,多扭曲。密被略呈覆瓦状排列的肉质鳞片,上部密下部疏、鳞片先端多已断落,残基部宽多在 1 cm 以上,整个鳞片略呈长三角形,高约 1 cm。体重、质坚硬,无韧性,难折断,断面颗粒性,多呈灰棕色,有的外圈呈黑色硬胶质样。黑褐色点状维管束众多,不规则散在,有的有小裂隙。气微,味甜、微苦。

【显微鉴别】 茎横切面 表皮为 1 列扁平细胞,外被角质层。皮层外侧 10 ~ 16 列细胞含黄色或淡黄棕色色素;散有叶迹维管束。中柱维管束排列呈波状弯曲的环;木质部导管多成群;髓射线明显。髓部星状,有时中央破碎成空洞。本品薄壁细胞含淀粉粒。

【成分】 含粗脂肪、木质素、维生素、矿物质、硒、总糖、还原糖、饱和脂肪酸、不饱和脂肪酸及氨基酸、生物碱;并含多种环烯醚萜类化合物。

【含量测定】 按干燥品计算,肉苁蓉含松果菊苷($C_{35}H_{46}O_{20}$)和毛蕊花糖苷($C_{29}H_{36}O_{15}$)的总量不得少于 0.30%;管花肉苁蓉松果菊苷($C_{35}H_{46}O_{20}$)和毛蕊花糖苷($C_{29}H_{36}O_{15}$)的总量不得少于 1.5%。

【功效】 补肾阳,益精血,润肠通便。用于肾阳不足,精血亏虚,阳痿不孕,腰膝酸软,筋骨无力,肠燥便秘。

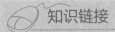

锁 阳

　　为锁阳科植物锁阳 *Cynomorium songaricum* Rupr. 的干燥肉质茎。春季采挖,除去花序,切段,晒干。本品呈扁圆柱形,微弯曲,长5～15 cm,直径1.5～5 cm。表面棕色或棕褐色,粗糙,具明显纵沟和不规则凹陷,有的残存三角形的黑棕色鳞片。体重,质硬,难折断,断面浅棕色或棕褐色,有黄色三角状维管束。气微,味甘而涩。

任务10.3　薄荷、香薷、广藿香、益母草的鉴别

10.3.1　薄荷 Bohe　Mentha Haplocalycis Herba

【来源】　为唇形科植物薄荷 *Mentha haplocalyx* Briq. 的干燥地上部分。

【产地】　主产于江苏的太仓、南通、苏州、海门及江西、浙江等地,多为栽培品。

【采收加工】　夏、秋两季茎叶茂盛或花开至三轮时,选晴天,分次收割,晒干或阴干。一年两次。第一次(6—7月),头刀薄荷新鲜品,提取挥发油或作药材用。第二次(10月上旬),二刀薄荷晒干作药用。植株割下晒至半干,用直火常压水蒸气蒸馏,蒸出的油水混合液经冷却后进行油水分离,即得薄荷原油。薄荷原油经冻析得到初脑与毛素油,初脑经真空脱水、配料、冷冻结晶、烘脑、晾脑后即得薄荷脑。毛素油经蒸馏后即得薄荷素油(图10.10)。

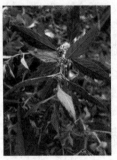

图10.10　薄荷植物图

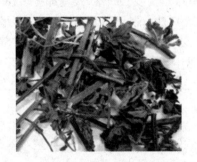

图10.11　薄荷药材图

【性状鉴别】　茎呈方柱形;有对生分枝,长15～40 cm,直径2～4 mm;表面紫棕色或淡绿色,有节和棱,棱角处具茸毛,节间长2～5 cm;质脆,易折断,断面白色,髓部中空。叶对生,多蜷缩或破碎,完整者展平后叶片呈宽披针形、长椭圆形或卵形,边缘有细锯齿,长2～7 cm,宽1～3 cm,上表面深绿色,下表面灰绿色,稀被茸毛,有凹点状腺鳞;有短柄。轮伞花序腋生,花萼钟状,先端5齿裂,花冠淡紫色。揉搓后有特殊的清凉香气,味辛、凉(图10.11)。

以叶多、色深绿、气味浓者为佳。

【显微鉴别】　茎横切面　呈四方形。表皮上有扁球形腺鳞、单细胞头的腺毛和1~8个细胞的非腺毛。皮层在四棱脊处有厚角细胞,内皮层明显。韧皮部细胞较小,呈狭环状。形成层成环。木质部在四棱处发达。髓部宽广,中心常有空隙。薄壁细胞中含橙皮苷结晶(图10.12)。

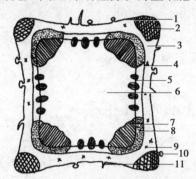

图 10.12　薄荷茎横切面简图

1—表皮;2—厚角组织;3—皮层;4—内皮层;5—形成层;6—髓;

7—木质部;8—韧皮部;9—橙皮苷结晶;10—腺鳞;11—非腺毛

叶的表面观　腺鳞头部8细胞,直径约至90 μm,柄单细胞;小腺毛头部及柄部均为单细胞。非腺毛1~8细胞,常弯曲,壁厚,微具疣状突起。下表皮气孔多见,直轴式。

粉末　黄绿色。表皮细胞壁薄,呈波状。下表皮有众多直轴式气孔。腺鳞的鳞头呈圆球形,由8个细胞排列成辐射状,鳞头外围有角质层,于分泌细胞的间隙处储有浅黄色油质,腺柄单细胞,极短,四周表皮细胞作辐射状排列。腺毛为单细胞头,单细胞柄。非腺毛由2~8个细胞组成,常弯曲,壁厚,有疣状突起。叶肉及表皮薄壁细胞内有针簇状橙皮苷结晶(图10.13)。

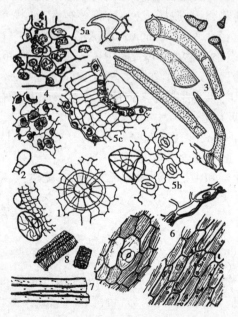

图 10.13　薄荷粉末特征图

1—腺鳞;2—小腺毛;3—非腺毛;4—橙皮苷结晶;

5—叶片碎片(a.上表面 b.下表面 c.横断面);6—茎表皮;7—木纤维;8—导管

【成分】 茎和叶含挥发油(称薄荷油):主要为左旋薄荷脑,其次为左旋薄荷酮,尚有单萜类化合物、黄酮类化合物、薄荷糖苷、薄荷酯类、鞣质。叶含多种游离氨基酸。

【理化鉴别】 取叶的粉末少量,微量升华得油状物,加硫酸2滴及香草醛结晶少量,显黄色至橙黄色,再加水1滴,显紫红色。

【含量测定】 含挥发油不得少于0.80%（mL/g）。

【功效】 疏散风热,清利头目,利咽,透疹,疏肝行气。用于风热感冒,风温初起,头痛,目赤,喉痹,口疮,风疹,麻疹,胸胁胀闷。

10.3.2 香薷 Xiangru Moslae Herba

【来源】 为唇形科植物江香薷 Mosla chinensis Maxim. cv. jiangxiangru 及石香薷 Mosla chinensis Maxim. 的干燥地上部分。前者习称"江香薷",后者习称"青香薷"。

【产地】 江香薷主产于江西、河北、河南,为栽培品。青香薷主产于广西、湖南、湖北等地。

【采收加工】 夏季茎叶茂盛、花盛时择晴天采割,除去杂质,阴干。

【性状鉴别】 江香薷 多扎成大把,长55~66 cm。基部紫红色,上部黄绿色,全体密被白色茸毛。茎方柱形,节明显,节间长4~7 cm。质脆易断。叶小,多皱缩,完整叶披针形,边缘具5~9个锐浅锯齿。表面可见凹下的腺点,暗绿色或黄绿色。茎顶有果穗,宿萼钟状,淡紫红色或灰绿色,先端5裂,密被茸毛。小坚果直径0.9~1.4 mm,表面具疏网纹。放大后可见凹下小点。质较柔软,气清香而浓,揉搓更明显,味凉而微辛。

青香薷 长30~50 cm,基部紫红色,上部黄绿色或淡黄色,全体密被白色茸毛。茎方柱形,基部类圆形,直径1~2 mm,节明显,节间长4~7 cm;质脆,易折断。叶狭小,对生,多皱缩或脱落,叶片展平后呈长卵形或披针形,暗绿色或黄绿色,边缘有3~5疏浅锯齿。穗状花序顶生及腋生,苞片圆卵形或倒圆卵形,脱落或残存;花萼宿存,钟状,淡紫红色或灰绿色,先端5裂,密被茸毛。小坚果4,直径0.7~1.1 mm,近圆球形,具网纹。气清香而浓,味微辛而凉。

【成分】 江香薷含挥发油高达1.56%,油中主含百里香酚46.43%。香荆乔酚39.4%、对伞花烃3.00%、γ-松油烯7.6%、α-丁香烯4.8%、香柠檬烯1.0%等。

石香薷全草含挥发油0.7%,油中主含香芹酚约65%,以及对伞花烃,麝香草酚、α-侧柏酮,α-芳樟醇,α-丁香烯等萜类化合物。

【含量测定】 含挥发油不得少于0.60%(mL/g)。按干燥品计算,含麝香草酚($C_{10}H_{14}O$)与香荆芥酚($C_{10}H_{14}O$)的总量不得少于0.16%。

【功效】 发汗解表,化湿和中。用于暑湿感冒,恶寒发热,头痛无汗,腹痛吐泻,水肿,小便不利。

10.3.3 广藿香 Guanghuoxiang Pogostemonis Herba

【来源】 为唇形科植物广藿香 Pogostemon cablin (Blanco) Benth. 的干燥地上部分。

【产地】 主产于广东广州市郊及海南岛,台湾、广西、云南等地也有栽培。按产地不同,可分为石牌广藿香和海南广藿香。

【采收加工】 枝叶茂盛时采割,日晒夜闷,反复至干。

【性状鉴别】 全长30~60 cm,茎多分枝,直径0.2~1.2 cm,枝条稍曲折。嫩茎略呈钝方柱形,密被柔毛,表面灰黄色或灰绿色,质脆,易折断,断面中部有髓;老茎则近圆柱形,直径 1~1.2 cm,被灰褐色或灰黄色或灰绿色栓皮。叶对生,下部多脱落而留下显著的叶痕;上部带皱缩的叶,以水浸软展开,完整者叶片呈卵形或椭圆形,长 4~9 cm,宽 3~7 cm,两面均被灰白色柔毛,先端短尖或钝圆,灰绿色或浅棕褐色,基部楔形或钝圆,边缘具不整齐钝锯齿;叶柄细;长 2~5 cm,被柔毛。气香特异,味微苦(图 10.14)。

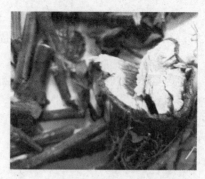

图 10.14　广藿香药材图

叶片较大而薄,浅棕褐色或浅黄棕色。

以叶多、香气浓者为佳。

【显微鉴别】　叶片粉末　淡棕色。叶表皮细胞呈不规则形,气孔直轴式。可见腺毛、非腺毛及直轴式气孔。非腺毛 1~6 细胞,平直或先端弯曲,长约至 590 μm,壁具疣状突起,有的胞腔含黄棕色物;腺鳞头部 8 细胞,顶面观作窗形或缝状开裂,直径 37~70 μm;柄单细胞,极短;小腺毛头部 2 细胞,柄 1~3 细胞,甚短。间隙腺毛存在于栅栏组织或薄壁组织的细胞间隙中,头部单细胞,呈不规则囊状,直径 13~50 μm,长约至 113 μm;柄短,单细胞。草酸钙针晶细小,散在于叶肉细胞中,长约至 27 μm(图 10.15)。

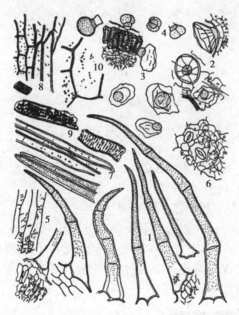

图 10.15　广藿香粉末显微图
1—非腺毛;2—腺鳞;3—间隙腺毛;4—小腺毛;5—草酸钙针晶;6—叶片碎片;
7—中柱鞘纤维;8—木纤维;9—导管;10—髓部薄壁细胞

【理化鉴别】　取本品粗粉适量,照挥发油测定法分取所得挥发油,进行以下试验:

①取挥发油 1 滴,加氯仿 0.5 mL,滴加 5% 溴的氯仿溶液数滴。石牌广藿香先褪色,继显绿色;海南广藿香先褪色,继显紫色。

②另取挥发油 1 滴,加苯 0.5 mL,再加 5% 醋酸铜溶液少量,充分混合,放置分层,吸取上层苯液,点于载玻片上,待苯挥发后,于残留物上加乙醇 1~2 滴,放置后,置显微镜下观察。石牌广藿香可见众多灰蓝色针状结晶;海南广藿香可见少量灰蓝色结晶及绿色无定形物。

【成分】　全草含挥发油广藿香油2%~2.8%,叶含4.5%,油中主要成分为百秋李醇,占52%~57%;另含α-及β-广藿香萜烯等多种倍半萜类成分;尚含少量苯甲醛,丁香油酚及桂皮醛等。

【含量测定】　按干燥品计算,含百秋李醇($C_{15}H_{26}O$)不得少于0.10%。

【功效】　芳香化浊,和中止呕,发表解暑。用于湿浊中阻,脘痞呕吐,暑湿表证,湿温初起,发热倦怠,胸闷不舒,寒湿闭暑,腹痛吐泻,鼻渊头痛。

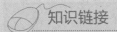 知识链接

藿　香

为唇形科植物藿香 *Agastache rugosa* (Fisch. et Mey.) O. Ktze. 的地上部分。干燥全草长60~90 cm。茎呈四方柱形,四角有棱脊,直径3~10 mm,表面黄绿色或灰黄色,毛茸稀少,或近于无毛;质轻脆,断面中央有白色髓。老茎坚硬,木质化,断面中空。叶多已脱落,灰绿色,皱缩或破碎,两面微具毛;薄而脆。有时枝端有圆柱形的花序,棕色,小花具短柄,花冠多脱落,小坚果藏于萼内。气清香,味淡。以茎枝青绿、叶多、香浓者为佳。主产于四川、江苏、浙江、湖北、云南、辽宁等地。

10.3.4　益母草 Yimucao　Leonuri Herba

【来源】　为唇形科植物益母草 *Leonurus heterophyllus* Sweet 的干燥全草。

【产地】　全国各地均有野生或栽培。

【采收加工】　鲜品春季幼苗期至初夏花前期采割;干品夏秋季茎叶茂盛、花未开或初开时采割,阴干或晒干(图10.16)。

【性状鉴别】　鲜益母草　幼苗期:无茎,基生叶圆心形,5~9浅裂,每裂片有2~3钝齿。花前期:茎呈方柱形,上部多分枝,四面凹下成纵沟,长30~60 cm,直径0.2~0.5 cm;表面青绿色,断面中部有髓。叶形多种,茎中部叶交互对生,有柄;叶片青绿色,揉之有汁;下部茎生叶掌状3裂,上部叶羽状深裂或浅裂成3片,裂片全缘或具少数锯齿,最上部的叶不分裂,线形,近无柄。质鲜嫩,气微,味微苦(图10.17)。

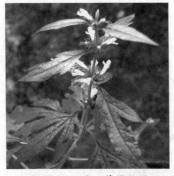

图10.16　益母草植物图

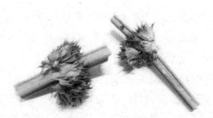

图10.17　益母草药材图

干益母草　茎表面灰绿色或黄绿色;体轻,质韧,断面中部有髓。叶片灰绿色,多皱缩、破碎,易脱落。轮伞花序腋生,小花淡紫色,花冠二唇形,多脱落,花萼筒状,宿存,上端5尖齿,小苞片针刺状,无花梗。切段者长约2 cm。

以质嫩、叶多、色灰绿者为佳;质老、枯黄、无叶者不可供药用。

【显微鉴别】　茎横切面　表皮细胞微角质化,表面有非腺毛和腺鳞,非腺毛由1~4个细胞组成,腺鳞具4、6或8个细胞头,单细胞柄。下皮厚角组织在四棱角处发达。皮层细胞为数列薄壁细胞,其中含有叶绿体、淀粉粒以及草酸钙小结晶。内皮层明显。韧皮部较狭。形成层成环。木质部在四棱处发达。髓部由具单纹孔的大形薄壁细胞组成,含有小针晶与小方晶。

叶的表面制片　上下表皮均具有腺鳞和非腺毛。下表皮有直轴式气孔。叶肉组织中含草酸钙小棱晶和小针晶。

【成分】　全草含益母草碱约0.05%(开花初期仅含微量,开花期中逐渐增高)、水苏碱、芸香甙及延胡索酸等。

【含量测定】　按干燥品计算,含盐酸水苏碱($C_7H_{13}NO_2 \cdot HCl$)不得少于0.50%。本品按干燥品计算,含盐酸益母草碱($C_{14}H_{21}O_5N_3 \cdot HCl$)不得少于0.050%。

【功效】　活血调经,利尿消肿,清热解毒。用于月经不调,痛经经闭,恶露不尽,水肿尿少,疮疡肿毒。

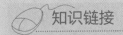

茺蔚子

　　为唇形科植物益母草 *Leonurus japonica* Houtt. 的干燥成熟果实。本品呈三棱形,长2~3 mm,宽约1.5 mm。表面灰棕色至灰褐色,有深色斑点,一端稍宽,平截状,另一端渐窄而钝尖。果皮薄,子叶类白色,富油性。气微,味苦。

任务 10.4　荆芥、紫苏梗、泽兰、佩兰、金钱草的鉴别

10.4.1　荆芥 Jingjie　Schizonepetae Herba

【来源】　为唇形科植物荆芥 *Schizonepta tenuifolia* Briq. 的干燥带花穗的地上部分。

【产地】　主产于江苏、浙江、河南、河北、山东、江西吉安等地。南方用全草,北方分穗与梗,多为栽培。

【采收加工】　夏、秋两季花开到顶、穗绿时采割,除去杂质,晒干。

【性状鉴别】　茎方柱形,上部有分枝,长50~80 cm,直径2~4 mm,表面淡紫红色或淡绿色,被短柔毛。体轻,质脆,断面类白色。叶对生,大多脱落或仅有少数残留,叶片3~5羽状分

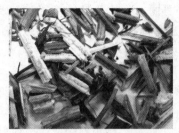

图 10.18　荆芥药材图

裂,裂片细长。枝的顶端着生穗状轮伞花序,长 2~11 cm,直径约 7 mm;花冠多已脱落;宿萼钟形,顶端 5 齿裂,淡棕色或黄绿色,被短柔毛,内藏棕黑色小坚果。气芳香,味微涩而辛凉(图 10.18)。

以色淡黄绿、穗长而密、香气浓者为佳。

【显微鉴别】　粉末　黄棕色。宿萼表皮细胞垂周壁深波状弯曲。腺鳞头部 8 细胞,直径 96~112 μm,柄单细胞,棕黄色。小腺毛头部 1~2 细胞,柄单细胞。非腺毛 1~6 细胞,大多具壁疣。外果皮细胞表面观多角形,壁黏液化,胞腔含棕色物,断面观细胞类方形或类长方形,胞腔小。内果皮石细胞淡棕色,垂周壁深波状弯曲,密具纹孔。纤维平直或微波状,直径 14~43 μm。

【成分】　全草含挥发油 1%~2%,油中主要成分为右旋薄荷酮、消旋薄荷酮、左旋胡薄荷酮及少量右旋柠檬烯等。

【含量测定】　含挥发油不得少于 0.60%(mL/g)。

胡薄荷酮　按干燥品计算,含胡薄荷酮($C_{10}H_{16}O$)不得少于 0.020%。

【功效】　解表散风,透疹,消疮。用于感冒,头痛,麻疹,风疹,疮疡初起。

10.4.2　紫苏梗 Zisugeng Caulis Perillae

【来源】　为唇形科植物紫苏 *Perilla frutescens* (L.)Britt. 的干燥茎。

【产地】　主产于江苏、浙江、河北等地。多为栽培。

【采收加工】　秋季果实成熟后采割,除去杂质,晒干,或趁鲜切片,晒干。

【性状鉴别】　茎呈方柱形,具四棱,钝圆,长短不一,直径 0.5~1.5 cm。表面紫棕色或暗紫色,四面有纵沟和细纵纹,节部稍膨大;有对生枝痕或叶痕。体轻,质坚硬,较难折断,断面裂片状,切片厚 2~5 mm,常呈斜长方形,皮部易剥落,木部黄白色,占大部分,有细密的放射状纹理,中央髓部白色疏松或脱落呈空洞。气微香,味淡(图 10.19)。

【成分】　茎、叶挥发油 0.1%~0.2%,油中主要

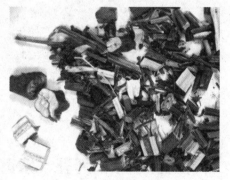

图 10.19　紫苏梗药材图

成分为左旋紫苏醛,占 40%~55%;其次含左旋柠檬烯约 20%、α-蒎烯、榄香素、紫苏酮、异白苏酮等。

【含量测定】　按干燥品计算,含迷迭香酸($C_{18}H_{16}O_8$)不得少于 0.10%。

【功效】　理气宽中,止痛,安胎。用于胸膈痞闷,胃脘疼痛,嗳气呕吐,胎动不安。

10.4.3　泽兰 Zelan　Lycopi Herba

【来源】　为唇形科毛叶地瓜儿苗 *Lycopus lucidus* Turcz. var. hirtus Regel 的干燥茎叶。

【产地】　全国大部分地区均产。

【采收加工】 夏、秋二季茎叶茂盛时采割,晒干(图10.20)。

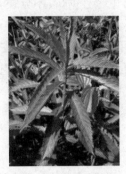

图10.20 泽兰植物图

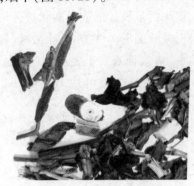

图10.21 泽兰药材图

【性状鉴别】 茎方形,少分枝,四面均有浅纵沟,长50~100 cm,直径0.2~0.6 cm,表面黄褐色或微带紫色、节处紫色,有白色毛茸,节间长2~6 cm。质脆,断面黄白色,髓部中空。叶对生。有短柄或近无柄,暗绿色或微带黄色,多皱缩,密具腺点,两面均有短毛,水润后完整的叶呈长椭圆状披针形,长5~10 cm,先端尖,基部渐狭,边缘有锯齿。轮伞花序腋生,花冠多脱落,仅有苞片与萼片宿存,小包片披针形,有缘毛,花萼钟形,5齿。气微,味淡(图10.21)。

【成分】 含地瓜儿苗糖(lycopose),为五分子半乳糖和一分子果糖的聚糖,另含水苏糖、葡萄糖、半乳糖、蔗糖等。

【功效】 活血调经,祛瘀消痈,利水消肿。用于月经不调,经闭,痛经,产后瘀血腹痛,疮痈肿毒,水肿腹水。

知识链接

地瓜儿苗

唇形科地笋 *Lycopus lucidus* Turca. 的地上部分;其同属植物欧地瓜儿苗 *Lycopus euro-paeus* L. 的全草及极状茎也供药用。

10.4.4 佩兰 Peilan Eupatorii Herba

【来源】 为菊科植物佩兰 *Eupatorium fortunei* Turcz. 干燥地上部分。

【产地】 主产于河北、山东、江苏、浙江、广东、四川等地。

【采收加工】 夏、秋二季分两次采割,除去杂质,晒干。

【性状鉴别】 茎平直,圆柱形,长30~100 cm,直径2~5 mm;少分枝;表面黄棕色、黄绿色或略带紫色,有细纵纹,节和纵棱线明显,节间长约7 cm。质脆,易折断,断面纤维状,类白色,木部有疏松的孔,髓部约占直径1/2,有时中空。叶

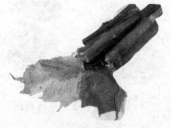

图10.22 佩兰药材图

对生,多皱缩破碎或脱落,少有完整者,呈绿褐色或微带黄色。完整叶片 3 裂或不分裂,分裂者中间裂片较大,展平后呈披针形或长圆状披针形,基部狭窄,边缘有锯齿;不分裂者展平后呈卵圆形、卵状披针形或椭圆形。气芳香,味微苦(图 10.22)。

【显微鉴别】 叶表面观 上表皮细胞垂周壁略弯曲;下表皮细胞垂周壁波状弯睦,偶见非腺毛,由 3 ~ 6 细胞组成,长可达 105 μm;叶脉上非腺毛较长,由 7 ~ 8 细胞组成,长 120 ~ 160 μm。气孔不定式。

【成分】 全草含挥发油 1.5% ~ 2%,油中含对-聚伞花烃约 20%、橙花醇乙酯约 10%、5-甲基麝香草醚约 5%。

【含量测定】 含挥发油不得少于 0.30%(mL/g)。

【功效】 芳香化湿,醒脾开胃,发表解暑。用于湿浊中阻,脘痞呕恶,口中甜腻,口臭,多涎,暑湿表证,湿温初起,发热倦怠,胸闷不舒。

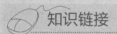

知识链接

泽兰及佩兰鉴别要点比较

泽兰 唇形科,茎方形,叶不分裂,轮伞花序腋生,活血祛瘀药。
佩兰 菊科,茎圆形,叶三深裂,头状花序顶生。小坚果,无臭,味淡。
瘦果,气香味苦,芳香湿药。

10.4.5 金钱草 Jinqiancao Lysimachiae Herba

【来源】 为报春花科植物过路黄 *Lysimachia christinae* Hance 的干燥全草。

【产地】 主产于四川省。长江流域及山西、陕西、云南、贵州等地也产。

【采收加工】 夏、秋二季采收,除去杂质,晒干。

【性状鉴别】 为干燥皱缩的全草,常缠结成团,无毛或被疏柔毛。茎扭曲,棕色或暗棕红色;表面具纵皱纹,下部茎节上有时具须根,断面实心。叶对生,多皱缩,展平后宽卵形或心脏形,长 1 ~ 4 cm,宽 1 ~ 5 cm,基部微凹,全缘;上表面灰绿色、黄绿色或棕褐色,下表面色较浅,主脉一条背面明显突起,叶片用水浸后,对光透视可见黑色或褐色条纹;叶柄长 1 ~ 4 cm。有的带花,花黄色,单生叶腋,具长梗。蒴果球形。质脆易碎。气微,味淡(图 10.23)。

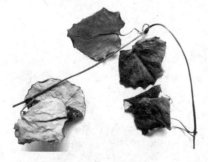

图 10.23 金钱草药材图

【显微鉴别】 茎横切面 表皮细胞外被角质层,有时可见腺毛,头部单细胞,柄 1 ~ 2 细胞。皮层宽广,分泌道散在,周围分泌细胞 5 ~ 10 个,内含红棕色块状分泌物。内皮层明显。无限外韧维管束排列成环,韧皮部外方有断续排列成环的纤维束,壁微木化。韧皮部狭窄。形成层不明显。木质部连接成环。髓常成空腔。薄壁细胞含淀粉粒。

叶表面观 腺毛棕色,单细胞头,类圆形,单细胞柄,直径约 25 μm。被疏毛者茎、叶表面可见非腺毛,1~17 细胞,平直或弯曲,有的细胞呈缢缩状,长 59~1 070 μm,基部直径 13~53 μm,表面可见细条纹,胞腔内含黄棕色物。分泌道散布于叶肉组织中,直径约 45 μm,内含红棕色分泌物。气孔为不等式或不定式。表皮细胞垂周壁波状弯曲。

【成分】 含酚性成分、甾醇、黄酮类(槲皮素、槲皮素-3-O-葡萄糖苷、山奈素等)、氨基酸、鞣质、挥发油、胆碱等。

【含量测定】 按干燥品计算,含槲皮素($C_{15}H_{10}O_7$)和山奈素($C_{15}H_{10}O_6$)的总量不得少于 0.10%。

【功效】 清利湿热,通淋,消肿。用于热淋,沙淋,尿涩作痛,黄疸尿赤,痈肿疔疮,毒蛇咬伤,肝胆结石,尿路结石。

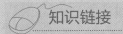 知识链接

连钱草

为唇形科植物活血丹 *Glechoma longituba* (Nakai) Kupr. 唇形科活血丹全草。药材称"连钱草"。上海、江苏、江浙一带习用。根纤细。茎方形,表面黄绿色或紫红色,切面中空。节上有不定根。叶对生,完整叶呈肾形或近心形,叶缘有圆钝齿,被疏毛,叶片有腺点,叶柄细长。轮伞花序,腋生,花冠2唇形,揉之芳香。味微苦。

广金钱草

为豆科植物广金钱草 *Desmodium styracifolium* (Osb.) Merr. 全草。广东、广西等地习用。茎呈圆柱形,长可达 1 m,直径 2~5 mm;表面浅棕黄色,密被黄色伸展的短柔毛;质稍脆,断面中部有髓。羽状复叶互生;小叶 1~3 片,圆形或矩圆形,直径 2~4 cm,先端微凹,基部心形或钝圆,全缘,上表面黄绿色或灰绿色,无毛,下表面具灰白色紧贴的绒毛,侧脉羽状;叶柄长 1~2 cm;托叶 1 对,披针形,长约 0.8 cm。气微香,味微甘。

以上两种也收入药典。

小金钱草

为伞形科植物天胡荽 *Hydrocotyle sibthorpioides* Lam. 及白毛胡荽 H. *Sibthorpioides* Lam. var. *batrachum* Hand. 带根的全草。主产于江西等省,又称"江西金钱草"。缠结成团,根生于茎节,茎枝纤细,叶互生,叶卷缩,展开后呈心脏形,3~5掌状浅裂或5~7浅裂或深裂(故又称破铜钱,满天星)。叶腋中有时可见小的双悬果。排石作用不明显。主治肾炎。

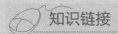

知识链接

金钱草易混淆品的鉴别

①同属植物聚花过路黄 *Lysimachia congestiflora* Hemsl. 的全草，又称"风寒草"。其特征为茎叶均被柔毛，叶卵形或长卵形，主侧脉均明显，花多朵集生于茎顶，呈密集状。

②同属植物点腺过路黄 *Lysimachia hemsleyana* Maxim. 的全草。其特征为茎叶均被短毛，叶心形或宽卵形，两面具不明显的点状突起，花冠上部疏生点状腺点。

③同属植物巴东过路黄 *Lysimachia patungensis* Hand. -Mazz. 的全草。其特征与聚花过路黄近似，叶片宽卵形至近圆形，具透明或带淡红色短线状条纹。

任务 10.5   药食两用之鱼腥草鉴别

10.5.1 **鱼腥草** Yuxingcao Houttuyniae Herba.

鱼腥草原名蕺菜，分布于长江流域以南各省阴湿之地。揉碎叶子有鱼腥味，但是干燥之后气味芳香。鱼腥草最早出现在《名医别录》一书中。传说当年越王在做了吴王夫差的俘虏后，忍辱负重假意百般讨好夫差，方被放回越国。没成想在回国的第一年，却碰上了罕见的荒年，百姓无粮可吃。为了和国人共渡难关，勾践翻山越岭寻找可以食用的野菜。几经波折，终于发现了一种既可以食用，而且生长能力特别强，总是割了又长，生生不息的野菜。于是，越国上下靠着这小小的野菜渡过了难关。而当时挽救越国民众的这种野菜，因有鱼腥味，遂被勾践命名为"鱼腥草"。魏晋时起，蕺菜便正式作为药用，以"鱼腥草"之名收入医药典籍。在历史变迁发展中，它便一直扮演药、食两用的双重角色，为民众养生保健、防病治病发挥着作用。

野生鱼腥草腥味较重，初食者大多不适应，地下茎纤维多，适口性不理想，因此作为商品性蔬菜发展较晚。近年来，由于受"回归大自然""药食同源"之风的影响，民间采挖鱼腥草出售和作为特色山野菜食用之风渐盛，尤其在云南、四川、贵州等地，开发利用鱼腥草的规模不断扩大，野生资源供不应求，市场价格较高。目前为了缓解供需矛盾，开始出现人工大量种植，并已形成了一定的生产规模。鱼腥草由野草变为栽培作物后，由于生境改善，生长周期短，植株生长快，地下茎粗壮，淀粉含量增多，纤维含量减少，食用时鲜嫩可口，易于消化吸收，特异的鱼腥味变淡，适口性增强，更受食者欢迎。鱼腥草种茎有白茎和红茎两种。红茎鱼腥草香味更浓。根茎质嫩而脆、微辣带腥，为主要食用部位。鱼腥草既可生食也可熟食。其茎、叶、根可凉拌、炒食、烫火锅，也可腌渍或制作成茶、酒、汽水等保健饮料。

鱼腥草晒干后，用于治疗秋燥所引发的温燥性咳嗽，嗓子干痒、疼痛等扁桃体炎有十分显著的疗效。现代多用治肺脓疡，肺炎，急、慢性气管炎，尿路感染等。但虚寒性体质的人少食用为宜。

实训 1　全草类中药鉴别 1

一、实训目的

①了解全草类药材的主要鉴别方法和特征。

②掌握淫羊藿、金钱草、广藿香、穿心莲、青蒿、石斛等重点药材的性状鉴别特征。

③熟悉仙鹤草、紫花地丁、泽兰、香薷、绞股蓝、佩兰、石韦、鱼腥草、白花蛇舌草、马鞭草、益母草、肉苁蓉、茵陈、大蓟、谷精草等常用药材的性状鉴别特征。

④掌握穿心莲、广藿香的显微鉴别特征。

二、仪器、材料

1)仪器

显微镜、酒精灯、单、双面刀片。

2)材料

试剂:水合氯醛、甘油。

药材:淫羊藿、金钱草、广藿香、穿心莲、青蒿、石斛、仙鹤草、紫花地丁、泽兰、香薷、绞股蓝、佩兰、石韦、鱼腥草、白花蛇舌草、马鞭草、益母草、肉苁蓉、茵陈、大蓟、谷精草。

永久制片:穿心莲茎横切片。

粉末:穿心莲、广藿香。

三、实训任务

①观察淫羊藿、金钱草、广藿香、穿心莲、青蒿、石斛、仙鹤草、紫花地丁、泽兰、香薷、绞股蓝、佩兰、石韦、鱼腥草、白花蛇舌草、马鞭草、益母草、肉苁蓉、茵陈、大蓟、谷精草等药材的性状鉴别特征。

②观察穿心莲茎横切片。

③观察穿心莲、广藿香粉末显微特征。

四、实训过程

1)学生

(1)性状鉴别

取淫羊藿、金钱草、广藿香、穿心莲、青蒿、石斛、仙鹤草、紫花地丁、泽兰、香薷、绞股蓝、佩兰、石韦、鱼腥草、白花蛇舌草、马鞭草、益母草、肉苁蓉、茵陈、大蓟、谷精草药材,观察性状特征。

(2)显微鉴别

永久切片:取穿心莲茎横切片,观察显微特征。

粉末:取穿心莲、广藿香粉末,以水合氯醛透化装片,观察显微特征。如果粉末中显微特征观察不清楚,可以制作穿心莲的叶的表面装片。

2）教师

辅助学生进行全草类重点药材的性状鉴别、显微鉴别，并给予一定的指导；对学生的实训结果进行评价。

五、实训考核与评价

①能够叙述唇形科和爵床科的性状鉴别区别点。

②能够在显微镜下鉴别出穿心莲粉末。

六、实训报告

①绘图说明金钱草、白花蛇舌草的性状鉴定特征及伪品特征。

②绘穿心莲叶横切面显微特征图。

③绘穿心莲、广藿香粉末显微特征图。

实训 2　全草类中药鉴别 2

一、实训目的

①掌握薄荷、麻黄的性状鉴别特征。

②掌握薄荷、麻黄的显微鉴别特征。

二、仪器、材料

1）仪器

紫外光分析仪，光学显微镜，酒精灯，分液漏斗，试管，单、双面刀片。

2）材料

试剂：水合氯醛、甘油、稀盐酸、蒸馏水、氨试液、三氯甲烷、氨制氯化铜、二硫化碳。

药材：薄荷、麻黄。

永久切片：薄荷茎横切片。

粉末：薄荷、麻黄。

三、实训任务

①观察薄荷、麻黄的性状鉴别特征。

②观察薄荷茎横切片显微特征。

③观察薄荷、麻黄粉末显微特征。

④进行麻黄的简单理化鉴别。

四、实训过程

1）学生

（1）性状鉴别

取薄荷、麻黄药材，观察性状特征。

（2）显微鉴别

粉末：取薄荷、麻黄粉末，以水合氯醛透化装片，观察显微特征。可以制作新鲜薄荷的叶的表面装片。

（3）理化鉴别

取麻黄纵剖面置紫外光灯下观察，边缘显亮白色荧光，中心显亮棕色荧光。

取麻黄粉末0.2 g，加水5 mL与稀盐酸1～2滴，煮沸2～3 min，滤过。滤液置分液漏斗中，加氨试液数滴使呈碱性，再加三氯甲烷5 mL，振摇提取。分取三氯甲烷液，置两支试管中，一管加氨制氯化铜试液与二硫化碳各5滴，振摇，静置，三氯甲烷层显深黄色；另一管为空白，以三氯甲烷5滴代替二硫化碳5滴，振摇后三氯甲烷层无色或显微黄色。

2）教师

辅助学生进行薄荷、麻黄的性状鉴别、显微鉴别、理化鉴别，并给予一定的指导；对学生的实训结果进行评价。

五、实训考核与评价

①能够根据薄荷的性状特点和显微特点，总结出唇形科的共同特征。

②能够在显微镜下鉴别出麻黄粉末。

③能够熟练操作麻黄的理化鉴别并了解其原理。

六、实训报告

①记述麻黄的性状鉴定特征及伪品特征。

②绘制薄荷、麻黄粉末显微特征图。

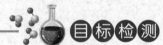 目标检测

一、名词解释

腺鳞　　　钟乳体　　　气孔　　　嵌晶纤维

二、填空题

1. 广藿香细胞间隙具有_____。

2. 麻黄横切面棱线处表皮下有_____，两棱线间有_____。

3. 唇形科植物气孔_____，具有_____和_____，偶有间隙腺毛等组织特征。

4. 金钱草来源于_____科，广金钱草来源于_____科。

5. 春季采收的茵陈蒿幼苗习称_____，秋季采收的习称_____。

三、单项选择题

1. 粉末镜检可察见钟乳体的药材是（　　）。

　　A. 青蒿　　　　　　B. 广藿香　　　　　　C. 穿心莲　　　　　　D. 薄荷

2. 叶片用水浸后，透光可见黑色或棕色条纹的是（　　）。

　　A. 薄荷　　　　　　B. 金钱草　　　　　　C. 石韦　　　　　　　D. 茵陈

3.茎横切片组织中可察见细胞间隙腺毛的是(　　　)。
　　A.广藿香　　　　　　B.薄荷　　　　　　　C.石斛　　　　　　　D.细辛

4.茎圆柱形,表面有纵棱线;叶被毛茸是何药的特征?(　　　)
　　A.荆芥　　　　　　　B.广藿香　　　　　　C.薄荷　　　　　　　D.青蒿

5.粉末镜检可见钟乳体和腺鳞的药材是(　　　)。
　　A.紫苏叶　　　　　　B.穿心莲　　　　　　C.荆芥　　　　　　　D.蓼蓝叶

6.来源于唇形科植物的药材是(　　　)。
　　A.穿心莲　　　　　　B.香薷　　　　　　　C.仙鹤草　　　　　　D.谷精草

7.薄荷油在温度稍低时析出无色结晶,该晶体是(　　　)。
　　A.右旋龙脑　　　　　B.左旋龙脑　　　　　C.薄荷脑　　　　　　D.右旋薄荷酮

8.我国薄荷最著名的产区是(　　　)。
　　A.安徽　　　　　　　B.江西　　　　　　　C.河南　　　　　　　D.江苏

四、多项选择题

1.麻黄粉末中可见 (　　　)。
　　A.表皮细胞及气孔　B.角质层突起　　　　C.油管　　　　　　　D.嵌晶纤维

2.下列药材纤维周围的薄壁细胞中有众多草酸钙方晶,不形成嵌晶纤维的是(　　　)。
　　A.甘草　　　　　　　B.黄柏　　　　　　　C.桑白皮　　　　　　D.麻黄

3.金钱草的鉴别特征为(　　　)。
　　A.茎棕色或暗棕红色
　　B.叶对生,卵形或心脏形,全缘
　　C.叶灰绿色或黄绿色,水浸后透光可见黑色或棕色条纹
　　D.茎顶端可见多数花或果

4.金钱草叶横切面可见 (　　　)。
　　A.表皮上有腺毛　　B.表皮上有非腺毛　　C.气孔　　　　　　　D.分泌道

5.味极苦的中药有(　　　)。
　　A.黄连　　　　　　　B.黄柏　　　　　　　C.山豆根　　　　　　D.穿心莲

五、简答题

1.用常用的鉴别方法区别下列各组药材:
(1)草麻黄、中麻黄和木贼麻黄
(2)金钱草与广金钱草
(3)留兰香和薄荷

2.广藿香与薄荷叶粉末特征的异同点是什么?

3.在全草类中药中,来自唇形科的药材主要有哪些?它们的叶在显微鉴别特征上有何共同点?

4.试述麻黄的来源、茎横切面组织及粉末特征。

5.试述青蒿的来源、性状鉴别特征、化学成分类型及有效成分。

6.试述锁阳与肉苁蓉的区别。

7.试述白花蛇舌草与伪品的区别。

项目 11　中药鉴定综合技能之树脂类中药鉴定

【项目描述】

  树脂(Resing)类中药是指从植物体内得到的正常代谢产物或割伤后的分泌产物,因它们具有芳香开窍、活血祛瘀、抗菌消炎、防腐、消肿止病、生肌、消积杀虫、祛痰等功效,常用于冠心病、心绞痛、中风、癫痫、跃打损伤等疾病的治疗,并具有显著疗效。中成药中应用树脂类中药较多,如苏合香等。有的树脂类中药还可作为填齿料或硬膏制剂的原料。由于此类药物的特殊性质,其鉴别方法主要为性状鉴别和理化鉴别。

【学习目标】

  ➢ 了解树脂类中药的形成,主要化学成分、采收加工注意事项。
  ➢ 熟悉常见树脂类中药的功效,主要有效成分的含量要求。
  ➢ 掌握树脂类中药的主要鉴别要点,比较鉴别乳香和没药。

【能力目标】

  ➢ 能够通过性状鉴别,初步判断树脂类中药。
  ➢ 能够运用仪器或水试、火试等方法,准确判断树脂类中药的真假、优劣。

【工作任务】

任务 11.1　树脂类中药通用鉴定技能

11.1.1　树脂的采收

  树脂在植物中被认为是植物组织的正常代谢产物或分泌产物,它也可因植物受机械损伤如割伤后分泌物逐渐增加,如松树中的松油脂;但也有些植物原来组织中并无分泌组织,只有损伤后才产生新的木质部或新的韧皮部,并形成分泌组织或树脂道而渗出树脂,如吐纳香树、安息香树、苏合香树等。一般认为,树脂是由植物体内的挥发油成分如萜类,经过复杂的化学变化如氧化缩合等作用形成的。因此,树脂和挥发油常并存于植物的树脂道或分泌细胞中。树脂广泛存在于植物界,特别是种子植物,如松科(松油脂、松香、加拿大油树脂)、豆科(秘鲁香、吐鲁香)、金缕梅科(苏合香、枫香脂)、橄榄科(乳香、没药)、漆树科(洋乳香)、伞形科(阿魏)、安息香科(安息香)、藤黄科(藤黄)、棕榈科(血竭)等。

一般树脂的采取是将植物的某些部分经过简单的切割或加工而得到的。如刀切割树皮,树脂便从伤口流出。有的植物经一次切割后,可持续流出树脂的时间长达数日乃至数月之久,有的则需经常切割才能继续流出。切割的方法随着植株的大小而定,最常用的方法是自下而上作等距离的切门,在切口处的下端放接受树脂的容器,必要时插竹片或引流物使树脂流出。

11.1.2 树脂的化学组成和分类

树脂类中药之所以能发挥较好的疗效,与其化学成分是分不开的。

1) 树脂的化学组成

树脂是由多种化学成分混合而成。但多数是二萜烯和三萜烯的衍生物(除真菌、致病霉菌和海绵动物中的二倍半萜类衍生物以外)。因此,树脂类中药是从其来源和组成上来认识和分类鉴别的。根据其主要组成主要分为以下4种类型:

(1)树脂酸

树脂酸(resin acids)是分子量大、构造复杂的不挥发性成分,常具有一个或几个羧基及羟基,能溶于碱性水溶液形成肥皂样的乳液。它们大多游离存在,如松香中含有90%以上的树脂酸(松香酸),是二萜烯的酸类,乳香中含有大量乳香酸,是三萜烯酸类。过去树脂酸是制造肥皂、油漆的重要原料。

(2)树脂醇

树脂醇(resin alcohols)可分为树脂醇和树脂鞣醇两类。树脂醇(resinols)是无色物质。含醇性羧基,通过三氯化铁试液不显颜色反应;树脂鞣醇(resin tannols)分子量较大,含酚性羟基,通过三氯化铁试液则显鞣质样蓝色反应。它们在树脂中呈游离状态,或与芳香酸结合成酯存在。

(3)树脂酯

树脂酯(resin esters)是树脂醇或鞣醇与树脂酸或芳香酸如挂皮酸、苯甲酸、水杨酸、阿魏酸等化合而成的酯。芳香酸在树脂中也有游离存在的,这些存在于树脂中的芳香酸,通称为香脂酸,它们多数是香树脂中的主要成分,有能与氢氧化钾的醇溶液共煮则皂化的性质,常是代表树脂生理活性的成分。

(4)树脂烃

树脂烃(resenes)是一类化学性质比较稳定、不溶于碱、不被水解和氧化、不导电的物质,它是与光线、空气、水分或一般化学试剂长久接触均不起变化的一类更高分子的环状化合物。其化学组成可能是倍半萜烯及多萜烯的衍生物或其氧化产物。树脂中如含有较多的树脂烃时,在药剂上多用作丸剂或硬膏的原料,工业上因其能形成坚固的薄膜而多用作油漆、涂料等。

2) 树脂类中药的分类

树脂中常混有挥发油、树胶及游离的芳香烃等成分。常根据其含主要化学成分而分为以下 5 类：

（1）单树脂类

单树脂类（rcsina）一般不含或很少含挥发油及树胶的树脂。

①酸树脂 主成分为树脂酸,如松香。

②酯树脂 主成分为树脂酯,如枫香脂、血竭等。

③混合树脂 无明显的主成分,如洋乳香。

（2）胶树脂类

胶树脂类（8ummi-resiHa）主要组成为树脂和树胶,如藤黄。

（3）油胶树脂

油胶树脂（oLeo-gui resina）为胶树脂中含有较多挥发油者,如乳香、没药、阿魏等。

（4）油树脂

油树脂（oleo-resina）主要组成为树脂与挥发油,如松油脂、加拿大油树脂等。

（5）香树脂

香树脂（balsamun）油树脂中含有大量的游离芳香酸,如苏合香、安息香等。

11.1.3 树脂的通性及鉴定

1）树脂的通性

树脂是由树脂烃、树脂酸、高级醇及酯等多种成分所组成的混合物。大多为无定形的固体或半固体,极少数是液体。表面微有光泽,质硬而脆,不溶于水,也不吸水膨胀,易溶于醇、乙醚、氯仿等大多数有机溶剂中,在碱性溶液中能部分或完全溶解,加酸酸化后又产生沉淀。加热后则软化,最后熔融,冷却后又变硬。燃烧时有浓烟,并有特殊的香气或臭气。将树脂的乙醇溶液蒸干,则形成薄膜状物质。值得注意的是,树脂的商品名称,常易和树胶混称,如"加拿大油树脂",进口商品名称写为"canada baLsam"（加拿大香脂）,而习惯上却误称为"加拿大树胶"。实际上树胶和树脂是化学组成完全不同的两类化合物。树胶属于碳水化合物,为多糖类。能溶于水或吸水膨胀,或能在水中成为混悬液,不溶于有机溶剂。加热至最后则焦炭化而分解,发出焦糖样臭气,无一定的熔点。

2）树脂类中药的鉴定

商品树脂常带有杂质,如树皮、木片、泥土、砂石、色素以及无机物等。因此,除了依靠树脂的性状鉴别和化学定性反应来鉴定其真实性外,常采用物理、化学的测定方法判断其品质的优良度,常测定树脂的酸值（又称酸价,是指在试验条件下,中和 1 g 试样所需氢氧化钾的毫克数。酸值的大小反映了脂肪中游离酸含量的多少。用酸碱滴定法测定,常选用酚酞指示剂确定其终点）、皂化值（指皂化 1 g 试样油所需氢氧化钾的毫克数。皂化值是酯值与酸值的总和）、碘值（是表示有机物质不饱和程度的一种指标,是 1 g 样品所能吸收碘的质量百分数。不饱和程度越高,碘值越大）、醇不溶物及香脂酸的含量等。其中,酸值对于树脂的真伪和掺假鉴别具有一定的意义,但同一种树脂,其理化常数也可能因样品的纯度不同而有幅度差异。

任务 11.2　乳香、没药、血竭、阿魏的鉴别

11.2.1　乳香　Ruxiang　Ol ibanum

【来源】　为橄榄科植物乳香树 *Boswellia carterii* Birdw. 及同属植物 *Boswellia bhaw-dajiana* Birdw. 树皮渗出的树脂。分为索马里乳香和埃塞俄比亚乳香,每种乳香又分为乳香珠和原乳香。

【产地】　主要产于红海沿岸的索马里、埃塞俄比亚及阿拉伯半岛南部。土耳其、利比亚、苏丹、埃及也产。我国广西有栽培。

【采收加工】　春、秋两季均可采收,以春季为盛产期。乳香树干的树皮有离生树脂道,采收时,将树皮自下而上割伤,开狭沟,使树脂流入沟中,数天后凝结成硬块,即可采集。也有落地者,可收集入药,但因其黏附泥土杂质,质量较差。

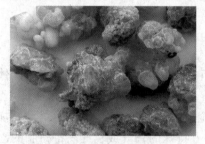

图 11.1　乳香药材图

【性状鉴别】　呈长卵形滴乳状、类圆形颗粒或黏合成大小不等的不规则块状物。大者长达 2 cm(乳香珠)或 5 cm(原乳香)。表面黄白色,半透明,被有黄白色粉末,久存则颜色加深。质脆,遇热软化。破碎面有玻璃样或蜡样光泽。具特异香气,味微苦(图 9.1)。

一般以颗粒状、半透明、色淡黄、无杂质、粉末黏手、气味芳香质量佳(图 11.1)。

【理化鉴别】　①燃烧时显油性,冒黑烟,有香气;加水研磨成白色或黄白色乳状液。

②索马里乳香　取[含量测定]项下挥发油适量,加无水乙醇制成每 1 mL 含 2.5 mg 的溶液,作为供试品溶液。另取 a-蒎烯对照品,加无水乙醇制成每 1 mL 含 0.8 mg 的溶液,作为对照品溶液。照气相色谱法试验,以聚乙二醇(PEG-20M)毛细管柱,程序升温;初始温度 50 ℃,保持 3 min,以每分钟 25 ℃的速率升温至 200 ℃,保持 1 min;进样口温度为 200 ℃,检测器温度为 220 ℃,分流比为 20∶1。理论板数按 *a*-蒎烯峰计算应不低于 7 000,分别取对照品溶液与供试品溶液各 1 μL,注入气相色谱仪。供试品溶液色谱中,应呈现与对照品溶液色谱峰保留时间相一致的色谱峰。

埃塞俄比亚乳香　取乙酸辛酯对照品,加无水乙醇制成每 1 mL 含 0.8 mg 的溶液,作为对照品溶液。同索马里乳香鉴别方法试验,供试品溶液色谱中应呈现与对照品溶液色谱峰保留时间相一致的色谱峰。

【检查】　杂质乳香珠不得过 2%,原乳香不得过 10%。

【含量测定】　取本品 20 g,精密称定,照挥发油测定法测定。

索马里乳香含挥发油不得少于 6.0%(mL/g),埃塞俄比亚乳香含挥发油不得少于 2.0%(mL/g)。

【功效】　辛、苦,温。归心、肝、脾经。活血定痛,消肿生肌。用于胸痹心痛,胃脘疼痛,痛经经闭,产后瘀阻,癥瘕腹痛,风湿痹痛,筋脉拘挛,跌打损伤,痈肿疮疡。

【注意】　孕妇及胃弱者慎用。

11.2.2　没药 Moyao　Myrrha

【来源】　为橄榄科植物地丁树 *Commiphora myrrha* Engl. 或哈地丁树 *Commiphora molmol* Engl. 的干燥树脂。分为天然没药和胶质没药。

【产地】　主要产于非洲东北部的索马里、埃塞俄比亚、阿拉伯半岛南部及印度等地。以索马里产的质量较好。

【采收加工】　于11月至次年2月将树刺伤,树脂自然由树皮裂缝处或伤口渗出(没药树受伤后,韧皮部的离生树脂道附近的细胞被破坏,形成大型溶生树脂道,内含油胶树脂)。树脂初流时为淡白色,在空中渐变为红棕色硬块,采收除去杂质。

【性状鉴别】　天然没药　呈不规则颗粒性团块,大小不等,大者直径长达6 cm以上。表面黄棕色或红棕色,近半透明部分呈棕黑色,被有黄色粉尘。质坚脆,破碎面不整齐,无光泽。有特异香气,味苦而微辛。

胶质没药　呈不规则块状和颗粒,多黏结成大小不等的团块,大者直径长达6 cm以上,表面棕黄色至棕褐色,不透明,质坚实或疏松,有特异香气,味苦而有黏性(图11.2)。

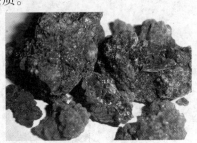

图11.2　没药药材图

以块大、半透明、色红棕、微黏手、香气浓郁而持久质量佳。

【理化鉴别】　①取本品粉末0.1 g,加乙醚3 mL,振摇,滤过,滤液置蒸发皿中,挥尽乙醚,残留的黄色液体滴加硝酸,显褐紫色。

②取本品粉末少量,加香草醛试液数滴,天然没药立即显红色,继而变为红紫色,胶质没药立即显紫红色,继而变为蓝紫色。

③取[含量测定]项下的挥发油适量,加环己烷制成每1 mL含天然没药10 mg或胶质没药50 mg的溶液,作为供试品溶液。另取天然没药对照药材或胶质没药对照药材各2 g,照挥发油测定法加环己烷2 mL,缓缓加热至沸,并保持微沸约2.5 h,放置后,取环己烷溶液作为对照药材溶液。照薄层色谱法试验,吸取上述两种溶液各4 μL,分别点于同一硅胶G薄层板上,以环己烷-乙醚(4∶1)为展开剂,展开,取出,晾干,立即喷以10%硫酸乙醇溶液,在105 ℃加热至斑点显色清晰。供试品色谱中,在与对照药材色谱相应的位置上,显相同颜色的斑点。

【检查】　杂质　天然没药不得过10%,胶质没药不得过15%。

总灰分　不得过5.0%。

酸不溶性灰分　不得过10.0%。

【含量测定】　取本品20 g(除去杂质),照挥发油测定法测定。

本品含挥发油天然没药不得少于4.0%(mL/g),胶质没药不得少于2.0%(mL/g)。

【功效】　辛、苦,平。归心、肝、脾经。散瘀定痛,消肿生肌。用于胸痹心痛,胃脘疼痛,痛经经闭,产后瘀阻,癥瘕腹痛,风湿痹痛,跌打损伤,痈肿疮疡。

【用法与用量】 3~5 g,炮制去油,多入丸散用。

【注意】 孕妇及胃弱者慎用。

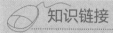 知识链接

没药与古文献

始载于《药性本草》,云:"凡金刃所伤,打损晃跌,坠马,筋骨疼痛,心腹血淤者,并宜研烂,热酒调服,推陈致新,能生好血。"《开宝本草》载:"没药生波斯国,其块大小不定,黑色似安息香。"《经本草》云:"木之根皆如橄榄,叶青而密,宕久者,则有脂液流滴在地下,凝结成块。"李时珍曰:"按一统志云:没药树高大如松,皮厚一二寸。"古人所描述没药树的特征与现今没药树有所不同。

11.2.3 血竭 Xuejie   Draconis Sanguis

【来源】 为棕榈科植物麒麟竭 *Daemonorops draco* Bl. 果实渗出的树脂经加工制成。

【产地】 主要产于印度尼西亚的爪哇岛和苏门答腊、印度、马来西亚等地。

【采收加工】 采集麒麟竭成熟果实,其外密被硬质小鳞片,由鳞片间分泌的红色树脂,而将鳞片全部遮蔽,充分晒干,加贝壳同入笼中强力振摇,松脆的树脂块即脱落,筛去果实鳞片杂质,用布包起,入热水中使软化成团,取出放冷,即为原装血竭;加入辅料如达玛树脂、原白树脂等,称加工血竭。或采集成熟果实,充分晒干,加贝壳同入笼中强力振摇,松脆的树脂块即脱落,筛去鳞片和杂质,用布包后入热水中使软化成团,取出放冷。

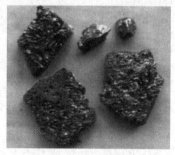

图 11.3   血竭药材图

【性状鉴别】 略呈类圆四方形或方砖形,表面暗红,有光泽,附有因摩擦而成的红粉。质硬而脆,破碎面红色,研粉为砖红色。气微,味淡。在水中不溶,在热水中软化(图 11.3)。

【理化鉴别】 ①取本品粉末,置白纸上,用火隔纸烘烤即熔化,但无扩散的油迹,对光照视呈鲜艳的红色。以火燃烧则产生呛鼻的烟气。

②取本品粉末 0.1 g,加乙醚 10 mL,密塞,振摇 10 min,滤过,取滤液作为供试品溶液。另取血竭对照药材 0.1 g,同法制成对照药材溶液。照薄屡色谱法试验,吸取供试品溶液、对照药材溶液及[含量测定]项下血竭素高氯酸盐对照品溶液各 10~20 μL,分别点于同一硅胶 G 薄层板上,以三氯甲烷-甲醇(19:1)为展开剂,展开,取出,晾干。供试品色谱中,在与对照药材色谱和对照品色谱相应的位置上,显相同的橙色斑点。

③取本品粉末 0.5 g,加乙醇 10 mL,密塞,振摇 10 min,滤过,滤液加稀盐酸 5 mL,混匀,析出棕黄色沉淀,放置后逐渐凝成棕黑色树脂状物。取树脂状物,用稀盐酸 10 mL 分次充分洗

涤,弃去洗液,加20%氢氧化钾溶液10 mL,研磨,加三氯甲烷5 mL振摇提取,三氯甲烷层显红色,取三氯甲烷液作为供试品溶液。另取血竭对照药材0.5 g,同法制成对照药材溶液。照薄层色谱法试验,吸取上述两种溶液各10～20 μL,分别点于同一硅胶 G 薄层板上,以三氯甲烷-甲醇(19:1)为展开剂,展开,取出,晾干。供试品色谱中,在与对照药材色谱相应的位置上,显相同的橙色斑点。

【检查】　总灰分　不得过6.0%。

松香　取本品粉末0.1 g,置具塞试管中,加石油醚(60～90 ℃)10 mL,振摇数分钟,滤过,取滤液5 mL,置另一试管中,加新配制的0.5%醋酸铜溶液5 mL,振摇后,静置分层,石油醚层不得显绿色。

醇不溶物　取本品粉末约2 g,精密称定,置于已知质量的滤纸筒中,置索氏提取器内,加乙醇200～400 mL,回流提取至提取液无色,取出滤纸筒,挥去乙醇,于105 ℃干燥4 h,精密称定,计算,不得超过25.0%。

【含量测定】　照高效液相色谱法测定。

本品含血竭素($C_{17}H_{14}O_3$)不得少于1.0%。

【功效】　甘、咸,平。归心、肝经。活血定痛,化瘀止血,生肌敛疮。用于跌打损伤,心腹瘀痛,外伤出血,疮疡不敛。

【用法与用量】　研末,1～2 g,或入丸剂。外用研末撒或入膏药用。

11.2.4　阿魏 Awei　FeruLae Resina

【来源】　为伞形科植物新疆阿魏 *FeruLa sinkiangensis* K. M. Shen 或阜康阿魏 *FeruLa fukanensis* K. M. Shen 的树脂。

【产地】　主产于新疆。

【采收加工】　春末夏初盛花期至初果期,分次由茎上部往下斜割,收集渗出的乳状树脂,阴干。

【性状鉴别】　呈不规则的块状和脂膏状。颜色深浅不一,表面蜡黄色至棕黄色。块状者体轻,质地似蜡,断面稍有孔隙;新鲜切面颜色较浅,放置后色渐深。脂膏状者黏稠,灰白色。具强烈而持久的蒜样特异臭气,味辛辣,嚼之有灼烧感。以块状、蒜气强烈、断面乳白或微带红色、无杂质者为佳。

【理化鉴别】　①取本品粉末0.2 g,置25 mL量瓶中,加无水乙醇适量,超声处理10 min,加无水乙醇稀释至刻度,摇匀,滤过,取滤液0.2 mL,置50 mL量瓶中,加无水乙醇至刻度,摇匀。照紫外-可见分光光度法测定。在323 nm的波长处应有最大吸收。

②取本品粉末0.5 g,加稀盐酸20 mL,超声处理10 min,取上清液(必要时离心)用乙醚(40 mL、20 mL)振摇提取2次,合并乙醚液,挥干,残渣加无水乙醇1 mL使溶解,作为供试品溶液。另取阿魏酸对照品,加乙醇-5%冰醋酸(1:4)的混合溶液,制成每1 mL含1 mg的溶液,作为对照品溶液。照薄层色谱法试验,吸取上述两种溶液各2 μL,分别点于同一硅胶 G 薄层板上,以环己烷-二氯甲烷-冰醋酸(8:8:1)为展开剂,展开,取出,晾干,喷以1%三氯化铁乙醇溶液-1%铁氰化钾溶液(1:1)混合溶液(临用配制)。供试品色谱中,在与对照品色谱相应的位置上,显相同颜色的斑点。

【检查】　水分不得过8.0%；总灰分不得过5.0%。

【浸出物】　照醇溶性浸出物测定法项下的热浸法规定,用乙醇作溶剂,不得少于20.0%。

【含量测定】　取本品5~10 g,照挥发油测定法测定。

本品含挥发油不得少于10.0%(mL/g)。

【功效】　苦、辛,温。归脾、胃经。消积,化瘀,散痞,杀虫。用于肉食积滞,瘀血癥瘕,腹中痞块,虫积腹痛。孕妇禁用。

【用法与用量】　1~1.5 g,多入丸散和外用膏药。

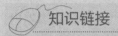 知识链接

树脂类中药鉴别方法

1.考虑到树脂类药材的特殊性,在不方便仪器鉴别时,除了按照常规的性状鉴别,还经常采用化学鉴别法,尤其是水试和火试,简单易行。

2.水试法:如血竭,取颗粒少许,放入盛水的试管中,加热,则软化,但水液不显红色;乳香,加水研磨后形成乳白色的水液;没药,加水研磨后形成黄棕色的水液;阿魏,加热水先浮后沉,伪品快速下沉。

3.火试法:如乳香燃烧时显油性,冒黑烟,有香气;安息香约0.25 g。置干燥试管中,缓缓加热,即发生刺激性香气,并产生多数棱柱状结晶的升华物;血竭粉末,置白纸上,用火隔纸烘烤即熔化,但无扩散的油迹,对光照视呈鲜艳的红色,以火燃烧则产生呛鼻的烟气。

实训　树脂类中药鉴别

一、目的要求

①会对乳香、没药、血竭等中药进行性状描述。

②能认识苏合香、安息香、阿魏,做到见药知名,并准确写出药名。

二、仪器与试剂

1)仪器

幻灯机、显微镜、投影仪、紫外灯、理化及显微鉴别常用实验器具等。

2)试剂

水合氯醛试液、稀甘油、稀盐酸、氢氧化钠溶液。

三、实验材料

药材:乳香、没药、血竭、安息香、苏合香、阿魏。

四、实验内容

（1）药材性状鉴定

安息香、苏合香、阿魏。

取以上药材标本，注意观察其形状、大小、色泽、表面特征、质地、断面、气味等。

（2）理化鉴定

①血竭 取颗粒少许，放入盛水的试管中，加热，则软化，但水液不显红色。

②乳香 取本品加水研磨后形成乳白色的水液。

③没药 取本品加水研磨后形成黄棕色的水液。

④阿魏 本品加热水先浮后沉，伪品快速下沉。

⑤降香 火烧有黑烟及油冒出，残留白色灰烬。

五、作业与思考

①描述乳香、没药、血竭性状特征。

②能说乳香和没药的主要区别点。

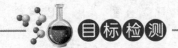目标检测

一、名词解释

树脂类中药

二、填空题

1. 血竭的药用部位是_____。

2. 树脂可分为_____、胶树脂类、油胶树脂、_____、香树脂。其中，乳香属于_____、苏合香、安息香属于_____。

3. _____加热水先浮后沉，伪品快速下沉。

三、单项选择题（题干在前，选项在后，其中只有一个为最佳答案，其余选项为干扰答案）

1. 树脂类中药一般不溶于（   ）。

    A. 水   B. 乙醇   C. 乙醚   D. 氯仿   E. 石油醚

2. 按化学组成分类，血竭属于（   ）。

    A. 单树脂类   B. 胶树脂类   C. 油胶树脂类   D. 油树脂类   E. 香树脂类

3. 树脂多为植物体内哪一类成分经过复杂的化学变化而形成的？（   ）

    A. 黄酮类   B. 蒽醌类   C. 生物碱类   D. 挥发油类   E. 木脂素类

4. 下列哪项为酯树脂类中药材？（   ）

    A. 乳香   B. 血竭   C. 没药   D. 阿魏   E. 松香

5. 下列关于没药的描述不正确的是（   ）。

    A. 橄榄科植物地丁树、哈地丁树树干皮部渗出的树脂

    B. 主产于非洲东北部、阿拉伯半岛南部及印度等地

C. 呈不规则颗粒性团块,气香而特异

D. 主要含酯树脂

E. 质坚脆,破碎面不整齐

6. 用于血竭质量控制的指标成分是( )。

A. 血竭素 B. 血竭红素 C. 红色树脂酯 D. 黄烷醇 E. 海松酸

四、多项选择题(由一个题干和 A、B、C、D、E 5 个备选答案组成,题干在前,选项在后。要求考生从 5 个备选答案中选出两个或两个以上的正确答案,多选、少选、错选均不得分)

1. 优质血竭的鉴别特征是( )。

A. 烧之微有香气,冒黑烟,并留有黑色残渣

B. 研粉红似血   C. 外色黑似铁

D. 火隔纸烘烤则熔化,无扩散的油迹   E. 在热水中软化

2. 乳香的性状特征是( )。

A. 半透明 B. 淡黄色   C. 断面蜡样,无光泽

D. 呈乳头状、泪滴状或不规则小块   E. 火燃呛鼻,有苯甲酸样香气

3. 以油胶树脂类入药的中药材有( )。

A. 乳香 B. 血竭 C. 没药 D. 苏合香 E. 阿魏

五、简答题

乳香、没药、血竭加水研磨,水溶液的颜色分别是什么?

六、综合题

如何鉴别乳香、没药?

项目 12 中药鉴定综合技能之动物类中药鉴定

📖【项目描述】

    动物类中药是指用动物的整体或动物体的某一部分、动物体的生理或病理产物、动物体的加工品等供药用的一类中药。

📖【学习目标】

    ➢ 掌握动物类中药性状鉴别要点。

    ➢ 掌握动物类中药经验鉴别方法。

    ➢ 熟悉动物类中药分类基础知识、来源、产地、采收加工、资源状况。

    ➢ 熟悉动物类中药理化鉴别。

    ➢ 了解动物类中药功效主治。

📖【能力目标】

    ➢ 运用所学知识能够熟练鉴别动物类中药,区分易混淆中药,进行简单的真伪鉴定。

📖【工作任务】

任务 12.1 动物类中药鉴定通用技能

    动物类中药在我国的应用历史悠久:早在三千多年前,我国就开始了蜜蜂的利用;珍珠、牡蛎的养殖始于我国,有两千多年的历史;鹿茸、麝香、阿胶、蕲蛇等在我国的应用也有二三千年之久。

    据报道,我国动药有969味,包括药用动物1 564种,在药用动物驯化、养殖方面,不少药用动物已变野生为人工养殖,如人工养麝,活体取香,鹿的驯化和鹿茸的生产,蛤蚧、金钱白花蛇、全蝎、地鳖虫的人工养殖,河蚌的人工育珠,以及人工养熊,活体引流胆汁,以熊胆粉代替药材熊胆和人工培殖牛黄等都已取得成功。现已人工养殖的动物药材有30种左右。

12.1.1 动物类中药的分类

现在动物还没有一个比较完善的分类系统,有的将它们分为33门,有的分为30门或28门。其中,与药用动物有关的有10门,它们是(由低等到高等):原生动物门(Protozoa);多孔动物门(Porifera),又称海绵动物门(Spongia),药用动物如脆针海绵等;腔肠动物门(Coelenterata),药用动物如海蜇、珊瑚等;扁形动物门(platyhelminthes);线形动物门(Nemathelminthes);环节动物门(Annelida),药用动物如蚯蚓、蜈蚣、东亚钳蝎、南方大斑蝥、中华蜜蜂等;软体动物门(Mollusca),药用动物如杂色鲍、马氏珍珠贝、三角帆蚌、长牡蛎、无针乌贼等;节肢动物门(Arthropoda),药用动物如东亚钳蝎、少棘巨蜈蚣、地鳖、大刀螂、黑蚱、南方大斑蝥、家蚕、中华蜜蜂等;棘皮动物门(Echinodemata),药用动物如海参、海胆等;脊索动物门(Chordata),药用动物如海马、蟾蜍、乌梢蛇、黑熊、梅花鹿、林麝、牛、赛加羚羊等。中药中药用种类较多的动物门有脊索动物门、节肢动物门和软体动物门,其次是环节动物门和棘皮动物门。

动物药可按药用动物的药用部位、分类系统、所含化学成分,以及功能和药理作用等进行分类。按药用动物的药用部位来划分,可将动物药分为以下8类:

①全体类 如水蛭、全蝎、蜈蚣、斑蝥、金钱白花蛇、海马、蛤蚧等。除去内脏的动物体,如地龙、蛤蚧、乌梢蛇、蕲蛇等。

②器官类 如蛤蟆油、蛇胆、熊胆、水獭肝、海狗肾、鹿胎、紫河车、鹿鞭等。

③组织类 如刺猬皮、蛇蜕、鸡内金、鹅内金、凤凰衣、鹿肉、鹿茸、鹿筋等。

④角骨类 如龟甲、玳瑁、鳖甲、穿山甲、狗骨(骨骼)、象牙、猪骨(骨骼)、鹿茸、鹿角、鹿角霜、水牛角、羚羊角等。

⑤贝壳类 如石决明、瓦楞子、珍珠母、牡蛎、海蛤壳、海螵蛸、桑螵蛸、蝉蜕等。

⑥生理、病理产物类 如珍珠、虫白蜡、白僵蚕、蜂蜜、鱼脑石、白丁香、人中白、望月砂、五灵脂、熊胆汁、马宝、猪胆汁、麝香、牛黄等。

⑦加工制成品类 如鱼肝油、蟾酥、血余炭、龟甲胶、鳖甲胶、阿胶、鹿角胶、霞天膏、黄明胶等。

⑧其他类 如五倍子、冬虫夏草、露蜂房等。

动物的命名大多数也和植物命名一样采用林奈首创的双名法。由两个拉丁字或拉丁化的文字,分别表示动物学名的属名和种名,在学名后附加定名人的姓氏,如意大利蜂 *Apis mellifera* Linn。动物与植物命名不同之处,在于种内如有亚种时则采用三名法,亚种紧接在种名的后面,如中华大蟾蜍 *Bufo bufo gargarizans* Cantor;如有亚属,则亚属名在属名和种名之间,并外加括号。如乌龟 *Chinemys*(Geoclemys)*reevesii*(Gray),若属名改变,则在定名人氏外加括号,如马氏珍珠贝 *Pteria martensii*(Dunker)。一般不用变种、变型。拉丁学名中的属名、亚属名及命名人的第一个拉丁字母必须大写,其余均小写。

12.1.2 动物类中药的鉴定

1)性状鉴定

凡是药用部位为动物全体,动物全角完整的,或药材的性状特征固定的,主要依据动物的形态分类方法和性状特征进行鉴别,如形状、表面特征、颜色、质地及特殊的气、味等。例如,全蝎,蜈蚣,地龙,蛇类药物等。

2)传统经验鉴别

一些传统经验鉴别方法仍是鉴定动物类中药有效而重要的手段:手试法,如毛壳麝香手捏有弹性;麝香仁以水润湿,手搓能成团,轻揉即散,不应黏手、染手、顶指或结块。水试法,熊胆仁投于水杯中,即在水面旋转并呈现黄线下降而不扩散;牛黄水液可使指甲染黄,习称"挂甲";蛤蟆油用温水浸泡,体积可膨胀 10～15 倍。火试法,如麝香仁撒于炽热坩埚中灼烧,初则迸裂,随即熔化膨胀起泡,浓香四溢,灰化后呈白色灰烬,无毛、肉焦臭,无火焰或火星;马宝粉末置于锡箔纸上加热,其粉末聚集,并发出马尿臭等。

3)显微鉴别

必要时辅以显微鉴别,尤其是贵重(如麝香、牛黄、羚羊角、珍珠等)或破碎的药材,除进行性状鉴别外,常应用显微鉴别方法鉴别其真伪。在进行显微鉴别时,常需根据不同的鉴别对象,制作显微片,包括粉末片、动物的组织切片和磨片(贝壳类、角类、骨类、珍珠等)等。特别是珍珠,显微磨片可见有明显的同心环状结构及珍珠虹光环,是正伪品鉴别的重要依据。近年来,扫描电子显微镜用于动物类中药的鉴定,以其样品制备简单,分辨率高,立体感强,对样品损伤与污染程度小,可直接观察自然状态的样品表面特征等优点,受到广泛重视,如用扫描电镜找出了正品珍珠粉与伪品珍珠层粉的鉴别特征;并用扫描电镜观察了 9 种药用蛇背鳞的扫描电镜特征,对蛇类药材的鉴别具有可靠意义。

4)现代鉴别手段

凡是药材为动物的提取物或加工品,药材无固定的形态特征的动物药,除应用性状特征进行鉴别外,还需要进行成分分析。特别是现代色谱和光谱技术的使用,使得动物药的鉴定更具科学性。动物类中药含有大量的蛋白质及其水解产物,利用各种动物所含蛋白质、氨基酸的组成和性质的不同,采用电泳系列技术,可成功地将动物药材与类似品、伪品区别开来。近年来用红外光谱法对 54 种动物药进行的鉴别研究表明,绝大多数动物药材鉴别特征明显,稳定性、重现性均好。用差热分析技术成功地鉴别了天然牛黄和人工牛黄,鳖甲、龟甲及其伪品。用 X 射线衍射法对结石类中药如天然牛黄、人工牛黄、马宝、猴枣、人胆结石等以及鹿茸进行了鉴定。

分子生物技术利用遗传信息直接载体的 DNA 分子作为鉴定依据,因此,对中药品种进行更深入和客观的鉴定研究具有重大意义。目前,DNA 分子遗传标记技术等已被成功地用于动物类中药的品种鉴定中,如对龟甲、鳖甲、蛇类中药等的鉴定。

5)动物类中药的安全性检测(毒性成分、黄曲霉毒素、二氧化硫)

动物类外源性有害物质,如砷盐、重金属、农药残留量、黄曲霉毒素等和内源性毒性成分的限量检查是保障动物类中药安全性的重要措施,这在《中国药典》(2015 年版)一部中得到了较好的体现,如规定地龙和阿胶含重金属均不得过百万分之三十;阿胶含砷盐不得过百万分之三;每 1 000 g 僵蚕含黄曲霉毒素 B,不得过 50 μg,含黄曲霉毒素 G_2、黄曲霉毒素 G_1、黄曲霉毒素 B_2 和黄曲霉毒素 B_1 的总量不得过 10 μg 等。

任务 12.2 牛黄、麝香、羚羊角、鹿茸的鉴别

12.2.1 牛黄 Niuhuang Calculus Bovis

【来源】 为脊索动物门哺乳纲牛科动物黄牛 *Bostaurus domesticus* Gmelin 干燥的胆囊结石（少数为胆管、肝管结石）。习称"天然牛黄"。

【产地】 全国各地屠宰场均有生产、主产于西北、西南、东北等地。

【采收加工】 宰牛时，检查胆囊、胆管及肝管，如发现有牛黄，即滤去胆汁，将牛黄取出，除去外部附着的薄膜，阴干。

【性状鉴别】 可分为蛋黄、管黄。

蛋黄 多呈卵形、不规则球形、四方形或三角形，直径 0.6～3.3 cm(24.5 cm)，大小不一。表面黄红色或棕黄色，细腻而稍有光泽，有的外部挂有一层黑色光亮的薄膜，习称"乌金衣"，有的粗糙，具疣状突起，有的具龟裂纹。体轻，质松脆易碎，易分层剥落，断面金黄色，可见排列整齐的细密的同心层纹，有的夹有白心。

气清香，味先苦而后微甜，入口有清凉感，嚼之易碎，不黏牙。

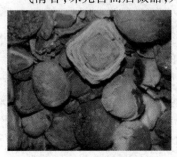
图 12.1 牛黄药材图

管黄 呈管状，或为破碎的小片，长约 3 cm，直径 1～1.5 cm。表面不平或有横曲纹，有裂纹及小突起，红棕色或棕褐色。断面有较少的层纹，有的中空，色较深（图 12.1）。

以完整、身干、色棕黄、表面光泽细腻，质松脆、断面层纹薄而整齐，味苦而甘，清香而凉，无杂质者为佳。

【显微鉴别】 取本品少许，用水合氯醛试液装片，不加热，置显微镜下观察：不规则团块由多数黄棕色或棕红色小颗粒集成，稍放置，色素迅速溶解，并显鲜明金黄色，久置后变绿色。

【成分】 主要含胆酸 5.57%～10.66%、去氧胆酸 1.96%～2.29%、胆甾醇 0.56%～1.66%，另含胆红素、麦角甾醇、卵磷脂、维生素 D 及钙、铁、铜等。

【理化鉴别】 ①取本品少量，加清水调和，涂于指甲上，能将指甲染成黄色，习称"挂甲"。

②水试法 用无色透明的玻璃杯，装入清水半杯，取牛黄少许投入水中，真品吸水不变质，水不浑浊、不变色、无油脂等漂浮物。将缝衣针润水黏上牛黄粉，垂直沉下水中，可见杯内从上至下有一条黄线下沉，然后再慢慢扩散。

③火试 取一根小针烧红，刺入牛黄中，牛黄破裂而呈层状，质细密酥脆，内心有白点，并伴有清香气味者为真品。

【含量测定】 本品按干燥品计算，含胆酸($C_{24}H_{40}O_5$)不得少于 4.0%。

本品按干燥品计算，含胆红素($C_{33}H_{36}N_4O_6$)不得少于 35.0%。

【功效】 清心，豁痰，开窍，凉肝，息风，解毒。用于热病神昏，中风痰迷，惊痫抽搐，癫痫

发狂,咽喉肿痛,口舌生疮,痈肿疔疮。

知识链接

牛黄伪品、人工牛黄及体外培育牛黄的鉴别

1. 伪品:用黄连、黄柏、大黄、姜黄、鸡蛋黄或植物黄色素等粉末与动物胆汁混合制成,入口即成糊状,无"挂甲"现象。

2. 人工牛黄:为牛胆汁或猪胆汁经人工提取制成的浅棕色或金黄色粉末疏松。本品由牛胆粉、胆酸、猪去氧胆酸、牛磺酸、胆红素、胆固醇、微量元素等加工制成。为黄色疏松粉末。入口无清凉感,水溶液也能"挂甲"。味苦,微甘。本品按干燥品计算,含胆酸($C_{24}H_{40}O_5$)不得少于13.0%,含胆红素($C_{33}H_{36}N_4O_6$)不得少于0.63%。

3. 体外培育牛黄:体外培育牛黄是模拟牛科动物牛体内胆结石形成的原理和生物化学过程,以牛科动物牛的新鲜胆汁作母液,加入去氧胆酸、胆酸、复合胆红素钙等制成的胆红素钙结石。呈球形或类球形,直径0.5~3 cm。表面光滑,呈黄红色至棕黄色。体轻,质松脆,断面有同心层纹。气香,味苦而后甘,有清凉感,嚼之易碎,不黏牙。

12.2.2 麝香 Shexiang Moschus

【来源】 为脊索动物门鹿科动物林麝 *Moschus berezovskii* Flerov、马麝 *Moschus sifanicus* Przewalski 或原麝 *Moschus moschiferus* Linnaeus 成熟雄体香囊中的干燥分泌物。

【产地】 主产于四川、西藏、陕西、甘肃等地。以四川、西藏产量大、质量优。四川省马尔康、都江堰、米亚罗,陕西省镇平、湖南湘潭、安徽霍山、佛子岭等地均已建场养麝,现已能提供部分麝香商品。

【采收加工】 野麝多在冬季至次春猎取,猎获后,割取香囊,阴干,习称"毛壳麝香";剖开香囊,除去囊壳,习称"麝香仁"。家麝直接从其香囊中取出麝香仁,阴干或用干燥器密闭干燥。

【性状鉴别】 毛壳麝香 为扁圆形或类椭圆形的囊状体,直径3~7 cm,厚2~4 cm。开口面的皮革质,棕褐色,略平,密生灰白色或灰棕色短毛,从两侧围绕中心排列,中间有1小囊孔,直径约3 mm。另一面为棕褐色略带紫的皮膜,微皱缩,偶显肌肉纤维,略有弹性,剖开后可见中层皮膜呈棕褐色或灰褐色,半透明,内层皮膜呈棕色,习称"银皮"或"云皮",内含颗粒状、粉末状的麝香仁和少量细毛及脱落的内层皮膜(习称"银皮")。质较柔软,致密,有特异香气(银皮久置发硬就是伪品)(图12.2)。

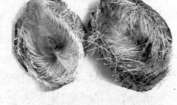

图 12.2 麝香药材图

以个饱满、皮薄、捏之有弹性、香气浓烈者为佳。

麝香仁 野生品质柔软、油润、自然疏松;其中呈不规则圆形或颗粒状,习称"当门子",外表多呈紫黑色,微有麻纹,油润光亮,断面棕黄色或黄棕色;粉末状者多呈棕色、棕褐色或微带

紫色,并有少量脱落的内层内皮膜和细毛。饲养品呈颗粒状,短条形或不规则团块,紫黑色或深棕色,表面不平,显油性,微有光泽,并有少量脱落的内层皮膜和毛。气香浓烈而特异,味微辣、微苦带咸。

以当门子多、质柔润、香气浓烈者为佳。

【显微鉴别】 麝香仁粉末 棕褐色或黄棕色。

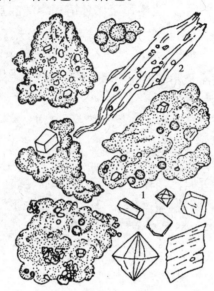

图 12.3 麝香粉末特征图
1—团块及草酸钙结晶;2—内层皮膜组织

用水合氯醛液装片观察,为无数不定形颗粒状物集成的半透明或透明团块,淡黄色或淡棕色;团块中包埋有晶体(方形、柱形、八面体或不规则形状);并可见圆形油滴,偶见毛及脱落的内层皮膜组织(图 12.3)。

【成分】 主要含麝香酮 0.5% ~5% ,为油状液体,具特异强烈香气;少量降麝香酮。此外尚含雄素酮、5B-雄素酮、胆甾醇类物质、氨基酸、脂肪酸、尿素、无机盐、碳酸铵等。

【理化鉴别】 针刺 取毛壳麝香用特制槽针从囊孔插入,涩针而不顶针,转动槽针,撮取麝香仁,立即检视,槽内的麝香仁应有逐渐膨胀高出槽面的现象,习称"冒槽"。麝香仁油润,颗粒疏松,无锐角,香气浓烈。不应有纤维等异物或异常气味。

手搓 取麝香仁粉末少量,置手掌中,加水润湿,用手搓之能成团,再用手指轻揉即散,不应沾手、染手、顶指或结块。

灼烧 取麝香仁粉末少量,撒于炽热坩埚中灼烧,初则迸裂,随即熔化膨胀起泡,油点似珠,香气浓烈四溢,灰化后呈灰烬白色或灰白色。应无毛、肉焦臭,无火焰或火星出现。

【检查】 不得检出动、植物组织、矿物和其他掺伪物。不得有霉变。

【含量测定】 按干燥品计算含麝香酮($C_{16}H_{30}O$)不得少于 2.0% 。

【功效】 开窍醒神,活血通经,消肿止痛。用于热病神昏,中风痰厥,气郁暴厥,中恶昏迷,经闭,癥瘕,难产死胎,胸痹心痛,心腹暴痛,跌打伤痛,痹痛麻木,痈肿瘰疬,咽喉肿痛。

12.2.3　**羚羊角** Lingyangjiao　Saigae Tataricae Cornu

【来源】　为脊索动物门哺乳纲牛科动物赛加羚羊 *Saiga tatarica*　Linnaeus 的雄兽角。

【产地】　主产于新疆西北部。俄罗斯产量大。

【采收加工】　全年可捕,锯取其角,晒干。以8—10月的角色泽最好。

【性状鉴别】　呈长圆锥形,略呈弓形弯曲,长 15～33 cm,基部直径 3～4 cm。全角呈半透明;下部较粗,灰白色,或稍呈青灰色;上部渐细并稍弯曲,黄白色,顶端部分光滑,对光透视上半段中央内有一条隐约可辨的细孔道直通角尖,习称"通天眼";嫩枝嫩角尖黑棕色,称"乌云盖顶",透视有"血丝"(红色斑纹)或紫黑色斑纹,表面光润如玉,无裂纹,老枝则有细纵裂纹。除顶端光滑部分外,中下部有

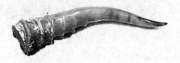

图 12.4　羚羊角药材图

10～16 个隆起的环脊;其间距约 2 cm,用手握之,四指正好嵌入凹处,称"手可握把"。基部锯口面类圆形,内有坚硬质重的角柱,习称"骨塞""羚羊塞",长约占全角的 1/2 或 1/3,骨塞表面有突起的纵棱与外面角鞘内的凹沟紧密嵌合,从横断面观,其结合部呈锯齿状。除去骨塞后,角的下半段成空筒,半透明。质坚硬。气无,味淡(图 12.4)。

镑片　横片为类圆形薄片,类白色或黄白色,多折曲,半透明,外表可见纹丝,纹丝直而微呈波状,中央可见空洞。质坚韧,不易拉断。

纵片　类白色或黄白色,表面半透明,有光泽。菲薄如纸,多折曲,白色半透明,纹丝直而微显波状,质坚韧,不易拉断。

【成分】　含角蛋白、磷酸钙及不溶性无机盐等。羚羊角经酸水解后测定,含异白氨酸、白氨酸、苯丙氨酸、酪氨酸、丙氨酸等多种氨基酸。此外,尚含磷脂类成分约 0.12%,为卵磷脂、脑磷脂、神经鞘磷脂、磷脂酰丝氨酸及磷脂酰肌醇等。

【功效】　平肝息风,清肝明目,散血解毒。用于高热惊痫,神昏痉厥,子痫抽搐,癫痫发狂,头痛眩晕,目赤翳障,温毒发斑,痈肿疮毒。

12.2.4　**鹿茸** Lurong　Cornu Cervi Pantotrichum

【来源】　为脊索动物门哺乳纲鹿科动物梅花鹿 *Cervus nippon* Temminck 或马鹿 *Cervus elaphus* Linnaeus 的雄鹿未骨化密生茸毛的幼角。前者习称"花鹿茸(黄毛茸)",后者习称"马鹿茸(青毛茸)"。

【产地】　花鹿茸主产于吉林、辽宁、黑龙江、河北等地。马鹿茸主产于黑龙江、吉林、内蒙古、新疆、青海、云南、四川、甘肃等地。东北产者习称"东马鹿茸",品质较优;西北产者习称"西马鹿茸",品质较次。现均有人工饲养。

【采收加工】　茸角是雄鹿的第二性征,如不锯取鹿茸,2—3月份自然脱落,4—5月份又长出新的茸角,梅花鹿当年初生者无角,二年始生无枝之角,三年呈叉状,其后每年增生一枝,至四枝为止(每年早春脱换)。雌鹿无角。梅花鹿雄鹿从1—5岁茸产量每年上升,6—9岁为产茸高峰期,10岁以后茸量和质量衰退,14岁后茸产量明显降低。马鹿雄鹿初次采下的茸俗称"毛桃儿",一周岁锯下的茸称为"头锯儿",二周岁锯的称为"二锯儿",以此类推。马鹿茸

分叉较多,可达 6 叉以上,有的可达 9 叉。17—18 岁淘汰。

锯取鹿茸应事先考虑每头鹿的年龄、茸型和经济效益。如 3—4 岁梅花鹿,适宜锯取"二杠茸",质嫩短肥。5 岁以上锯取"三岔茸",枝大、产量高。马鹿茸则宜锯取"马三岔茸"和"马四岔茸"。淘汰鹿多为生产砍头茸,将鹿杀死,解下头部,将茸连头盖骨一起取下,再加工处理。

野生梅花鹿 1988 年国家已列为一级保护动物,马鹿列为二级保护动物,不可任意猎杀。

锯茸:

①带血茸　主要是夏、秋两季锯取鹿茸,锯茸经过鲜茸处理,密封锯口,多次连续水煮、烘烤、煮头、风干等工艺过程,使茸体内绝大部分水分通过茸皮渗透作用快速散失,使鹿茸血色素和干物质全部保留,均匀分布在茸体内。

②排血茸　把注射针头插进茸端,用打气筒针头注入空气,使茸内血顺着血管从茬口处全部流出,称为排血,也可用排血机进行。消毒后在鹿茸茬口处用粗花线将外皮叉缝数针,以防外皮滑离而影响质量。再经过蘸煮,使茸中残留的淤血流出来,低温烘干、消毒、晾干即可。

③二杠茸　每年两次,第一次清明后 45～50 天(头茬茸),50～60 天后二茬茸;三岔茸每年采一次,6—7 月中下旬。

砍茸:将鹿头砍下,再将茸连脑盖骨锯下,刮净残肉,绷紧脑皮,煮烫,阴干。

【性状鉴别】　①花鹿茸

a. 锯茸　呈圆柱状分枝,具 1 个侧枝者(3 年)习称"二杠茸",主枝习称"大挺",长 17～20 cm,锯口直径 4～5 cm,枝顶钝圆;离锯口约 1 cm 处分出侧枝,习称"门桩",长 9～15 cm,枝顶钝圆,较主枝略细。外皮红棕色或棕色,光润,多密生红黄色或棕黄色细茸毛,上端较密,下端较疏;分岔间具 1 条灰黑色筋脉,皮茸紧贴。锯口黄白色,外围无骨质,中部密布蜂窝状细孔。具 2 个侧枝者习称"三岔茸",大挺长 23～33 cm,直径较二杠细,略呈弓形,微扁,枝端略尖,下部多有纵棱筋及突起疙瘩。分枝较长,先端略尖,下部有纵棱线及突起小疙瘩("骨钉""骨豆")。皮红黄色,茸毛较稀而粗。体轻。气微腥,味微咸(图 12.5)。

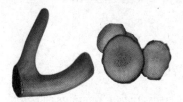
图 12.5　花鹿茸药材及饮片

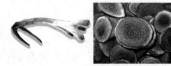
图 12.6　马鹿茸及饮片

二茬茸与头茬茸相似,但主枝长而不圆或下粗上细,下部有纵棱筋,称"起筋""起疗"。皮灰黄色,茸毛较粗糙,锯口外围多已骨化。体较重。无腥气。

b. 砍茸　为带头骨的茸,茸形与锯茸相同,也分二杠或三岔等规格。两茸相距约 7 cm,脑骨前端平齐,后端有 1 对弧形骨,习称"虎牙"。脑骨白色,外附脑皮,皮上密生茸毛。气微腥,味微咸。

②马鹿茸　也有锯茸和砍茸两种。较花鹿茸粗大,分枝较多,侧枝一个者习称"单门"(2年),两个者习称"莲花"(3 年),3 个者习称"三岔"(4 年),4 个者习称"四岔"或更多(5 年)。按产地分为"东马鹿茸"和"西马鹿茸"(图 12.6)。

a. 东马鹿茸　"单门":大挺长 25～27 cm,直径约 3 cm。外皮灰黑色,茸毛灰褐色或灰黄色,锯口面外皮较厚,灰黑色,中部密布细孔,质嫩;"莲花":大挺长可达 33 cm,下部有棱筋("起筋"——初期骨化特征),锯口面蜂窝状小孔稍大;"三岔":皮色深,质较老;"四岔":茸毛粗而稀,大挺下部具棱筋及疙瘩("骨钉"——初期骨化特征),分枝顶端多无毛,习称"捻头"。气腥臭,味微咸。

b. 西马鹿茸　大挺多不圆,顶端圆扁不一,长 30～100 cm。表面有棱,多抽缩干瘪,分枝较长且弯曲,茸毛粗长,灰色或黑灰色。锯口色较深,常见骨质。气腥臭,味咸。

以质嫩二杠最佳,三岔次之,二茬茸较次,初生茸最次。马鹿茸也是分岔越多,质量越次。同一档次梅花鹿茸商品中,以粗壮、主枝圆、顶端丰满、质嫩、毛细、皮色红棕、较少骨钉或棱线、有油润光泽为佳。马鹿茸商品也以饱满、质嫩、毛色灰褐、下部无棱线者为佳。

饮片:

①花鹿茸　"蜡片"(血片):鹿茸角尖部分的切片,一根能出的"血片"只有十几片。外皮有红棕色或棕色茸毛,半透明的圆形薄片,直径约 1 cm,多光润细腻,中部黄白色,角质样,无小孔。体轻质软富弹性。气微腥,味微咸。

鹿茸中上部的"粉片"(蛋黄片)和靠近根部的"老角片":圆形或近圆形,切面直径 1～3 cm,外表面密生红黄色或棕色细茸毛(有时可见燎痕或刮痕),外皮红棕色或棕色,多光润,中部黄白色、粉白色(或者浅棕色)、无骨化或略有骨质,中间部分有肉眼可见的蜂窝状细孔,体轻,质地较为坚硬粗糙,稍富弹性,气微腥,味微咸。"粉片"中央蜂窝状细孔极小,外皮无骨质。

②马茸片　"血片"(蜡片):切面灰黑色,中央米黄色,半透明,微显光泽,质坚韧。"粉片""老角片":圆形或类圆形,切面直径 1～3 cm,外表面茸毛灰褐色或灰黄色(有时可见燎、刮痕),可见棱筋及疙瘩状突起,外皮灰黑色、较厚,中部多为红棕色,也有灰白色或黄白色,密布蜂窝状小孔,质地坚硬粗糙。气腥味稍咸。

均以断面周边无骨化圈、中央蜂窝眼细密、皮毛完整为优。

【成分】　含脑素(神经酰胺)、少量雌酮、多种前列腺素、氨基酸、酸性多糖和及微量元素。

【理化鉴别】　取本品粉末 0.1 g,加水 4 mL,加热 15 min,放冷,滤过。取滤液 1 mL,加茚三酮试液 3 滴,摇匀,加热煮沸数分钟,显蓝紫色;另取滤液 1 mL,加 10% 氢氧化钠溶液 2 滴,摇匀,滴加 0.5% 硫酸铜溶液,显蓝紫色(氨基酸类反应)。

【功效】　壮肾阳,益精血,强筋骨,调冲任,托疮毒。用于肾阳不足,精血亏虚,阳痿滑精,宫冷不孕,羸瘦,神疲,畏寒,眩晕,耳鸣,耳聋,腰脊冷痛,筋骨痿软,崩漏带下,阴疽不敛。

任务 12.3　蕲蛇、金钱白花蛇、乌梢蛇、紫河车的鉴别

12.3.1　**蕲蛇** Qishe　Agkistrodon

【来源】　为脊索动物门爬行纲蝰科动物五步蛇 *Agkisrrodon acutus*(Guenther)除去内脏的干燥体。习称大白花蛇。

【产地】　主产于浙江温州、丽水、金华。江西、福建、广西等地也产。

【采收加工】 多于夏、秋二季捕捉,剖开蛇腹,除去内脏,洗净,用竹片撑开腹部,盘成圆盘状,干燥后拆除竹片。

【性状鉴别】 呈圆盘状,盘径17~34 cm,体长可达2 m,全体具鳞片。头在中间稍向上,呈扁平三角形,吻端向上突出,习称"翘鼻头"。眼后至颈侧有1条黑色斑纹,口宽大,上腭有1对管状毒牙,中空尖锐。背部两侧各有17~25个V形斑,在背中线上相接,形成灰白色菱方形斑纹,习称"方胜纹",有的两侧V形斑在背中线不相接,呈交错排列。腹部撑开或不撑开,灰白色,鳞片较大,有多数黑色类圆形的斑点,习称"连珠斑",腹内壁黄白色,可见脊椎骨及肋骨。脊椎骨的棘突较高,呈刀片状上突,前后椎体下突基本同形,多为弯刀状,向后倾斜,尖端明显超过椎体后隆面。尾部骤细,末端有三角形深灰色的角质鳞片1枚,习称"佛指甲"。气腥,味微咸(图12.7)。

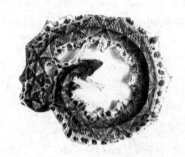

图12.7 蕲蛇药材图

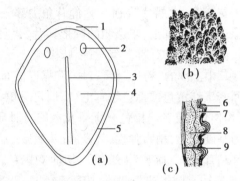

图12.8 蕲蛇横切面
(a)蕲蛇背鳞外表面;(b)背鳞外表面;(c)背鳞横切面
1—游离端乳突;2—端窝;3—脊纹;4—乳突;5—基部;
6—外表皮;7—色素;8—真皮;9—内表皮

【显微鉴别】 取背鳞1片,用水装置,观察外表面:鳞片呈深棕色或黄棕色,密布乳头状突起,乳突呈类三角形、类卵形或不规则形,内含颗粒状色素。

背鳞横切面观 部分真皮和表皮向外呈乳头状突出,使外表面呈波浪形,突起部的真皮含较多色素。内表面较平直,无乳头状突起(图12.8)。

【成分】 主含蛋白质、氨基酸、脂肪。头部毒腺中含多量出血性毒,少量神经性毒,微量的溶血成分及促进血液凝固成分。干蛇的毒牙仍然有毒。蛇毒主含凝血酶样物质、酯酶和3种抗凝血活酶。近年从该蛇毒中提纯的精氨酸酯酶用于治疗脑血栓、周围阻塞性血管瘤、高凝血症均有良效。

【功效】 祛风,通络,止痉。用于风湿顽痹,麻木拘挛,中风口眼㖞斜,半身不遂,抽搐痉挛,破伤风,麻风,疥癣。

12.3.2 金钱白花蛇 Jinqianbaihuashe Bungarus Parvus

【来源】 为脊索动物门眼镜蛇科动物银环蛇 *Bungarus multicinctus* Blyth 的幼蛇除去内脏的干燥体。

【产地】 主产于广东、广西、广东、江西等地。

【采收加工】 夏、秋两季捕捉,剖开蛇腹,除去内脏,抹净血迹,用乙醇浸泡处理后,以头为中心,盘成圆盘状,用竹签横穿固定,干燥。

【性状鉴别】 呈圆盘状,盘径 3～6 cm,蛇体直径 0.2～
0.4 cm。头盘在中间,尾细,常纳口内,口腔内上颌骨前端有
毒沟牙 1 对,颈后黄白色斑 2 个;鼻间鳞 2 片,无颊鳞,上下唇
鳞通常各为 7 片。背部黑色或灰黑色,每隔 3 鳞半有白色环
纹 45～58 个,黑白相间,白环纹在背部宽 1～2 行鳞片,向腹
面渐增宽,黑环纹宽 3～5 行鳞片,背正中明显突起一条脊
棱,脊鳞扩大呈六角形,背鳞细密,通身 15 行,腹部黄白色,
鳞片稍大,尾下鳞单行。气微腥,味微咸(图 12.9)。

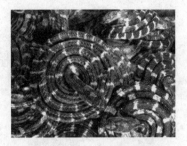

图 12.9 金钱白花蛇药材图

以身干、头尾齐全、色泽明亮、盘径小者为佳。

【显微鉴别】 背鳞用水装置,观察外表面:鳞片无色或呈黄白色,具众多细密纵直条纹,
间距 1.1～107 μm,沿鳞片基部至先端方向径向排列。

背鳞横切面观 内、外表皮均较平直,真皮不向外方突出,真皮中色素较少。

【成分】 主含蛋白质、脂肪及鸟嘌呤核苷。头部毒腺中含多种酶,如三磷酸腺苷酶、磷脂
酶等,另含 α-环蛇毒、β-环蛇毒、γ-环蛇毒(为强烈的神经性毒)及神经生长因子,并含溶血成
分及血球凝集成分。

【浸出物】 照醇溶性浸出物测定法项下的热浸法测定,用稀乙醇作溶剂,不得少于
15.0%。

【功效】 祛风,通络,止痉。用于风湿顽痹,麻木拘挛,中风口眼㖞斜,半身不遂,抽搐痉
挛,破伤风,麻风,疥癣。

12.3.3 乌梢蛇 Wushaoshe Zaocys

【来源】 为脊索动物门爬行纲游蛇科动物乌梢蛇 *Zaocys dhumnades* (Cantor)除去内脏的
干燥体。

【产地】 主产于浙江、江苏、安徽、江西、福建等地。

【采收加工】 于夏、秋二季捕捉,剖开腹部或先剥皮留头尾,除去内脏,盘成圆盘状,干燥。

【性状鉴别】 呈圆盘状,盘径 13～16 cm。全体乌黑色、绿黑色或黑褐色,被菱形细鳞;背
鳞行数偶数,背中央 2～4 行鳞片强烈起棱,形成纵贯全体的两条黑线。头盘在中央,扁圆形,
大多眼大下陷而有光泽;口内有多数刺状牙齿;上唇鳞 8
枚,第 4、5 枚入眶,颊鳞 1 枚,眼前下鳞 1 枚,较小,眼后鳞
2 枚;脊部高耸,成屋脊状,俗称"剑脊"。腹部剖开边缘向
内卷曲,脊肌肉厚,内面黄白色或淡棕色,可见排列整齐的
肋骨。尾部渐细而长。剥皮者仅留头尾之皮鳞,中段较光
滑。质坚硬。气腥,味淡(图 12.10)。

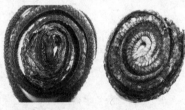

图 12.10 乌梢蛇药材图

【成分】 含蛋白质、脂肪;大量的钙、铁、锌等元素。

【浸出物】 照醇溶性浸出物测定法项下的热浸法测定,用稀乙醇作溶剂,不得少于
12.0%。

【功效】 清热除烦,利尿。

12.3.4　紫河车 Ziheche　Hominisplacenta

【来源】　为健康人的干燥胎盘。

【采收加工】　将新鲜胎盘除去羊膜和脐带,反复冲洗至去净血液,蒸或置沸水中略煮后,干燥。

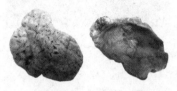

图 12.11　紫河车药材图

【性状鉴别】　呈圆形或碟状椭圆形,直径 9～15 cm,厚薄不一。黄色或黄棕色,一面凹凸不平,有不规则沟纹,另一面较平滑,常附有残余的脐带,其四周有细血管。质硬脆,有腥气(图 12.11)。

【成分】　干扰素,β 抑制因子,纤维蛋白稳定因子,尿激酶抑制物,纤维蛋白溶酶原活化物。人胎盘中还含有许多激素和多种酶。此外,尚含有红细胞生成素、磷脂、β-内啡肽、氨基多糖体、微量维生素 B_{12}、乙酰胆碱及碘、胎盘肽等。

【功效】　温肾补精,益气养血。用于虚劳羸瘦,阳痿遗精,不孕少乳,久咳虚喘,骨蒸劳嗽,面色萎黄,食少气短。

知识链接

《中国药典》(2015 年版)不收载"紫河车"及含紫河车的中成药

根据原卫生部"医疗机构不得买卖胎盘"的有关规定和卫生和计划生育委员会关于《人体捐献器官获取与分配管理规定》的文件精神,并结合目前中药材紫河车标准尚缺乏相关病毒检查项,存在可能安全风险的因素,《中国药典》(2015 年版)不收载"紫河车"及含紫河车的中成药——生血丸、安坤赞育丸、补肾固齿丸、河车大造丸、益血生胶囊。

任务 12.4　珍珠、蟾酥、僵蚕、五灵脂的鉴别

12.4.1　珍珠 Zhenzhu　Margarita

【来源】　为软体动物门珍珠贝科动物马氏珍珠贝 *Pteria martensii*(Dunker)或蚌科动物三角帆蚌 *Hyriopsis cumingii*(Lea)、褶纹冠蚌 *Cristaria plicata*(Leach)等双壳类动物受刺激而形成的珍珠。

【产地】　天然珍珠海珠主产于广东、广西、台湾等地。淡水养殖珍珠主产于黑龙江、安徽、江苏及上海等地。

【采收加工】　自动物体内取出,洗净,干燥。

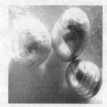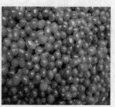

图12.12　珍珠药材图

【性状鉴别】　呈类球形、卵圆形、长圆形或棒形,直径1.5～8 mm。表面类白色、浅粉红色、浅黄绿色或浅蓝色,半透明,平滑或微有凹凸,具特有的彩色光泽。质地坚硬,剖开断面,可见层纹。气微,味淡(图12.12)。

【显微鉴别】　磨片　可见粗细两类同心环状层纹。粗层纹较明显,连续成环或断续环形,层纹间距不等,在60～500 μm;细层纹不甚明显,间距小于32 μm。多数磨片在暗视野中可见珍珠特有彩光("珍珠虹光环")。

一般用水飞法或球磨机磨粉。注意:不能用高温煅制,因大部分氨基酸被破坏影响药物疗效。

粉末　类白色。呈不规则碎块,半透明,具彩虹样光泽,表面无色、淡粉红色或淡绿色。表面现颗粒性,断面呈薄层重叠状,可见致密的成层线条或极细密的微波状纹理。

常见各种珍珠母粉末掺假或伪充。例如,马氏珍珠贝粉末:珍珠层碎块呈不规则块状,表面现颗粒性,断面呈层层重叠状,边沿略成锯齿状。棱柱状碎块少见,断面呈棱柱状,有明显的横向条纹。

【成分】　主含碳酸钙(94%～95%),壳角蛋白(3.83%～4%,水解得亮氨酸、蛋氨酸、丙氨酸、甘氨酸。谷氨酸、天门冬氨酸等20种以上氨基酸);无机元素(Mg、Mn、Sr、Cu、Al、Na、Zn)。

【理化鉴别】　①本品置紫外光灯(365 nm)下观察,显浅蓝紫色(天然珍珠)或亮黄绿色(养殖珍珠)荧光,通常环周部分较明亮。

②取本品粉末,加稀盐酸,即发生大量气泡,滤过,滤液显钙盐的鉴别反应。

③弹性实验:置60 cm高处落下到平放的玻璃板上,应弹跳15～25 cm(海水珠),或5～10 cm(淡水珠)。

④灼烧试验:有爆裂声,呈层片状破碎,碎片银灰色,略具光泽,质较松脆。伪品:爆裂声较小,松散易碎,灰黑色,无光泽。

【检查】　药材置紫外灯下观察,有浅蓝紫色(天然珍珠)或亮黄绿色(养殖珍珠)荧光,通常环周部分较明亮。

【功效】　安神定惊,明目消翳,解毒生肌,润肤祛斑。用于惊悸失眠,惊风癫痫,目赤翳障,疮疡不敛,皮肤色斑。

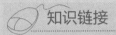

知识链接

珍珠及混淆品鉴别

　　用动物贝壳和金属粉伪制而成。表面银白色,有金属光泽,不透明。质坚硬,破碎面无层纹。灼烧无爆烈声,表面变黑色。于紫外光灯下显黄绿色荧光。表面金属光泽被丙酮洗脱,洗脱液试验有铝盐反应。

　　放大观察:珍珠表面有纹理(表面生长纹)。

　　塑料仿珍珠:表面呈均匀分布的粒状结构。

　　玻璃仿珍珠:可找到旋涡纹和气泡。

　　贝壳仿珍珠:表面与蛋壳相似。

12.4.2　蟾酥 Chansu　Venenum Bufonis

　　【来源】　为脊索动物门两栖纲蟾蜍科动物中华大蟾蜍 *Bufo gargarizans* Cantor 或黑眶蟾蜍 *Bufo melanostictus* Schneider 的耳后腺及皮肤腺所分泌的白色浆液,经加工而成。

　　【产地】　主产于河北、山东、四川、湖南、江苏、浙江等地。

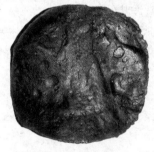

图 12.13　蟾酥药材图

　　【采收加工】　多于夏、秋二季捕捉蟾蜍,洗净,挤取耳后腺和皮肤腺的白色浆液,加工,干燥。

　　【性状鉴别】　团蟾酥　呈扁圆形团块或饼状,茶棕色、紫黑色或紫红色,表面平滑。质坚硬,不易折断,断面棕褐色,光亮,角质状,微有光泽。

　　片蟾酥　呈不规则片状,厚约 2 mm,一面较粗糙,另面较光滑。质脆,易折断,断面红棕色,半透明。气微腥,味初甜而后有持久的麻辣感,粉末嗅之作嚏(图 12.13)。

　　【理化鉴别】　①本品断面沾水,即呈乳白色隆起。

　　②粉末于锡箔纸上加热即熔成油状。

　　③取本品粉末 0.1 g,加甲醇 5 mL,浸泡 1 h,滤过,滤液加对二甲氨基苯甲醛固体少量,滴加硫酸数滴,即显蓝紫色(检查吲哚类化合物反应)。

　　④取本品粉末 0.1 g,加三氯甲烷 5 mL,浸泡 1 h,滤过,滤液蒸干,残渣加醋酐少量使溶解,滴加硫酸,初显蓝紫色,渐变为蓝绿色(甾醇反应)。

　　【成分】　强心甾体化合物:有毒性的蟾毒配基类(bufogenins)化合物,多为干燥加工过程中的分解产物。另含洋地黄毒苷元等。

　　吲哚类生物碱　主要有蟾酥碱(bufotenine)、蟾酥甲碱(bufotenidine)、去氢蟾酥碱等。此外尚含甾醇类、肾上腺素及多种氨基酸。中华大蟾蜍尚含肾上腺素。

　　脂蟾毒配基、蟾毒灵等具有显著兴奋呼吸和升压作用,临床作呼吸兴奋剂。

　　蟾毒灵具有较强的局部麻醉作用。

　　【含量测定】　本品按干燥品计算,含华蟾酥毒基($C_{26}H_{34}O_6$)和脂蟾毒配基($C_{24}H_{32}O_4$)的总量不得少于 6.0%。

【功效】 解毒,止痛,开窍醒神。用于痈疽疔疮,咽喉肿痛,中暑吐泻,腹痛神昏,手术麻醉。

12.4.3 **僵蚕** Jiangcan Bombyx Batryticatus

【来源】 本品为蚕蛾科昆虫家蚕*Bombyx mori* Linnaeus 4 ~ 5 龄的幼虫感染(或人工接种)白僵菌*Beauveria bassiana*(Bals.)Vuillant 而致死的干燥体。

【产地】 产于四川、江苏、浙江、陕西、云南、广西、山东等我国大部地区。

【采收加工】 多于春、秋季生产,将感染白僵菌病死的蚕干燥。

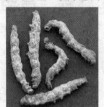 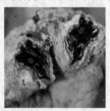

图 12.14 僵蚕药材图

【性状鉴别】 略呈圆柱形,多弯曲皱缩。长 2 ~ 5 cm,直径 0.5 ~ 0.7 cm。表面灰黄色,被有白色粉霜状的气生菌丝和分生孢子。头部较圆,足 8 对,体节明显,尾部略呈二分歧状。质硬而脆,易折断,断面平坦,外层白色,中间有亮棕色或亮黑色的丝腺环 4 个(习称"胶口镜面")。气微腥,味微咸(图 12.14)。

【检查】 黄曲霉毒素 照黄曲霉毒素测定法测定。本品每 1 000 g 含黄曲霉毒素 B_1 不得过 5 μg,含黄曲霉毒素 G_2、黄曲霉毒素 G_1、黄曲霉毒素 B_2 和黄曲霉毒素 B_1 的总量不得过 10 μg。

【浸出物】 照醇溶性浸出物测定法项下的热浸法测定,用稀乙醇作溶剂,不得少于 20.0%。

【功效】 息风止痉,祛风止痛,化痰散结。用于肝风夹痰,惊痫抽搐,小儿急惊,破伤风,中风口㖞,风热头痛,目赤咽痛,风疹瘙痒,发颐痄腮。

12.4.4 **五灵脂** Wulingzhi Faeces Trogopterori

【来源】 本品为脊索动物门哺乳纲鼯鼠科动物复齿鼯鼠*Trogopterus xanthipes* Milne-Edwards 的干燥粪便。

【产地】 主产于河北、山西等地及北京市郊。湖北、四川、云南等地也产。有少量饲养。

【采收加工】 采得后,拣净砂石、泥土等杂质,晒干。

【性状鉴别】 五灵脂一般分为灵脂块(糖灵脂)与灵脂米两类。

灵脂块 呈不规则的块状,大小不一。表面棕褐色,凹凸不平,有油润性光泽。黏附长椭圆形的粪粒,表面常裂碎。质硬,断面黄棕色或棕褐色,不平坦,有的可见粪粒,间或有

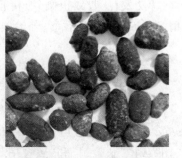

图 12.15 五灵脂药材图

黄棕色树脂样物质。气腥臭,带有柏树叶样气味,味苦辛(图12.15)。

灵脂米 呈长椭圆形颗粒,两端钝圆,长0.5~1.5 cm,直径3~6 mm,表面较平滑或微粗糙,黑褐色。质轻松,捻之易碎,呈粉末状。具柏树叶样香气,味微苦。

【成分】 焦性儿茶酚,苯甲酸,3-蒈烯-9,10-二羧酸,尿嘧啶,五灵脂酸,间羟基苯甲酸,原儿茶酸,次黄嘌呤,尿囊素等。

【功效】 活血,散瘀,止痛。

任务 12.5　海螵蛸、桑螵蛸、牡蛎、龟甲、鳖甲的鉴别

12.5.1　**海螵蛸** Haipiaoxiao　Os Sepiae

【来源】 为软体动物门乌贼科动物无针乌贼 *Sepiella maindroni* de Rochebrune 或金乌贼 *Sepia esculenta* Hoyle 的干燥内壳。

【产地】 无针乌贼主产于浙江、福建沿海。金乌贼主产于辽宁、山东及江苏等地沿海。

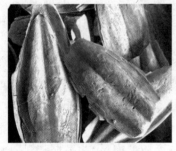

图 12.16　海螵蛸药材图

【采收加工】 收集乌贼鱼的骨状内壳,洗净,干燥。

【性状鉴别】 无针乌贼 扁长椭圆形而扁平,边缘薄,中间厚,长9~14 cm,宽2.5~3.5 cm,厚1.2~1.5 cm。背面有磁白色脊状隆起,两侧略显微红色,隐约见细小疣点状突起,形成近平行半环状纹理;腹面白色,自尾端到中部有细密波状横层纹;角质缘半透明,尾部较宽平,无骨针。体轻,质松,易折断,断面粉质,显疏松层纹。气微腥,味微咸(图12.16)。

金乌贼 内壳较前者大,长13~23 cm,宽约至6.5 cm,最厚部分位于前半部,厚0.8~1.2 cm。背面疣点明显,略作层状排列;腹面波状横层纹占全体大部分,中间有纵向浅槽;尾部角质缘渐宽,向腹面翘起,末端有1骨针,多已断落。

【理化鉴别】 取本品粉末,滴加稀盐酸,产生气泡。

【成分】 碳酸钙80%~85%。甲壳质6%~7%,并含少量磷酸钙、氯化钠及镁盐等。

【功效】 收敛止血,涩精止带,制酸止痛,收湿敛疮。用于吐血衄血,崩漏便血,遗精滑精,赤白带下,胃痛吞酸;外治损伤出血,湿疹湿疮,溃疡不敛。

12.5.2　**桑螵蛸** Sangpiaoxiao　Oötheca Mantidis

【来源】 为节肢动物门螳螂科昆虫大刀螂 *Tenodera sinensis* Saussure、小刀螂 *Statilia maculata* (Thunberg)或巨斧螳螂 *Hierodula patellifera* (Serville)的干燥卵鞘。以上3种分别习称"团螵蛸""长螵蛸"和"黑螵蛸"。

【产地】 团螵蛸主产于广西、云南、湖北等地。长螵蛸主产于浙江、江苏、安徽等地。黑

螵蛸主产于河北、山东、河南、山西等地。

【采收加工】　深秋至次春收集,除去杂质,蒸至虫卵死后,干燥。

【性状鉴别】　团螵蛸　略呈圆柱形或半圆形,长 2.5
~4 cm,宽 2~3 cm,厚 1.5~2 cm,由多数膜状薄层叠成。表面
浅黄褐色;上面隆起带不很明显,底面平坦或有凹沟。体轻,质松
而韧,横断面可见外层为海绵状物,内层为许多放射状排列的小
室,室内各有 1 细小椭圆形的卵,卵呈深棕色,有光泽。气微腥,
味淡或微咸(图 12.17)。

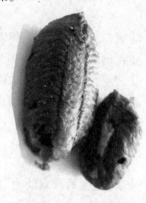

长螵蛸　略呈长条形,长 2.5~5 cm,宽 1~1.5 cm,厚
约 1 cm,一端较细。表面灰黄色,上面有 1 条明显的带状隆起,带
的两侧各有 1 条暗棕色浅沟及斜向纹理,底面平坦或凹入。质坚
而脆。

图 12.17　桑螵蛸药材图

黑螵蛸　略呈平行四边形,长 2~4 cm,宽 1.5~2 cm,厚 1~
1.5 cm。表面灰褐色,上面有 1 条明显的带状隆起,两侧有斜向纹理,近尾端微向上翘,质
坚韧。

【理化鉴别】　取本品 2 g 剪碎,加水 20 mL,煮沸 10 min,滤过,取滤液 2 mL 加 0.2%茚三
酮试液 3~4 滴,煮沸 5 min,显蓝紫色(检查蛋白质)。

【成分】　含磷脂、溶血磷脂酰胆碱、磷脂酰胆碱、磷脂酰乙醇胺等,前两种约占总磷脂的
78%。游离氨基酸 18 种,其中谷氨酸 107.50 mg%,酪氨酸 67.98 mg%,精氨酸 42.86 mg%。

【功效】　固精缩尿,补肾助阳。用于遗精滑精,遗尿尿频,小便白浊。

12.5.3　牡蛎 Muli　Concha Ostreae

【来源】　为软体动物门牡蛎科动物长牡蛎 *Ostrea gigas* Thunberg、大连湾牡蛎 *Ostrea
talienwhanensis* Crosse 或近江牡蛎 *Ostrea rivularis* Gould 等的贝壳。

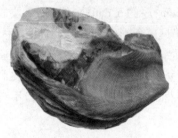

【产地】　长牡蛎主产于山东以北至东北沿海。大连湾
牡蛎主产于辽宁、河北、山东等地沿海。近江牡蛎产地较广,
北起东北,南至广东省海南岛沿海。主为野生品,也有养殖。

【采收加工】　全年均可捕捞,去肉,洗净。晒干。

【性状鉴别】　长牡蛎　呈长片状,背腹缘几平行,长 10~
50 cm,宽 4~15 cm。右壳较小,鳞片坚厚,层状或层纹状排
列;壳外面平坦或具数个凹陷,淡紫色、灰白色或黄褐色,内
面瓷白色,壳顶两侧无小齿。左壳凹下很深,鳞片较右壳粗

图 12.18　牡蛎药材图

大,壳顶附着面小。质硬,断面层状,洁白。无臭,味微咸(图 12.18)。

大连湾牡蛎　呈类三角形,背腹缘呈八字形。右壳外面淡黄色,具疏松的同心鳞片,鳞片
起伏成波浪状,内面白色。左壳同心鳞片坚厚,自壳顶部放射肋数个,明显,内面凹下呈盒状,
铰合面小。

近江牡蛎　呈圆形、卵圆形或三角形等。右壳较小,外面稍不平,有灰、紫、棕、黄等色,环
生同心鳞片,幼体者鳞片薄而脆,多年生长后鳞片层层相叠,内面白色,边缘有时淡紫色。左壳

较右壳坚硬、厚大。

【理化鉴别】 取粉末置紫外灯下观察：大连湾牡蛎显浅灰色荧光；近江牡蛎显紫灰色荧光。

【成分】 含碳酸钙80%～95%，并含磷酸钙、硫酸钙、氧化铁、铝、镁、硅等。

【含量测定】 含碳酸钙($CaCO_3$)不得少于94.0%。

【功效】 重镇安神，潜阳补阴，软坚散结。用于惊悸失眠，眩晕耳鸣，瘰疬痰核，癥瘕痞块。煅牡蛎收敛固涩，制酸止痛。用于自汗盗汗，遗精滑精，崩漏带下，胃痛吞酸。

12.5.4 **龟甲** Guijia Plastrum Testudinis

【来源】 为脊索动物门爬行纲龟科动物乌龟 *Chinemys reevesii*(Gray)的背甲及腹甲。

【产地】 主产于江苏、浙江、安徽、湖北、湖南等地的江、泽、湖、池中。上海及东北地区有饲养。

【采收加工】 全年均可捕捉，以秋、冬二季为多，捕捉后杀死，或用沸水烫死，剥取背甲和腹甲，除去残肉，晒干。

【性状鉴别】 背甲及腹甲由甲桥相连。背甲稍长于腹甲，与腹甲常分离。背甲呈长椭圆形，背部微隆起，长7.5～22 cm，宽6～18 cm；外表面棕褐色或黑色，前部略窄于后部，脊棱3条；前端有颈盾1块，脊背中央有椎盾5块，第1椎盾长大于宽或近相等，第2～4椎盾宽大于长；两侧各有对称肋盾4块，边缘每侧具缘盾11块，尾部具臀盾2块。质坚硬。

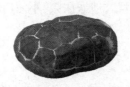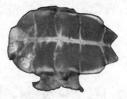

图12.19 龟甲药材图

腹甲呈板片状，近长方椭圆形，长6.4～21 cm，宽5.5～17 cm，厚约5 mm；全体由12块盾片对称嵌合而成，鳞甲间呈锯齿状嵌合。前端钝圆或平截，后端具三角形缺刻，两侧有肋鳞甲，呈翼状斜向上方弯曲。外表面淡黄棕色、棕色至棕黑色，有时具紫褐色放射状纹理，腹盾、胸盾和股盾中缝均长，喉盾、肛盾次之，肱盾中缝最短；内表面黄白色至灰白色。表面光滑，外皮尚存，有的略带血迹或残肉，称"血板"；或无光泽，有脱皮的痕迹，称"烫板"。质坚硬，可自甲缝处断裂。气微腥，味微咸（图12.19）。

以血板、身干、个大、无残肉、洁净者为佳。

【成分】 含骨胶原，其中含有天门冬氨酸、苏氨酸、蛋氨酸、苯丙氨酸、亮氨酸等多种氨基酸。

【浸出物】 照水溶性浸出物测定法项下的热浸法测定，不得少于4.5%。

【功效】 滋阴潜阳，益肾强骨，养血补心，固经止崩。用于阴虚潮热，骨蒸盗汗，头晕目眩，虚风内动，筋骨痿软，心虚健忘，崩漏经多。

12.5.5　**鳖甲** Biejia　Carapax Trionycis

【来源】　为脊索动物门爬行纲鳖科动物鳖 *Trionyx sinensis* Wiegmann 的背甲。

【产地】　主产于湖北、安徽、江苏、河南、湖南、浙江、江西等地。已有人工饲养。

【采收加工】　全年均可捕捉，以秋、冬二季为多，捕捉后杀死，置沸水中烫至背甲上的硬皮能剥落时，取出，剥取背甲，除去残肉，晒干。

【性状鉴别】　呈椭圆形或卵圆形，长 10 ~ 20 cm，宽 8 ~ 17 cm，厚约 5 mm。背面隆起，外表面灰褐色或黑绿色，略有光泽，密布网状细皱纹，并有灰黄色或灰白色斑点，中间有一条纵棱，两侧各有左右对称的横凹纹 8 条，外皮脱落后，可见锯齿状嵌接缝。内表面类白色，中部有突起的脊椎骨，颈骨向内卷曲，两侧有对称的肋骨各 8 条，伸出边缘。质坚硬，易自骨板衔接缝断裂。气微腥，味淡（图 12.20）。

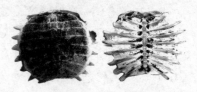

图 12.20　鳖甲药材图

以块大、甲厚、无残肉、洁净、无腐臭者为佳。

【成分】　含骨胶原、碳酸钙、磷酸钙等。

【功效】　滋阴潜阳，退热除蒸，软坚散结。用于阴虚发热，骨蒸劳热，阴虚阳亢，头晕目眩，虚风内动，手足瘛疭，经闭，癥瘕，久疟疟母。

任务 12.6　阿胶、蛤蚧、鸡内金、全蝎、蜈蚣的鉴别

12.6.1　**阿胶** Ejiao　Colla Corii Asini

【来源】　为脊索动物门哺乳纲马科动物驴 *Equus asinus* L. 的干燥皮或鲜皮，经煎熬、浓缩而成的干燥胶块。

【产地】　主产于山东、浙江等地。

【采收加工】　将驴皮浸泡去毛，切块洗净，分次水煎，滤过，合并滤液，浓缩（可分别加入适量的黄酒、冰糖及豆油）至稠膏状，冷凝，切块，晾干，即得。

图 12.21　阿胶药材图

【性状鉴别】　呈长方形块、方形块或丁状。棕色至黑褐色，有光泽。质硬而脆，断面光亮，碎片对光透视呈琥珀色半透明状。气微，味微甘（图 12.21）。

【成分】　多由骨胶原及其部分水解产物组成，含总氮量约 16%，主为蛋白质。水解生成的氨基酸有赖氨酸 10%、精氨酸 7%、组氨酸 2% 等。钙的含量为 0.079% ~ 0.118%。

【含量测定】　按干燥品计算，含 L-羟脯氨酸不得少于 8.0%，甘氨酸不得少于 18.0%，丙氨酸不得少于 7.0%，卜脯氨酸不得少于 10.0%。

【功效】 补血滋阴,润燥,止血。用于血虚萎黄,眩晕心悸,肌痿无力,心烦不眠,虚风内动,肺燥咳嗽,劳嗽咯血,吐血尿血,便血崩漏,妊娠胎漏。

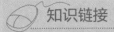

知识链接

阿胶及其伪品鉴别

正品阿胶10%的胶水溶液呈半透明或不透明状,淡棕色,有少量类白色物析出;炽灼残渣疏松,呈片状或团块状,或棉絮状块团,不与坩埚粘结。灰分入口无异物感。

其他伪品胶类的10%胶水溶液均无类白色物析出;炽灼残渣与坩埚粘结,或颗粒状、粉泥状,质硬,色深,入口有砂感,或有臭味。

12.6.2　蛤蚧 Gejie　Gecko

【来源】 为脊索动物门爬行纲壁虎科动物蛤蚧 *Gekko gecko* Linnaeus 除去内脏的干燥体。

【产地】 主产于广西龙津、大新等县。云南、广东、贵州等地也产。广西、江苏等地有人工养殖。

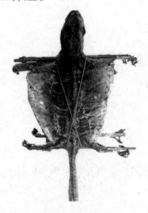

图 12.22　蛤蚧药材图

【采收加工】 全年均可捕捉;5—9月为主要捕捉季节,捕捉后破开腹部,取出内脏,用布抹净血渍(不可水洗),再以竹片撑开使身体扁平,四肢顺直,以微火焙干,将大小相近的两只不分雌雄合成1对,扎好。

【性状鉴别】 全体灰黑色或银灰色,长34 cm 左右,呈扁片状,头颈部及躯干部长9～18 cm,头颈部约占1/3,腹背部宽6～11 cm,尾长6～14 cm。头稍扁,略呈三角形,眼睛无眼睑,凹陷成窟窿;嘴巴上唇鳞片12～14 对,其中第一片达鼻孔,吻部半圆形,吻鳞不达(切)鼻孔,与鼻鳞相连,上鼻鳞左右各1 片,下唇鳞(包括颏鳞)21片。口内有细小的角质齿密生于鄂的边缘,无异型大齿。腹背部呈椭圆形,腹薄。背部呈灰黑色或银灰色,全身密布类圆形细小的微有光泽的鳞片(角质)。其内夹杂有圆而大的鳞片和圆形的黄白色或灰绿色斑点(进口蛤蚧多为砖红色斑点)。脊椎骨及两侧肋骨突起。尾细长而坚实,微显骨节,扁圆形,与背部颜色相同,具6 行较大鳞片和6～7 个明显的银灰色环带。有的再生尾较原生尾短,且银灰色环带不明显。四足均有五趾,除第一趾(指)外,均具爪。趾(指)膨大,趾之间具蹼,底部有吸盘。质坚韧。气腥,味微咸(图12.22)。

以体大、肥壮、尾全、不破碎者为佳。

【成分】 含肌肽、胆碱、肉毒碱、鸟嘌呤、蛋白质等。

【理化鉴别】 粉末的乙醇提取液或酸水提取液,加生物碱试剂硅钨酸、碘化铋钾或碘化汞钾等,均有沉淀反应。

【功效】　补肺益肾,纳气定喘,助阳益精。用于肺肾不足,虚喘气促,劳嗽咳血,阳痿,遗精。

12.6.3　鸡内金 Jineijin　Endothelium Corneum Gigeriae Galli

【来源】　为雉科动物家鸡 *Gallus gallus domesticus* Brisson 的干燥沙囊内壁。

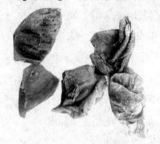

【产地】　全国各地均产。

【采收加工】　杀鸡后,取出鸡肫,立即剥下内壁,洗净,干燥。

【性状鉴别】　为不规则卷片,厚约 2 mm。表面黄色、黄绿色或黄褐色,薄而半透明,具明显的条状皱纹。质脆,易碎,断面角质样,有光泽。气微腥,味微苦(图 12.23)。

【成分】　含胃激素,角蛋白,微量胃蛋白酶,淀粉酶,多种维生素、多种氨基酸及铝、钙、铬、钴、铜、铁、镁、锰、钼、铅、锌等微量元素。

图 12.23　鸡内金药材图

【功效】　健胃消食,涩精止遗,通淋化石。用于食积不消,呕吐泻痢,小儿疳积,遗尿,遗精,石淋涩痛,胆胀胁痛。

🌰 **知识链接**

鸭内金

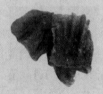

为鸭科动物家鸭 *Anas domestica* L. 的砂囊的角质内壁。干燥砂囊内壁,呈类圆形碟片状,如鸡内金而较厚,表面呈暗绿色,黑绿色或紫黑色,波皱少而不明显,断面较厚无光泽。

鹅内金

为鸭科动物鹅 *Anser cygnoides domestica* Brisson 的砂囊内壁。为圆片状或破碎的块片,直径约 3 cm,厚约 1 mm,表面黄白色或灰黄色,平滑,无光泽,边缘略向内卷,边上有齿状短裂纹;质坚而脆;气腥。

12.6.4　全蝎 Quanxie　Scorpio

【来源】　为节肢动物门钳蝎科动物东亚钳蝎 *Buthus martensii* Karsch 的干燥体。

【产地】　主产于河南、山东等地。野生或饲养。

【采收加工】　春末至秋初捕捉,除去泥沙,置沸水或沸盐水中,煮至全身僵硬,捞出,置通风处,阴干。

【性状鉴别】　头胸部与前腹部呈扁平长椭圆形,后腹部呈尾状,皱缩弯曲,完整者体长约

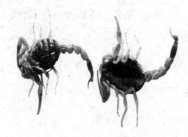

图 12.24　全蝎药材图

6 cm。头胸部成绿褐色,前面有 1 对短小的螯肢及 1 对较长大的钳肢,形似蟹螯,背面覆有梯形背甲,腹面有足 4 对,均为 7 节,末端各具 2 爪钩;前腹部由 7 节组成,第 7 节色较深,背甲上有 5 条隆脊线。背面绿褐色、棕褐色,后腹部棕黄色,狭长似尾,6 节,节上均有纵沟,末节有锐钩状毒刺,毒刺下方无距。前腹部折断后,内有黑色或棕黄色物质,后腹部折断中空。质脆,易断。气微腥,味咸(图 12.24)。

【显微鉴别】　粉末　黄棕色或淡棕色。体壁碎片外表皮表面观呈多角形网格样纹理,一边微尖突,密布细小颗粒,可见凸起的圆形毛窝,刚毛常于基部断离;内表皮无色,有横向条纹,断面观内、外表皮纵贯较多长短不一的微细孔道;未角化外表皮呈类圆形凸起。横纹肌纤维多碎断,侧面观明带较宽,中有一暗线,暗带有致密的短纵纹理。刚毛红棕色,多碎断,先端锐尖或钝圆,体部具纵直纹理,髓腔细窄。有脂肪油滴。

【成分】　含蝎毒素。此外,尚含三甲胺、甜菜碱、牛磺酸、卵磷脂及铵盐等。

【浸出物】　照醇溶性浸出物测定法项下的热浸法测定,用稀乙醇作溶剂,不得少于20.0%。

【功效】　息风镇痉,通络止痛,攻毒散结。用于肝风内动,痉挛抽搐,小儿惊风,中风口喎,半身不遂,破伤风,风湿顽痹,偏正头痛,疮疡,瘰疬。

12.6.5　蜈蚣 Wugong　Scolopendra

【来源】　为节肢动物门多足纲蜈蚣科动物少棘巨蜈蚣 *Scolopendra subspinipes mutilans* L. Koch 的干燥体。

【产地】　主产于湖北、浙江、江苏、安徽、河南、陕西等地。多系野生,也有饲养。

【采收加工】　春、夏二季捕捉,用竹片插入头尾,绷直,干燥。

【性状鉴别】　呈扁平长条形,长 9～15 cm,宽 0.5～1 cm。由头部和躯干部组成,全体共 22个环节,最后 1 节较细小。头部暗红色或红褐色,有近圆形的头板覆盖,前端稍突出,两侧有颚肢及触角各 1 对。躯干部第一背板与头板同色,其余 20 个背板为黑绿色或棕绿色,有光泽,从 4 背板至第 20 背板常有 2 条纵沟线;腹部淡黄色或棕黄色,皱缩;自第 2 节起,每体节有步足 1 对,生于两侧,黄色或红褐色(浙江产为赤色,湘鄂产为黄色),弯作钩形,最末 1 对步足尾状,故又称尾足。质脆,断面有裂隙。气微腥,并有特殊刺鼻的臭气,味辛而微咸(图 12.25)。

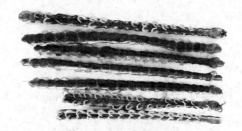

图 12.25　蜈蚣药材图

【成分】　含两种类似蜂毒的有毒成分,即组织胺样物质及溶血蛋白质。此外,尚含酪氨酸、亮氨酸、蚁酸、脂肪油、胆甾酸等。蜈蚣的外皮含有硫键的蛋白质及δ-羟基赖氨酸。

【功效】　息风镇痉,通络止痛,攻毒散结。用于肝风内动,痉挛抽搐,小儿惊风,中风口喎,半身不遂,破伤风,风湿顽痹,偏正头痛,疮疡,瘰疬,蛇虫咬伤。

任务 12.7　土鳖虫、地龙、海龙、海马、斑蝥、穿山甲的鉴别

12.7.1　土鳖虫(䗪虫)Tubiechong　Eupolyphaga;Steleophaga

【来源】　为节肢动物门鳖蠊科昆虫地鳖 *Eupolyphaga sinensis* Walker 或冀地鳖 *Steleophaga plancyi*(Boleny)的雌虫干燥体。

【产地】　地鳖主产于江苏、安徽、河南、四川等地。冀地鳖主产于河北、河南、北京、山东、浙江等地。野生或养殖。

【采收加工】　夏、秋两季捕捉,置沸水中烫死,晒干或烘干。

【性状鉴别】　地鳖　呈扁平卵形,头狭尾宽,长 1.3~3 cm,宽 1.2~2.40 cm。背部紫褐色,有光泽,无翅。背部有胸背板 3 节,前胸背板较发达,盖住头部;腹背板 9 节,呈覆瓦状排列。腹面红棕色。头部较小,有丝状触角 1 对,常脱落,胸部有足 3 对,具细毛和刺。腹部有横环节。质松脆,易碎。气腥臭,味微咸(图 12.26)。

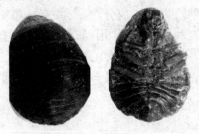

图 12.26　土鳖虫药材图

冀地鳖　呈长椭圆形,长 2.2~3.7 cm,宽 1.5~2.5 cm。背部黑棕色,通常在边缘带有淡黄褐色斑块及黑色小点。

【功效】　破血逐瘀,续筋接骨。用于跌打损伤,筋伤骨折,血瘀经闭,产后瘀阻腹痛,癥瘕痞块。

12.7.2　地龙 Dilong　Pheretima

【来源】　为环节动物门钜蚓科动物参环毛蚓 *Pheretima aspergillum* (E. Perrier)、通俗环毛蚓 *Pheretima vulgaris* Chen、威廉环毛蚓 *Pheretima guillelmi* (Michaelsen)或栉盲环毛蚓 *Pheretima pectinifera* Michaelsen 的干燥体。前一种习称"广地龙",后 3 种习称"沪地龙"。

【产地】　广地龙主产于广东、广西、福建。沪地龙主产于上海、河南、山东、安徽等地。

【采收加工】　广地龙春季至秋季捕捉,沪地龙夏季捕捉,及时剖开腹部,除去内脏和泥

沙,洗净,晒干或低温干燥。

【性状鉴别】 广地龙 呈长条状薄片,弯曲,边缘略卷,长 15～20 cm,宽 1～2 cm。除首尾两端外,腹部已剖开,内脏已除去。口及肛门可见。全体具环节,背部棕褐色至紫灰色,腹部

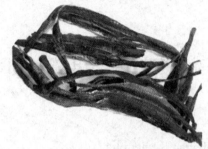

浅黄棕色,第 14～16 环节为生殖带,明显,习称"白颈",较光亮。体前端稍尖,尾端钝圆,刚毛圈粗糙而硬,色稍浅。雄性生殖孔在第 18 节腹侧刚毛圈一小孔突上,外缘有数个环绕的浅皮褶,内侧刚毛圈隆起,前面两边有横排(一排或二排)小乳突,每边 10～20 个不等。受精囊孔 2 对,位于 7/8～8/9 节间一椭圆形突起上,约占节周 5/11。体轻,略呈革质,不易折断。气腥,味微咸(图 12.27)。

图 12.27 地龙药材图

沪地龙(土地龙) 呈弯曲的圆柱形,长 8～15 cm,宽 0.5～1.5 cm。全体具环节,多不明显,背部黄色、棕褐色至黄褐色,腹部浅黄棕色;受精囊孔 3 对,在 6/7～8/9 节间。第 14～16节为生殖带,较光亮。第 18 节有一对雄生殖孔。通俗环毛蚓的雄交配腔能全部翻出,呈花菜状或阴茎状;威廉环毛蚓的雄交配腔孔呈纵向裂缝状;栉盲环毛蚓的雄生殖孔内侧有 1 或多个小乳突。受精囊孔 3 对,在 6/7 至 8/9 环节间。质轻而脆,断面肉薄,常附泥土。

【显微鉴别】 粉末 淡灰色或灰黄色。斜纹肌纤维无色或淡棕色,肌纤维散在或相互绞结成片状,多稍弯曲,直径 4～26 μm,边缘常不平整。表皮细胞呈棕黄色,细胞界限不明显,布有暗棕色的色素颗粒。刚毛少见,常碎断散在,淡棕色或黄棕色,直径 24～32 μm,先端多钝圆,有的表面可见纵裂纹。

【成分】 广地龙含次黄嘌呤,为降压成分之一,并有抗组织胺、扩张支气管和平喘作用;琥珀酸和 L(+)谷氨酸,有平喘、利尿、镇静作用;蚯蚓解热碱,有解热作用;蚯蚓素,有溶血作用;蚯蚓毒素,为有毒成分。

【功效】 清热定惊,通络,平喘,利尿。用于高热神昏,惊痫抽搐,关节痹痛,肢体麻木,半身不遂,肺热喘咳,水肿尿少。

12.7.3 海龙 Hailong Syngnathus

【来源】 为脊索动物门鱼纲海龙科动物刁海龙 *Solenognathus hardwickii*(Gray)或拟海龙 *Syngnathoides biaculeatus*(Bloch)或尖海龙 *Syngnathus acus* Linnaeus 的干燥体。

【产地】 刁海龙主产于广东省。拟海龙、尖海龙主产于福建、山东、广东沿海,药材习称"海钻"。

【采收加工】 多于夏、秋二季捕捞,刁海龙、拟海龙除去皮膜,洗净,晒干;尖海龙直接洗净,晒干。

【性状鉴别】 刁海龙 体狭长侧扁,全长 30～50 cm。表面黄白色或灰褐色。头部具管状长吻,口小,无牙,眼眶突出,两眼圆而深陷,头部与体轴在同一水平线上或略呈钝角。躯干部宽 3 cm,五棱形,尾部前方六棱形,后方渐细,四棱形,尾端卷曲。背棱两侧各有 1 列灰黑色斑点状色带。全体被以具花纹的骨环和细横纹,各骨环内有突起粒状棘。胸鳍短宽,背鳍较长,有的不明显,无尾鳍。骨质,坚硬。气微腥,味微咸(图 12.28)。

拟海龙　体细长平扁,呈鞭状,躯干部宽约 2 cm,略呈四棱形,全长 20 ~ 22 cm。表面灰黄色。头部常与体轴成一直线。

尖海龙　体细长,呈鞭状,全长 10 ~ 30 cm,未去皮膜。表面黄褐色。头部与体轴呈直线,七棱形,有尾鳍,尾端不卷曲。质较脆弱,易撕裂。雄性海龙腹面可见育儿囊。

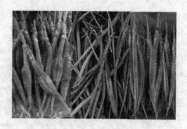

图 12.28　海龙药材图

【成分】　含钙、镁、钠、钾元素,以及磷、硅、铝、锰、铜、锡、铅等微量元素,并含 16 种氨基酸。

【功效】　温肾壮阳,散结消肿。用于肾阳不足,阳痿遗精,癥瘕积聚,瘰疬痰核,跌打损伤,外治痈肿疔疮。

12.7.4　海马 Haima　Hippocampus

【来源】　为脊索动物门鱼纲海龙科动物线纹海马 *Hippocampus kelloggi* Jordan et Snyder、刺海马 *Hippocampus histrix* Kaup、大海马 *Hippocampus kuda* Bleeker、三斑海马 *Hippocampus trimaculatus* Leach 或小海马(海蛆)*Hippocampus japonicus* Kaup 的干燥体。

【产地】　主产于广东、福建、台湾、山东等地。有养殖。

【采收加工】　夏、秋二季捕捞,洗净,晒干;或除去皮膜和内脏,晒干。

【性状鉴别】　线纹(克氏)海马(体上有线状纹理)　呈扁长形而弯曲,体长约 30 cm。表面黄白色。头略似马头,有冠状突起,具管状长吻,口小,无牙,两眼深陷。躯干部七棱形,尾部四棱形,渐细,向内卷曲,体上有瓦楞形的节纹并具短棘。习称"马头、蛇尾、瓦楞身"。雄海马具育儿囊。体轻,骨质,坚硬。气微腥,味微咸(图 12.29)。

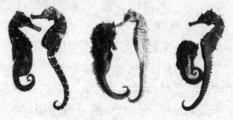

图 12.29　海马药材图

刺海马　体长 15 ~ 20 cm。黄白色,头部及体上环节间的棘细而尖长。

大海马　体长 20 ~ 30 cm。黑褐色,体上无棘。

三斑海马　体长 10 ~ 18 cm,黄褐色或黑褐色,体侧背部第 1、4、7 节的短棘基部各有 1 黑斑。

小海马(海蛆)　体形小,长 7 ~ 10 cm。黑褐色。节纹和短棘均较细小。

均以体大、坚实、头尾齐全者为佳。

【成分】　含蛋白质、脂肪、多种氨基酸以及 β-胡萝卜素、虾青素、黑色素等。

【功效】　温肾壮阳,散结消肿。用于阳痿,遗尿,肾虚作喘,癥瘕积聚,跌打损伤;外治痈肿疔疮。

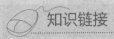

知识链接

海马及其伪品鉴别

掺伪海马耳部有微小针孔,可在其嘴巴及肛门附近看到白色或灰色的石灰,比较坚硬,断开可见体腔充满石灰或石膏等杂质。有的伪品折断时可见铅丝、沙、铁丝、明胶。

12.7.5 斑蝥 Banmao Mylabris

【来源】 为节肢动物门芫菁科昆虫南方大斑蝥 *Mylabris phalerata* Pallas 或黄黑小斑蝥 *Mylabris cichorii* Linnaeus 的干燥虫体。

【产地】 主产于河南、广西、安徽、江苏、湖南、贵州等地。

【采收加工】 群集于大豆、花生、茄子、棉花及瓜类植物上,为害植物的叶、花、芽等。夏、秋两季捕捉,闷死或烫死,晒干。在捕捉时应戴手套,以防受害皮肤,刺激而发泡。

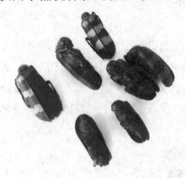

图 12.30 斑蝥药材图

【性状鉴别】 南方大斑蝥 呈长圆形,长 1.5~2.5 cm,宽 0.5~1 cm。头及口器向下垂,有较大的复眼及触角各 1 对,触角多已脱落。背部具革质鞘翅 1 对,黑色,有 3 条黄色或棕黄色的横纹;鞘翅下面有棕褐色薄膜状透明的内翅 2 片。胸腹部乌黑色,胸部有足 3 对。腹部呈环节状,有黑色绒毛。有特殊的臭气,刺激性强,不宜口尝(图 12.30)。

黄黑小斑蝥 体形较小,长 1~1.5 cm。完整的触角末节基部与节等宽。

【显微鉴别】 南方大斑蝥粉末 棕褐色。刚毛极多,棕褐色,细刺状。体壁碎片棕色,表面平或具小瘤突,有的可见短小的刺和刚毛脱落后的小凹窝。肌纤维板块状、条状或数条成束,黄白色,可见顺直纹理和横向环纹。气管壁组织具整齐条状增厚,壁白色,其下有透明膜状物衬托。翅碎块可见黄白色及黑褐色相间的斑纹,在黑褐色部分具交错排列微突起的纽扣状圆环;表面具刚毛。

【成分】 含斑蝥素。含脂肪油、树脂、蚁酸、色素及磷、镁、钙元素等。

斑蝥素是抗癌有效成分,但毒性大,其半合成品羟基斑蝥胺疗效类似,毒性只有其 1/500。斑蝥素治疗原发性肝癌、病毒性肝炎、鼻炎等均有显著效果,也是芫菁科昆虫特有的防御攻击物质。

【理化鉴别】 取粉末约 0.15 g,微量升华得白色升华物,放置片刻,在显微镜下观察,为柱形、棱形结晶。

【含量测定】 含斑蝥素($C_{10}H_{12}O_4$)不得少于 0.35%。

斑蝥素为无色结晶,不溶于冷水,微溶于热水,溶于丙酮、氯仿。熔点 218 ℃。约在 110 ℃(12 mmHg,3~5 mm 距离)可升华。

【功效】 破血逐瘀,散结消癥,攻毒蚀疮。用于癥瘕,经闭,顽癣,瘰疬,赘疣,痈疽不溃,恶疮死肌。

12.7.6　**穿山甲** Chuanshanjia　Manis Squama

【来源】　为脊索动物门哺乳纲鲮鲤科(Manidae)动物穿山甲 *Manis pentadactyla* Linnaeus 的鳞甲。

【产地】　主产于广西、云南、贵州、广东、湖南等地。

【采收加工】　收集鳞甲,置沸水中烫或放入石灰水中,烂去皮肉,再以清水洗净,晒干。

【性状鉴别】　呈扇面形、三角形、菱形或盾形的扁平片状或半折合状,中间较厚,边缘较薄,大小不一,长宽各为 0.7～5 cm。外表面淡棕色、黑褐色或黄褐色,有光泽,宽端有数十条排列整齐的纵纹及数条横线纹;窄端光滑。内表面色较浅,前半部光滑,中部有一条明显突起的弓形横向棱线,其下方有数条与棱线相平行的横皱纹。角质,微透明,坚韧而有弹性,不易折断。气微腥,味淡(图 12.31)。

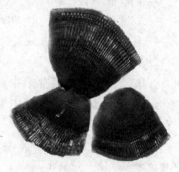

图 12.31　穿山甲药材图

【显微鉴别】　粉末　灰色或淡灰褐色。不规则碎块大小不等,大多呈板片状,边缘不整齐,层叠状,淡灰白色至深灰色。表面不平整,有的表面布有灰棕色色素颗粒,有的可见同方向交错排列的细长棱形纹理,有长棱形小孔。

【成分】　含硬脂酸、胆甾醇、二十三酰丁胺、碳原子数为 26 和 29 的两个脂肪族酰胺、L-丝-L-酪环二肽等。另含 18 种微量元素,其中 S 的含量最高,约 5%。其水溶液含 16 种游离氨基酸。

【功效】　活血消癥,通经下乳,消肿排脓,搜风通络。用于经闭癥瘕,乳汁不通,痈肿疮毒,风湿痹痛,中风瘫痪,麻木拘挛。

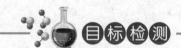

目标检测

一、名词解释

挂甲　　白颈　　当门子　　剑脊　　翘鼻头　　银皮　　方胜纹
连珠斑　冒槽　　涡纹　　二杠　　莲花　　通天眼

二、填空题

1. 桑螵蛸为节肢动物门昆虫纲螳螂科昆虫大刀螂、小刀螂和巨斧螳螂的干燥卵鞘,药材分别习称_____、_____、_____。

2. 五灵脂分_____和_____。

3. 具有两个侧枝的马鹿茸,习称_____。具有两个侧枝的花鹿茸,习称_____。

4. 动物与植物命名不同之处在于,种如有不同的亚种时,则采用_____法,亚种紧接在_____的后面。

5. 珍珠表面具特有_____光泽,剖开断面,可见_____。

6. 斑蝥所含的_____是防御物质和告警信息素,可抑制癌细胞的分裂。

三、单项选择题

1. 广地龙区别于沪地龙的主要特征是( )。

    A. 内脏已除去,呈板片状   B. 质脆易折断

    C. 具"白颈",体长 15～20 cm   D. 气腥,味微

2. 淡水珍珠在紫外灯下呈哪种颜色的荧光?( )

    A. 亮黄绿色   B. 浅蓝色   C. 红色   D. 碧蓝色

3. 海螵蛸属于何类药材?( )

    A. 贝壳   B. 卵鞘   C. 内壳   D. 皮壳

4. 全蝎的产地加工方法是( )。

    A. 饿死晒干

    B. 淡盐水呛死后盐水中煮 3 h,通风处晒干

    C. 淡盐水呛死后盐水中煮 3 h,通风处阴干

    D. 沸水烫死后干燥

5. 外形为虫体,体节明显,表面被白粉,断面中间棕黑色,有光泽,可见 4 个亮圈,此为下列何物的特征?( )

    A. 冬虫夏草   B. 水蛭   C. 沪地龙   D. 僵蚕

6. 为幼蛇除去内脏的干燥体,背部具多数白色环纹,该药材是( )。

    A. 金钱白花蛇   B. 蕲蛇   C. 乌梢蛇   D. 眼镜蛇

7. 具有强心作用的药材是( )。

    A. 蟾酥   B. 牛黄   C. 羚羊角   D. 珍珠

8. 地龙的平喘成分是( )。

    A. 地龙毒素   B. 次黄嘌呤   C. 蚯蚓素   D. 蚯蚓解热碱

四、多项选择题

1. 下列来源于环节动物的中药有( )。

    A. 水蛭   B. 全蝎   C. 地龙   D. 蜈蚣

2. 下列来源于节肢动物的中药有( )。

    A. 蜂蜜   B. 桑螵蛸   C. 蝉蜕   D. 僵蚕

3. 来源于软体动物类的中药有( )。

    A. 蛤蚧   B. 石决明   C. 珍珠   D. 海螵蛸

4. 斑蝥的微量升华物镜检,其形状呈( )。

    A. 柱晶   B. 片状结晶   C. 棱晶   D. 簇状针晶

5. 蛤蚧伪品来自下列哪些动物?( )

    A. 小蛤蚧   B. 红点蛤蚧   C. 西藏蛤蚧   D. 多疣壁虎

五、简答题

1. 简述蛤蚧、蛤士蟆油药材真伪鉴别的主要方法及特征。

2. 鹿茸与马鹿茸在形状、外皮颜色、毛茸及产地的不同点是什么?

3. 麝香仁的主成分及灼烧时的现象是什么?

六、综合题

1. 试述金钱白花蛇的来源、产地、性状鉴别特征。

2. 试述羚羊角的来源和性状鉴别特征。

3. 试述牛黄的来源、性状鉴别特征和主要化学成分。

4. 试述麝香的来源、性状鉴别特征(包括毛壳麝香和麝香仁)及经验鉴别方法。

项目 13　中药鉴定综合技能之矿物类中药鉴定

📖 【项目描述】

　　该项目包含3个任务,主要介绍了15味常见矿物类中药的鉴别,建议教学用时2学时。矿物类中药包括可供药用的天然矿物、矿物的加工品以及动物化石等。矿物除少数是自然元素以外,绝大多数是自然化合物,大部分是固态,少数是液态,如水银(Hg),或气态如硫化氢(H_2S)。每一种固体矿物具有一定的物理和化学性质,这些性质取决于它们的内部结构,尤其是结晶物质和化学成分。人们常常利用这些性质的不同来鉴别不同种类的矿物。

📖 【学习目标】

➤ 重点掌握矿物类中药的一般鉴别方法。
➤ 掌握石膏、朱砂、雄黄、赭石、芒硝、硼砂、滑石粉的性状鉴别。
➤ 熟悉自然铜、磁石、龙骨、寒水石、赤石脂、炉甘石、硫黄、紫石英的性状鉴别。

📖 【能力目标】

➤ 能准确识别石膏、朱砂、雄黄、赭石、芒硝、硼砂、滑石粉、自然铜、磁石、龙骨、寒水石、赤石脂、炉甘石、硫黄、紫石英15味矿物类中药。
➤ 能够准确说出上述15味矿物类中药的主要化学成分。

📖 【工作任务】

任务 13.1　矿物类中药鉴定通用技能

　　矿物类中药包括可供药用的天然矿物、矿物的加工品以及动物化石等。我国地大物博,矿物资源极为丰富,祖国医药学使用矿物药的历史也很悠久。历代本草中都有"玉石"这一类药物的记述。远在战国时期就记载了矿物的鉴定方法,公元11世纪我国已利用化学反应来鉴定绿矾石,宋朝时已经根据晶形、比重、色泽等来进行矿物鉴定,且能利用色泽的深浅来鉴定矿物含量的高低。较常用的矿物药有50余种,从数目上虽较植、动物药为少,但至今在医疗上仍具有重要价值,是祖国医药学不可缺少的组成部分。如石膏治疗各种传染病的高热、烦躁、口渴;

芒硝有泻下通便作用;朱砂有镇静安神作用;轻粉、三仙丹治疗梅毒;龙骨、龙齿能镇惊安神、收敛涩精等,均是临床上重要的常用药物。

矿物药的鉴定已从宏观发展到微观。随着现代科学的发展,边缘学科技术的相互渗透,近期对矿物药的研究有了新的发展。近年来,应用偏光显微镜、热分析法、X射线分析法、光谱分析法、化学分析方法等现代科学技术鉴别和研究矿物药较多。

矿物除少数是自然元素以外,绝大多数是自然化合物,大部分是固态,少数是液态,如水银(Hg)或气态如硫化氢(H_2S)。每一种固体矿物具有一定的物理和化学性质,这些性质取决于它们内部结构,尤其是结晶物质和化学成分。人们常常利用这些性质的不同来鉴别不同种类的矿物。

矿物类中药的鉴定,在我国许多本草里都有记载,特别是宋代出现了多种鉴定方法,当时已能用矿物的外形、颜色、比重以及物理、化学方法来鉴别真伪与优劣。例如,《图经本草》载有"绿矾石"的鉴定方法:"取此一物,置于铁板上,聚炭封之,囊袋吹令火炽,其矾即沸流出。色赤如融金汁者,是真也。"又如,《本草衍义》在密陀僧条载:"坚重,惟破如金色者佳。"

目前,矿物药的鉴定,一般采用以下方法:

13.1.1 性状鉴别

外形明显的中药,首先应根据矿物的一般性质进行鉴定,除了外形、颜色、条痕、质地、气味等检查外,还应检查其硬度、解理、断口、有无磁性及比重等。

13.1.2 显微鉴别

在矿物的显微鉴别中,利用透射偏光显微镜或反射偏光显微镜,观察透明或不透明的药用矿物的光学性质。这两种显微镜都要求矿物磨片后才能观察。

利用偏光显微镜的不同组合,观察和测定矿物药折射率来鉴定和研究晶质矿物药。

单偏光镜下观察矿物,主要特征有形态、解理、颜色、多色性、突起、糙面等。

正交偏光镜下观测,主要特征有消光(视域内矿物呈现黑暗)及消光位、消光角、干涉色及级序等。

锥光镜下观察,主要特征有干涉图,确定矿物的轴性、光性正负等。

13.1.3 理化鉴别

目前,仍沿用一般的物理、化学分析方法对矿物药的成分进行定性和定量分析。随着现代科学技术的迅速发展,国内外对矿物药的鉴定已采用了许多快速准确的新技术,主要有以下方法:

1)X-射线衍射分析法

当某一矿物药被X射线照射,因其晶型、分子构型、分子内成键方式等不同而产生不同的衍射特征图谱,据此可用于矿物药的鉴别,其方法简便,快捷,样品用量少,所得图谱信息量大。

2）热分析法

该法是指程序控制温度下测量物质的物理性质与温度关系的一类技术。矿物受热后,它的热能、质量、结晶格架、磁性、几何尺寸等都会随之变化,利用该方法可对矿物药鉴别。其方法有热重分析、差热分析、热电法、热磁法等。

3）原子发射光谱分析法

该法是根据组成物质的原子受激烈激发后直接发出的可见光谱确定其化学成分的方法。它是对矿物药中所含元素进行定性和半定量分析的一种方法。

4）荧光分析法

矿物药经高能量的短波光线照射后能吸收其部分能量,并在短暂的时间内,以低能量的长波形式释放出光,即荧光,如紫石英。

5）极谱分析法

测定矿物药中极微量有毒元素,如砷(As)可用此方法,在矿物药样品制成的液体中放入汞电极达到一定电位后,在一定的低温条件下产生催化波,测定其波高与浓度的关系,即得该元素的含量。

任务 13.2　石膏、朱砂、雄黄、自然铜的鉴别

13.2.1　石膏 Shigao　Gypsum Fibrosum

【来源】　为硫酸盐类矿物硬石膏族石膏,主含含水硫酸钙（$CaSO_4 \cdot 2H_2O$）。

【产地】　主产于湖北省应城市。

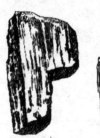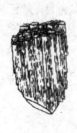

【采收加工】　全年可采,一般多在冬季采挖,挖出后,去净泥土和杂石。

【性状鉴别】　呈长块状或不规则块状（为纤维状结晶的聚合体）,大小不一。全体类白色;常有夹层,内藏有青灰色或灰黄色片状杂质。体重,质软,易纵向断裂;纵断面具纤维状纹理,并显绢丝样光泽。无臭,味淡（图13.1）。

图 13.1　石膏药材图

以色白、块大、质松脆、纵断面如丝、无夹层、无杂石者为佳。

【理化鉴别】　①取本品一小块约 2 g,置具有小孔软木塞的试管内,灼烧,管壁有水生成,小块变为不透明体。

②取本品粉末约 0.2 g,加稀盐酸 10 mL,加热使溶解,溶液显钙盐与硫酸盐的鉴别反应。

【检查】　重金属　取本品 8 g,加冰醋酸 4 mL 与水 96 mL,煮沸 10 min,放冷,加水至原体

积,滤过。取滤液 25 mL,依法检查,含重金属不得过百万分之十。

　　砷盐　取本品 1 g,加盐酸 5 mL,加水至 23 mL,加热使溶解,放冷,依法检查,含砷量不得过百万分之二。

　　【功效】　性大寒,味甘、辛。生石膏清热泻火,生津止渴,外用收敛生肌。用于壮热贪饮,狂躁不安,肺热咳嗽,胃热不食,咽喉肿痛,煅石膏外用治创伤,溃疡等。

13.2.2　朱砂 Zhusha　Cinnabaris

　　【来源】　为硫化物类矿物辰砂族辰砂,主含硫化汞(HgS)。

　　【产地】　主产于湖南、贵州、四川等地。以湖南辰州(今沅陵)产者为好,故得"辰砂"之名。

　　【采收加工】　挖出矿石后,选取纯净者放入淘沙盘内,利用比重不同(朱砂比重 8.09~8.20),用水淘出杂石和泥沙,晒干,用磁铁吸尽含铁的杂质。

　　【性状鉴别】　呈大小不一的块片状、颗粒状或粉末状。鲜红色或暗红色,有光泽。体重,质脆,条痕红色。无臭无味。其中,呈细小颗粒或粉末状,色红明亮,触之不染手者,习称"朱宝砂";呈不规则板片状、斜方形或长条形,大小厚薄不一,边缘不整齐,色红而鲜艳,光亮如镜微透明,质较脆者,习称"镜面砂";呈粒状,方圆形或多角形,色暗红或呈灰褐色,质坚,不易碎者,习称"豆瓣沙"。

　　以色鲜红、有光泽、质脆者为佳。

　　【理化鉴别】　①取本品粉末,用盐酸湿润后,在光洁的铜片上摩擦,铜片表面显银白色光泽,加热烘烤后,银白色即消失。

　　②取本品粉末 2 g,加盐酸-硝酸(3:1)的混合溶液 2 mL 使溶解,蒸干,加水 2 mL 使溶解,滤过,滤液显汞盐与硫酸盐的鉴别反应。

　　【检查】　铁取本品 1 g,加稀盐酸 20 mL,加热煮沸 10 min,放冷,滤过,滤液置 250 mL 量瓶中,加氢氧化钠试液中和后,加水至刻度。取 10 mL,按照铁盐检查法检查,如显颜色,与标准铁溶液 4 mL 制成的对照液比较,不得更深(0.1%)。

　　【含量测定】　含硫化汞(HgS)不得少于 96.0%。

　　【功效】　甘,微寒;有毒。归心经。清心镇惊,安神,明目,解毒。用于心悸易惊,失眠多梦,癫痫发狂,小儿惊风,视物昏花,口疮,喉痹,疮疡肿毒。

13.2.3　雄黄 Xionghuang　Realgar

　　【来源】　为硫化物类雄黄族雄黄,主含硫化砷(As_2S_2)。

　　【产地】　主产于湖南、湖北、贵州、云南、四川等地。

　　【采收加工】　全年均可采挖,除去杂质石块、泥土。

　　【性状鉴别】　呈不规则的块状或粉末,大小不一。全体呈深红色或橙红色。块状者表面常覆有橙黄色粉末,以手触之易被染成橙黄色。晶体为柱状,具金刚光泽,质脆,易碎,断面具树脂光泽或断面暗红色。条痕橙黄色。微有特异臭气,味淡,燃之易熔融成红紫色液体,并产生黄白色烟,有强烈蒜臭气。

商品常分为雄黄、明雄黄等。明雄黄又名"腰黄""雄黄精"，为熟透的雄黄，多呈块状，色鲜红，半透明，有光泽，松脆，质最佳，但产量甚少。

以色红、块大、质松脆、有光泽者为佳。

【功效】 性温，味辛。有毒。杀虫解毒。外用治各种恶疮，疥癣，湿疹及毒蛇咬伤。

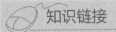

雌 黄

雌黄包含有矿物和药物两种形态。中药部分为硫化物类矿物雌黄的矿石，块状或粒状集合体，呈不规则块状。深红色或橙红色，条痕淡橘红色，晶面有金刚石样光泽。质脆，易碎，断面具树脂样光泽。微有特异的臭气，味淡。精矿粉为粉末状或粉末集合体，质松。脆，手捏即成粉，橙黄色，无光泽。雌黄的化学成分是 As_2S_3，晶体属单斜晶系的硫化物矿物。单晶体呈板状或短柱状，集合体呈片状、肾状、土状等。板状解理极完全。摩氏硬度低，为 1.5~2，比重为 3.49。柠檬黄色，条痕鲜黄色，油脂光泽同金刚光泽。与自然硫相似，但自然硫不具完全解理。雌黄即硫化亚砷，也称三硫化二砷。雌黄是典型的低温热液矿物。大多数的雌黄和雄黄一起在低温热液矿床和硫质火山喷气孔产生，所以雌黄是雄黄的共生矿物，有"矿物鸳鸯"的说法。

在中国，雌黄的主要产地有湖南省慈利县和云南省南华县等地。

13.2.4 自然铜 Zirantong　Pyritum

【来源】 为硫化物类矿物黄铁矿族黄铁矿，主含二硫化铁（FeS_2）。

【产地】 主产于四川、广东、云南等地。

【采收加工】 全年可采。拣取黄铁矿石，去净杂石、沙土及黑锈后，敲成小块。

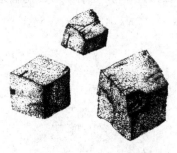

图 13.2　自然铜药材图

【性状鉴别】 多呈方块形，直径 0.2~2.5 cm。表面亮黄色，有金属光泽，有的表面显棕褐色（系氧化物，即氧化铁所致），无金属光泽，具棕黑色或墨绿色细条纹及砂眼。立方体相邻晶面上条纹相互垂直，是其重要特征。条痕绿黑色或棕红色。体重，质坚硬或稍脆，易砸碎，断面黄白色，有金属光泽或棕褐色，可见银白色亮星。无臭无味（图 13.2）。

以块整齐，色黄而光亮，断面有金属光泽者为佳。

【理化鉴别】 取本品粉末 1 g，加稀盐酸 4 mL，振摇，滤过，滤液加亚铁氰化钾试液，即生成深蓝色沉淀。

【功用】 性平，味辛。散瘀，接骨，止痛。跌打肿痛，筋骨折伤。

任务 13.3　磁石、赭石、寒水石、滑石粉、龙骨的鉴别

13.3.1　**磁石** Cishi　Magnetitum

【来源】　为氧化物类矿物尖晶石族磁铁矿,主含四氧化三铁(Fe_3O_4)。

【产地】　分布于河北、江苏、广东、四川、云南等地。

【采收加工】　全年可采。采挖后,除去杂石。

【性状鉴别】　为块状集合体,呈不规则块状,或略带方形,多具棱角。灰黑色或棕褐色,条痕黑色,具金属光泽。体重,质坚硬,断面不整齐。具磁性。有土腥气,无味。

【理化鉴别】　取本品粉末约 0.1 g,加盐酸 2 mL,振摇,静置。上清液显铁盐的鉴别反应。

【含量测定】　含铁(Fe)不得少于50.0%。

【功效】　咸,寒。归肝、心、肾经。镇惊安神,平肝潜阳,聪耳明目,纳气平喘。用于惊悸失眠,头晕目眩,视物昏花,耳鸣耳聋,肾虚气喘。

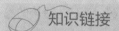

知识链接

磁石用药禁忌

柴胡为之使,磁石恶牡丹、莽草,磁石畏黄石脂,杀铁毒;脾胃虚者,不宜多服、久服磁石。

13.3.2　**赭石** Zheshi　Haematitum

【来源】　为氧化物类矿物刚玉族赤铁矿,主含三氧化二铁(Fe_2O_3)。

【产地】　分布于河北、山西、山东、广东、江苏、四川、江南等地。

【采收加工】　采挖后,除去杂石。

【性状鉴别】　为鲕状、豆状、肾状集合体,多呈不规则的扁平块状。暗棕红色或灰黑色,条痕樱红色或红棕色,有的有金属光泽。一面多有圆形的突起,习称"钉头";另一面与突起相对应处有同样大小的凹窝。体重,质硬,砸碎后断面显层叠状。气微,味淡。

【理化鉴别】　取本品粉末0.1 g,加盐酸 2 mL,振摇,滤过,取滤液2滴,加硫氰酸铵试液2滴,溶液即显血红色;另取滤液2滴,加亚铁氰化钾试液 1 ~ 2 滴,即生成蓝色沉淀;再加25%氢氧化钠溶液 5 ~ 6 滴,沉淀变成棕色。

【含量测定】　取本品细粉约0.25 g,精密称定,照磁石(含量测定)项下的方法测定。

本品含铁(Fe)不得少于 45.0%。

【功效】　苦,寒。归肝、心、肺、胃经。平肝潜阳,重镇降逆,凉血止血。用于眩晕耳鸣,呕吐,噫气,呃逆,喘息,吐血,衄血,崩漏下血。

13.3.3　寒水石 Hanshuishi　Calcitum,Gypsum Rubrum

【来源】　为碳酸盐类矿物方解石族方解石(南寒水石)或硫酸盐类矿物硬石膏族红石膏(北寒水石),前者主含碳酸钙($CaCO_3$),后者主含含水硫酸钙($CaSO_4 \cdot 2H_2O$)。

【产地】　主要分布于山西、河北等地。

【采收加工】　全年均可采挖。采挖后,除去泥沙及杂石。

【性状鉴别】　南寒水石　呈斜方块状、斜方板或不规则块状,大小不等。表面无色、白色、黄白色或灰色、透明、半透明或不透明,表面平滑,具玻璃样光泽。体重,质硬,易击碎。断面平坦,有的断面可见棱柱状或板状不规则交互排列组成的层纹。气微,味淡。

北寒水石　呈扁平块状、长块状,或不规则形状,大小不等;粉红色,半透明,表面凹凸不平;体重,质硬,断面具纵纹理,纤维状;具星状或针状玻璃样光泽;气微,味淡。

【理化鉴别】　南寒水石　取本品粉末 0.2 g,滴加稀盐酸 10 mL,即产生大量气泡。溶液显钙盐的鉴别反应。

北寒水石　取本品一小块(约 2 g),置具有小孔软木塞的试管内,灼烧,管壁有水珠生成,小块变为不透明体。另取本品粉末 0.2 g,加稀盐酸 10 mL,加热使其溶解,溶液显钙盐的鉴别反应和硫酸盐的鉴别反应。

【功效】　味辛、咸,寒。归心、胃、肾经。清热泻火,利窍,消肿。用于热病烦渴,丹毒烫伤。

13.3.4　滑石粉 Huashifen　Talci Pulvis

【来源】　硅酸盐类矿物滑石族滑石经精选净制、粉碎、干燥制成。主含含水硅酸镁$[Mg_3(Si_4O_{10})(OH)_2]$。

【产地】　分布于江西、山东、江苏、陕西、山西、河北、福建、浙江、广东、广西、辽宁等地。

【采收加工】　采挖后,除去杂石,洗净,砸成碎块,粉碎成细粉,或照水飞法水飞,晾干。

【性状鉴别】　为白色或类白色、微细、无砂性的粉末,手摸有滑腻感。气微,无味。本品在水、稀盐酸或稀氢氧化钠溶液中均不溶解。

【理化鉴别】　①取本品 0.2 g,置铂坩埚中,加等量氟化钙或氟化钠粉末,搅拌,加硫酸 5 mL,微热,立即将悬有 1 滴水的铂坩埚盖盖上,稍等片刻,取下坩埚盖,水滴出现白色浑浊。

②取本品 0.5 g,置烧杯中,加入盐酸溶液(4→10)10 mL,盖上表面皿,加热至微沸,不时摇动烧杯,并保持微沸 40 min,取下,用快速滤纸滤过,用水洗涤残渣 4~5 次。取残渣约 0.1 g,置铂坩埚中,加入硫酸(1→2)10 滴和氢氟酸 5 mL,加热至冒三氧化硫白烟时,取下冷却后,加水 10 mL 使溶解,取溶液 2 滴。加镁试剂(取对硝基偶氮间苯二酚 0.01 g 溶于 4% 氢氧化钠溶

液 1 000 mL 中)1 滴,滴加氢氧化钠溶液(4→10)使成碱性,生成天蓝色沉淀。

【检查】 酸碱度 取本品 10 g,加水 50 mL,煮沸 30 min,随时补充蒸失的水分,滤过。滤液遇中性石蕊试纸应显中性反应。

水中可溶物 取本品 5 g,精密称定,置 100 mL 烧杯中,加水 30 mL,煮沸 30 min,随时补充蒸失的水分,放冷,用慢速滤纸滤过,滤渣加水 5 mL 洗涤,洗液与滤液合并,蒸干,在 105 ℃干燥 1 h,遗留残渣不得超过 5 mg(0.1%)。

酸中可溶物 取本品约 1 g,精密称定,置 100 mL 具塞锥形瓶中,精密加入稀盐酸 20 mL,称定重量,在 50 ℃浸渍 15 min,放冷,再称定质量,用稀盐酸补足失重,摇匀,用中速滤纸滤过。精密量取滤液 10 mL,加稀硫酸 1 mL,蒸干,炽灼至恒重,遗留残渣不得超过 10.0 mg(2.0%)。

铁盐 取〔酸碱度〕检查项下的滤液 1 mL 加稀盐酸与亚铁氰化钾试液各 1 mL,不得即时显蓝色。

炽灼失重 取本品 2 g,在 600~700 ℃炽灼至恒重,减失质量不得超过 5.0%。

重金属 取本品 5 g,精密称定,置锥形瓶中,加 0.5 mol/L 盐酸溶液 25 mL,摇匀,置水浴加热回流 30 min,放冷,用中速滤纸滤过,将滤液置 100 mL 量瓶中,用热水 15 mL 分次洗涤容器及残渣,滤过,洗液并入同一量瓶中,放冷,加水至刻度,摇匀,作为供试品溶液。

取供试品溶液 5.0 mL,置 25 mL 纳氏比色管中,加醋酸盐缓冲液(pH3.5)2 mL,再加水稀释至刻度,依法检查,含重金属不得超过百万分之四十。

砷盐 取重金属项下供试品溶液 20 mL,加盐酸 5 mL,依法检查,含砷盐不得过百万分之二。

【功效】 甘、淡,寒。归膀胱、肺、胃经。利尿通淋,清热解暑,外用祛湿敛疮。用于热淋,石淋,尿热涩痛,暑湿烦渴,湿热水泻;外治湿疹,湿疮,痱子。

13.3.5 龙骨 Longgu Os Draconis

【来源】 为古代哺乳动物如象类、犀牛类、三趾马等的骨骼的化石。主含碳酸钙($CaCO_3$)、磷酸钙($Ca_3(PO_4)_2$)。

【产地】 分布于四川、山西、山东、河北、内蒙古、河南、陕西、甘肃、青海等地。

【采收加工】 挖出后,除去泥土及杂质。五花龙骨质酥脆,出土后,露置空气中极易破碎,常用毛边纸粘贴。

【性状鉴别】 五花龙骨为不规则块状,长、宽各 7~10 cm,厚约 3 cm。表面牙白色,上有蓝灰色及红棕色花纹,深浅粗细不同,略似大理石之条纹。略有光泽,偶有小裂隙。质硬,易层层剥落,捻之可碎,吸湿性强,以舌舐之,可吸附于舌上。无臭,无味。

一般龙骨形状不规则。长 10~17 cm,宽 7~10 cm。表面灰白色或黄白色,多较光滑,有的有纵纹裂隙或棕色条纹与斑点。质坚如石,断面不平坦,色白,有的中空,摸之细腻如粉质。关节处膨大,断面有数蜂窝状小孔。吸湿力也强。无臭,无味。

【理化鉴别】 ①取该品粉末约 2 g,滴加稀盐酸 10 mL,即泡沸,发生二氧化碳气;将此气体通入氢氧化钙试液中,即产生白色沉淀(检查碳酸盐)。

②取上述泡沸停止后的液体,滴加氢氧化钠中和后,滤过,滤液照下述方法试验:

a.取滤液 1 mL,加草酸铵试液,即发生白色沉淀;分离,所得沉淀不溶于醋酸,但溶于盐酸

（检查钙盐）。

b.取滤液 1 mL,加硝酸银试液,即发生浅黄色沉淀;分离,沉淀在氨试液或稀硝酸中均易溶解(检查磷酸盐)。

c.取滤液 1 mL,加钼酸铵试液与硝酸后,加热即发生黄色沉淀;分离,沉淀能在氨试液中溶解(检查磷酸盐)。

【功效】 甘、涩,平。敛气逐湿,止盗汗,安神,涩精止血。治夜卧盗汗,梦遗,滑精,肠风下血,泻痢,吐衄血,崩带。外用可敛疮口。煎剂或入丸散。外用研末敷患处。

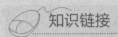 知识链接

龙　齿

　　为古代哺乳动物如象类、犀牛类、三趾马等的牙齿的化石,具有镇惊安神、清热除烦等功效。本品呈完整的齿状或破碎成不规则的块状。主要为犬齿及臼齿。犬齿呈圆锥形,先端弯而尖,直径约 3 cm,近尖端处常中空。臼齿呈圆柱形或方柱形,一端较细,略弯曲,多有深浅不同的沟棱。表面牙白色、青灰色或暗棕色,粗糙或有毒可见具光泽的珐琅质。质坚硬,断面不平坦,粗糙,有吸湿性。无臭,无味。

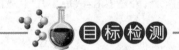 目标检测

一、名词解释

朱宝砂　　　解理　　　断口

二、填空题

1.石膏为_____类矿物硬石膏族,主要成分为_____。

2.矿物容易被击破或压碎的性质称为_____。

三、单项选择题

1.朱砂的颜色和质地是(　　)。

　　A.黄红色或黄色,有光泽,质重而坚

　　B.鲜红或暗红色,有光泽,质重而脆

　　C.黄红色或黄色,无光泽,质重而脆

　　D.红色或橙红色,有光泽,质松易碎

　　E.鲜红或暗红色,无光泽,质重而脆

2.石膏纵断面的特征是(　　)。

　　A.纵断面具绢丝样光泽及横向波状纹理

　　B.纵断面具绢丝样光泽及纤维状纹理

　　C.纵断面有金属样光泽,较光滑,无纹理

D. 纵断面有金属样光泽,较光滑,有横向平行纹理

E. 纵断面有玻璃样光泽及纤维状纹理

3. 雄黄的颜色和形状是(　　　)。

A. 方块形,表面深红色或鲜红色

B. 方块形,表面深黄色或黄红色

C. 粉末状,表面深黄或黄绿色

D. 呈不规则块状或粉末,表面深红色或橙红色

E. 呈颗粒状,粉末状或块片状,表面鲜红色或暗红色

4. 下列矿物药中常含结晶水的是(　　　)。

A. 朱砂　　　　　B. 雄黄　　　　　C. 石膏　　　　　D. 自然铜　　　　　E. 赭石

5. 具磁性的中药是(　　　)。

A. 磁石　　　　　B. 滑石　　　　　C. 雄黄　　　　　D. 雌黄　　　　　E. 石膏

6. 燃烧时有大蒜样臭气的是(　　　)。

A. 信石　　　　　B. 赭石　　　　　C. 石膏　　　　　D. 硫黄　　　　　E. 雄黄

7. 无色透明的中药是(　　　)。

A. 炉甘石　　　　B. 芒硝　　　　　C. 朱砂　　　　　D. 自然铜　　　　　E. 赭石

四、多项选择题

1. 下列中药属铁化合物的有(　　　)。

A. 自然铜　　　　B. 磁石　　　　　C. 赭石　　　　　D. 炉甘石　　　　　E. 滑石

2. 下列中药属硫化合物的有(　　　)。

A. 信石　　　　　B. 雄黄　　　　　C. 芒硝　　　　　D. 朱砂　　　　　E. 滑石

五、简答题

1. 简述朱砂的理化鉴别方法。

2. 简述硫黄的理化鉴别方法。

项目14　中药鉴定综合技能之藻菌地衣类中药鉴定

📖【项目描述】
　　本项目主要介绍藻类、菌类、地衣类中药,它们均称为低等植物。可供药用的藻类有30余种,主要分布在红藻门和褐藻门,少数分布在绿藻门。药用菌类主要为细菌类和真菌类,药用部位主要是子实体和菌核,如马勃、灵芝、猪苓、茯苓等。地衣为藻类和真菌共生的复合体。藻类药性多味咸,性寒,具有软坚散结,利水消肿之功效。菌类中药性多甘,平,具有补益之功效,尤其是冬虫夏草,因其含有多种有益成分,如虫草酸能改变人体微循环,具有明显的降血脂和镇咳祛痰作用;虫草多糖是免疫调节剂,可增强机体对病毒及寄生虫的抵抗力,具有抗肿瘤、抗传染病的功效、增强性功能、补肾壮阳、益精气、防止衰老、延年益寿之功,被广泛认可,又因其产量较低,故市面上出现了诸多混淆品及伪品,亟待解决。

📖【学习目标】
➢ 识别本项目下各种藻菌地衣类中药。
➢ 掌握冬虫夏草、茯苓、猪苓的来源、性状特征、显微特征。
➢ 掌握冬虫夏草的伪品鉴别。
➢ 熟悉马勃、雷丸、灵芝、海藻的来源、性状特征、显微特征。
➢ 了解其他菌藻地衣类中药的理化鉴定特征和功效。

📖【能力目标】
➢ 能够将下列藻菌地衣类中药进行性状鉴别,并将外形相似中药进行归纳总结。
➢ 能够将下列藻菌地衣类中药进行显微鉴别及理化鉴别,并写出鉴定报告。
➢ 能够掌握冬虫夏草及其伪品的主要鉴别特征。

📖【工作任务】

任务14.1　藻菌地衣类中药鉴定通用技能

　　藻类中药药用部位多为其干燥体,菌类中药为其干燥复合体,如冬虫夏草;干燥子实体,如灵芝;干燥菌核,如茯苓、猪苓。

藻类、菌类、地衣类均称为低等植物,根据其特性,其鉴别主要为性状鉴别和理化鉴别。

菌类中药主要观察其菌丝及其团块,如茯苓、猪苓,还有就是观察其横断面,如冬虫夏草。

任务 14.2　冬虫夏草、茯苓、猪苓的鉴别

14.2.1　**冬虫夏草** Dongchongxiacao　Cordyceps

【来源】　为麦角菌科真菌冬虫夏草菌 *Cordyceps sinensis* (BerK.) Sacc,寄生在蝙蝠蛾科昆虫幼虫上的子座和幼虫尸体的干燥复合体。

【产地】　四川、青海、西藏、云南、甘肃等地。

【采收加工】　夏初子座出土、孢子未发散时挖取,晒至六七成干,除去似纤维状的附着物及杂质,晒干或低温干燥。

【性状鉴别】　由虫体与从虫头部长出的真菌子座两部分组成。虫体似蚕,长 3 ~ 5 cm,直径 0.3 ~ 0.8 cm。表面深黄色至黄棕色,有环纹 20 ~ 30 个,近头部的环纹较细。头部红棕色,足 8 对,中部 4 对较明显。质脆,易折断,断面略平坦,淡黄白色。子座细长圆柱形,长 4 ~ 7 cm,直径约 0.3 cm;表面深棕色至棕褐色,有细纵皱纹,上部稍膨大;质柔韧,断面类白色。气微腥,味微苦(图 14.1)。

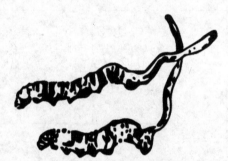

图 14.1　冬虫夏草药材图

以虫体完整、丰满肥大,外色亮黄,内色白,子座短者为佳。

【显微鉴别】　子座头部横切面　子座周围由一列子囊壳组成,子囊壳卵形至椭圆形,下半部埋于凹陷的子座内。子囊壳中有多数线形子囊,每个子囊中有 2 ~ 8 个线形的具横隔的子囊孢子。子座中央充满菌丝,其间有裂隙。具不育顶端(子座先端部分无子囊壳)。

【理化鉴别】　取本品粉末 1 g,用乙醚溶出杂质后,用氯仿提取,过滤取滤液挥去氯仿,加冰醋酸 2 滴,再加醋酸酐 2 滴,最后加浓硫酸 2 滴,显棕黄色,然后渐变为红紫色,最后变为污绿色(检查甾醇类)。

【功效】　甘,平。补肾益肺,止血化痰。用于肾虚精亏,阳痿遗精,腰膝酸痛,久咳虚喘,劳嗽咯血。

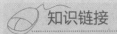 知识链接

常见伪品冬虫夏草及鉴别点

冬虫夏草是我国特产的名贵中药材。近年来，曾发现有不少的混淆品与伪品，现将常见伪品冬虫夏草及鉴别作简要介绍。

区别品名	来　源	形　状	虫　体	子　座	断　面	质　地
凉山虫草	凉山虫草菌寄生于鳞翅目幼虫上的子座及虫体的复合物	虫体似蚕	表面棕褐色，有众多环纹，外被棕色绒毛，足 9 ~ 10 对，不甚明显	子座具明显纵皱纹，长 3.5 ~ 6.5 cm，上部不膨大	断面类白色	质脆，易折断
亚香棒虫草	霍克斯虫草菌寄生于蝙蝠蛾或栎蚕蛾幼虫上的子座及虫体的复合物	虫体似蚕	外表菌膜灰白色，虫体黄褐色，足明显可见	子座淡黄色至灰黑色，少数上部有分枝，无不孕顶端	断面略平坦，黄白色	质脆，易折断
蛹虫草	蛹虫草菌寄生于夜蛾科的一种昆虫虫蛹上的子座及虫体复合物（壮虫草）	虫体似蚕	虫体为蛹，呈圆锥形，有9节。	子实体肉质，似垒球棒，头部椭圆形，表面寄生突起细疣		质脆，易折断
地蚕	唇形科地蚕（stachys globombycis）的干燥地下块茎	纺锤形或长梭形（植物干燥根茎）形似虫体	表面淡黄色、淡黄棕色或灰黄色，皱缩不平，有凹陷，可见圆形残存根痕，环节明显，有 5 ~ 12 个，节间长 3 ~ 8 mm	无子座	断面类白色，可见淡棕色形成层	质脆，易折断
掺伪虫草	将虫草掺入铁丝、水银、土、糖、明矾。将劣质品进行染色或硫黄熏蒸	虫体似蚕，丰满肥大。	同冬虫夏草（注：浸入无机物以增加体重）	同冬虫夏草	同冬虫夏草	体硬脆，分量较重
模制品	面粉、玉米粉、石膏等压制而成	造型似虫草				分量较重

14.2.2 **茯苓** Fuling Poria

【来源】 为多孔菌科真菌茯苓 *Poria cocos*（Schw，）Wolf 的干燥菌核。

【产地】 云南、湖北、安徽、河南等地。

【采收加工】 多于7—9月采挖，挖出后除去泥沙，堆置"发汗"后，摊开晾至表面干燥，再"发汗"，反复数次至现皱纹、内部水分大部散失后，阴干，称为"茯苓个"，或将鲜茯苓按不同部位切制，阴干，分别称为"茯苓块"和"茯苓片"。

【性状鉴别】 茯苓个 呈类球形、椭圆形、扁圆形或不规则团块，大小不一。外皮薄而粗糙，棕褐色至黑褐色，有明显的皱缩纹理。体重，质坚实，断面颗粒性，有的具裂隙，外层淡棕色，内部白色，少数淡红色，有的中间抱有松根，称为"茯神"。气微，味淡，嚼之黏牙（图14.2）。

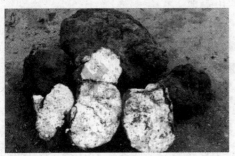

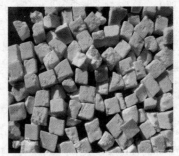

图 14.2　茯苓个　　　　　　　　　　图 14.3　茯苓块

茯苓块 为去皮后切制的茯苓，呈立方块状或方块状厚片，大小不一。白色、淡红色或淡棕色（图14.3）。

茯苓片 为去皮后切制的茯苓，呈不规则厚片，厚薄不一。白色、淡红色或淡棕色。

【显微鉴别】 粉末 灰白色。不规则颗粒状团块和分枝状团块无色，遇水合氯醛液渐溶化。菌丝无色或淡棕色，细长，稍弯曲，有分枝，直径 3～8 μm，少数至 16 μm（图14.4）。

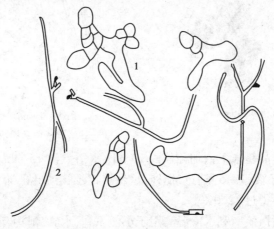

图 14.4　茯苓粉末特征图

1—多糖团块;2—菌丝

【理化鉴别】 ①取本品粉末少量,加碘化钾碘试液 1 滴,显深红色。

②取本品粉末 1 g,加丙酮 10 mL,水浴上加热并振摇,10 min 后过滤取滤液蒸干,残渣加 1 mL 冰醋酸溶解,再加浓硫酸 1 滴,显淡红色,后变淡褐色。

【检查】 水分照水分测定法测定,不得过 18%;总灰分不得过 2.0%。

【浸出物】 照醇溶性浸出物测定法项下的热浸法测定,用稀乙醇作溶剂,不得少于2.5%。

【功效】 甘、淡、平。利水渗湿,健脾,宁心。用于水肿尿少,痰饮眩悸,脾虚食少,便溏泄泻,心神不安,惊悸失眠。

14.2.3 猪苓 Zhuling Polyporus

【来源】 为多孔菌科真菌猪苓 *Polyporus umbellatus* (Pers,)Fries 的干燥菌核。

【产地】 云南、山西、陕西、河南、河北、四川等地。

【采收加工】 春、秋二季采挖,除去泥沙,干燥。

【性状鉴别】 呈条形、类圆形或扁块状,有的具有分枝,长 5~25 cm,直径 2~6 cm。表面黑色、灰黑色或棕黑色,皱缩并有瘤状突起。体轻质坚实,能浮于水面,断面类白色或黄白色,致密无裂隙,略呈颗粒状。气微,味淡(图 14.5)。

以个大、丰满、外皮黑褐色而光滑、断面色白、无黑心空洞、体重质坚者为佳。

【显微鉴别】 粉末 灰黄白色。菌丝多数无色,少数棕色,细长弯曲,有分枝。草酸钙结晶呈正方八面体形或规则的双锥八面体,也有的呈不规则多面体。直径 3~60 μm,有时数个结晶集合(图 14.6)。

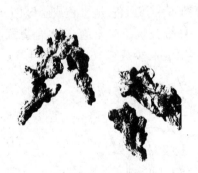

图 14.5 猪苓药材

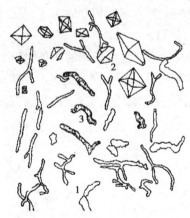

图 14.6 猪苓粉末特征图
1—菌丝;2—菌丝团块;3—草酸钙晶体

【理化鉴别】 取本品粉末 1 g,加稀盐酸 10 mL,水浴煮沸 15 min,搅拌,呈黏胶状。另取粉末少量,加氢氧化钠溶液(1→5)适量,搅拌,呈悬浮状,不溶成黏胶状。

【检查】 总灰分不得过 12.0%。

【功效】 性平,味甘、淡。利水渗湿。用于小便不利,水肿,泄泻,淋浊等。

任务 14.3　马勃、雷丸、灵芝、海藻的鉴别

14.3.1　**马勃** Mabo　Lasiosphaera　Calvatla

【来源】　为灰包科真菌脱皮马勃 *Lasiosphaera enziiiReich*、大马勃 *Calvatia gigantea* (Batsch ex Pers.) Lloyd 或紫色马勃 *Calvatia lilacina* (Mont, et Berk.) Lloyd 的干燥子实体。

【产地】　全国大部分地区均有产。

【采收加工】　夏、秋二季子实体成熟时及时采收，除去泥沙，干燥。

【性状鉴别】　脱皮马勃　呈扁球形或类球形，无不孕基部，直径 15~20 cm。包被灰棕色至黄褐色，纸质，常破碎呈块片状，或已全部脱落。孢体灰褐色或浅褐色，紧密，有弹性，用手撕之，内有灰褐色棉絮状的丝状物。触之则孢子呈尘土样飞扬，手捻有细腻感。臭似尘土，无味（图 14.7）。

大马勃　不孕基部小或无。残留的包被由黄棕色的膜状外包被和较厚的灰黄色的内包被所组成，光滑，质硬而脆，成块脱落。孢体浅青褐色，手捻有润滑感。

紫色马勃　呈陀螺形，或已压扁呈扁圆形，直径 5~12 cm，不孕基部发达。包被薄，两层，紫褐色，粗皱，有圆形凹陷，外翻，上部常裂成小块或已部分脱落。孢体紫色。

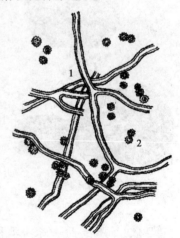

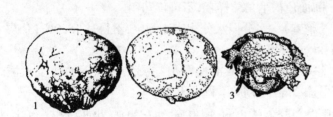

图 14.7　马勃药材图
1—脱皮马勃；2—大马勃；3—紫色马勃

图 14.8 脱皮马勃
1—孢丝；2—孢子

【显微鉴别】　脱皮马勃粉末　灰褐色。孢丝长，淡褐色，有分枝，相互交织，直径 2~4.5 μm，壁厚。孢子褐色，球形，直径 4.5~5 μm，有小刺，长 1.5~3 μm（图 14.8）。

大马勃粉末　淡青褐色。孢丝稍分枝，有稀少横隔，直径 2.5~6 μm。孢子淡青黄色，光滑或有的具微细疣点，直径 3.5~5 μm。

紫色马勃粉末　灰紫色。孢丝分枝，有横隔，直径 2~5 μm，壁厚。孢子紫色，直径 4~5.5 μm，有小刺。

【理化鉴别】 ①取本品置火焰上,轻轻抖动,即可见微细的火星飞扬,熄灭后,发生大量白色浓烟。

②取本品碎块1 g,加乙醇与0.1 mol/L氢氧化钠溶液各8 mL,浸湿,低温烘干,缓缓炽灼,于700 ℃使完全灰化,放冷,残渣加水10 mL使溶解,滤过,滤液显磷酸盐的鉴别反应。

③取本品粉末1 g,加二氯甲烷40 mL,加热回流1 h,放冷,滤过,滤液蒸干,残渣加二氯甲烷1 mL使溶解,作为供试品溶液。另取马勃对照药材1 g,同法制成对照药材溶液。照薄层色谱法试验,吸取上述两种溶液各5 μL,分别点于同一硅胶G薄层板上,以环己烷-丙酮-乙醚(10∶1∶2)为展开剂,展开,取出,晾干,置紫外光灯(365 nm)下检视。供试品色谱中,在与对照药材色谱相应的位置上,显相同颜色的荧光主斑点。

【检查】 取本品粉末0.5 g,照水分测定法测定,不得过15.0%;总灰分不得过10.0%;酸不溶性成分不得过10.0%。

【浸出物】 照醇溶性浸出物测定法项下的热浸法测定,用稀乙醇作溶剂,不得少于8.0%。

【功效】 辛,平。清肺利咽,止血。用于风热郁肺咽痛,音哑,咳嗽;外治鼻衄,创伤出血。

14.3.2 雷丸 Leiwan Omphalia

【来源】 为白蘑科真菌雷丸 Omphalia lapidescens Schroet. 的干燥菌核。

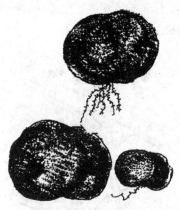

图 14.9 雷丸药材图

【产地】 四川、湖北、云南、贵州等地。

【采收加工】 秋季采挖,洗净,晒干。

【性状鉴别】 为类球形或不规则团块,直径1~3 cm。表面黑褐色或灰褐色,有略隆起的不规则网状细纹。质坚实,不易破裂,断面不平坦,白色或浅灰黄色,常有黄白色大理石样纹理。气微,味微苦,嚼之有颗粒感,微带黏性,久嚼无渣(图14.9)。

断面色褐呈角质样者,不可供药用。

【检查】 水分照水分测定法测定,不得过15.0%;总灰分不得过6.0%。

【浸出物】 照醇溶性浸出物测定法项下的热浸法测定,用稀乙醇作溶剂,不得少于2.0%。

【功效】 微苦,寒。杀虫消积。用于绦虫病,钩虫病,蛔虫病,虫积腹痛,小儿疳积。

14.3.3 灵芝 Lingzhi Ganoderma

【来源】 为多孔菌科真菌赤芝 Ganderma lucidum(Ley-ss,ex Fr.)Karst. 或紫芝 Ganoderma sinense Zhao,Xu et Zhang 的干燥子实体。

【产地】 华东、西南等地,全国大部分地区有产。

【采收加工】 全年采收,除去杂质,剪除附有朽木、泥沙或培养基质的下端菌柄,阴干或在40~50 ℃烘干。

【性状鉴别】　赤芝　外形呈伞状,菌盖肾形、半圆形或近圆形,直径 10~18 cm,厚 1~2 cm。皮壳坚硬,黄褐色至红褐色,有光泽,具环状棱纹和辐射状皱纹,边缘薄而平截,常稍内卷。菌肉白色至淡棕色。菌柄圆柱形,侧生,少偏生,长 7~15 cm,直径 1~3.5 cm,红褐色至紫褐色,光亮。孢子细小,黄褐色。气微香,味苦涩。

紫芝　皮壳紫黑色,有漆样光泽。菌肉锈褐色。菌柄长 17~23 cm(图 14.10)。

栽培品　子实体较粗壮、肥厚,直径 12~22 cm,厚 1.5~4 cm。皮壳外常被有大量粉尘样的黄褐色孢子。

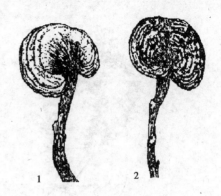

图 14.10　灵芝药材图
1—赤芝;2—紫芝

【显微鉴别】　粉末　浅棕色、棕褐色至紫褐色。菌丝散在或黏结成团,无色或淡棕色,细长,稍弯曲,有分枝,直径 2.5~6.5 μm。孢子褐色,卵形,顶端平截,外壁无色,内壁有疣状突起,长 8~12 μm,宽 5~8 μm。

【理化鉴别】　取本品粉末 2 g,加乙醇 30 mL,加热回流 30 min,滤过,滤液蒸干,残渣加甲醇 2 mL 使溶解,作为供试品溶液。另取灵芝对照药材 2 g,同法制成对照药材溶液。照薄层色谱法试验,吸取上述两种溶液各 4 μL,分别点于同一硅胶 G 薄层板上,以石油醚(60~90 ℃)-甲酸乙酯-甲酸(15:5:1)的上层溶液为展开剂,展开,取出,晾干,置紫外光灯(365 nm)下检视。供试品色谱中,在与对照药材色谱相应的位置上,显相同颜色的荧光斑点。

【检查】　水分照水分测定法测定,不得过 17%;总灰分不得过 3.2%。

【浸出物】　照水溶性浸出物测定法项下的热浸法测定,不得少于 3%。

【功效】　甘,平。补气安神,止咳平喘。用于心神不宁,失眠心悸,肺虚咳喘,虚劳短气,不思饮食。

14.3.4　海藻 Haizao　Sargassum

【来源】　为马尾藻科植物海蒿子 *Sargassum pallidum*(Turn.)C. Ag. 或羊栖菜 *Sargassum fusiforme*(Harv.)Setch. 的干燥藻体。前者习称"大叶海藻",后者习称"小叶海藻"。

【产地】　海蒿子主产山东、辽宁等沿海各地,羊栖菜主产浙江、福建、广东、海南沿海各省。

【采收加工】　夏、秋二季采捞,除去杂质,洗净,晒干。

【性状鉴别】　大叶海藻　本品呈皱缩卷曲状,黑褐色,有的被白霜,长 30~60 cm。主干呈圆柱状,具圆锥形突起,主枝自主干两侧生出,侧枝自主枝叶腋生出,具短小的刺状突起。初生叶披针形或倒卵形,长 5~7 cm,宽约 1 cm,全缘或具粗锯齿;次生叶条形或披针形,叶腋间有着生条状叶的小枝。气囊黑褐色,球形或卵圆形,有的有柄,顶端钝圆,有的具细短尖。质脆,潮润时柔软;水浸后膨胀,肉质,黏滑。气腥,味微咸(图 14.11)。

小叶海藻　较小,长 15~40 cm。主干粗糙,分枝互生,无刺状突起。叶条形或细棒状,先端稍膨大,中空。气囊腋生,纺锤形或球形,囊柄较长。质较硬。气腥,味咸(图 14.12)。

二者均以身干、色黑褐、盐霜少、枝嫩无砂石者为佳。

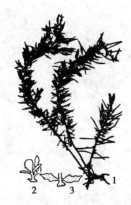

图 14.11　羊栖菜药材图
1—羊栖菜外形;2—羊栖菜幼体;
3—羊栖菜基部叶

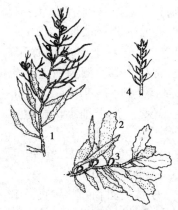

图 14.12　小叶海藻药材图
1—初生叶;2—次生叶;3—气囊;
4—生殖小枝和生殖托

【理化鉴别】　取粉末 1 g,加水 20 mL,冷浸数小时后,滤过,滤液浓缩至 3~5 mL 后,加三氯化铁试液 3 滴,生成棕色沉淀。

【功效】　苦、咸,寒。消痰软坚散结,利水消肿。用于瘿瘤,瘰疬,睾丸肿痛,痰饮水肿。

实训　藻、菌、地衣类中药鉴定

一、实训目的

①会用水合氯醛试液对茯苓和猪苓装片。
②会用 5% 氢氧化钾液对茯苓和猪苓装片。
③能够在显微镜下鉴别出茯苓、猪苓。
④会对茯苓、猪苓进行显微描述和显微绘图。

二、仪器、材料

(1)仪器
显微镜。

(2)材料
①横切面永久制片:冬虫夏草子座横切片。
②药材粉末:猪苓、茯苓粉末。
③其他材料:5% 氢氧化钾液、水合氯醛、稀甘油、蒸馏水;载玻片、盖玻片、解剖针、镊子。

三、实训任务

1)组织特征
取冬虫夏草子座横切片,在低倍镜下由外向内依次观察;再在高倍镜下观察其组织特征。

2）粉末特征

分别取猪苓、茯苓粉末少许,用水合氯醛溶液、5%氢氧化钾液依次分别进行制片,观察菌丝及团块。

四、实训过程

1）学生

（1）冬虫夏草子座

观察冬虫夏草子座横切片:子座周围由一列子囊壳组成,子囊壳卵形至椭圆形,下半部埋于凹陷的子座内。子囊壳中有多数线形子囊,每个子囊中有 2~8 个线形的具横隔的子囊孢子。子座中央充满菌丝,其间有裂隙。具不育顶端(子座先端部分无子囊壳)。

（2）粉末特征

茯苓 粉末制片方法如下:

①粉末用5%氢氧化钾液装片,可见无色不规则形颗粒状团块、末端钝圆的分枝状团块及细长菌丝。

②粉末遇水合氯醛液黏化成胶冻状,加热团块物溶化,露出菌丝。

粉末特征显微特征如下:

①不规则颗粒状团块及分枝状团块,无色,遇水合氯醛渐溶化。

②菌丝无色或淡棕色(外层菌丝),较细长,稍弯曲,有分枝,直径 3~8 μm,少数至 16 μm。

化学鉴别方法如下:

①粉末+α-萘酚+浓硫酸——→团块物溶解,并显紫堇色或深红色。

②片或粉末+碘化钾碘液——→深红色。

猪苓 同茯苓制片方法。

2）教师

辅助学生进行菌类药材的显微鉴别并给予一定的指导;对学生的实训结果进行评价。

五、实训考核与评价

考核项目	考核内容	评定标准
显微鉴别	1.能够在显微镜下鉴别出茯苓、猪苓 2.会对茯苓、猪苓进行显微描述和显微绘图	优秀:能熟练制作茯苓、猪苓临时粉末制片,粉末特征描述准确,且能熟练绘制粉末特征图 良好:能熟练制作茯苓、猪苓临时粉末制片,粉末特征描述准确,且会绘制粉末特征图 合格:能制作茯苓、猪苓临时粉末制片,粉末特征描述基本正确,且会绘制粉末特征图 不合格:不会制作茯苓、猪苓临时粉末制片,粉末特征描述不正确

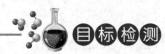

目标检测

一、名词解释

菌丝　　　子座　　　子实体　　　菌核

二、填空题

1.冬虫夏草的入药部位是_____。

2.《中国药典》(2015年版)一部规定冬虫夏草采用高效液相色谱法测定_____的含量。

3.茯苓抗肿瘤的有效成分是_____。

4.含有松根的茯苓饮片称为_____。

三、单项选择题

1.茯苓有抗肿瘤作用的化学成分是(　　　)。

　　A.β-茯苓聚糖　　　　　　　B.四环三萜类化合物　　　　　　　C.麦角甾醇

　　D.将β-茯苓聚糖切断支链而成的茯苓次聚糖　　　　　　　E.卵磷脂

2.以菌核入药的是(　　　)。

　　A.茯苓　　　　B.灵芝　　　C.银耳　　　　D.冬虫夏草　　　E.松萝

3.镜检可见不规则的菌丝团;菌丝细长,有分枝,无色或带棕色,含有八面形结晶体的药材是(　　　)。

　　A.猪苓　　　B.灵芝　　　C.松萝　　　　D.茯苓　　　E.海藻

4.冬虫夏草的药材拉丁名是(　　　)。

　　A. Sargassum　　B. Cordyceps　C. Ganoderma　　D. Poria　　E. Usnea

5.冬虫夏草的加工方法是(　　　)。

　　A.经多次"发汗"后阴干

　　B.晒至六七成干,除去纤维状的菌丝及其他杂质,晒干或低温干燥

　　C.直接晒干　　　　　　　D.除去杂质,干燥　　　　　E.快速烘干

6.来源于马尾藻科的药材是(　　　)。

　　A.猪苓　　　　B.灵芝　　　C.松萝　　　　D.茯苓　　　E.海藻

7.猪苓有抗肿瘤作用的化学成分是(　　　)。

　　A.有机酸　　B.粗蛋白　　C.猪苓多糖　　D.维生素H　　E.麦角甾醇

8.下列不是茯苓的性状鉴别特征的为(　　　)。

　　A."个苓"呈类圆球形、椭圆球形或不规则块状

　　B.外皮薄而粗糙,棕褐色至黑褐色

　　C.断面颗粒性,外层淡棕色,内部白色

　　D.有的有松树根穿过

　　E.气腥

9.来源于藻类植物的中药为(　　　)。

　　A.昆布　　　B.松萝　　　C.冬虫夏草　　　D.茯苓　　　E.灵芝

10. 来源于子囊菌纲菌类植物的中药为(   )。

    A. 海藻   B. 松萝   C. 冬虫夏草   D. 茯苓   E. 灵芝

11. 冬虫夏草有足 8 对,其中(   )。

    A. 中部 3 对较明显   B. 中部 4 对较明显   C. 头部 3 对较明显

    D. 头部 4 对较明显   E. 尾部 1 对较明显

四、多项选择题

1. 藻类常含(   )。

    A. 多聚糖或糖醇、糖醛酸   B. 氨基酸及其衍生物   C. 蛋白质

    D. 甾醇   E. 碘、钾等无机元素

2. 褐藻含有(   )。

    A. 褐藻淀粉   B. 甘露醇   C. 褐藻胶   D. 碘   E. 粗蛋白

3. 真菌类常含(   )。

    A. 多糖   B. 氨基酸   C. 生物碱   D. 蛋白质   E. 叶绿素

4. 有增强免疫作用及抗肿瘤作用的多糖有(   )。

    A. 灵芝多糖   B. 茯苓多糖   C. 猪苓多糖   D. 银耳多糖   E. 云芝多糖

5. 地衣含有(   )。

    A. 地衣酸   B. 地衣色素   C. 地衣多糖   D. 蒽醌类   E. 地衣淀粉

6. 冬虫夏草子座头部横切面可见(   )。

    A. 子座周围 1 列子囊壳

    B. 子囊壳埋生于子座内

    C. 子囊壳内有多数线形子囊

    D. 每个子囊内有 2~8 个线形的子囊孢子

    E. 具不育顶端(子座先端部分无子囊壳)

7. 冬虫夏草含有(   )。

    A. 粗蛋白和氨基酸   B. 虫草菌素   C. 虫草酸(D-甘露醇)

    D. 虫草多糖   E. 生物碱

8. 灵芝的性状特征是(   )。

    A. 菌盖半圆形或肾形

    B. 上表面红褐色,具环棱纹和辐射纹

    C. 下表面菌肉白色至浅棕色

    D. 菌柄生于菌盖下部的中央

    E. 上表面有漆样光泽

9. 茯苓含(   )。

    A. β-茯苓聚糖   B. 茯苓酸等   C. 麦角甾醇   D. 胆碱   E. 卵磷脂等

五、简单题

猪苓、茯苓的显微鉴别特征有哪些?

六、综合题

冬虫夏草的鉴别要点是什么? 如何与伪品区分?

项目 15   中药鉴定综合技能之其他类中药鉴定

📖【项目描述】

其他类中药是指本教材中上述各章节均未收载的中药,它们直接或间接来源于植物,具有多种重要功效。市售的本类药物也多有伪品,如海金沙掺有泥土,天竺黄掺方解石、石英,冰片混杂樟脑,青黛掺入对人体有害的物质 Fe_2S_3,这些伪品或掺伪品种严重危害药材市场,我们要溯本清源,净化市场。

📖【学习目标】

➢ 熟练识别本项目的其他类中药。

➢ 掌握五倍子、海金沙、青黛的来源、性状特征及显微特征。

➢ 熟悉琥珀、樟脑、冰片、天竺黄的性状特征、理化鉴别特征。

➢ 熟悉六神曲、淡豆豉、芦荟、麦芽的性状鉴定特征。

➢ 了解各药物的功效。

📖【能力目标】

➢ 将本项目的其他类中药进行性状鉴别,并将其形状特征进行归纳、总结。

➢ 将五倍子、海金沙、青黛、冰片进行显微鉴别或理化鉴别,并写出鉴定报告。

📖【工作任务】

任务 15.1   其他类中药鉴定通用技能

15.1.1   植物学相关知识

其他类中药是指本教材中上述各章节均未收载的中药,它们直接或间接来源于植物,包括多种类型,如加工制品、孢子、虫瘿、植物分泌物等。

15.1.2　性状鉴别

①直接由植物的某一或某些部分或间接用植物的某些制品为原料,经过不同的加工处理(如浸泡、加热或蒸馏提炼)所得到的产品,如青黛、芦荟、樟脑和冰片等。

②蕨类植物的成熟孢子,如海金沙等。

③某些昆虫寄生于某些植物体上形成的虫瘿,如五倍子等。

④植物体分泌或渗出的非树脂类混合物,如天竺黄。

15.1.3　性状鉴别

在性状鉴定方面,应注意其形状、大小、颜色、表面特征、质地、断面、气味等。除此之外,本类药物还应注意其水试和火试的特征。

15.1.4　显微鉴别

在显微鉴定方面,要依据中药的类型决定其鉴定特征点,如蕨类的孢子,应注意孢子的形状、大小、颜色、裂隙以及外壁的特征等,而虫瘿,则可观察其横切面结构的组织特点。

任务 15.2　五倍子、海金沙、青黛、儿茶的鉴别

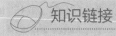知识链接

五倍子的形成与五倍子蚜生活史

　　早春五倍子蚜虫的春季迁移蚜从过冬寄主提灯藓属植物飞至盐肤木植物上产生有性的无翅雌、雄蚜虫,雌雄蚜虫交配产生无翅单性雌虫干母,干母在幼嫩叶上吸取液汁生活,同时分泌唾液使组织的淀粉转为单糖,并刺激细胞增生,逐渐形成外壁绿色的内部中空的囊状瘿,即五倍子,虫体藏于其中。在形成虫瘿的过程中,虫瘿初呈绿色小球形,逐渐增大,至8月间即增大迅速,同时,囊中雌虫反复地进行单性生殖并由无翅蚜虫发育成有翅蚜虫,不再摄取植物汁液。虫瘿外壁此时即渐转为红色,鞣质含量达到最高。若不及时采收,则虫瘿完全成熟,内部水分渐少,再受阳光暴晒,逐渐萎缩以致破裂。有翅成虫飞出,寄生在过冬寄主提灯藓属植物上进行单性生殖,胎生无翅蚜虫,并分泌白蜡状物覆盖虫体,进入越冬状态,至次年春季发育成有翅胎生雌虫,再飞到盐肤木类植物上产生雌雄无翅幼虫。

15.2.1　五倍子 Wubeizi Calla Chinensis

【来源】　为漆树科植物盐肤木 *Rhus chinensis* Mill.、青麸杨 *Rhus potaninii* Maxim. 或红麸杨 *Rhus punjabensis* Stew. var. sinica（Diels）Rehd. et Wils. 叶上的虫瘿,主要由五倍子蚜 *Melaphis chinensis*（Bell）Baker 寄生而形成。按外形不同,可分为"肚倍"和"角倍"。

【产地】　产于四川、云南、贵州、山西、福建、湖北等地。

【采收加工】　秋季(立秋至白露前)采摘,置沸水中略煮或蒸至表面呈灰色,杀死蚜虫,取出,干燥。

【性状鉴别】　肚倍　呈长圆形或纺锤形囊状,长 2.5～9 cm,直径 1.5～4 cm。表面灰褐色或灰棕色,微有灰黄色柔毛。质硬而脆,易破碎,断面角质样,有光泽,壁厚 0.2～0.3 cm,内壁平滑,有黑褐色死蚜虫及灰色粉状排泄物。气特异,味涩(图 15.1)。

角倍　菱形,具不规则钝角状分枝,柔毛较明显,壁较薄。其余特征同肚倍(图 15.2)。

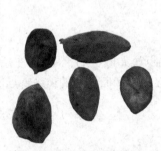
图 15.1　肚倍药材

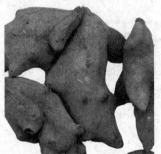
图 15.2　角倍药材

【理化鉴别】　取本品粉末 0～5 g,加甲醇 5 mL,超声处理 15 min,滤过,滤液作为供试品溶液。另取五倍子对照药材 0.5 g,同法制成对照药材溶液。再取没食子酸对照品,加甲醇制成每 1 mL 含 1 mg 的溶液,作为对照品溶液。照薄层色谱法试验,吸取上述 3 种溶液各 2 μL,分别点于同一硅胶 GF$_{254}$ 薄层板上,以三氯甲烷-甲酸乙酯-甲酸(5：5：1)为展开剂,展开,取出,晾干,置紫外光灯(254 nm)下检视。供试品色谱中,在与对照药材色谱和对照品色谱相应的位置上,显相同颜色的斑点。

【功效】　酸、涩,寒。敛肺降火,涩肠止泻,敛汗,止血,收湿敛疮。用于肺虚久咳,肺热痰嗽,久泻久痢,自汗盗汗,消渴,便血痔血,外伤出血,痈肿疮毒,皮肤湿烂。

15.2.2　海金沙 Haijinsha　Lygodii Spora

【来源】　为海金沙科植物海金沙 *Lygodium japonicum*（Thunb.）Sw. 的干燥成熟孢子。

【产地】　产于湖北、湖南、广东、江苏、浙江等地。

【采收加工】　秋季孢子未脱落时采割藤叶,晒干,搓揉或打下孢子,除去藤叶。

【性状鉴别】　呈粉末状,棕黄色或浅棕黄色。颗粒状,体轻,手捻有光滑感,置手中易由指缝滑落。气微,味淡。

【显微鉴别】　粉末　棕黄色或浅棕黄色。孢子为四面体、三角状圆锥形,顶面观三面锥形,可见三叉状裂隙,侧面观类三角形,底面观类圆形,直径60~85 μm,外壁有颗粒状雕纹,有时可见非腺毛混入(图15.3)。

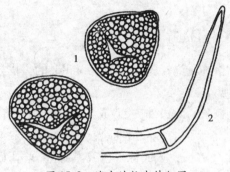

图15.3 海金沙粉末特征图
1—非腺毛;2—孢子

【理化鉴别】 撒在水中浮于水面,加热始逐渐下沉。置火中易燃烧发出爆鸣声且有闪光,无灰渣残留。

【功效】 甘,咸,寒。清利湿热,通淋止痛。用于热淋、石淋、血淋、膏淋、尿道涩痛。

15.2.3 青黛 Qingdai Indigo Naturalis

【来源】 为爵床科植物马蓝 *Baphicacanthus cusia* (Nees) Bremek.、蓼科植物蓼蓝 *Polygonum tinctorium.* Ait. 或十字花科植物菘蓝 *Isatis indigotica* Fort. 的叶或茎叶经加工制得的干燥粉末、团块或颗粒。

【产地】 福建、云南、江苏、安徽、四川、广东、河南等地。

【采收加工】 夏、秋季割取茎叶,加入清水浸泡至叶腐烂,茎脱皮时,捞去茎枝叶渣,加入石灰搅拌,待浸液由深绿色变为紫红色时,捞取液面泡沫状物,晒干即得。

【性状鉴别】 为深蓝色的粉末,体轻,易飞扬;或呈不规则多孔性的团块、颗粒,用手捻即成细末。能浮于水面。燃烧时产生紫红色烟雾。微有草腥气,味淡。

以体轻、粉细,能浮于水面,燃烧时生紫红色火焰者为佳(图15.4)。

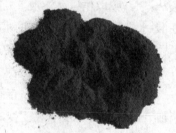

图15.4 青黛粉末

【理化鉴别】 ①取本品少量,用微火灼烧,有紫红色的烟雾产生。

②取本品少量,滴加硝酸,产生气泡并显棕红色或黄棕色。

③取本品 50 mg,加三氯甲烷 5 mL,充分搅拌,滤过,滤液作为供试品溶液。另取靛蓝对照品、靛玉红对照品,加三氯甲烷分别制成每 1 mL 含 1 mg 和 0.5 mg 的溶液,作为对照品溶液。照薄层色谱法试验,吸取上述 3 种溶液各 5 μL,分别点于同一硅胶 G 薄层板上,以甲苯-三氯甲烷-丙酮(5∶4∶1)为展开剂,展开,取出,晾干。供试品色谱中,在与对照品色谱相应的位置上,显相同的蓝色和浅紫红色的斑点。

【检查】 照水分测定法测定,不得过7.0%。检查水溶性色素,取本品0.5 g,加水 10 mL 振摇后放置片刻,水层不得显深蓝色。

【功效】 咸,寒。清热解毒,凉血消斑,泻火定惊。用于温毒发斑,血热吐衄,胸痛咳血,口疮,痄腮,喉痹,小儿惊痫。

15.2.4 儿茶 Ercha Catechu

【来源】 为豆科植物儿茶 *Acacia catechu*（L.f.）Willd. 的去皮枝、干的干燥煎膏。

【产地】 云南、海南等地。

【采收加工】 冬季采收枝、干,除去外皮,砍成大块,加水煎煮,浓缩,干燥。

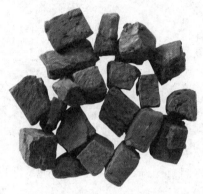

图 15.5 儿茶药材

【性状鉴别】 呈方形或不规则块状,大小不一。表面棕褐色或黑褐色,光滑而稍有光泽。质硬,易碎,断面不整齐,具光泽,有细孔,遇潮有黏性。气微,味涩、苦,略回甜(图 15.5)。

【显微鉴别】 粉末 棕褐色。水装片可见针状结晶及黄棕色块状物。

【理化鉴别】 取火柴杆浸于本品水浸液中,使轻微着色,待干燥后,再浸入盐酸中立即取出,置火焰附近烘烤,杆上即显深红色。

取本品粉末 0.5 g,加乙醚 30 mL,超声处理 10 min,滤过后蒸干滤液,残渣加甲醇 5 mL 使溶解,作为供试品溶液。另取儿茶素对照品和表儿茶素对照品,加甲醇制成每 1 mL 各含 0.2 mg 的混合溶液,作为对照品溶液。照薄层色谱法试验,吸取供试品溶液 5 μL、对照品溶液 2 μL,分别点于同一纤维素预制板上,以正丁醇-醋酸-水(3∶2∶1)为展开剂,展开,取出,晾干,喷以 10% 硫酸乙醇溶液,加热至斑点显色清晰。供试品色谱中,在与对照品色谱相应的位置上,显相同的红色斑点。

【检查】 照水分测定法测定,不得过 17.0%。

【功效】 苦、涩,微寒。活血止痛,止血生肌,收湿敛疮,清肺化痰。用于跌打伤痛,外伤出血,吐血衄血,疮疡不敛,湿疹、湿疮,肺热咳嗽。

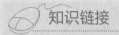知识链接

儿茶小验方

儿茶塞鼻法:儿茶能通窍、消炎、解毒,价钱便宜,疗效很好。将儿茶捣成细面儿,装在小瓶子里,不要装满,再往瓶子里倒香油,儿茶要浸泡在香油里。治疗时,用一根棉签蘸满儿茶,往一个鼻孔里塞,塞得越深越好,20 min 后,再换上一根蘸了儿茶的新棉签,往另一个鼻孔里塞,20 min 完毕。这样,每天一次,7 天为一个疗程。本方适用于慢性肥厚性鼻炎。

任务 15.3 琥珀、樟脑、冰片、天竺黄、芦荟的鉴别

15.3.1 **琥珀** Hupo Succinum

【来源】 为古代松科松属植物的树脂,埋藏在地下遭受过局部氧化的碳氢化合物,年久转化成化石的产物,自地下挖出称"琥珀"。中国东北地区自煤矿层中采集而来的称"煤珀"。

【产地】 产于西藏、青海、四川、云南、辽宁等地,河南、广西、湖北、贵州也产。

【采收加工】 全年均可采收,从地下挖出或从煤中选出,除净煤屑、砂石或混土等杂质。

【性状鉴别】 琥珀 不规则块状、颗粒状或多角形,大小不一。血红色、黄棕色或暗棕色,近于透明。质松脆,断面平滑,具玻璃样光泽,捻之即成粉末。摩擦带电。无臭,味淡,嚼之易碎无沙沙砾感。

以红色、明亮、块整齐、质松脆、易碎者为佳。

煤珀 呈不规则多角形块状,颗粒状,少数呈滴乳状,大小不一。表面淡黄色、红褐色及黑褐色,有光泽。质坚硬,不易碎,断面有玻璃样光泽。

本品以黄棕、断面有玻璃样光泽者为佳。

【理化鉴别】 ①本品不溶于酸,微溶于乙醚、氯仿及温热的乙醇中。

②琥珀烧之,易熔,稍冒黑烟,刚熄灭时冒白烟,微有松香气。煤珀火烧后冒黑烟,刚熄灭时冒白烟,有的似煤油的臭气。

③本品加水煮沸不得溶化变软(区别其他树脂)。

④本品粉末1 g,用石油醚10 mL振摇过滤,取滤液5 mL,加醋酸酮试液10 mL振摇,石油醚层不得显蓝绿色(检查松香)。

【功效】 甘,平。镇静,利尿,活血。用于惊风,癫痫,心悸,失眠,小便不利,尿痛,尿血,闭经。

15.3.2 **樟脑** Zhangnao Camphora

【来源】 为樟科植物樟的干枝、叶及根部经加工提取制得的结晶。

【采收加工】 一般在9—12月砍伐老树,取其树根、树干、树枝,锯劈成碎片(树叶也可用),置蒸馏器中进行蒸馏,樟木中含有的樟脑及挥发油随水蒸气馏出,冷却后,即得粗制樟脑。粗制樟脑再经升华精制,即得精制樟脑粉。将此樟脑粉入模型中压榨,则成透明的樟脑块。宜密闭瓷器中,放干燥处。本品以生长50年以上的老树,产量最丰;幼嫩枝叶,含脑少,产量低。

【性状鉴别】 为白色的结晶性粉末或为无色透明的硬块,粗制品则略带黄色,有光亮,在常温中易挥发,火试能发生有烟的红色火焰而燃烧。若加少量乙醇、乙醚或氯仿则易研成白粉。具窜透性的特异芳香,味初辛辣而后清凉。

以洁白、透明、纯净者为佳。

【理化鉴别】　取本品,加乙醇制成每1 mL 中含2.5 mg 的溶液,照分光光度法,在230～350 nm 的波长范围内测定吸收度,仅在289 nm 处有最大吸收,其吸收度约为0.53。

【功效】　辛、热、有毒。除湿杀虫,温散止痛,开窍辟秽。主治疥癣瘙痒、跌打伤痛、牙痛。

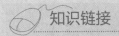

樟脑的应用

樟脑涂于皮肤有温和的刺激及防腐作用。用力涂擦有发赤作用;轻涂则类似薄荷,有清凉感,这是由于刺激冷觉感受器的作用。此外,它还有轻度的局部麻醉作用。对于胃肠道黏膜,樟脑有刺激作用,使胃部感到温暖及舒适,大量则能产生恶心及呕吐。临床上用樟脑擦剂有镇痛、止痒作用。口服有祛风作用以及轻微的祛痰作用。

15.3.3　冰片 Bingpian Borneolum

【来源】　为樟科植物樟 Cinnamomum camphora(L.)Presl 的新鲜枝、叶经提取加工制成。

【性状鉴别】　为白色结晶性粉末或片状结晶。气清香,味辛、凉。具挥发性,点燃时有浓烟,火焰呈黄色(图15.6)。

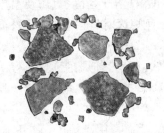

图 15.6　冰片药材图

在乙醇、三氯甲烷或乙醚中易溶,在水中几乎不溶。

熔点应为201～209 ℃。

比旋度取本品适量,精密称定,加乙醇制成每1 mL 含0.1 g 的溶液,依法测定,比旋度应为+34°～+38°。

【理化鉴别】　取本品2 mg,加三氯甲烷1 mL 使溶解,作为供试品溶液。另取右旋龙脑对照品适量,加三氯甲烷制成每1 mL 含2 mg 的溶液,作为对照品溶液。照薄层色谱法试验,吸取上述两种溶液各2 μL,分别点于同一硅胶 G 薄层板上,以正己烷-乙酸乙酯(17∶3)为展开剂,展开,取出,晾干,喷以1%香草醛硫酸溶液,在105 ℃加热至斑点显色清晰。供试品色谱中,在与对照品色谱相应的位置上,显相同颜色的斑点。

【检查】　取异龙脑对照品,加三氯甲烷制成每1 mL 含2 mg 的溶液,作为对照品溶液。照薄层色谱法试验,吸取[理化鉴别]项下的供试品溶液和上述对照品溶液各2 μL,照[理化鉴别]项下色谱条件操作。供试品色谱中,在与对照品色谱相应的位置上,不得显斑点。

樟脑取本品适量,加乙酸乙酯制成每 1 mL 含 15 mg 的溶液,作为供试品溶液。另取樟脑对照品,加乙酸乙酯制成每 1 mL 含 0.3 mg 的溶液,作为对照品溶液。照[含量测定]项下条件试验,本品含樟脑($C_{10}H_{16}O$)不得过 3.0%。

【含量测定】 照气相色谱法测定。

含右旋龙脑($C_{10}H_{18}O$)不得少于 96.0%。

【功效】 辛、苦,凉。归心、脾、肺经。开窍醒神,清热止痛。用于热病神昏、惊厥,中风痰厥,气郁暴厥,中恶昏迷,胸痹心痛,目赤,口疮,咽喉肿痛,耳道流脓。

【注意】 孕妇慎用。

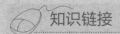知识链接

龙脑冰片

为龙脑香树脂的加工品。呈半透明块状、片状或颗粒状结晶,直径 1 ~ 7 mm,厚 1 mm,类白色至淡灰棕色。气清香,味清凉,嚼之则慢慢溶化。微量升华后,在显微镜下观察,其结晶为棒状或多角形。燃烧时无黑烟或微有黑烟。以片大而薄、色洁白、质松、气清香纯正者为佳。

主产印度尼西亚的苏门答腊等地。

机制冰片

为化学方法合成的加工制成品。呈半透明薄片状结晶,直径 5 ~ 15 mm,厚 2 ~ 3 mm。白色,表面有如冰的裂纹。质松脆有层,可以剥离成薄片,手捻即粉碎。气清香,味辛凉。燃烧时有黑烟,无残迹遗留。

产于上海、天津、南京、广州等地。

15.3.4 天竺黄 Tianzhuhuang Bambusae Concretio Silicea

【来源】 为禾本科植物青皮竹 *Bambusa textilis* McClure 或华思劳竹 *Schizostachyum chinense* Rendle 等秆内的分泌液干燥后的块状物。

【产地】 产于云南、广东、广西等地。

【采收加工】 秋、冬二季采收。

【性状鉴别】 为不规则的片块或颗粒,大小不一。表面灰蓝色、灰黄色或灰白色,有的洁白色,半透明,略带光泽。体轻,质硬而脆,易破碎,吸湿性强。气微,味淡。

【理化鉴别】 ①取本品适量,炽灼灰化后,残渣中加盐酸与硝酸的等容混合液,滤过,滤液加钼酸铵试液,振摇,再加硫酸亚铁试液,即显蓝色。

②取滤纸 1 片,加亚铁氰化钾试液 1 滴,待干后,再加盐酸溶液 1 滴、水 10 滴与 0.1% 茜红

的乙醇溶液 1 滴,置氨蒸气中熏后,滤纸上可见紫色斑中有红色的环。

【检查】 ①体积比:取本品中粉 10 g,轻轻装入量筒内,体积不得少于 35 mL。

②吸水量:取本品 5 g,加水 50 mL,放置片刻,用湿润后的滤纸滤过,所得滤液不得过 44 mL。

【功效】 甘,寒。清热豁痰,凉心定惊。用于热病神昏,中风痰迷,小儿痰热惊痫、抽搐、夜啼。

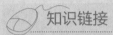

快速鉴别天然天竺黄与合成天竺黄

天然天竺黄:为不规则颗粒或块片状,大小不一。表面灰白色、灰蓝色或灰黄色。体轻,质坚脆,易碎,碎面稍具光泽,吸水性强。无臭味淡。

合成天竺黄:形似上种。唯较天然竺黄色白、体重、质硬、吸水性稍差。

《中国药典》(2015 年版)收录为禾本科植物青皮竹 *Bambusa tertilis* McClure 或华思劳竹 *Schizostachyum chinense* Rendle 等秆内的分泌液干燥后的块状物,即天然天竺黄。

15.3.5 芦荟 Luhui Aloe

【来源】 为百合科植物库拉索芦荟 *Aloe barbadensis* Miller、好望角芦荟 *Aloe ferox* Miller 或其他同属近缘植物叶的汁液浓缩干燥物。前者习称"老芦荟",后者习称"新芦荟"。

【产地】 原产非洲北部地区,目前于南美洲的西印度群岛广泛栽培,中国亦有栽培。

【采收加工】 夏末秋初将叶自基部切断,收集流出的叶汁,干燥。

【性状鉴别】 库拉索芦荟呈不规则块状,常破裂为多角形,大小不一。表面呈暗红褐色或深褐色,无光泽。体轻,质硬,不易破碎,断面粗糙或显麻纹。富吸湿性。有特殊臭气,味极苦(图 15.7)。

好望角芦荟表面呈暗褐色,略显绿色,有光泽。体轻,质松,易碎,断面玻璃样而有层纹。

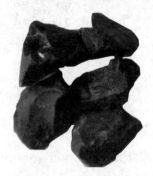

图 15.7 芦荟药材图

【理化鉴别】 ①取本品粉末 0.5 g,加水 50 mL,振摇,滤过,取滤液 5 mL,加硼砂 0.2 g,加热使溶解,取溶液数滴,加水 30 mL,摇匀,显绿色荧光,置紫外光灯(365 nm)下观察,显亮黄色荧光;再取滤液 2 mL,加硝酸 2 mL,摇匀,显棕红色;再取滤液 2 mL,加等量饱和溴水,生成黄色沉淀。

②取本品粉末 0.5 g,加甲醇 20 mL,置水浴上加热至沸,振摇数分钟,滤过,取滤液作为供试品溶液。另取芦荟苷对照品,加甲醇制成每 1 mL 含 5 mg 的溶液,作为对照品溶液。照薄层色谱法试验,吸取上述两种溶液各 5 μL,分别点于同一硅胶 G 薄层板上,以乙酸乙酯-甲醇-水(100:17:13)为展开剂,展开,取出,晾干,喷以 10% 氢氧化钾甲醇溶液,置紫外光灯(365 nm)

下检视。供试品色谱中,在与对照品色谱相应的位置上,显相同颜色的荧光斑点。

【检查】　照水分测定法测定,不得过 12.0% ;总灰分不得过 4.0% 。

【功效】　苦,寒。泻下通便,清肝泻火,杀虫疗疮。用于热结便秘,惊痫抽搐,小儿疳积;外治癣疮。

实训　其他类中药鉴定

一、实训目的
①能够在显微镜下观察鉴别五倍子横切片特征。
②能够在显微镜下观察鉴别海金沙孢子特点。
③会对五倍子横切片、海金沙孢子进行显微描述和显微绘图。
④会对海金沙、青黛进行简单的理化鉴别。

二、仪器、材料

1)仪器
显微镜。

2)材料
①横切面永久制片:五倍子横切片。
②药材粉末:海金沙。
③其他材料:水合氯醛、稀甘油、蒸馏水;载玻片、盖玻片、解剖针、镊子、试管。

三、实训任务

1)组织特征
取五倍子横切片,在低倍镜下由外向内依次观察;再在高倍镜下观察其组织特征。

2)粉末特征
取海金沙粉末少许,用水合氯醛溶液进行制片,观察孢子及非腺毛。

3)水试火试
取青黛、海金沙分别进行水试和火试。

四、实训过程

1)学生

(1)五倍子横切片
观察五倍子横切片:表皮细胞层,往往分化成 1 ~ 3 细胞的非腺毛,长 70 ~ 140 μm,有时长达 350 μm。表皮内侧为薄壁组织,薄壁细胞含有淀粉粒,直径约 10 μm,多已糊化,并可见少数草酸钙簇晶。内侧的薄壁组织中有外韧型维管束散生,维管束外侧有大型的树脂腔,直径可达 270 μm。

（2）粉末显微特征

海金沙：粉末制片方法。

①粉末用水合氯醛溶液装片，加热透化，加稀甘油封片。

②海金沙显微特征：可见孢子为四面体、三角状圆锥形，顶面观三面锥形，可见三叉状裂隙，侧面观类三角形，底面观类圆形，直径 60～85 μm，外壁有颗粒状雕纹，有时可见非腺毛混入。

（3）水试火试

①海金沙

水试：撒在水中浮于水面，加热始逐渐下沉。

火试：置火中易燃烧发出爆鸣声且有闪光，无灰渣残留。

②青黛

水试：体轻、粉细，能浮于水面。

火试：取本品少量，用微火灼烧，有紫红色的烟雾产生。

2）教师

辅助学生进行其他类药材的显微鉴别和水试火试鉴别，并给予一定的指导；对学生的实训结果进行评价。

五、实训考核与评价

考核项目	考核内容	评定标准
显微鉴别 水试火试	1. 能够在显微镜下鉴别出海金沙的孢子 2. 会对海金沙孢子进行显微描述和显微绘图 3. 会对海金沙、青黛进行水试和火试，并判定结果	优秀：能熟练制作海金沙临时粉末制片，粉末特征描述准确，且能熟练绘制粉末特征图；准确进行水试火试，并判断出真伪优劣 良好：能熟练制作海金沙临时粉末制片，粉末特征描述准确，且会绘制粉末特征图；能够进行水试火试，并判断出真伪 合格：能制作海金沙临时粉末制片，粉末特征描述基本正确，且会绘制粉末特征图。基本能够进行水试火试，并判断出真伪 不合格：不会制作海金沙临时粉末制片，粉末特征描述不正确。不会进行水试火试，判断不出真伪

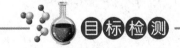

目标检测

一、名词解释

其他植物类中药

二、填空题

1. 海金沙的药用部位是_____。

2. 用微火灼烧，有紫红色的烟雾产生的是_____。

3. 五倍子按其外形不同可分为_____。

三、单项选择题

1. 火烧时有紫红色烟雾发生的中药是(　　)。
   　A. 蒲黄　　　　　　B. 青黛　　　　　　C. 儿茶　　　　　　D. 松花粉　　　　　E. 海金沙

2. 药用部位为虫瘿的是(　　)。
   　A. 五倍子　　　　　B. 海金沙　　　　　C. 儿茶　　　　　　D. 松贝　　　　　　E. 五味子

四、多项选择题

1. 可用于加工青黛的植物有(　　)。
   　A. 爵床科马蓝　　　B. 蓼科蓼蓝　　　　C. 十字花科菘蓝　　D. 马鞭草科大青　　E. 豆科儿茶

2. 青黛的鉴别特征有(　　)。
   　A. 呈极细的深蓝色粉末
   　B. 质轻,易飞扬,撒于水中能浮于水面
   　C. 火烧时产生紫红色烟雾
   　D. 粉末少量加硝酸产生气泡,并显棕红色或黄棕色
   　E. 粉末加水振摇,水层显深蓝色

3. 儿茶含有(　　)。
   　A. 儿茶鞣质　　　　B. 儿茶素　　　　　C. 儿茶荧光素　　　D. 表儿茶素　　　　E. 槲皮素

4. 五倍子产生的要素是(　　)。
   　A. 盐肤木类植物　　　　　　　　B. 五倍子蚜虫
   　C. 过冬寄主提灯藓类植物　　　　D. 五倍子鞣质
   　E. 角倍

5. 五倍子的寄主有(　　)。
   　A. 盐肤木　　　　　B. 萝芙木　　　　　C. 青肤杨　　　　　D. 红肤杨　　　　　E. 白杨

五、简单题

简述肚倍和角倍的异同。

六、综合题

1. 海金沙掺入细沙后如何鉴别?
2. 青黛的鉴别方法是什么?

项目 16　中药鉴定综合技能之中成药鉴定

📖【项目描述】

中成药是以中药材为原料,在中医药理论指导下,按规定处方和标准制成一定剂型的中药制品,包括丸、散、膏、丹、片等多种剂型。绝大多数中成药是以原料药经过适当的加工而制成,药材已失去了原有性状特征,故仅靠传统的性状鉴别方法是不能识别出其中的方剂组成和药材的真伪,自古有"丸、散、膏、丹,神仙难辨"之说。因此,对中成药进行显微鉴别和理化鉴别,鉴定中成药的真伪,检测和控制中成药的质量,是行之有效的方法。

📖【学习目标】

➢ 理解显微鉴别中成药的处方分析方法。

➢ 熟知中成药检品的取样制片方法。

➢ 说出二妙丸、六味地黄丸等药品的显微特征。

➢ 知道二陈丸、十全大补丸等药品的显微特征。

📖【能力目标】

➢ 将二妙丸、六味地黄丸进行显微鉴别,并写出鉴定报告。

📖【工作任务】

任务 16.1　中成药鉴定通用技能

16.1.1　中成药简介

中成药(traditional chinese medicine patent prescription)是以中药材为原料,在中医药理论指导下,按规定处方和标准制成一定剂型的中药制品,包括丸、散、膏、丹、片等多种剂型。是我国历代医药学家经过千百年医疗实践创造、总结的有效方剂的精华。

相对于中药药材而言,成药治病省了中药煎剂所必要的煎煮时间,更因其能随身携带,不需煎煮等一应器具,故而使用十分方便。由于中成药多为经过一定特殊加工浓缩而成的制成品,故其每次需用量远远少于中药煎剂,而且成药已几乎消除了中药煎剂服用时特有异味等的不良刺激,因而在服药反应上,也较易被大众所接受。但是,中成药也是有一定缺陷的,这主要表现在成药成分组成、药量配比的一成不变上。由于配方既定,药已制成,故而成药往往不能像煎剂方药那样表现得灵活多变,随症加减,这使成药的实际应用受到了一定的限制。

绝大多数中成药是以原料药经过适当的加工而制成,药材已失去了原有性状特征,故仅靠传统的性状鉴别方法是不能识别出其中的方剂组成和药材的真伪,自古有"丸、散、膏、丹,神仙难辨"之说。因此,对中成药进行显微鉴别和理化鉴别,判定中成药的真伪,检测和控制中成药的质量,是行之有效的方法。

16.1.2 中成药鉴定

中成药鉴定就是通过一定的检测手段和方法对其组成进行品种和质量把关,控制中成药的质量。中成药鉴定同中药材鉴定有所不同,中成药一般原料品种繁多、成分复杂,通常首选主药(君药)、辅药(臣药)、毒性成分及贵重药作为主要鉴别对象,应对它们作出定性、定量的评价。归纳起来,造成中成药鉴别困难的主要原因如下:

①多为复方制剂,又由于原料药种类繁多,炮制方法不一等。
②中药化学成分的多样性、复杂性。
③部分中药有效成分不明;中药化学成分有有效、辅助、无效 3 类。
④剂型种类繁多,包括西药的几乎所有的剂型。

16.1.3 中成药鉴定常用方法

中成药的鉴定根据剂型不同,可选择采用性状、显微、化学及生物等鉴定方法。根据鉴定的目的不同可分为定性鉴别、定量鉴别和常规检查 3 项主要内容。

1) 定性鉴别

中成药的定性鉴别是利用其原料药的形态、组织学特征及所含有化学成分的物理和化学性质或生物学特性等进行鉴别。

常用的方法主要有性状鉴别、显微鉴别法、化学定性法、物理常数测定法、升华法、光谱法、色谱法等。

其中,显微鉴定的步骤包括处方分析、制片、显微特征的观察及描述、特征的综合分析等。

(1)性状鉴定

性状鉴定是指依据中成药的形状(剂型)、颜色、气味等进行鉴别。中成药的质量标准中,往往性状与其内在质量有密切的关系。例如,牛黄解毒丸为黄棕色大蜜丸,有冰片香气,味微甜而后苦、辛。

(2)显微鉴定

中成药的显微鉴别是指用显微镜对中成药中各粉末药材特有的组织、细胞及细胞内含物等显微特征进行鉴别的方法。它适用于含有药材粉末的中成药,如丸剂、散剂、片剂、投有药材细粉的浸膏剂及颗粒剂等。它主要检查制剂中是否有缺少或代用的药材,如曾利用显微鉴别技术发现中成药中有以桂皮代肉桂投料,杜仲叶代替杜仲皮投料,羚羊角不投料或以水牛角代替投料等现象。

中成药在进行显微鉴别时,首先需进行处方分析,再根据分析结果,取样制片,在显微镜下观察其特征,最后确定其组成是否符合规定。

①处方分析 在实验工作开始之前,应当详细阅读该中成药检品的处方及其操作规程,根据处方组成及制备工艺,对中成药中含有的原药材粉末的显微特征逐一进行全面的观察和比较,排除类似的或因加工而消失的特征,选取该药材在本制剂中易观察、专属性强的显微特征1~2个,作为能表明该药存在的鉴定依据。其方法如下:先按植物类、动物类和矿物类药材分成3大类。再把植物药材按药用部位分成小类,如根与根茎类、果实类、种子类、叶类、花类、皮类、全草类等;把动物药材分成全动物类、角类、骨类、贝壳类、分泌物类等,把矿物药材分成含汞化合物类、含砷化合物类、含碳酸钙等类。

有些药材在加工过程中如已失去细胞组织,如已水煎成膏或蒸馏挥发油而弃去残渣,则不可能用显微方法鉴定,应单独列出。

着重找出某种药材的专属性显微鉴别特征。中药材粉末显微特征可分为广泛性显微特征和专属性显微特征。广泛性显微特征是指可存在于许多中药材的显微特征,如一般的薄壁细胞、纤维、导管等。而专属性显微特征是指仅存在于某一种中药材的显微特征,分单一显微专属特征,如大黄粉末中灰色的草酸钙簇晶;组合显微专属特征(几个显微特征并存在于某一种中药材中),如黄柏粉末中有许多鲜黄色的晶纤维和鲜黄色的分枝状石细胞同时存在。中药材粉末显微特征的专属性对中成药的鉴定有着特殊作用。一般来说,每味组成药材选取1~2个能代表该药的专属性显微鉴别特征。

若中成药的显微鉴别特征在国家药品标准中已有收载,则可直接依据药品标准规定进行显微鉴别。

②取样制片 中成药显微鉴别的制片,一般与单味中药相同,即用甘油醋酸试液或蒸馏水装片观察淀粉粒;用水合氯醛试液装片不加热观察菊糖,加热透化后加少许稀甘油观察细胞、草酸钙结晶等特征。取样要有代表性和适宜的数量,如片剂可取2~3片,样品经适当处理后再按粉末制片法装片观察。

由于中成药剂型及制剂工艺的不同,应按不同的剂型采用不同的制片方法:

a. 散剂、胶囊剂:取粉末少许,置载玻片上,滴加适宜的试液装片。

b. 片剂:取2~3片,用锋利的小刀将包衣刮净,置玻璃研钵中研成粉末,混匀,取粉末适量装片。

c. 水丸、颗粒剂、锭剂:取数丸、1~2锭或适量,置玻璃研钵中研成粉末,混匀,取粉末适量装片。

d. 蜜丸:将药丸沿正中切开,从切面由外至中央刮取适量样品,置载玻片上,滴加适宜的试液装片。或将样品切碎放入容器,加蒸馏水搅拌洗涤,然后置离心管中离心沉淀,如此反复除去蜂蜜后,取沉淀装片。

含升华性成分的制剂,可取其粉末进行微量升华,收集升华物进行显微观察。

③显微观察 显微观察时要根据处方分析的结果或药品标准的规定,有目的、按步骤地观察组成药物的显微特征,包括粉末观察、解离组织观察、显微测量等方面。根据能否观察到某

药材的专属性特征,判断中成药中该药材是否存在。

（3）理化鉴别

中成药的理化鉴别是指利用制剂中所含某些化学成分的理化性质,通过化学方法或仪器分析的方法,鉴定中成药真伪的检测过程。

2）定量鉴别

中成药的定量鉴别是依据原料药的主要化学成分、有效成分或有效部位群进行含量测定的一种方法。它主要有以下6种方式:

①对有效成分明确的中成药要进行有效成分的含量测定。

②中成药中某些药材,大致明确有效成分,如生物碱、黄酮、挥发油等,要测定这些成分的总含量。

③对有效成分已知但尚无理想的测定方法的中成药,可通过对某些化学成分的测定来间接地反映有效成分的含量。

④对有效成分不明确的中成药,可采用以下方法:选择一个或几个认为可能的有效成分或主成分进行含量测定;测定药物的浸出物含量,如水浸出物、醇浸出物、乙醚浸出物等;选择在加工炮制时或制备、储藏过程中易损失、破坏的成分进行含量或限度测定。

⑤中成药中若含有剧毒药或药理作用毒性较大的药物时,要测定其毒性成分的含量。

⑥含贵重药材的中成药应测定贵重药材的含量,以确定贵重药材的投料量。

用于中成药含量测定的方法主要有可见或紫外分光光度法、薄层色谱法、高效液相色谱法、气相色谱法、荧光分光光度法、原子吸收分光光度法、库仑滴定法等。

3）检查

中成药的检查主要包括杂质检查和药品标准中对剂型规定的检查项目。

（1）杂质的检查

①一般杂质的检查　所谓一般杂质,是指在自然界中广泛存在,在多种药材的采集、收购、加工以及中成药的生产、储存过程中容易引入的杂质,如水分、重金属、砷盐、灰分、微生物及残留农药等。它们的检查方法均在药典通则中加以规定。

②特殊杂质检查　特殊杂质是指某些中成药中单独存在的杂质,因其特殊组成而在中成药的制备或储存时可能产生。一般包括对掺假、毒性成分的限量及储存过程中因理化性质改变而产生的异物的检查等。

（2）剂型规定的检查项目

一般有质量差异检查、装量差异检查、最低装量检查、溶散时限检查、崩解时限检查、融变时限检查、水分检查、粒度检查、澄明度检查、无菌检查、不溶性微粒检查、微生物限度检查等。

4）中成药的发展现状

（1）国内

近年来,由于政府高度重视中医药事业发展,政策扶持力度加强,我国中成药产业保持快速增长的发展势态。数据显示,2015年全国中成药生产产量约200万t,同比增长21.63%。2011年,我国累计生产中成药238.54万t,同比增长33.97%,其中,中药饮片加工业和中成药制造业产品销售收入增速分别高达56.11%和34.76%。中成药工业已然成为我国医药工业中仅次于化学药品工业的第二支生力军。

《中国中成药行业产销需求与投资预测分析报告前瞻》分析,中成药在整个中药产业中所占的市场份额也日益扩大,我国中成药行业开始向现代化、消费品市场及美容保健品市场方向延伸,中成药行业未来呈现出良好的发展前景。

(2)国外

据《英国侨报》报道,英国药品和健康产品管理局(MHRA)发布新闻称,为了进一步帮助人们购买和使用安全的草药制品,从2014年4月30日起将全面禁售未注册的草药制品(unlicensed herbal medicines)。尚无一家中成药成功注册,这也意味着2014年4月30日以后,英国市场上的中成药存货将全部下架,消费者将无法通过正当渠道在英国市场上购买到中成药。

英国药物与保健品管理局(MHRA)于2013年11月21日颁布的传统草药制品限售法令已于2014年5月1日起正式实施。目前,英国市场上的所有草药制品(包括中成药)必须通过传统草药注册方案(THR)、拥有THR标志和认证号的才可继续销售。然而,限期已至,尚未有任何一种中成药注册THR成功,英国中医界各方人士与MHRA交涉延缓禁令的要求也依然未果。

英国《经济学人》报道,从全球中草药市场需求来看,全球使用草药制品的人数约为40亿,草药制品销售额约占全球医药销售总额的30%。而英国中医业内人士也分析,中成药在英国病人治疗中的使用比例为70%~80%,是英国中医师治疗的主要工具之一。

从国内外的这些数据可以看出,中成药的发展既有其有利的一面,又有其不利的因素,如何让中成药的发展走向一个有利的发展方向,将我国传统中医药发扬光大,需要我们大家共同的努力。

任务 16.2　丸剂的鉴别

16.2.1　二妙丸 Ermiao Wan

【处方】　苍术(炒)500 g、黄柏(炒)500 g。

【制法】　以上2味,粉碎成细粉,过筛,混匀,用水泛丸,干燥,即得。

【性状鉴别】　本品为黄棕色的水丸;气微香,味苦涩。

【显微鉴别】　取本品,按水丸取样制片方法制作临时装片,置显微镜下观察,应有以下特征:草酸钙针晶细小,长10~32 μm,不规则地充塞于薄壁细胞中(苍术)。鲜黄色纤维大多成束,周围细胞含草酸钙方晶,形成晶纤维,含晶细胞壁木化增厚;石细胞呈黄色不规则分枝状(黄柏)(图16.1)。

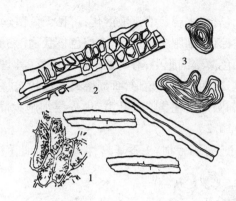

图 16.1 二妙丸显微鉴别图
1—草酸钙针晶(苍术);2—晶纤维及纤维(黄柏);3—分枝状石细胞(黄柏)

【功效】 燥湿清热。用于湿热下注,足膝红肿热痛,下肢丹毒,白带,阴囊湿痒。

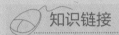知识链接

六味地黄丸的应用及组方药材要求

六味地黄丸以滋补肾阴为主,从药方的组成来看,它可以达到三阴同补(补肾阴、补肝阴、补脾阴)的效果。例如,熟地黄可以补肾阴;山茱萸则是肝肾同补,通过补肝来达到补肾的目的;山药能健脾益肾,通过健脾来补后天。由此可以看出,六味地黄丸只适用于阴虚,阳虚者就不适用了。

同仁堂古方六味地黄丸要求使用出自河南的怀地黄和怀山药(四大怀药)。怀地黄则要求第一要大,第二要熟,只用三等以上的高品质原料,将生地黄以黄酒泡透蒸熟,遵循古方"酒蒸酒制";而山萸肉除采用道地药材"杭萸",含核量也要控制在1%以内;丹皮只用安徽地产"凤丹皮"等。名方之所以有名、有效,就是从源头用好材制成的。

16.2.2 六味地黄丸 Liuwei Dihuang Wan

【处方】 熟地黄160 g、酒萸肉(制)80 g、牡丹皮60 g、山药80 g、茯苓60 g、泽泻60 g。

【制法】 取以上6味药,粉碎成细粉,过筛,混匀。每100 g粉末加炼蜜35~50 g与适量的水,制丸,干燥,制成水蜜丸;或加炼蜜80~110 g制成小蜜丸或大蜜丸,即得。

【性状鉴别】 为黑棕色的水蜜丸、黑褐色至黑褐色的小蜜丸或大蜜丸;味甜而酸。

【显微鉴别】 取本品,按蜜丸取样制片方法制作临时装片,置显微镜下观察,应有以下特征:

①淀粉粒三角状卵形或矩圆形,直径24~40 μm,脐点短缝状或人字状;草酸钙针晶束存在于黏液细胞中,长80~240 μm(山药)。

②不规则分枝状团块无色,遇水合氯醛试液溶化;可见无色菌丝,直径4～6 μm(茯苓)。

③薄壁组织灰棕色至黑棕色,细胞多皱缩,内含棕色核状物(熟地黄)。

④草酸钙簇晶存在于无色薄壁细胞中,有时数个排列成行(牡丹皮)。

⑤果皮表皮细胞橙黄色,表面观类多角形,垂周壁略连珠状增厚(山茱萸)。

⑥薄壁细胞类圆形,有椭圆形纹孔集成纹孔群;内皮层细胞垂周壁波状弯曲,较厚,木化,有稀疏的细孔沟(泽泻)(图16.2)。

【功效】 滋阴补肾。用于肾阴亏损、头昏耳鸣、腰膝酸软、骨蒸潮热、盗汗遗精、消渴。

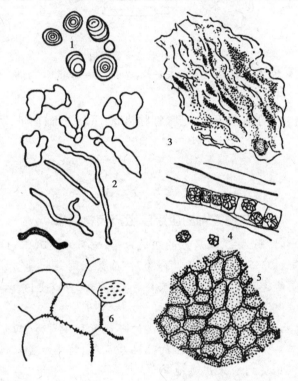

图16.2 六味地黄丸显微鉴别图

1—淀粉粒(山药);2—菌丝团块(茯苓);3—核状物(熟地黄);

4—草酸钙簇晶(牡丹皮);5—果皮表皮细胞(山茱萸);6—薄壁细胞(泽泻)

任务16.3 散剂的鉴别

16.3.1 **参苓白术散** Shenling Baizhu San

【处方】 人参100 g、茯苓100 g、白术(炒)100 g、山药100 g、白扁豆(炒)75 g、莲子50 g、

薏苡仁(炒)50 g、砂仁50 g、桔梗50 g、甘草100 g。

【制法】 以上10味,粉碎成细粉,过筛,混匀,即得。

【性状鉴别】 为黄色至灰黄色的粉末;气香,味甜。

【显微鉴别】 取本品,置显微镜下观察:不规则分枝状团块无色,遇水合氯醛试液溶化;菌丝无色或淡棕色,直径4~6 μm(茯苓)。草酸钙簇晶直径20~68 μm,棱角锐尖(人参)。草酸钙针晶细小,长10~32 μm,不规则地充塞于薄壁细胞中(白术)。草酸钙针晶束存在于黏液细胞中,长80~240 μm,针晶直径2~8 μm(山药)。纤维束周围薄壁细胞含草酸钙方晶,形成晶纤维(甘草)。色素层细胞黄棕色或红棕色,表面观呈类长方形、类多角形或类圆形(莲子)。种皮栅状细胞长80~150 μm(白扁豆)。内种皮厚壁细胞黄棕色或棕红色,表面观类多角形,壁厚,胞腔含硅质块(砂仁)。联结乳管直径14~25 μm,含淡黄色颗粒状物(桔梗)(图16.3)。

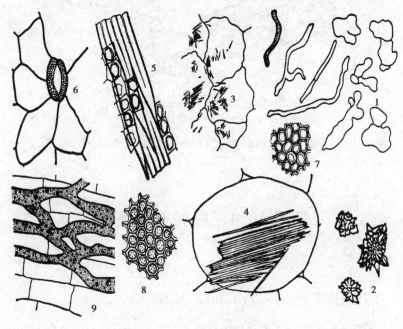

图16.3 参苓白术散显微特征图

1—菌丝;2—草酸钙簇晶;3—草酸钙针晶(白术);4—草酸钙针晶束;

5—晶纤维;6—种皮细胞;7—种皮栅状细胞;8—内种皮厚壁细胞;9—乳管

【功效】 补脾胃,益肺气。用于脾胃虚弱,食少便溏,气短咳嗽,肢倦乏力。

16.3.2 川芎茶调散 Chuanxiong Chatiao San

【处方】 为川芎120 g、白芷60 g、羌活60 g、细辛30 g、防风45 g、荆芥120 g、薄荷240 g、甘草60 g制成的散剂。

【制法】 取以上8味,粉碎成细粉,过筛,混匀,即得。

【性状鉴别】 为暗黄色的粉末;气香,味辛、微苦。

【显微鉴别】 取本品,置显微镜下观察:

①淀粉粒复粒由8~12粒组成(白芷)。

②螺纹导管直径 14~50 μm,增厚壁互相连接,似网状螺纹导管(川芎)。

③油管含棕黄色分泌物,直径约 100 μm(白芷)。

④油管含金黄色分泌物,直径约 30 μm(防风)。

⑤纤维束周围薄壁细胞含草酸钙方晶,形成晶纤维(甘草)(图 16.4)。

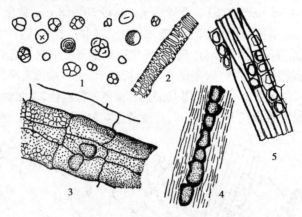

图 16.4　川芎茶调散显微特征图
1—淀粉粒;2—螺纹导管;3—油管(白芷);4—油管(防风);5—晶纤维

【功效】　疏风止痛。用于外感风邪所致的头痛,或有恶寒,发热,鼻塞。

任务 16.4　颗粒剂的鉴别

16.4.1　小儿肝炎颗粒 Xiao'er Ganyan Keli

【处方】　为茵陈 120 g、栀子(姜炙)30 g、黄芩 60 g、黄柏 60 g、山楂(炒焦)90 g、大豆黄卷 90 g、郁金 15 g、通草 30 g 制成的颗粒剂。

【制法】　取以上 8 味,栀子、黄芩、黄柏 3 味粉碎成细粉,其余茵陈等五味加水煎煮两次,合并煎液,滤过,浓缩至相对密度为 1.30~1.35(50 ℃)的清膏。取清膏 1 份,加蔗糖 3 份,糊精 1 份及上述细粉混匀,制成颗粒,干燥,即得。

【性状鉴别】　为黄绿色至黄褐色的颗粒;味甜、微苦而涩。

【显微鉴别】　① 取本品粉末,置显微镜下观察:

a.韧皮纤维淡黄色,梭形,壁厚,孔沟细(黄芩)。

b.果皮含晶石细胞,类圆形或多角形,直径 17~31 μm,壁厚,胞腔内含草酸钙方晶(栀子)。

c.纤维束鲜黄色,周围细胞含草酸钙方晶,形成晶纤维,含晶细胞壁木化增厚(黄柏)(图 16.5)。

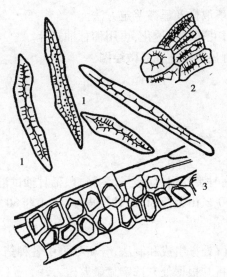

图 16.5　小儿肝炎颗粒显微特征图
1—纤维;2—果皮含晶石细胞;3—晶纤维

②取本品 1 g,加乙醇 5 mL,冷浸过夜,滤过,滤液浓缩至 1 mL,作为供试品溶液。另取盐酸小檗碱对照品,加乙醇制成每 1 mL 中含 0.5 mg 的溶液,作为对照品溶液。照薄层色谱法试验,吸取上述两种溶液各 1 μL,分别点于同一硅胶 G 薄层板上,以苯-醋酸乙酯-甲醇-异丙醇-浓氨试液(6:3:1.5:1.5:0.5)为展开剂,置氨蒸气饱和的层析缸内,展开,取出,晾干,置紫外光灯(365 nm)下检视。供试品色谱中,在与对照品色谱相应的位置上,显相同颜色的荧光斑点。

【功效】　清热利湿,解郁止痛。用肝胆湿热所致的黄疸、胁痛、腹胀、发热、恶心呕吐、食欲减退、身体倦懒、皮肤黄染;黄疸型肝炎或无黄疸型肝炎见上述证候者。

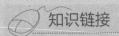知识链接

显微鉴别适用中成药的类型

中成药的显微鉴别系指显微镜对中成药中各粉末药材特有的组织、细胞及细胞内含物等显微特征进行鉴别的方法,适用于含有药材粉末的中成药。

实训　中成药的显微鉴定

一、实训目的

1.掌握中成药的显微鉴定方法。

2.学会中成药处方分析,并根据处方选定显微鉴定方法。

3.学会丸剂、散剂的一般取样及显微鉴定方法。

4.会用水合氯醛试液对丸剂进行透化,再用稀甘油封片。

5.会对六味地黄丸进行显微描述和显微绘图。

二、仪器、材料

1)仪器

显微镜。

2)材料

水合氯醛液、蒸馏水、临时装片用具、镊子、酒精灯、稀甘油试液、甘油醋酸试液、蒸馏水等。

六味地黄丸:熟地黄 160 g、山茱萸 80 g、牡丹皮 60 g、山药 80 g、茯苓 60 g、泽泻 60 g。

三、实训任务

鉴别成方制剂前,应了解处方组成和制法,分析处方中各种药材的主要鉴别特征及用量的多少,应学会中成药处方分析并根据处方选定显微鉴定方法。

在鉴定时,取样方法因剂型而异:水丸或片,锭,切开后在剖面中部和刮取粉末或用研体将丸,片等研碎,挑取少量装片,如有朱砂包衣,也可将丸衣及丸心分别制片。

装片的方法同生药粉末,以蒸馏水装片观察淀粉粒,用水合氯醛试液不加热装片观察菊糖,透化装片观察其他组织。

四、实训过程

1)学生

分析六味地黄丸的处方与制法后,制片观察。

（1）处方

熟地黄 160 g、山茱萸 80 g、牡丹皮 60 g、山药 80 g、茯苓 60 g、泽泻 60 g。

（2）制法

以上六味,粉碎成细粉,过筛,混匀。每 100 g 粉末加炼蜜 35～50 g 与适量的水,泛丸,干燥,制成水蜜丸;或加炼蜜 80～110 g 制成小蜜丸或大蜜丸,即得。

（3）取样制片

将六味地黄丸研成的粉末制成粉末制片时,要注意每片取用量宜少不宜多,如取量多,显微特征重叠轮廓不清,反而费时,不易得出准确结论。为使观察全面,可多做些制片（3～5 片）,使特征不致遗。中成药的粉末检查,是在多味药材粉末中寻找某一味药的某一显微特征,有时较难查见,可以取粉末适量,置试管或小烧杯中,加水合氯醛试液透化（加适量甘油以防水合氯醛结晶析出）,搅匀,用吸管吸取混悬液装片,观察。

将上述粉末制片置显微镜下观察:

①淀粉粒三角状卵形或矩圆形,直径 24～40 μm,脐点短缝状或人字状（山药）。

②不规则分枝状团块无色,遇水合氯醛试液溶化,菌丝无色,直径 4～6 μm（茯苓）。

③薄壁组织灰棕色至黑棕色,细胞多皱缩,内含棕色核状物（熟地黄）。

④草酸钙簇晶存在于无色薄壁细胞中,有时数个排列成行（牡丹皮）。

⑤果皮表皮细胞橙黄色,表面观类多角形,垂周壁连珠状增厚（山茱萸）。

⑥薄壁细胞类圆形,有椭圆形纹孔,集成纹孔群;内皮层细胞垂周壁波状弯曲,较厚,木化,

有稀疏细孔沟(泽泻)。

(4)记录观察的结果

记录要详细、清晰、明确、真实；绘六味地黄丸粉末主要显微特征图，图要真实、美观、典型。

2)教师

辅助学生进行中成药的显微鉴别并给予一定的指导，提醒注意事项；对学生的实训结果进行评价。

五、实训考核与评价

考核项目	考核内容	评定标准
显微鉴别	1.能够熟练制作丸剂、散剂临时装片并观察 2.会对六味地黄丸、五苓散进行显微描述和显微绘图	优秀：能熟练制作丸剂、散剂临时粉末制片，粉末特征描述准确，且能熟练绘制粉末特征图 良好：能熟练制作丸剂、散剂临时粉末制片，粉末特征描述准确，且会绘制粉末特征图 合格：能制作丸剂、散剂临时粉末制片，粉末特征描述基本正确，且会绘制粉末特征图 不合格：不会制作丸剂、散剂临时粉末制片，粉末特征描述不正确

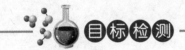

一、名词解释

中成药

二、填空题

1.中成药的显微鉴别是指用_____对制剂中粉末药材特有的_____、_____及_____等特征进行鉴别的方法。它适用于含_____的中药制剂。

2.在确定中成药显微鉴别特征时，应选取该药材在本制剂中易观察、专属性强的显微特征_____个，作为能表明该药味存在的鉴别依据；对处方组成较多的中成药，应首选_____、_____、_____和_____进行重点鉴别。

3.中成药显微鉴别的程序为处方分析、_____、_____。若鉴别特征在国家药品标准中有记载，则可省去_____过程。

4.观察淀粉粒形态并测量其大小，常用_____试液装片。

三、单项选择题

1.不宜使用显微鉴定的中成药是(　　　)。

　A.丸剂　　　　B.散剂　　　　C.胶囊剂　　　　D.注射剂　　　　E.膏剂

2.可用显微鉴定的中成药是(　　　)。

　A.注射剂　　　B.口服液　　　C.丸剂　　　　D.酒剂　　　　E.酊剂

3.二妙丸中黄柏的专属性显微特征为( )。

A.晶纤维和分枝状石细胞 　　B.淀粉粒 　　C.草酸钙针晶

D.草酸钙簇晶 　　E.油室和油管

四、简答题

1.应从哪些方面对中成药处方进行分析?

2.某中成药有党参、白术、茯苓、半夏、陈皮、甘草六味中药,经粉碎、过筛、混匀制成的水丸。试进行处方分析,并找出各药的专属性显微特征。

参考文献

[1] 国家药典委员会.中华人民共和国药典:一部(2015年版)[M].北京:中国医药科技出版社,2015.
[2] 堰榜琴.中药鉴定技术一部[M].北京:中国医药科技出版社,2013.
[3] 张贵军.中药鉴定技术一部[M].北京:科学出版社,2002.
[4] 康廷国.中药鉴定技术一部[M].北京:中国中医药出版社,2003.
[5] 艾继周.天然药物学一部[M].北京:人民卫生出版社,2009.